4〜6歳用

DENVER II 予備判定票

氏　　　　名 ＿＿＿＿＿＿

記録者　氏　　名 ＿＿＿＿＿＿
　　　　続　　柄 ＿＿＿＿＿＿

記　録　日　　年　　月　　日
生 年 月 日　　年　　月　　日
年 月 日 齢　　年　　月　　日

以下の質問に順番 「はい」「いいえ」のどちらかに○をつけて下さい。「いいえ」が３つ以上になったら，それ以降の質問にお答えになる必要はありません。

75. あまり親しくない人にも，あなたのお子さんが話す内容がほぼ全部理解されていますか。あなたやお子さんの親しい人でないと理解できない場合は「いいえ」に○をつけて下さい。　はい　いいえ　4.0-3.5　L

76. 下の図（黄，緑，赤，青）を見せ，ひとつずつ指さして「これは何色？」と聞いて下さい。お子さんが違った答を言ってもあなたの顔色に出さないようにして４つとも聞いて下さい。４つとも正しく答えれば「はい」に○をつけて下さい。　はい　いいえ　4.0-3.6　L

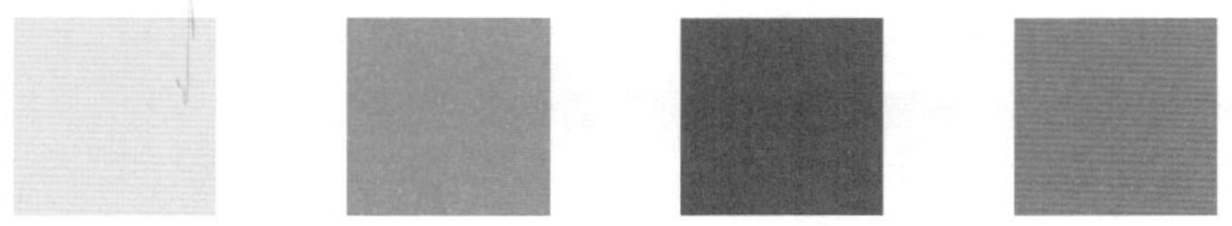

77. 以下の質問をお子さんにして下さい。質問をくりかえして言うのは構いませんが答える手助けをしないで下さい。それぞれの質問に対するお子さんの答えを下に書きこんで下さい。

「コップは何をするものですか？」（　　　　　　）
「椅子は何をするものですか？」　（　　　　　　）
「鉛筆は何をするものですか？」　（　　　　　　）

動詞（のむ，すわる，かく，など）で答えて，それが理屈に合っていれば結構です。２つ以上答えられた場合「はい」に○をつけて下さい。言葉でなく，身振り（ジェスチャー）で示した場合は「いいえ」に○をつけて下さい。　はい　いいえ　4.1-3.6　L

78. 数を１つ数えることができますか。
判定の方法：白い紙を一枚用意して，それを４つに切り分けてお子さんの前に置いて下さい。お子さんに「ひとつ（いちまい）ちょうだい」と言って下さい。お子さんが１枚以上あなたに渡した場合は「いいえ」に○をつけて下さい。1枚だけあなたに渡した時は，「私は何枚（いくつ）紙をもっていますか？」とたずねて下さい。お子さんが「ひとつ（いち，いっこ，いちまい）」と答えた時は「はい」に○をつけて下さい。それ以外の数字を答えた時は「いいえ」に○をつけて下さい。　はい　いいえ　4.1-3.6　L

79. 物につかまらないで，片足でケンケンして２回以上とべますか（片足交互のスキップではありません）。　はい　いいえ　4.2-3.7　GM

80. 下の図を見せて「これと同じものをかいて」と言って下さい。「十字（クロス）をかいて」と言ってはいけません。３回かかせて下さい。１回でもできれば結構です。判定の例は下に描いてある通りです。　はい　いいえ　4.2-3.8　FMA

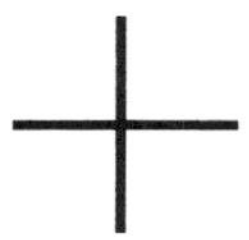

図：この場合は「はい」に○をつけて下さい。

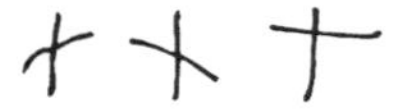

図：この場合は「いいえ」に○をつけて下さい。

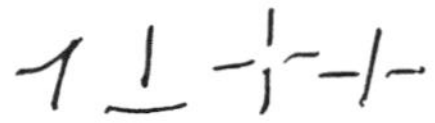

81. 下の図（２本の縦の線）をお子さんに見せて「長い方を指さして下さい」と言って下さい。（「大きい方を……」と言ってはいけません。）お子さんがどちらかを指さしたら，今度は上下さかさまにしてもう一度同じ質問をして下さい。それに答えたらさらにもう一度上下さかさま（最初と同じ向き）にして質問して下さい。途中でお子さんが間違えていても顔色に出したり訂正してはいけません。３回とも正しく指させたら「はい」に○をつけて下さい。　はい　いいえ　4.3-3.8　FMA

82. 下の絵をお子さんに見せて「飛ぶのはどれ？」「ニャーとなくのはどれ？」「お話するのはどれ？」「ほえるのはどれ？」「駆け足するのはどれ？」と聞いて下さい。聞く順番はどれから始めても結構です。４つ以上正しく指させたら「はい」に○をつけて下さい。　はい　いいえ　4.4-3.8　L

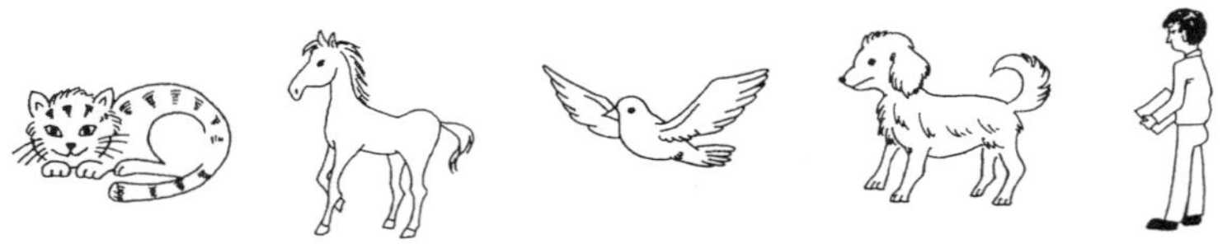

（原画　国立療養所広島病院小児科部長　下田浩子）

83. 以下の質問をお子さんにして下さい。質問をくりかえして言うのは構いませんが答える手助けをしないで下さい。それぞれの質問に対するお子さんの答えを下に書きこんで下さい。

「コップは何をするものですか？」（　　　）
「椅子は何をするものですか？」（　　　）
「鉛筆は何をするものですか？」（　　　）

動詞（のむ，すわる，かく，など）で答えて，それが理屈に合っていれば結構です。３つ全部答えられた場合だけ「はい」に○をつけて下さい。言葉でなく，身振り（ジェスチャー）で示した場合は「いいえ」に○をつけて下さい。　はい　いいえ　4.4-3.9　L

84. お子さんに小さい紙切れか小さい物を渡して以下のように指示して下さい。その時，あなたの指で方向を示したり眼でそちらを見たりしないで下さい。

「その紙（物）を椅子の下におきなさい」
「その紙（物）をあなたの後におきなさい」
「その紙（物）を椅子の上におきなさい」
「その紙（物）をあなたの前におきなさい」

４つとも正しくできたら「はい」に○をつけて下さい。　はい　いいえ　4.6-4.0　L

85. 手助けも指導もなく，自分一人で歯ブラシに練り歯磨きをつけて，歯の表側も裏側も磨けますか。　はい　いいえ　4.8-4.2　PS

86. 単語を５つ以上定義できますか。
判定の方法：以下の質問をお子さんにして下さい。質問をくりかえして言うのは構いませんが答える手助けをしないで下さい。それぞれの質問に対するお子さんの答えを下に書きこんで下さい。

「ボールとは何ですか？」（　　　）
「海とは何ですか？」（　　　）
「机とは何ですか？」（　　　）
「家とは何ですか？」（　　　）
「バナナとは何ですか？」（　　　）
「カーテンとは何ですか？」（　　　）
「窓とは何ですか？」（　　　）
「靴とは何ですか？」（　　　）

お子さんの答がそのものの用途，形，材料，分類（カテゴリー）に関するもので理屈に合っていれば結構です。５つ以上の答が正しければ「はい」に○をつけて下さい。　はい　いいえ　5.0-4.4　L

87. 以下の質問をお子さんにして下さい。質問をくりかえして言うのは構いませんが答える手助けをしないで下さい。それぞれの質問に対するお子さんの答えを下に書きこんで下さい。

「寒い時はどうしますか？」（　　　）
答の例（震える，服を着る，家に入る，など）
「疲れた時はどうしますか？」（　　　）
答の例（あくびをする，眠る，横になる，昼寝する）
「お腹がすいた時はどうしますか？」（　　　）
答の例（食べる，食べるものを頼む，お昼を食べる）

答が理屈に合っていればこれ以外の答でも結構です。３つとも答えられた場合「はい」に○をつけて下さい。言葉でなく，身振り（ジェスチャー）で示した場合は「いいえ」に○をつけて下さい。　はい　いいえ　5.2-4.6　L

88. 片足立ちが８秒間以上できますか。
方法：物につかまらずに，一人で片足立ちさせて，何秒間バランスを保つことができるか測定します。あなたが見本をみせて下さい。お子さんにできるだけ長く片足立ちするように言って下さい。

右足で何秒間，片足立ちができましたか（　　）秒間
左足で何秒間，片足立ちができましたか（　　）秒間

右足でも左足でも両方とも８秒間以上片足立ちができた場合「はい」に○をつけて下さい。　はい　いいえ　5.2-4.7　GM

89. 白い紙をわたして人の絵を描かせて下さい。
方法：「ひと（男のひと，女のひと，男の子，女の子）の絵を描いて下さい」と言って下さい。描いている時に手助けしたり，欠けている部分を指摘したりしないで下さい。絵が描けた後，体のいくつの部分（頭，口，毛，体，鼻，目，足など）が描けているか数えて下さい。その際，目，腕，足，耳など対になっているものは一対を１部分として数えて下さい。なお，対になっているものが片方しか描けていない場合には体の部分として数えないで下さい。６部分以上描けていれば「はい」に○をつけて下さい。　はい　いいえ　6.0-5.3　FMA

DENVER II
予備判定票
4～6歳用

編著 公益社団法人 日本小児保健協会
原著　W.K. Frankenburg

[732290]

DENVER Ⅱ 予備判定票

4～6歳用

氏　名		記録日	年　月　日
記録者　氏　名		生年月日	年　月　日
続　柄		年月日齢	年　月　日

以下の質問に順番にお答え下さい。「はい」「いいえ」のどちらかに○をつけて下さい。「いいえ」が３つ以上になったら，それ以降の質問にお答えになる必要はありません。

75. あまり親しくない人にも，あなたのお子さんが話す内容がほぼ全部理解されていますか。あなたやお子さんの親しい人でないと理解できない場合は「いいえ」に○をつけて下さい。　はい　いいえ　4.0-3.5　L

76. 下の図（黄，緑，赤，青）を見せ，ひとつずつ指さして「これは何色？」と聞いて下さい。お子さんが違った答を言ってもあなたの顔色に出さないようにして４つとも聞いて下さい。４つとも正しく答えれば「はい」に○をつけて下さい。　はい　いいえ　4.0-3.6　L

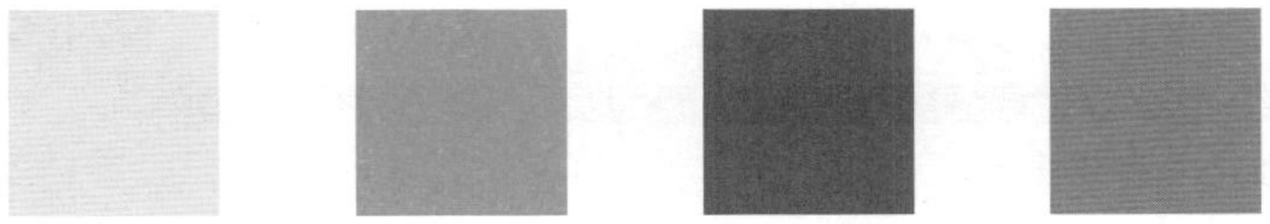

77. 以下の質問をお子さんにして下さい。質問をくりかえして言うのは構いませんが答える手助けをしないで下さい。それぞれの質問に対するお子さんの答えを下に書きこんで下さい。
「コップは何をするものですか？」（　　　　　）
「椅子は何をするものですか？」（　　　　　）
「鉛筆は何をするものですか？」（　　　　　）
動詞（のむ，すわる，かく，など）で答えて，それが理屈に合っていれば結構です。２つ以上答えられた場合「はい」に○をつけて下さい。言葉でなく，身振り（ジェスチャー）で示した場合は「いいえ」に○をつけて下さい。　はい　いいえ　4.1-3.6　L

78. 数を１つ数えることができますか。
判定の方法：白い紙を一枚用意して，それを４つに切り分けてお子さんの前に置いて下さい。お子さんに「ひとつ（いちまい）ちょうだい」と言って下さい。お子さんが１枚以上あなたに渡した場合は「いいえ」に○をつけて下さい。1枚だけあなたに渡した時は，「私は何枚（いくつ）紙をもっていますか？」とたずねて下さい。お子さんが「ひとつ（いち，いっこ，いちまい）」と答えた時は「はい」に○をつけて下さい。それ以外の数字を答えた時は「いいえ」に○をつけて下さい。　はい　いいえ　4.1-3.6　L

79. 物につかまらないで，片足でケンケンして２回以上とべますか（片足交互のスキップではありません）。　はい　いいえ　4.2-3.7　GM

80. 下の図を見せて「これと同じものをかいて」と言って下さい。「十字（クロス）をかいて」と言ってはいけません。３回かかせて下さい。１回でもできれば結構です。判定の例は下に描いてある通りです。　はい　いいえ　4.2-3.8　FMA

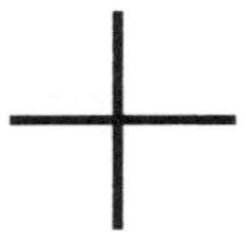

図：この場合は「はい」に○をつけて下さい。

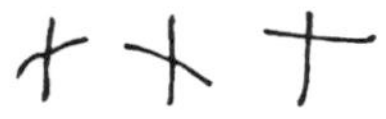

図：この場合は「いいえ」に○をつけて下さい。

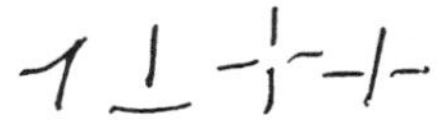

81. 下の図（２本の縦の線）をお子さんに見せて「長い方を指さして下さい」と言って下さい。（「大きい方を……」と言ってはいけません。）お子さんがどちらかを指さしたら，今度は上下さかさまにしてもう一度同じ質問をして下さい。それに答えたらさらにもう一度上下さかさま（最初と同じ向き）にして質問して下さい。途中でお子さんが間違えていても顔色に出したり訂正してはいけません。３回とも正しく指させたら「はい」に○をつけて下さい。　はい　いいえ　4.3-3.8　FMA

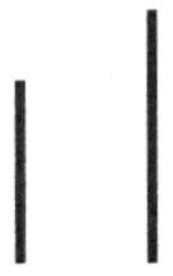

82. 下の絵をお子さんに見せて「飛ぶのはどれ？」「ニャーとなくのはどれ？」「お話するのはどれ？」「ほえるのはどれ？」「駆け足するのはどれ？」と聞いて下さい。聞く順番はどれから始めても結構です。4つ以上正しく指させたら「はい」に○をつけて下さい。　はい　いいえ　4.4-3.8　L

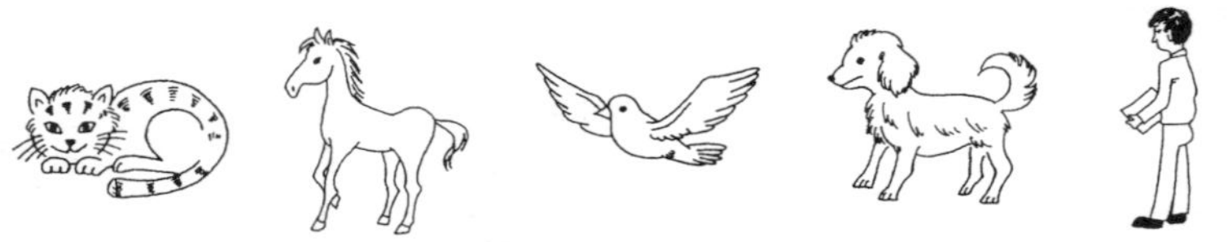

（原画　国立療養所広島病院小児科部長　下田浩子）

83. 以下の質問をお子さんにして下さい。質問をくりかえして言うのは構いませんが答える手助けをしないで下さい。それぞれの質問に対するお子さんの答えを下に書きこんで下さい。

「コップは何をするものですか？」（　　　）
「椅子は何をするものですか？」（　　　）
「鉛筆は何をするものですか？」（　　　）

動詞（のむ，すわる，かく，など）で答えて，それが理屈に合っていれば結構です。3つ全部答えられた場合だけ「はい」に○をつけて下さい。言葉でなく，身振り（ジェスチャー）で示した場合は「いいえ」に○をつけて下さい。　はい　いいえ　4.4-3.9　L

84. お子さんに小さい紙切れか小さい物を渡して以下のように指示して下さい。その時，あなたの指で方向を示したり眼でそちらを見たりしないで下さい。

「その紙（物）を椅子の下におきなさい」
「その紙（物）をあなたの後におきなさい」
「その紙（物）を椅子の上におきなさい」
「その紙（物）をあなたの前におきなさい」

4つとも正しくできたら「はい」に○をつけて下さい。　はい　いいえ　4.6-4.0　L

85. 手助けも指導もなく，自分一人で歯ブラシに練り歯磨きをつけて，歯の表側も裏側も磨けますか。　はい　いいえ　4.8-4.2　PS

86. 単語を5つ以上定義できますか。
判定の方法：以下の質問をお子さんにして下さい。質問をくりかえして言うのは構いませんが答える手助けをしないで下さい。それぞれの質問に対するお子さんの答えを下に書きこんで下さい。

「ボールとは何ですか？」（　　　）
「海とは何ですか？」（　　　）
「机とは何ですか？」（　　　）
「家とは何ですか？」（　　　）
「バナナとは何ですか？」（　　　）
「カーテンとは何ですか？」（　　　）
「窓とは何ですか？」（　　　）
「靴とは何ですか？」（　　　）

お子さんの答がそのものの用途，形，材料，分類（カテゴリー）に関するもので理屈に合っていれば結構です。5つ以上の答が正しければ「はい」に○をつけて下さい。　はい　いいえ　5.0-4.4　L

87. 以下の質問をお子さんにして下さい。質問をくりかえして言うのは構いませんが答える手助けをしないで下さい。それぞれの質問に対するお子さんの答えを下に書きこんで下さい。

「寒い時はどうしますか？」（　　　）
　答の例（震える，服を着る，家に入る，など）
「疲れた時はどうしますか？」（　　　）
　答の例（あくびをする，眠る，横になる，昼寝する）
「お腹がすいた時はどうしますか？」（　　　）
　答の例（食べる，食べるものを頼む，お昼を食べる）

答が理屈に合っていればこれ以外の答でも結構です。3つとも答えられた場合「はい」に○をつけて下さい。言葉でなく，身振り（ジェスチャー）で示した場合は「いいえ」に○をつけて下さい。　はい　いいえ　5.2-4.6　L

88. 片足立ちが8秒間以上できますか。
方法：物につかまらずに，一人で片足立ちさせて，何秒間バランスを保つことができるか測定します。あなたが見本をみせて下さい。お子さんにできるだけ長く片足立ちするように言って下さい。

右足で何秒間，片足立ちができましたか（　）秒間
左足で何秒間，片足立ちができましたか（　）秒間

右足でも左足でも両方とも8秒間以上片足立ちができた場合「はい」に○をつけて下さい。　はい　いいえ　5.2-4.7　GM

89. 白い紙をわたして人の絵を描かせて下さい。
方法：「ひと（男のひと，女のひと，男の子，女の子）の絵を描いて下さい」と言って下さい。描いている時に手助けしたり，欠けている部分を指摘したりしないで下さい。絵が描けた後，体のいくつの部分（頭，口，毛，体，鼻，目，足など）が描けているか数えて下さい。その際，目，腕，足，耳など対になっているものは一対を1部分として数えて下さい。なお，対になっているものが片方しか描けていない場合には体の部分として数えないで下さい。6部分以上描けていれば「はい」に○をつけて下さい。　はい　いいえ　6.0-5.3　FMA

DENVER Ⅱ 予備判定票

4〜6歳用

氏　名		記録日	年　月　日
記録者　氏　名		生年月日	年　月　日
記録者　続　柄		年月日齢	年　月　日

以下の質問に順番にお答え下さい。「はい」「いいえ」のどちらかに○をつけて下さい。「いいえ」が３つ以上になったら，それ以降の質問にお答えになる必要はありません。

75. あまり親しくない人にも，あなたのお子さんが話す内容がほぼ全部理解されていますか。あなたやお子さんの親しい人でないと理解できない場合は「いいえ」に○をつけて下さい。　はい　いいえ　4.0-3.5　L

76. 下の図（黄，緑，赤，青）を見せ，ひとつずつ指さして「これは何色？」と聞いて下さい。お子さんが違った答を言ってもあなたの顔色に出さないようにして４つとも聞いて下さい。４つとも正しく答えれば「はい」に○をつけて下さい。　はい　いいえ　4.0-3.6　L

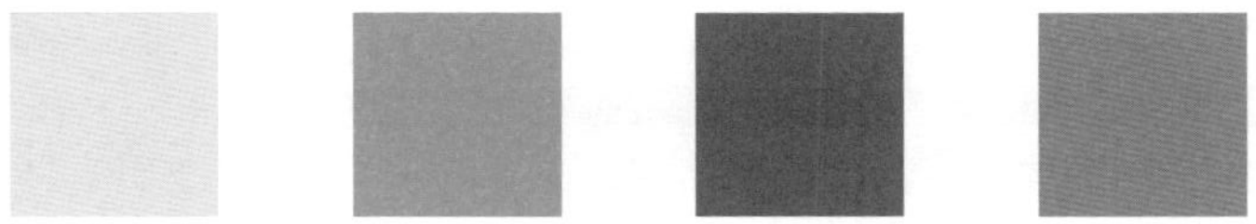

77. 以下の質問をお子さんにして下さい。質問をくりかえして言うのは構いませんが答える手助けをしないで下さい。それぞれの質問に対するお子さんの答えを下に書きこんで下さい。
「コップは何をするものですか？」(　　　　　　)
「椅子は何をするものですか？」　(　　　　　　)
「鉛筆は何をするものですか？」　(　　　　　　)
動詞（のむ，すわる，かく，など）で答えて，それが理屈に合っていれば結構です。２つ以上答えられた場合「はい」に○をつけて下さい。言葉でなく，身振り（ジェスチャー）で示した場合は「いいえ」に○をつけて下さい。　はい　いいえ　4.1-3.6　L

78. 数を１つ数えることができますか。
判定の方法：白い紙を一枚用意して，それを４つに切り分けてお子さんの前に置いて下さい。お子さんに「ひとつ（いちまい）ちょうだい」と言って下さい。お子さんが１枚以上あなたに渡した場合は「いいえ」に○をつけて下さい。1枚だけあなたに渡した時は，「私は何枚（いくつ）紙をもっていますか？」とたずねて下さい。お子さんが「ひとつ（いち，いっこ，いちまい）」と答えた時は「はい」に○をつけて下さい。それ以外の数字を答えた時は「いいえ」に○をつけて下さい。　はい　いいえ　4.1-3.6　L

79. 物につかまらないで，片足でケンケンして２回以上とべますか（片足交互のスキップではありません）。　はい　いいえ　4.2-3.7　GM

80. 下の図を見せて「これと同じものをかいて」と言って下さい。「十字（クロス）をかいて」と言ってはいけません。３回かかせて下さい。１回でもできれば結構です。判定の例は下に描いてある通りです。　はい　いいえ　4.2-3.8　FMA

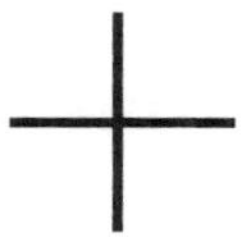

図：この場合は「はい」に○をつけて下さい。

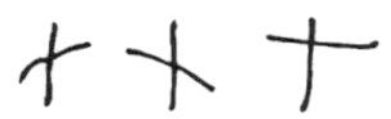

図：この場合は「いいえ」に○をつけて下さい。

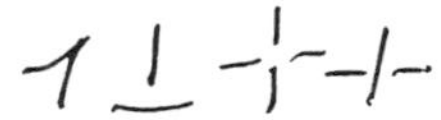

81. 下の図（２本の縦の線）をお子さんに見せて「長い方を指さして下さい」と言って下さい。（「大きい方を……」と言ってはいけません。）お子さんがどちらかを指さしたら，今度は上下さかさまにしてもう一度同じ質問をして下さい。それに答えたらさらにもう一度上下さかさま（最初と同じ向き）にして質問して下さい。途中でお子さんが間違えていても顔色に出したり訂正してはいけません。３回とも正しく指させたら「はい」に○をつけて下さい。　はい　いいえ　4.3-3.8　FMA

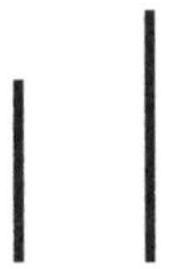

82. 下の絵をお子さんに見せて「飛ぶのはどれ？」「ニャーとなくのはどれ？」「お話するのはどれ？」「ほえるのはどれ？」「駆け足するのはどれ？」と聞いて下さい。聞く順番はどれから始めても結構です。4つ以上正しく指させたら「はい」に○をつけて下さい。 はい いいえ 4.4-3.8 L

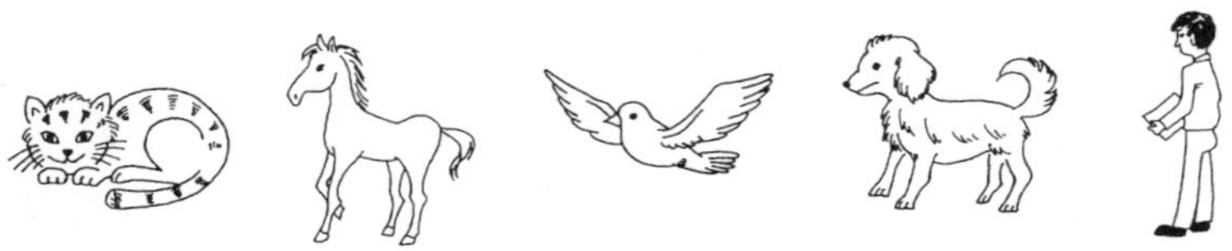

（原画 国立療養所広島病院小児科部長 下田浩子）

83. 以下の質問をお子さんにして下さい。質問をくりかえして言うのは構いませんが答える手助けをしないで下さい。それぞれの質問に対するお子さんの答えを下に書きこんで下さい。

「コップは何をするものですか？」（ ）
「椅子は何をするものですか？」（ ）
「鉛筆は何をするものですか？」（ ）

動詞（のむ，すわる，かく，など）で答えて，それが理屈に合っていれば結構です。3つ全部答えられた場合だけ「はい」に○をつけて下さい。言葉でなく，身振り（ジェスチャー）で示した場合は「いいえ」に○をつけて下さい。 はい いいえ 4.4-3.9 L

84. お子さんに小さい紙切れか小さい物を渡して以下のように指示して下さい。その時，あなたの指で方向を示したり眼でそちらを見たりしないで下さい。

「その紙（物）を椅子の下におきなさい」
「その紙（物）をあなたの後におきなさい」
「その紙（物）を椅子の上におきなさい」
「その紙（物）をあなたの前におきなさい」

4つとも正しくできたら「はい」に○をつけて下さい。 はい いいえ 4.6-4.0 L

85. 手助けも指導もなく，自分一人で歯ブラシに練り歯磨きをつけて，歯の表側も裏側も磨けますか。 はい いいえ 4.8-4.2 PS

86. 単語を5つ以上定義できますか。
判定の方法：以下の質問をお子さんにして下さい。質問をくりかえして言うのは構いませんが答える手助けをしないで下さい。それぞれの質問に対するお子さんの答えを下に書きこんで下さい。

「ボールとは何ですか？」（ ）
「海とは何ですか？」（ ）
「机とは何ですか？」（ ）
「家とは何ですか？」（ ）
「バナナとは何ですか？」（ ）
「カーテンとは何ですか？」（ ）
「窓とは何ですか？」（ ）
「靴とは何ですか？」（ ）

お子さんの答がそのものの用途，形，材料，分類（カテゴリー）に関するもので理屈に合っていれば結構です。5つ以上の答が正しければ「はい」に○をつけて下さい。 はい いいえ 5.0-4.4 L

87. 以下の質問をお子さんにして下さい。質問をくりかえして言うのは構いませんが答える手助けをしないで下さい。それぞれの質問に対するお子さんの答えを下に書きこんで下さい。

「寒い時はどうしますか？」（ ）
答の例（震える，服を着る，家に入る，など）
「疲れた時はどうしますか？」（ ）
答の例（あくびをする，眠る，横になる，昼寝する）
「お腹がすいた時はどうしますか？」（ ）
答の例（食べる，食べるものを頼む，お昼を食べる）

答が理屈に合っていればこれ以外の答でも結構です。3つとも答えられた場合「はい」に○をつけて下さい。言葉でなく，身振り（ジェスチャー）で示した場合は「いいえ」に○をつけて下さい。 はい いいえ 5.2-4.6 L

88. 片足立ちが8秒間以上できますか。
方法：物につかまらずに，一人で片足立ちさせて，何秒間バランスを保つことができるか測定します。あなたが見本をみせて下さい。お子さんにできるだけ長く片足立ちするように言って下さい。

右足で何秒間，片足立ちができましたか（ ）秒間
左足で何秒間，片足立ちができましたか（ ）秒間

右足でも左足でも両方とも8秒間以上片足立ちができた場合「はい」に○をつけて下さい。 はい いいえ 5.2-4.7 GM

89. 白い紙をわたして人の絵を描かせて下さい。
方法：「ひと（男のひと，女のひと，男の子，女の子）の絵を描いて下さい」と言って下さい。描いている時に手助けしたり，欠けている部分を指摘したりしないで下さい。絵が描けた後，体のいくつの部分（頭，口，毛，体，鼻，目，足など）が描けているか数えて下さい。その際，目，腕，足，耳など対になっているものは一対を1部分として数えて下さい。なお，対になっているものが片方しか描けていない場合には体の部分として数えないで下さい。6部分以上描けていれば「はい」に○をつけて下さい。 はい いいえ 6.0-5.3 FMA

4～6歳用

DENVERⅡ 予備判定票

氏　　名 ＿＿＿＿＿＿＿＿

記録者　氏　名 ＿＿＿＿＿＿＿＿
　　　　続　柄 ＿＿＿＿＿＿＿＿

記　録　日　　年　　月　　日
生 年 月 日　　年　　月　　日
年 月 日 齢　　年　　月　　日

以下の質問に順番にお答え下さい。「はい」「いいえ」のどちらかに○をつけて下さい。「いいえ」が３つ以上になったら，それ以降の質問にお答えになる必要はありません。

75. あまり親しくない人にも，あなたのお子さんが話す内容がほぼ全部理解されていますか。あなたやお子さんの親しい人でないと理解できない場合は「いいえ」に○をつけて下さい。　はい　いいえ　4.0-3.5　L

76. 下の図（黄，緑，赤，青）を見せ，ひとつずつ指さして「これは何色？」と聞いて下さい。お子さんが違った答を言ってもあなたの顔色に出さないようにして４つとも聞いて下さい。４つとも正しく答えれば「はい」に○をつけて下さい。　はい　いいえ　4.0-3.6　L

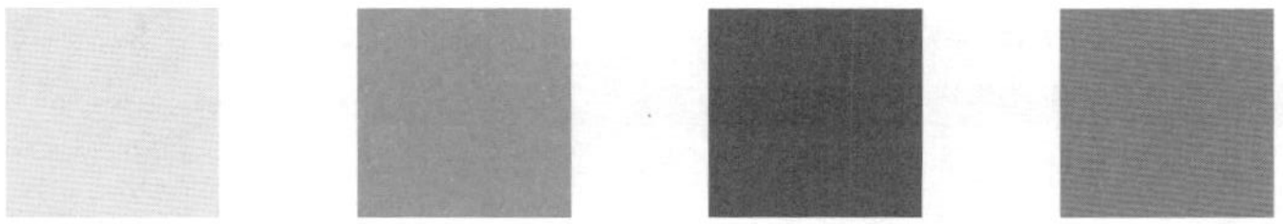

77. 以下の質問をお子さんにして下さい。質問をくりかえして言うのは構いませんが答える手助けをしないで下さい。それぞれの質問に対するお子さんの答えを下に書きこんで下さい。

「コップは何をするものですか？」（　　　　　　）
「椅子は何をするものですか？」（　　　　　　）
「鉛筆は何をするものですか？」（　　　　　　）

動詞（のむ，すわる，かく，など）で答えて，それが理屈に合っていれば結構です。２つ以上答えられた場合「はい」に○をつけて下さい。言葉でなく，身振り（ジェスチャー）で示した場合は「いいえ」に○をつけて下さい。　はい　いいえ　4.1-3.6　L

78. 数を１つ数えることができますか。
判定の方法：白い紙を一枚用意して，それを４つに切り分けてお子さんの前に置いて下さい。お子さんに「ひとつ（いちまい）ちょうだい」と言って下さい。お子さんが１枚以上あなたに渡した場合は「いいえ」に○をつけて下さい。1枚だけあなたに渡した時は，「私は何枚（いくつ）紙をもっていますか？」とたずねて下さい。お子さんが「ひとつ（いち，いっこ，いちまい）」と答えた時は「はい」に○をつけて下さい。それ以外の数字を答えた時は「いいえ」に○をつけて下さい。　はい　いいえ　4.1-3.6　L

79. 物につかまらないで，片足でケンケンして２回以上とべますか（片足交互のスキップではありません）。　はい　いいえ　4.2-3.7　GM

80. 下の図を見せて「これと同じものをかいて」と言って下さい。「十字（クロス）をかいて」と言ってはいけません。３回かかせて下さい。１回でもできれば結構です。判定の例は下に描いてある通りです。　はい　いいえ　4.2-3.8　FMA

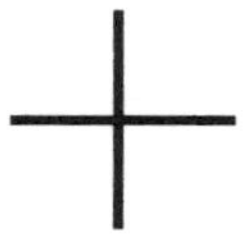

図：この場合は「はい」に○をつけて下さい。

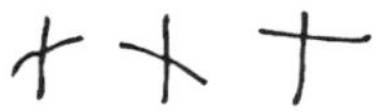

図：この場合は「いいえ」に○をつけて下さい。

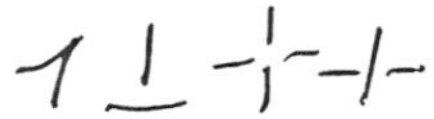

81. 下の図（２本の縦の線）をお子さんに見せて「長い方を指さして下さい」と言って下さい。（「大きい方を……」と言ってはいけません。）お子さんがどちらかを指さしたら，今度は上下さかさまにしてもう一度同じ質問をして下さい。それに答えたらさらにもう一度上下さかさま（最初と同じ向き）にして質問して下さい。途中でお子さんが間違えていても顔色に出したり訂正してはいけません。３回とも正しく指させたら「はい」に○をつけて下さい。　はい　いいえ　4.3-3.8　FMA

82. 下の絵をお子さんに見せて「飛ぶのはどれ？」「ニャーとなくのはどれ？」「お話するのはどれ？」「ほえるのはどれ？」「駆け足するのはどれ？」と聞いて下さい。聞く順番はどれから始めても結構です。4つ以上正しく指させたら「はい」に○をつけて下さい。　はい　いいえ　4.4-3.8　L

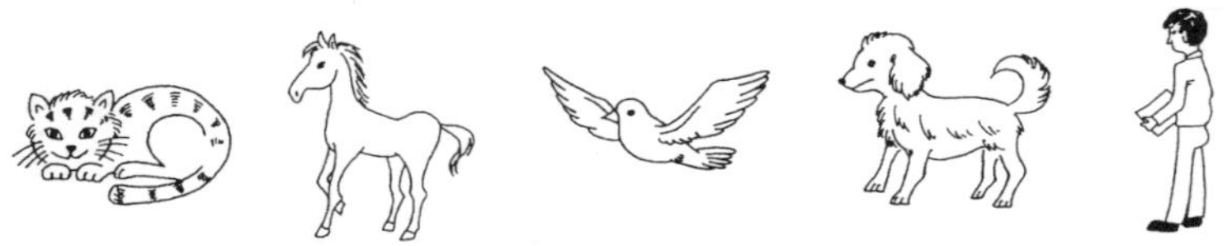

(原画　国立療養所広島病院小児科部長　下田浩子)

83. 以下の質問をお子さんにして下さい。質問をくりかえして言うのは構いませんが答える手助けをしないで下さい。それぞれの質問に対するお子さんの答えを下に書きこんで下さい。
「コップは何をするものですか？」(　　　)
「椅子は何をするものですか？」(　　　)
「鉛筆は何をするものですか？」(　　　)
動詞（のむ，すわる，かく，など）で答えて，それが理屈に合っていれば結構です。3つ全部答えられた場合だけ「はい」に○をつけて下さい。言葉でなく，身振り（ジェスチャー）で示した場合は「いいえ」に○をつけて下さい。　はい　いいえ　4.4-3.9　L

84. お子さんに小さい紙切れか小さい物を渡して以下のように指示して下さい。その時，あなたの指で方向を示したり眼でそちらを見たりしないで下さい。
「その紙（物）を椅子の下におきなさい」
「その紙（物）をあなたの後におきなさい」
「その紙（物）を椅子の上におきなさい」
「その紙（物）をあなたの前におきなさい」
4つとも正しくできたら「はい」に○をつけて下さい。　はい　いいえ　4.6-4.0　L

85. 手助けも指導もなく，自分一人で歯ブラシに練り歯磨きをつけて，歯の表側も裏側も磨けますか。　はい　いいえ　4.8-4.2　PS

86. 単語を5つ以上定義できますか。
判定の方法：以下の質問をお子さんにして下さい。質問をくりかえして言うのは構いませんが答える手助けをしないで下さい。それぞれの質問に対するお子さんの答えを下に書きこんで下さい。
「ボールとは何ですか？」(　　　)
「海とは何ですか？」(　　　)
「机とは何ですか？」(　　　)
「家とは何ですか？」(　　　)
「バナナとは何ですか？」(　　　)
「カーテンとは何ですか？」(　　　)
「窓とは何ですか？」(　　　)
「靴とは何ですか？」(　　　)
お子さんの答がそのものの用途，形，材料，分類（カテゴリー）に関するもので理屈に合っていれば結構です。5つ以上の答が正しければ「はい」に○をつけて下さい。　はい　いいえ　5.0-4.4　L

87. 以下の質問をお子さんにして下さい。質問をくりかえして言うのは構いませんが答える手助けをしないで下さい。それぞれの質問に対するお子さんの答えを下に書きこんで下さい。
「寒い時はどうしますか？」(　　　)
答の例（震える，服を着る，家に入る，など）
「疲れた時はどうしますか？」(　　　)
答の例（あくびをする，眠る，横になる，昼寝する）
「お腹がすいた時はどうしますか？」(　　　)
答の例（食べる，食べるものを頼む，お昼を食べる）
答が理屈に合っていればこれ以外の答でも結構です。3つとも答えられた場合「はい」に○をつけて下さい。言葉でなく，身振り（ジェスチャー）で示した場合は「いいえ」に○をつけて下さい。　はい　いいえ　5.2-4.6　L

88. 片足立ちが8秒間以上できますか。
方法：物につかまらずに，一人で片足立ちさせて，何秒間バランスを保つことができるか測定します。あなたが見本をみせて下さい。お子さんにできるだけ長く片足立ちするように言って下さい。
右足で何秒間，片足立ちができましたか（　）秒間
左足で何秒間，片足立ちができましたか（　）秒間
右足でも左足でも両方とも8秒間以上片足立ちができた場合「はい」に○をつけて下さい。　はい　いいえ　5.2-4.7　GM

89. 白い紙をわたして人の絵を描かせて下さい。
方法：「ひと（男のひと，女のひと，男の子，女の子）の絵を描いて下さい」と言って下さい。描いている時に手助けしたり，欠けている部分を指摘したりしないで下さい。絵が描けた後，体のいくつの部分（頭，口，毛，体，鼻，目，足など）が描けているか数えて下さい。その際，目，腕，足，耳など対になっているものは一対を1部分として数えて下さい。なお，対になっているものが片方しか描けていない場合には体の部分として数えないで下さい。6部分以上描けていれば「はい」に○をつけて下さい。
はい　いいえ　6.0-5.3　FMA

DENVER Ⅱ 予備判定票

4～6歳用

氏　　名

記録者　氏　名
　　　　続　柄

記　録　日　　年　　月　　日
生 年 月 日　　年　　月　　日
年 月 日 齢　　年　　月　　日

以下の質問に順番にお答え下さい。「はい」「いいえ」のどちらかに○をつけて下さい。「いいえ」が３つ以上になったら，それ以降の質問にお答えになる必要はありません。

75. あまり親しくない人にも，あなたのお子さんが話す内容がほぼ全部理解されていますか。あなたやお子さんの親しい人でないと理解できない場合は「いいえ」に○をつけて下さい。　はい　いいえ　4.0-3.5　L

76. 下の図（黄，緑，赤，青）を見せ，ひとつずつ指さして「これは何色？」と聞いて下さい。お子さんが違った答を言ってもあなたの顔色に出さないようにして４つとも聞いて下さい。４つとも正しく答えれば「はい」に○をつけて下さい。　はい　いいえ　4.0-3.6　L

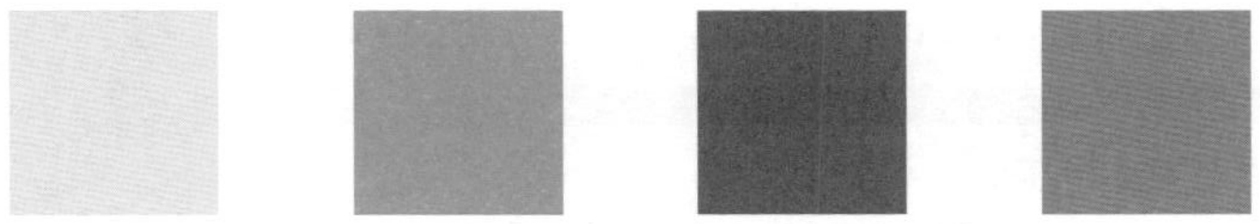

77. 以下の質問をお子さんにして下さい。質問をくりかえして言うのは構いませんが答える手助けをしないで下さい。それぞれの質問に対するお子さんの答えを下に書きこんで下さい。

「コップは何をするものですか？」（　　　　　　）
「椅子は何をするものですか？」（　　　　　　）
「鉛筆は何をするものですか？」（　　　　　　）

動詞（のむ，すわる，かく，など）で答えて，それが理屈に合っていれば結構です。２つ以上答えられた場合「はい」に○をつけて下さい。言葉でなく，身振り（ジェスチャー）で示した場合は「いいえ」に○をつけて下さい。　はい　いいえ　4.1-3.6　L

78. 数を１つ数えることができますか。

判定の方法：白い紙を一枚用意して，それを４つに切り分けてお子さんの前に置いて下さい。お子さんに「ひとつ（いちまい）ちょうだい」と言って下さい。お子さんが１枚以上あなたに渡した場合は「いいえ」に○をつけて下さい。1枚だけあなたに渡した時は，「私は何枚（いくつ）紙をもっていますか？」とたずねて下さい。お子さんが「ひとつ（いち，いっこ，いちまい）」と答えた時は「はい」に○をつけて下さい。それ以外の数字を答えた時は「いいえ」に○をつけて下さい。　はい　いいえ　4.1-3.6　L

79. 物につかまらないで，片足でケンケンして２回以上とべますか（片足交互のスキップではありません）。　はい　いいえ　4.2-3.7　GM

80. 下の図を見せて「これと同じものをかいて」と言って下さい。「十字（クロス）をかいて」と言ってはいけません。３回かかせて下さい。１回でもできれば結構です。判定の例は下に描いてある通りです。　はい　いいえ　4.2-3.8　FMA

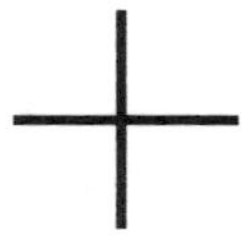

図：この場合は「はい」に○をつけて下さい。

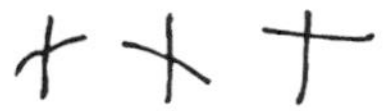

図：この場合は「いいえ」に○をつけて下さい。

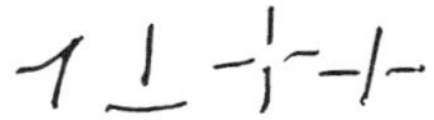

81. 下の図（２本の縦の線）をお子さんに見せて「長い方を指さして下さい」と言って下さい。（「大きい方を……」と言ってはいけません。）お子さんがどちらかを指さしたら，今度は上下さかさまにしてもう一度同じ質問をして下さい。それに答えたらさらにもう一度上下さかさま（最初と同じ向き）にして質問して下さい。途中でお子さんが間違えていても顔色に出したり訂正してはいけません。３回とも正しく指させたら「はい」に○をつけて下さい。　はい　いいえ　4.3-3.8　FMA

82. 下の絵をお子さんに見せて「飛ぶのはどれ？」「ニャーとなくのはどれ？」「お話するのはどれ？」「ほえるのはどれ？」「駆け足するのはどれ？」と聞いて下さい。聞く順番はどれから始めても結構です。４つ以上正しく指させたら「はい」に○をつけて下さい。　はい　いいえ　4.4-3.8　L

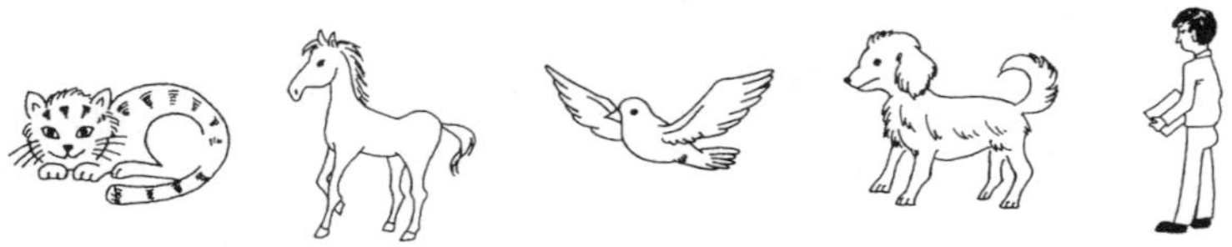

（原画　国立療養所広島病院小児科部長　下田浩子）

83. 以下の質問をお子さんにして下さい。質問をくりかえして言うのは構いませんが答える手助けをしないで下さい。それぞれの質問に対するお子さんの答えを下に書きこんで下さい。
「コップは何をするものですか？」（　　　　）
「椅子は何をするものですか？」（　　　　）
「鉛筆は何をするものですか？」（　　　　）
動詞（のむ，すわる，かく，など）で答えて，それが理屈に合っていれば結構です。３つ全部答えられた場合だけ「はい」に○をつけて下さい。言葉でなく，身振り（ジェスチャー）で示した場合は「いいえ」に○をつけて下さい。　はい　いいえ　4.4-3.9　L

84. お子さんに小さい紙切れか小さい物を渡して以下のように指示して下さい。その時，あなたの指で方向を示したり眼でそちらを見たりしないで下さい。
「その紙（物）を椅子の下におきなさい」
「その紙（物）をあなたの後におきなさい」
「その紙（物）を椅子の上におきなさい」
「その紙（物）をあなたの前におきなさい」
４つとも正しくできたら「はい」に○をつけて下さい。　はい　いいえ　4.6-4.0　L

85. 手助けも指導もなく，自分一人で歯ブラシに練り歯磨きをつけて，歯の表側も裏側も磨けますか。　はい　いいえ　4.8-4.2　PS

86. 単語を５つ以上定義できますか。
判定の方法：以下の質問をお子さんにして下さい。質問をくりかえして言うのは構いませんが答える手助けをしないで下さい。それぞれの質問に対するお子さんの答えを下に書きこんで下さい。
「ボールとは何ですか？」（　　　　）
「海とは何ですか？」（　　　　）
「机とは何ですか？」（　　　　）
「家とは何ですか？」（　　　　）
「バナナとは何ですか？」（　　　　）
「カーテンとは何ですか？」（　　　　）
「窓とは何ですか？」（　　　　）
「靴とは何ですか？」（　　　　）
お子さんの答がそのものの用途，形，材料，分類（カテゴリー）に関するもので理屈に合っていれば結構です。５つ以上の答が正しければ「はい」に○をつけて下さい。　はい　いいえ　5.0-4.4　L

87. 以下の質問をお子さんにして下さい。質問をくりかえして言うのは構いませんが答える手助けをしないで下さい。それぞれの質問に対するお子さんの答えを下に書きこんで下さい。
「寒い時はどうしますか？」（　　　　）
答の例（震える，服を着る，家に入る，など）
「疲れた時はどうしますか？」（　　　　）
答の例（あくびをする，眠る，横になる，昼寝する）
「お腹がすいた時はどうしますか？」（　　　　）
答の例（食べる，食べるものを頼む，お昼を食べる）
答が理屈に合っていればこれ以外の答でも結構です。３つとも答えられた場合「はい」に○をつけて下さい。言葉でなく，身振り（ジェスチャー）で示した場合は「いいえ」に○をつけて下さい。　はい　いいえ　5.2-4.6　L

88. 片足立ちが８秒間以上できますか。
方法：物につかまらずに，一人で片足立ちさせて，何秒間バランスを保つことができるか測定します。あなたが見本をみせて下さい。お子さんにできるだけ長く片足立ちするように言って下さい。
右足で何秒間，片足立ちができましたか（　　）秒間
左足で何秒間，片足立ちができましたか（　　）秒間
右足でも左足でも両方とも８秒間以上片足立ちができた場合「はい」に○をつけて下さい。　はい　いいえ　5.2-4.7　GM

89. 白い紙をわたして人の絵を描かせて下さい。
方法：「ひと（男のひと，女のひと，男の子，女の子）の絵を描いて下さい」と言って下さい。描いている時に手助けしたり，欠けている部分を指摘したりしないで下さい。絵が描けた後，体のいくつの部分（頭，口，毛，体，鼻，目，足など）が描けているか数えて下さい。その際，目，腕，足，耳など対になっているものは一対を１部分として数えて下さい。なお，対になっているものが片方しか描けていない場合には体の部分として数えないで下さい。６部分以上描けていれば「はい」に○をつけて下さい。　はい　いいえ　6.0-5.3　FMA

DENVER II 予備判定票

4～6歳用

氏　　名 ＿＿＿＿＿＿

記録者　氏　　名 ＿＿＿＿＿＿
　　　　続　　柄 ＿＿＿＿＿＿

記　録　日 ＿＿年＿＿月＿＿日
生年月日 ＿＿年＿＿月＿＿日
年月日齢 ＿＿年＿＿月＿＿日

以下の質問に順番にお答え下さい。「はい」「いいえ」のどちらかに○をつけて下さい。「いいえ」が３つ以上になったら，それ以降の質問にお答えになる必要はありません。

75. あまり親しくない人にも，あなたのお子さんが話す内容がほぼ全部理解されていますか。あなたやお子さんの親しい人でないと理解できない場合は「いいえ」に○をつけて下さい。　はい　いいえ　4.0-3.5　L

76. 下の図（黄，緑，赤，青）を見せ，ひとつずつ指さして「これは何色？」と聞いて下さい。お子さんが違った答を言ってもあなたの顔色に出さないようにして４つとも聞いて下さい。４つとも正しく答えれば「はい」に○をつけて下さい。　はい　いいえ　4.0-3.6　L

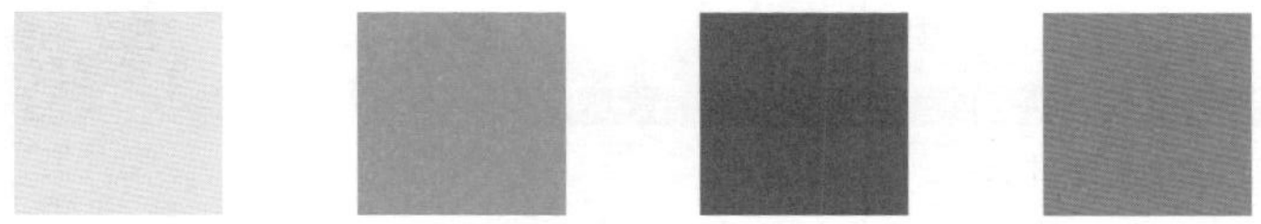

77. 以下の質問をお子さんにして下さい。質問をくりかえして言うのは構いませんが答える手助けをしないで下さい。それぞれの質問に対するお子さんの答えを下に書きこんで下さい。

「コップは何をするものですか？」（　　　　　）
「椅子は何をするものですか？」（　　　　　）
「鉛筆は何をするものですか？」（　　　　　）

動詞（のむ，すわる，かく，など）で答えて，それが理屈に合っていれば結構です。２つ以上答えられた場合「はい」に○をつけて下さい。言葉でなく，身振り（ジェスチャー）で示した場合は「いいえ」に○をつけて下さい。　はい　いいえ　4.1-3.6　L

78. 数を１つ数えることができますか。
判定の方法：白い紙を一枚用意して，それを４つに切り分けてお子さんの前に置いて下さい。お子さんに「ひとつ（いちまい）ちょうだい」と言って下さい。お子さんが１枚以上あなたに渡した場合は「いいえ」に○をつけて下さい。1枚だけあなたに渡した時は，「私は何枚（いくつ）紙をもっていますか？」とたずねて下さい。お子さんが「ひとつ（いち，いっこ，いちまい）」と答えた時は「はい」に○をつけて下さい。それ以外の数字を答えた時は「いいえ」に○をつけて下さい。　はい　いいえ　4.1-3.6　L

79. 物につかまらないで，片足でケンケンして２回以上とべますか（片足交互のスキップではありません）。　はい　いいえ　4.2-3.7　GM

80. 下の図を見せて「これと同じものをかいて」と言って下さい。「十字（クロス）をかいて」と言ってはいけません。３回かかせて下さい。１回でもできれば結構です。判定の例は下に描いてある通りです。　はい　いいえ　4.2-3.8　FMA

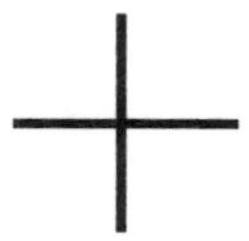

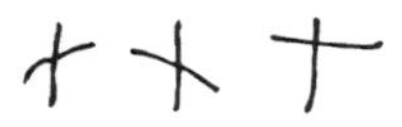

図：この場合は「はい」に○をつけて下さい。

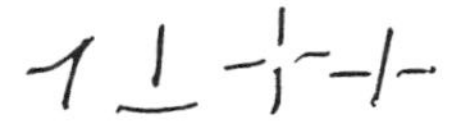

図：この場合は「いいえ」に○をつけて下さい。

81. 下の図（２本の縦の線）をお子さんに見せて「長い方を指さして下さい」と言って下さい。（「大きい方を……」と言ってはいけません。）お子さんがどちらかを指さしたら，今度は上下さかさまにしてもう一度同じ質問をして下さい。それに答えたらさらにもう一度上下さかさま（最初と同じ向き）にして質問して下さい。途中でお子さんが間違えていても顔色に出したり訂正してはいけません。３回とも正しく指させたら「はい」に○をつけて下さい。　はい　いいえ　4.3-3.8　FMA

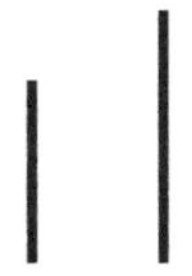

82. 下の絵をお子さんに見せて「飛ぶのはどれ？」「ニャーとなくのはどれ？」「お話するのはどれ？」「ほえるのはどれ？」「駆け足するのはどれ？」と聞いて下さい。聞く順番はどれから始めても結構です。4つ以上正しく指させたら「はい」に○をつけて下さい。　はい　いいえ　4.4-3.8　L

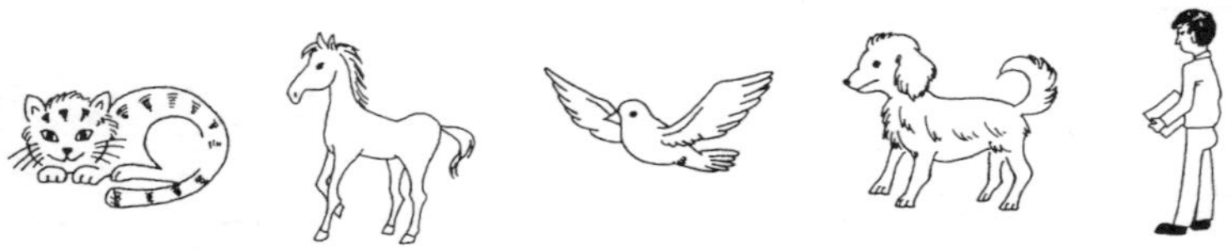

（原画　国立療養所広島病院小児科部長　下田浩子）

83. 以下の質問をお子さんにして下さい。質問をくりかえして言うのは構いませんが答える手助けをしないで下さい。それぞれの質問に対するお子さんの答えを下に書きこんで下さい。
「コップは何をするものですか？」（　　　　　）
「椅子は何をするものですか？」（　　　　　）
「鉛筆は何をするものですか？」（　　　　　）
動詞（のむ，すわる，かく，など）で答えて，それが理屈に合っていれば結構です。3つ全部答えられた場合だけ「はい」に○をつけて下さい。言葉でなく，身振り（ジェスチャー）で示した場合は「いいえ」に○をつけて下さい。　はい　いいえ　4.4-3.9　L

84. お子さんに小さい紙切れか小さい物を渡して以下のように指示して下さい。その時，あなたの指で方向を示したり眼でそちらを見たりしないで下さい。
「その紙（物）を椅子の下におきなさい」
「その紙（物）をあなたの後におきなさい」
「その紙（物）を椅子の上におきなさい」
「その紙（物）をあなたの前におきなさい」
4つとも正しくできたら「はい」に○をつけて下さい。　はい　いいえ　4.6-4.0　L

85. 手助けも指導もなく，自分一人で歯ブラシに練り歯磨きをつけて，歯の表側も裏側も磨けますか。　はい　いいえ　4.8-4.2　PS

86. 単語を5つ以上定義できますか。
判定の方法：以下の質問をお子さんにして下さい。質問をくりかえして言うのは構いませんが答える手助けをしないで下さい。それぞれの質問に対するお子さんの答えを下に書きこんで下さい。
「ボールとは何ですか？」（　　　　　）
「海とは何ですか？」（　　　　　）
「机とは何ですか？」（　　　　　）
「家とは何ですか？」（　　　　　）
「バナナとは何ですか？」（　　　　　）
「カーテンとは何ですか？」（　　　　　）
「窓とは何ですか？」（　　　　　）
「靴とは何ですか？」（　　　　　）
お子さんの答がそのものの用途，形，材料，分類（カテゴリー）に関するもので理屈に合っていれば結構です。5つ以上の答が正しければ「はい」に○をつけて下さい。　はい　いいえ　5.0-4.4　L

87. 以下の質問をお子さんにして下さい。質問をくりかえして言うのは構いませんが答える手助けをしないで下さい。それぞれの質問に対するお子さんの答えを下に書きこんで下さい。
「寒い時はどうしますか？」（　　　　　）
答の例（震える，服を着る，家に入る，など）
「疲れた時はどうしますか？」（　　　　　）
答の例（あくびをする，眠る，横になる，昼寝する）
「お腹がすいた時はどうしますか？」（　　　　　）
答の例（食べる，食べるものを頼む，お昼を食べる）
答が理屈に合っていればこれ以外の答でも結構です。3つとも答えられた場合「はい」に○をつけて下さい。言葉でなく，身振り（ジェスチャー）で示した場合は「いいえ」に○をつけて下さい。　はい　いいえ　5.2-4.6　L

88. 片足立ちが8秒間以上できますか。
方法：物につかまらずに，一人で片足立ちさせて，何秒間バランスを保つことができるか測定します。あなたが見本をみせて下さい。お子さんにできるだけ長く片足立ちするように言って下さい。
右足で何秒間，片足立ちができましたか（　　）秒間
左足で何秒間，片足立ちができましたか（　　）秒間
右足でも左足でも両方とも8秒間以上片足立ちができた場合「はい」に○をつけて下さい。　はい　いいえ　5.2-4.7　GM

89. 白い紙をわたして人の絵を描かせて下さい。
方法：「ひと（男のひと，女のひと，男の子，女の子）の絵を描いて下さい」と言って下さい。描いている時に手助けしたり，欠けている部分を指摘したりしないで下さい。絵が描けた後，体のいくつの部分（頭，口，毛，体，鼻，目，足など）が描けているか数えて下さい。その際，目，腕，足，耳など対になっているものは一対を1部分として数えて下さい。なお，対になっているものが片方しか描けていない場合には体の部分として数えないで下さい。6部分以上描けていれば「はい」に○をつけて下さい。
はい　いいえ　6.0-5.3　FMA

DENVER II 予備判定票

4〜6歳用

氏名	
記録者 氏名	
記録者 続柄	

記録日	年	月	日
生年月日	年	月	日
年月日齢	年	月	日

以下の質問に順番にお答え下さい。「はい」「いいえ」のどちらかに○をつけて下さい。「いいえ」が３つ以上になったら，それ以降の質問にお答えになる必要はありません。

75. あまり親しくない人にも，あなたのお子さんが話す内容がほぼ全部理解されていますか。あなたやお子さんの親しい人でないと理解できない場合は「いいえ」に○をつけて下さい。　はい　いいえ　4.0-3.5　L

76. 下の図（黄，緑，赤，青）を見せ，ひとつずつ指さして「これは何色？」と聞いて下さい。お子さんが違った答を言ってもあなたの顔色に出さないようにして４つとも聞いて下さい。４つとも正しく答えれば「はい」に○をつけて下さい。　はい　いいえ　4.0-3.6　L

77. 以下の質問をお子さんにして下さい。質問をくりかえして言うのは構いませんが答える手助けをしないで下さい。それぞれの質問に対するお子さんの答えを下に書きこんで下さい。
「コップは何をするものですか？」（　　　　　　）
「椅子は何をするものですか？」　（　　　　　　）
「鉛筆は何をするものですか？」　（　　　　　　）
動詞（のむ，すわる，かく，など）で答えて，それが理屈に合っていれば結構です。２つ以上答えられた場合「はい」に○をつけて下さい。言葉でなく，身振り（ジェスチャー）で示した場合は「いいえ」に○をつけて下さい。　はい　いいえ　4.1-3.6　L

78. 数を１つ数えることができますか。
判定の方法：白い紙を一枚用意して，それを４つに切り分けてお子さんの前に置いて下さい。お子さんに「ひとつ（いちまい）ちょうだい」と言って下さい。お子さんが１枚以上あなたに渡した場合は「いいえ」に○をつけて下さい。1枚だけあなたに渡した時は，「私は何枚（いくつ）紙をもっていますか？」とたずねて下さい。お子さんが「ひとつ（いち，いっこ，いちまい）」と答えた時は「はい」に○をつけて下さい。それ以外の数字を答えた時は「いいえ」に○をつけて下さい。　はい　いいえ　4.1-3.6　L

79. 物につかまらないで，片足でケンケンして２回以上とべますか（片足交互のスキップではありません）。　はい　いいえ　4.2-3.7　GM

80. 下の図を見せて「これと同じものをかいて」と言って下さい。「十字（クロス）をかいて」と言ってはいけません。３回かかせて下さい。１回でもできれば結構です。判定の例は下に描いてある通りです。　はい　いいえ　4.2-3.8　FMA

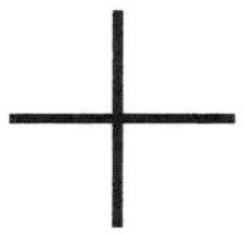

図：この場合は「はい」に○をつけて下さい。

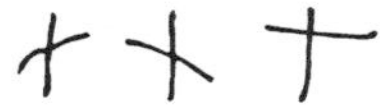

図：この場合は「いいえ」に○をつけて下さい。

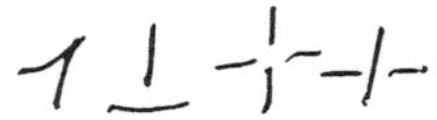

81. 下の図（２本の縦の線）をお子さんに見せて「長い方を指さして下さい」と言って下さい。（「大きい方を……」と言ってはいけません。）お子さんがどちらかを指さしたら，今度は上下さかさまにしてもう一度同じ質問をして下さい。それに答えたらさらにもう一度上下さかさま（最初と同じ向き）にして質問して下さい。途中でお子さんが間違えていても顔色に出したり訂正してはいけません。３回とも正しく指させたら「はい」に○をつけて下さい。　はい　いいえ　4.3-3.8　FMA

82. 下の絵をお子さんに見せて「飛ぶのはどれ？」「ニャーとなくのはどれ？」「お話するのはどれ？」「ほえるのはどれ？」「駆け足するのはどれ？」と聞いて下さい。聞く順番はどれから始めても結構です。4つ以上正しく指させたら「はい」に○をつけて下さい。　はい　いいえ　4.4-3.8　L

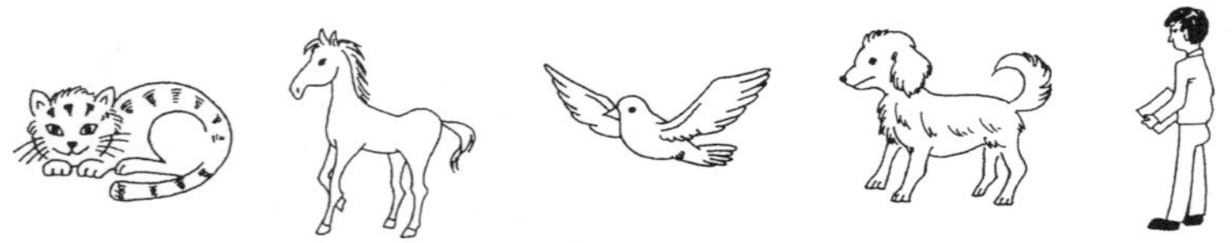

（原画　国立療養所広島病院小児科部長　下田浩子）

83. 以下の質問をお子さんにして下さい。質問をくりかえして言うのは構いませんが答える手助けをしないで下さい。それぞれの質問に対するお子さんの答えを下に書きこんで下さい。

「コップは何をするものですか？」（　　　　）
「椅子は何をするものですか？」（　　　　）
「鉛筆は何をするものですか？」（　　　　）

動詞（のむ，すわる，かく，など）で答えて，それが理屈に合っていれば結構です。3つ全部答えられた場合だけ「はい」に○をつけて下さい。言葉でなく，身振り（ジェスチャー）で示した場合は「いいえ」に○をつけて下さい。　はい　いいえ　4.4-3.9　L

84. お子さんに小さい紙切れか小さい物を渡して以下のように指示して下さい。その時，あなたの指で方向を示したり眼でそちらを見たりしないで下さい。

「その紙（物）を椅子の下におきなさい」
「その紙（物）をあなたの後におきなさい」
「その紙（物）を椅子の上におきなさい」
「その紙（物）をあなたの前におきなさい」

4つとも正しくできたら「はい」に○をつけて下さい。　はい　いいえ　4.6-4.0　L

85. 手助けも指導もなく，自分一人で歯ブラシに練り歯磨きをつけて，歯の表側も裏側も磨けますか。　はい　いいえ　4.8-4.2　PS

86. 単語を5つ以上定義できますか。
判定の方法：以下の質問をお子さんにして下さい。質問をくりかえして言うのは構いませんが答える手助けをしないで下さい。それぞれの質問に対するお子さんの答えを下に書きこんで下さい。

「ボールとは何ですか？」（　　　　）
「海とは何ですか？」（　　　　）
「机とは何ですか？」（　　　　）
「家とは何ですか？」（　　　　）
「バナナとは何ですか？」（　　　　）
「カーテンとは何ですか？」（　　　　）
「窓とは何ですか？」（　　　　）
「靴とは何ですか？」（　　　　）

お子さんの答がそのものの用途，形，材料，分類（カテゴリー）に関するもので理屈に合っていれば結構です。5つ以上の答が正しければ「はい」に○をつけて下さい。　はい　いいえ　5.0-4.4　L

87. 以下の質問をお子さんにして下さい。質問をくりかえして言うのは構いませんが答える手助けをしないで下さい。それぞれの質問に対するお子さんの答えを下に書きこんで下さい。

「寒い時はどうしますか？」（　　　　）
答の例（震える，服を着る，家に入る，など）
「疲れた時はどうしますか？」（　　　　）
答の例（あくびをする，眠る，横になる，昼寝する）
「お腹がすいた時はどうしますか？」（　　　　）
答の例（食べる，食べるものを頼む，お昼を食べる）

答が理屈に合っていればこれ以外の答でも結構です。3つとも答えられた場合「はい」に○をつけて下さい。言葉でなく，身振り（ジェスチャー）で示した場合は「いいえ」に○をつけて下さい。　はい　いいえ　5.2-4.6　L

88. 片足立ちが8秒間以上できますか。
方法：物につかまらずに，一人で片足立ちさせて，何秒間バランスを保つことができるか測定します。あなたが見本をみせて下さい。お子さんにできるだけ長く片足立ちするように言って下さい。

右足で何秒間，片足立ちができましたか（　　）秒間
左足で何秒間，片足立ちができましたか（　　）秒間

右足でも左足でも両方とも8秒間以上片足立ちができた場合「はい」に○をつけて下さい。　はい　いいえ　5.2-4.7　GM

89. 白い紙をわたして人の絵を描かせて下さい。
方法：「ひと（男のひと，女のひと，男の子，女の子）の絵を描いて下さい」と言って下さい。描いている時に手助けしたり，欠けている部分を指摘したりしないで下さい。絵が描けた後，体のいくつの部分（頭，口，毛，体，鼻，目，足など）が描けているか数えて下さい。その際，目，腕，足，耳など対になっているものは一対を1部分として数えて下さい。なお，対になっているものが片方しか描けていない場合には体の部分として数えないで下さい。6部分以上描けていれば「はい」に○をつけて下さい。　はい　いいえ　6.0-5.3　FMA

4〜6歳用

DENVER II 予備判定票

氏名		記録日	年　月　日
記録者 氏名		生年月日	年　月　日
記録者 続柄		年月日齢	年　月　日

以下の質問に順番にお答え下さい。「はい」「いいえ」のどちらかに○をつけて下さい。「いいえ」が３つ以上になったら，それ以降の質問にお答えになる必要はありません。

75. あまり親しくない人にも，あなたのお子さんが話す内容がほぼ全部理解されていますか。あなたやお子さんの親しい人でないと理解できない場合は「いいえ」に○をつけて下さい。　はい　いいえ　4.0-3.5　L

76. 下の図（黄，緑，赤，青）を見せ，ひとつずつ指さして「これは何色？」と聞いて下さい。お子さんが違った答を言ってもあなたの顔色に出さないようにして４つとも聞いて下さい。４つとも正しく答えれば「はい」に○をつけて下さい。　はい　いいえ　4.0-3.6　L

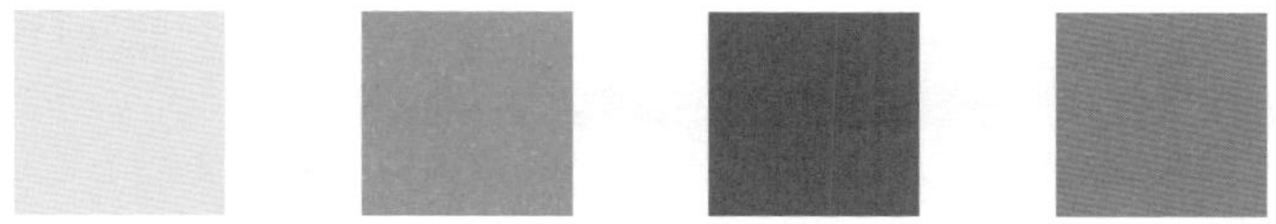

77. 以下の質問をお子さんにして下さい。質問をくりかえして言うのは構いませんが答える手助けをしないで下さい。それぞれの質問に対するお子さんの答えを下に書きこんで下さい。
「コップは何をするものですか？」（　　　　　　）
「椅子は何をするものですか？」（　　　　　　）
「鉛筆は何をするものですか？」（　　　　　　）
動詞（のむ，すわる，かく，など）で答えて，それが理屈に合っていれば結構です。２つ以上答えられた場合「はい」に○をつけて下さい。言葉でなく，身振り（ジェスチャー）で示した場合は「いいえ」に○をつけて下さい。　はい　いいえ　4.1-3.6　L

78. 数を１つ数えることができますか。
判定の方法：白い紙を一枚用意して，それを４つに切り分けてお子さんの前に置いて下さい。お子さんに「ひとつ（いちまい）ちょうだい」と言って下さい。お子さんが１枚以上あなたに渡した場合は「いいえ」に○をつけて下さい。１枚だけあなたに渡した時は，「私は何枚（いくつ）紙をもっていますか？」とたずねて下さい。お子さんが「ひとつ（いち，いっこ，いちまい）」と答えた時は「はい」に○をつけて下さい。それ以外の数字を答えた時は「いいえ」に○をつけて下さい。　はい　いいえ　4.1-3.6　L

79. 物につかまらないで，片足でケンケンして２回以上とべますか（片足交互のスキップではありません）。　はい　いいえ　4.2-3.7　GM

80. 下の図を見せて「これと同じものをかいて」と言って下さい。「十字（クロス）をかいて」と言ってはいけません。３回かかせて下さい。１回でもできれば結構です。判定の例は下に描いてある通りです。　はい　いいえ　4.2-3.8　FMA

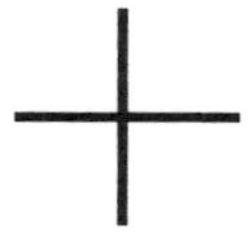

図：この場合は「はい」に○をつけて下さい。

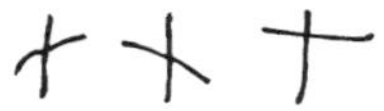

図：この場合は「いいえ」に○をつけて下さい。

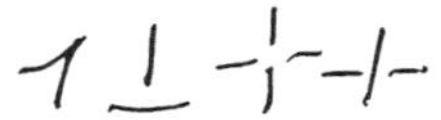

81. 下の図（２本の縦の線）をお子さんに見せて「長い方を指さして下さい」と言って下さい。（「大きい方を……」と言ってはいけません。）お子さんがどちらかを指さしたら，今度は上下さかさまにしてもう一度同じ質問をして下さい。それに答えたらさらにもう一度上下さかさま（最初と同じ向き）にして質問して下さい。途中でお子さんが間違えていても顔色に出したり訂正してはいけません。３回とも正しく指させたら「はい」に○をつけて下さい。　はい　いいえ　4.3-3.8　FMA

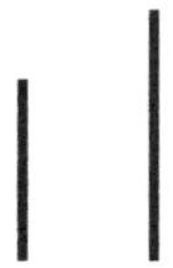

82. 下の絵をお子さんに見せて「飛ぶのはどれ？」「ニャーとなくのはどれ？」「お話するのはどれ？」「ほえるのはどれ？」「駆け足するのはどれ？」と聞いて下さい。聞く順番はどれから始めても結構です。4つ以上正しく指させたら「はい」に○をつけて下さい。　はい　いいえ　4.4-3.8　L

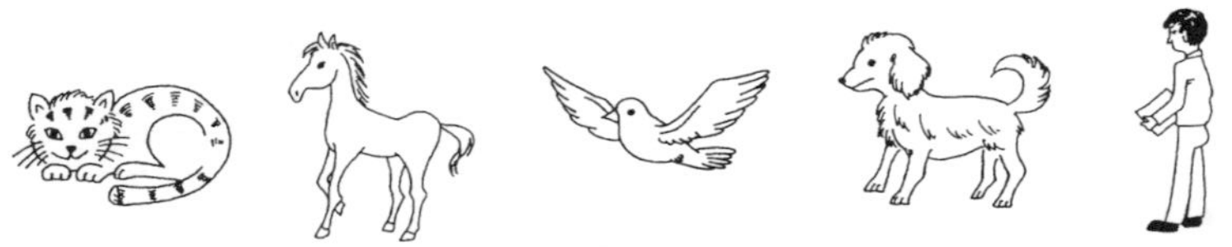

（原画　国立療養所広島病院小児科部長　下田浩子）

83. 以下の質問をお子さんにして下さい。質問をくりかえして言うのは構いませんが答える手助けをしないで下さい。それぞれの質問に対するお子さんの答えを下に書きこんで下さい。

「コップは何をするものですか？」（　　　　）
「椅子は何をするものですか？」（　　　　）
「鉛筆は何をするものですか？」（　　　　）

動詞（のむ，すわる，かく，など）で答えて，それが理屈に合っていれば結構です。3つ全部答えられた場合だけ「はい」に○をつけて下さい。言葉でなく，身振り（ジェスチャー）で示した場合は「いいえ」に○をつけて下さい。　はい　いいえ　4.4-3.9　L

84. お子さんに小さい紙切れか小さい物を渡して以下のように指示して下さい。その時，あなたの指で方向を示したり眼でそちらを見たりしないで下さい。

「その紙（物）を椅子の下におきなさい」
「その紙（物）をあなたの後におきなさい」
「その紙（物）を椅子の上におきなさい」
「その紙（物）をあなたの前におきなさい」

4つとも正しくできたら「はい」に○をつけて下さい。　はい　いいえ　4.6-4.0　L

85. 手助けも指導もなく，自分一人で歯ブラシに練り歯磨きをつけて，歯の表側も裏側も磨けますか。　はい　いいえ　4.8-4.2　PS

86. 単語を5つ以上定義できますか。
判定の方法：以下の質問をお子さんにして下さい。質問をくりかえして言うのは構いませんが答える手助けをしないで下さい。それぞれの質問に対するお子さんの答えを下に書きこんで下さい。

「ボールとは何ですか？」（　　　　）
「海とは何ですか？」（　　　　）
「机とは何ですか？」（　　　　）
「家とは何ですか？」（　　　　）
「バナナとは何ですか？」（　　　　）
「カーテンとは何ですか？」（　　　　）
「窓とは何ですか？」（　　　　）
「靴とは何ですか？」（　　　　）

お子さんの答がそのものの用途，形，材料，分類（カテゴリー）に関するもので理屈に合っていれば結構です。5つ以上の答が正しければ「はい」に○をつけて下さい。　はい　いいえ　5.0-4.4　L

87. 以下の質問をお子さんにして下さい。質問をくりかえして言うのは構いませんが答える手助けをしないで下さい。それぞれの質問に対するお子さんの答えを下に書きこんで下さい。

「寒い時はどうしますか？」（　　　　）
　答の例（震える，服を着る，家に入る，など）
「疲れた時はどうしますか？」（　　　　）
　答の例（あくびをする，眠る，横になる，昼寝する）
「お腹がすいた時はどうしますか？」（　　　　）
　答の例（食べる，食べるものを頼む，お昼を食べる）

答が理屈に合っていればこれ以外の答でも結構です。3つとも答えられた場合「はい」に○をつけて下さい。言葉でなく，身振り（ジェスチャー）で示した場合は「いいえ」に○をつけて下さい。　はい　いいえ　5.2-4.6　L

88. 片足立ちが8秒間以上できますか。
方法：物につかまらずに，一人で片足立ちさせて，何秒間バランスを保つことができるか測定します。あなたが見本をみせて下さい。お子さんにできるだけ長く片足立ちするように言って下さい。

右足で何秒間，片足立ちができましたか（　）秒間
左足で何秒間，片足立ちができましたか（　）秒間

右足でも左足でも両方とも8秒間以上片足立ちができた場合「はい」に○をつけて下さい。　はい　いいえ　5.2-4.7　GM

89. 白い紙をわたして人の絵を描かせて下さい。
方法：「ひと（男のひと，女のひと，男の子，女の子）の絵を描いて下さい」と言って下さい。描いている時に手助けしたり，欠けている部分を指摘したりしないで下さい。絵が描けた後，体のいくつの部分（頭，口，毛，体，鼻，目，足など）が描けているか数えて下さい。その際，目，腕，足，耳など対になっているものは一対を1部分として数えて下さい。なお，対になっているものが片方しか描けていない場合には体の部分として数えないで下さい。6部分以上描けていれば「はい」に○をつけて下さい。
はい　いいえ　6.0-5.3　FMA

4〜6歳用

DENVER II 予備判定票

氏　名

記録者　氏　名

続　柄

記録日　年　月　日

生年月日　年　月　日

年月日齢　年　月　日

以下の質問に順番にお答え下さい。「はい」「いいえ」のどちらかに○をつけて下さい。「いいえ」が３つ以上になったら，それ以降の質問にお答えになる必要はありません。

75. あまり親しくない人にも，あなたのお子さんが話す内容がほぼ全部理解されていますか。あなたやお子さんの親しい人でないと理解できない場合は「いいえ」に○をつけて下さい。　はい　いいえ　4.0-3.5　L

76. 下の図（黄，緑，赤，青）を見せ，ひとつずつ指さして「これは何色？」と聞いて下さい。お子さんが違った答を言ってもあなたの顔色に出さないようにして４つとも聞いて下さい。４つとも正しく答えれば「はい」に○をつけて下さい。　はい　いいえ　4.0-3.6　L

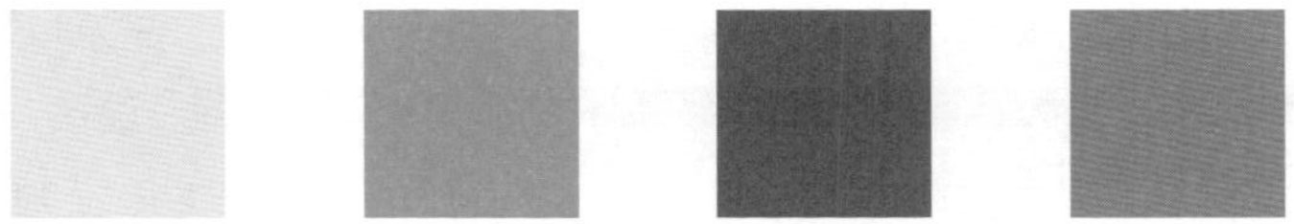

77. 以下の質問をお子さんにして下さい。質問をくりかえして言うのは構いませんが答える手助けをしないで下さい。それぞれの質問に対するお子さんの答えを下に書きこんで下さい。

「コップは何をするものですか？」(　　　　　　　)

「椅子は何をするものですか？」(　　　　　　　)

「鉛筆は何をするものですか？」(　　　　　　　)

動詞（のむ，すわる，かく，など）で答えて，それが理屈に合っていれば結構です。２つ以上答えられた場合「はい」に○をつけて下さい。言葉でなく，身振り（ジェスチャー）で示した場合は「いいえ」に○をつけて下さい。　はい　いいえ　4.1-3.6　L

78. 数を１つ数えることができますか。

判定の方法：白い紙を一枚用意して，それを４つに切り分けてお子さんの前に置いて下さい。お子さんに「ひとつ（いちまい）ちょうだい」と言って下さい。お子さんが１枚以上あなたに渡した場合は「いいえ」に○をつけて下さい。1枚だけあなたに渡した時は，「私は何枚（いくつ）紙をもっていますか？」とたずねて下さい。お子さんが「ひとつ（いち，いっこ，いちまい）」と答えた時は「はい」に○をつけて下さい。それ以外の数字を答えた時は「いいえ」に○をつけて下さい。　はい　いいえ　4.1-3.6　L

79. 物につかまらないで，片足でケンケンして２回以上とべますか（片足交互のスキップではありません）。　はい　いいえ　4.2-3.7　GM

80. 下の図を見せて「これと同じものをかいて」と言って下さい。「十字（クロス）をかいて」と言ってはいけません。３回かかせて下さい。１回でもできれば結構です。判定の例は下に描いてある通りです。　はい　いいえ　4.2-3.8　FMA

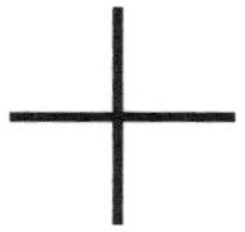

図：この場合は「はい」に○をつけて下さい。

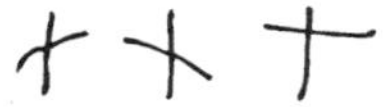

図：この場合は「いいえ」に○をつけて下さい。

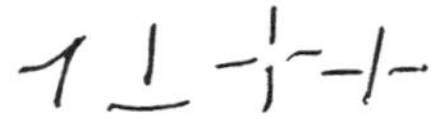

81. 下の図（２本の縦の線）をお子さんに見せて「長い方を指さして下さい」と言って下さい。（「大きい方を……」と言ってはいけません。）お子さんがどちらかを指さしたら，今度は上下さかさまにしてもう一度同じ質問をして下さい。それに答えたらさらにもう一度上下さかさま（最初と同じ向き）にして質問して下さい。途中でお子さんが間違えていても顔色に出したり訂正してはいけません。３回とも正しく指させたら「はい」に○をつけて下さい。　はい　いいえ　4.3-3.8　FMA

82. 下の絵をお子さんに見せて「飛ぶのはどれ？」「ニャーとなくのはどれ？」「お話するのはどれ？」「ほえるのはどれ？」「駆け足するのはどれ？」と聞いて下さい。聞く順番はどれから始めても結構です。4つ以上正しく指させたら「はい」に○をつけて下さい。　はい　いいえ　4.4-3.8　L

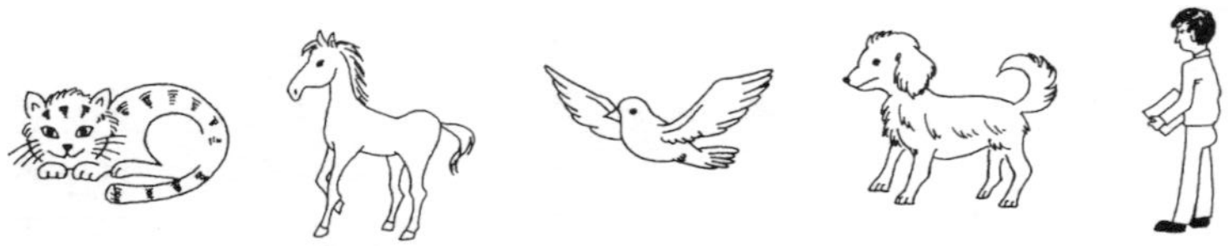

（原画　国立療養所広島病院小児科部長　下田浩子）

83. 以下の質問をお子さんにして下さい。質問をくりかえして言うのは構いませんが答える手助けをしないで下さい。それぞれの質問に対するお子さんの答えを下に書きこんで下さい。

「コップは何をするものですか？」（　　　　　）
「椅子は何をするものですか？」（　　　　　）
「鉛筆は何をするものですか？」（　　　　　）

動詞（のむ，すわる，かく，など）で答えて，それが理屈に合っていれば結構です。3つ全部答えられた場合だけ「はい」に○をつけて下さい。言葉でなく，身振り（ジェスチャー）で示した場合は「いいえ」に○をつけて下さい。　はい　いいえ　4.4-3.9　L

84. お子さんに小さい紙切れか小さい物を渡して以下のように指示して下さい。その時，あなたの指で方向を示したり眼でそちらを見たりしないで下さい。

「その紙（物）を椅子の下におきなさい」
「その紙（物）をあなたの後におきなさい」
「その紙（物）を椅子の上におきなさい」
「その紙（物）をあなたの前におきなさい」

4つとも正しくできたら「はい」に○をつけて下さい。　はい　いいえ　4.6-4.0　L

85. 手助けも指導もなく，自分一人で歯ブラシに練り歯磨きをつけて，歯の表側も裏側も磨けますか。　はい　いいえ　4.8-4.2　PS

86. 単語を5つ以上定義できますか。
判定の方法：以下の質問をお子さんにして下さい。質問をくりかえして言うのは構いませんが答える手助けをしないで下さい。それぞれの質問に対するお子さんの答えを下に書きこんで下さい。

「ボールとは何ですか？」（　　　　　）
「海とは何ですか？」（　　　　　）
「机とは何ですか？」（　　　　　）
「家とは何ですか？」（　　　　　）
「バナナとは何ですか？」（　　　　　）
「カーテンとは何ですか？」（　　　　　）
「窓とは何ですか？」（　　　　　）
「靴とは何ですか？」（　　　　　）

お子さんの答がそのものの用途，形，材料，分類（カテゴリー）に関するもので理屈に合っていれば結構です。5つ以上の答が正しければ「はい」に○をつけて下さい。　はい　いいえ　5.0-4.4　L

87. 以下の質問をお子さんにして下さい。質問をくりかえして言うのは構いませんが答える手助けをしないで下さい。それぞれの質問に対するお子さんの答えを下に書きこんで下さい。

「寒い時はどうしますか？」（　　　　　）
　答の例（震える，服を着る，家に入る，など）
「疲れた時はどうしますか？」（　　　　　）
　答の例（あくびをする，眠る，横になる，昼寝する）
「お腹がすいた時はどうしますか？」（　　　　　）
　答の例（食べる，食べるものを頼む，お昼を食べる）

答が理屈に合っていればこれ以外の答でも結構です。3つとも答えられた場合「はい」に○をつけて下さい。言葉でなく，身振り（ジェスチャー）で示した場合は「いいえ」に○をつけて下さい。　はい　いいえ　5.2-4.6　L

88. 片足立ちが8秒間以上できますか。
方法：物につかまらずに，一人で片足立ちさせて，何秒間バランスを保つことができるか測定します。あなたが見本をみせて下さい。お子さんにできるだけ長く片足立ちするように言って下さい。

右足で何秒間，片足立ちができましたか（　　）秒間
左足で何秒間，片足立ちができましたか（　　）秒間

右足でも左足でも両方とも8秒間以上片足立ちができた場合「はい」に○をつけて下さい。　はい　いいえ　5.2-4.7　GM

89. 白い紙をわたして人の絵を描かせて下さい。
方法：「ひと（男のひと，女のひと，男の子，女の子）の絵を描いて下さい」と言って下さい。描いている時に手助けしたり，欠けている部分を指摘したりしないで下さい。絵が描けた後，体のいくつの部分（頭，口，毛，体，鼻，目，足など）が描けているか数えて下さい。その際，目，腕，足，耳など対になっているものは一対を1部分として数えて下さい。なお，対になっているものが片方しか描けていない場合には体の部分として数えないで下さい。6部分以上描けていれば「はい」に○をつけて下さい。
はい　いいえ　6.0-5.3　FMA

DENVER II 予備判定票

4～6歳用

氏　名 ＿＿＿＿

記録者　氏　名 ＿＿＿＿
　　　　続　柄 ＿＿＿＿

記録日　　年　　月　　日
生年月日　　年　　月　　日
年月日齢　　年　　月　　日

以下の質問に順番にお答え下さい。「はい」「いいえ」のどちらかに○をつけて下さい。「いいえ」が３つ以上になったら，それ以降の質問にお答えになる必要はありません。

75. あまり親しくない人にも，あなたのお子さんが話す内容がほぼ全部理解されていますか。あなたやお子さんの親しい人でないと理解できない場合は「いいえ」に○をつけて下さい。　はい　いいえ　4.0-3.5　L

76. 下の図（黄，緑，赤，青）を見せ，ひとつずつ指さして「これは何色？」と聞いて下さい。お子さんが違った答を言ってもあなたの顔色に出さないようにして４つとも聞いて下さい。４つとも正しく答えれば「はい」に○をつけて下さい。　はい　いいえ　4.0-3.6　L

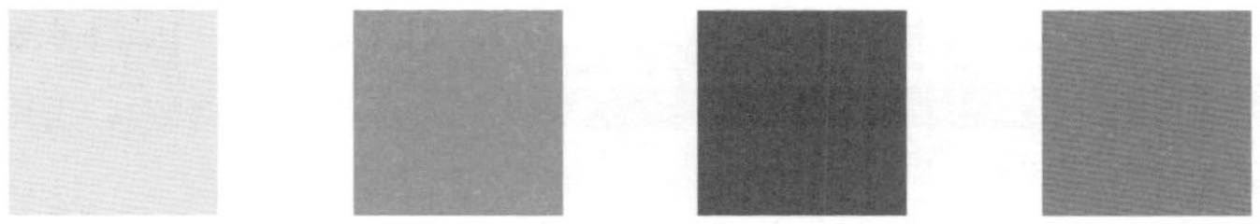

77. 以下の質問をお子さんにして下さい。質問をくりかえして言うのは構いませんが答える手助けをしないで下さい。それぞれの質問に対するお子さんの答えを下に書きこんで下さい。

「コップは何をするものですか？」（　　　　　　）
「椅子は何をするものですか？」（　　　　　　）
「鉛筆は何をするものですか？」（　　　　　　）

動詞（のむ，すわる，かく，など）で答えて，それが理屈に合っていれば結構です。２つ以上答えられた場合「はい」に○をつけて下さい。言葉でなく，身振り（ジェスチャー）で示した場合は「いいえ」に○をつけて下さい。　はい　いいえ　4.1-3.6　L

78. 数を１つ数えることができますか。
判定の方法：白い紙を一枚用意して，それを４つに切り分けてお子さんの前に置いて下さい。お子さんに「ひとつ（いちまい）ちょうだい」と言って下さい。お子さんが１枚以上あなたに渡した場合は「いいえ」に○をつけて下さい。１枚だけあなたに渡した時は，「私は何枚（いくつ）紙をもっていますか？」とたずねて下さい。お子さんが「ひとつ（いち，いっこ，いちまい）」と答えた時は「はい」に○をつけて下さい。それ以外の数字を答えた時は「いいえ」に○をつけて下さい。　はい　いいえ　4.1-3.6　L

79. 物につかまらないで，片足でケンケンして２回以上とべますか（片足交互のスキップではありません）。　はい　いいえ　4.2-3.7　GM

80. 下の図を見せて「これと同じものをかいて」と言って下さい。「十字（クロス）をかいて」と言ってはいけません。３回かかせて下さい。１回でもできれば結構です。判定の例は下に描いてある通りです。　はい　いいえ　4.2-3.8　FMA

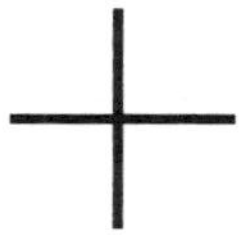

図：この場合は「はい」に○をつけて下さい。

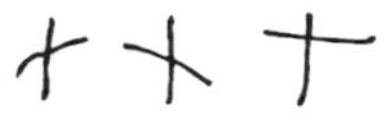

図：この場合は「いいえ」に○をつけて下さい。

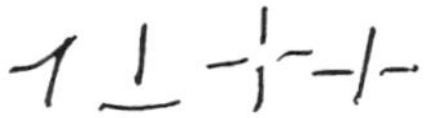

81. 下の図（２本の縦の線）をお子さんに見せて「長い方を指さして下さい」と言って下さい。（「大きい方を……」と言ってはいけません。）お子さんがどちらかを指さしたら，今度は上下さかさまにしてもう一度同じ質問をして下さい。それに答えたらさらにもう一度上下さかさま（最初と同じ向き）にして質問して下さい。途中でお子さんが間違えていても顔色に出したり訂正してはいけません。３回とも正しく指させたら「はい」に○をつけて下さい。　はい　いいえ　4.3-3.8　FMA

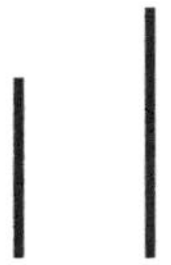

82. 下の絵をお子さんに見せて「飛ぶのはどれ？」「ニャーとなくのはどれ？」「お話するのはどれ？」「ほえるのはどれ？」「駆け足するのはどれ？」と聞いて下さい。聞く順番はどれから始めても結構です。4つ以上正しく指させたら「はい」に○をつけて下さい。　はい　いいえ　4.4-3.8　L

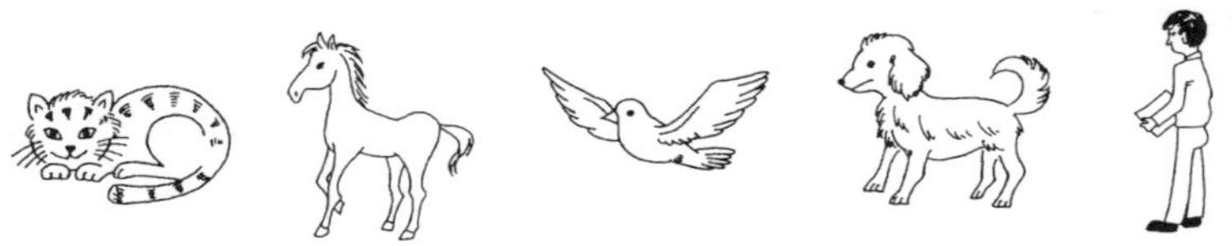

（原画　国立療養所広島病院小児科部長　下田浩子）

83. 以下の質問をお子さんにして下さい。質問をくりかえして言うのは構いませんが答える手助けをしないで下さい。それぞれの質問に対するお子さんの答えを下に書きこんで下さい。

「コップは何をするものですか？」（　　　　）
「椅子は何をするものですか？」（　　　　）
「鉛筆は何をするものですか？」（　　　　）

動詞（のむ，すわる，かく，など）で答えて，それが理屈に合っていれば結構です。3つ全部答えられた場合だけ「はい」に○をつけて下さい。言葉でなく，身振り（ジェスチャー）で示した場合は「いいえ」に○をつけて下さい。　はい　いいえ　4.4-3.9　L

84. お子さんに小さい紙切れか小さい物を渡して以下のように指示して下さい。その時，あなたの指で方向を示したり眼でそちらを見たりしないで下さい。

「その紙（物）を椅子の下におきなさい」
「その紙（物）をあなたの後におきなさい」
「その紙（物）を椅子の上におきなさい」
「その紙（物）をあなたの前におきなさい」

4つとも正しくできたら「はい」に○をつけて下さい。　はい　いいえ　4.6-4.0　L

85. 手助けも指導もなく，自分一人で歯ブラシに練り歯磨きをつけて，歯の表側も裏側も磨けますか。　はい　いいえ　4.8-4.2　PS

86. 単語を5つ以上定義できますか。
判定の方法：以下の質問をお子さんにして下さい。質問をくりかえして言うのは構いませんが答える手助けをしないで下さい。それぞれの質問に対するお子さんの答えを下に書きこんで下さい。

「ボールとは何ですか？」（　　　　）
「海とは何ですか？」（　　　　）
「机とは何ですか？」（　　　　）
「家とは何ですか？」（　　　　）
「バナナとは何ですか？」（　　　　）
「カーテンとは何ですか？」（　　　　）
「窓とは何ですか？」（　　　　）
「靴とは何ですか？」（　　　　）

お子さんの答がそのものの用途，形，材料，分類（カテゴリー）に関するもので理屈に合っていれば結構です。5つ以上の答が正しければ「はい」に○をつけて下さい。　はい　いいえ　5.0-4.4　L

87. 以下の質問をお子さんにして下さい。質問をくりかえして言うのは構いませんが答える手助けをしないで下さい。それぞれの質問に対するお子さんの答えを下に書きこんで下さい。

「寒い時はどうしますか？」（　　　　）
　答の例（震える，服を着る，家に入る，など）
「疲れた時はどうしますか？」（　　　　）
　答の例（あくびをする，眠る，横になる，昼寝する）
「お腹がすいた時はどうしますか？」（　　　　）
　答の例（食べる，食べるものを頼む，お昼を食べる）

答が理屈に合っていればこれ以外の答でも結構です。3つとも答えられた場合「はい」に○をつけて下さい。言葉でなく，身振り（ジェスチャー）で示した場合は「いいえ」に○をつけて下さい。　はい　いいえ　5.2-4.6　L

88. 片足立ちが8秒間以上できますか。
方法：物につかまらずに，一人で片足立ちさせて，何秒間バランスを保つことができるか測定します。あなたが見本をみせて下さい。お子さんにできるだけ長く片足立ちするように言って下さい。

右足で何秒間，片足立ちができましたか（　　）秒間
左足で何秒間，片足立ちができましたか（　　）秒間

右足でも左足でも両方とも8秒間以上片足立ちができた場合「はい」に○をつけて下さい。　はい　いいえ　5.2-4.7　GM

89. 白い紙をわたして人の絵を描かせて下さい。
方法：「ひと（男のひと，女のひと，男の子，女の子）の絵を描いて下さい」と言って下さい。描いている時に手助けしたり，欠けている部分を指摘したりしないで下さい。絵が描けた後，体のいくつの部分（頭，口，毛，体，鼻，目，足など）が描けているか数えて下さい。その際，目，腕，足，耳など対になっているものは一対を1部分として数えて下さい。なお，対になっているものが片方しか描けていない場合には体の部分として数えないで下さい。6部分以上描けていれば「はい」に○をつけて下さい。　はい　いいえ　6.0-5.3　FMA

4〜6歳用

DENVERⅡ予備判定票

氏名	
記録者 氏名	
記録者 続柄	

記録日	年	月	日
生年月日	年	月	日
年月日齢	年	月	日

以下の質問に順番にお答え下さい。「はい」「いいえ」のどちらかに○をつけて下さい。「いいえ」が３つ以上になったら，それ以降の質問にお答えになる必要はありません。

75. あまり親しくない人にも，あなたのお子さんが話す内容がほぼ全部理解されていますか。あなたやお子さんの親しい人でないと理解できない場合は「いいえ」に○をつけて下さい。　はい　いいえ　4.0-3.5　L

76. 下の図（黄，緑，赤，青）を見せ，ひとつずつ指さして「これは何色？」と聞いて下さい。お子さんが違った答を言ってもあなたの顔色に出さないようにして４つとも聞いて下さい。４つとも正しく答えれば「はい」に○をつけて下さい。　はい　いいえ　4.0-3.6　L

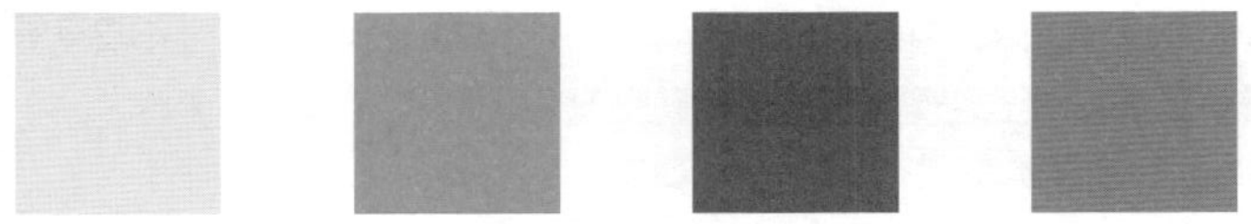

77. 以下の質問をお子さんにして下さい。質問をくりかえして言うのは構いませんが答える手助けをしないで下さい。それぞれの質問に対するお子さんの答えを下に書きこんで下さい。

「コップは何をするものですか？」（　　　　　　）
「椅子は何をするものですか？」（　　　　　　）
「鉛筆は何をするものですか？」（　　　　　　）

動詞（のむ，すわる，かく，など）で答えて，それが理屈に合っていれば結構です。２つ以上答えられた場合「はい」に○をつけて下さい。言葉でなく，身振り（ジェスチャー）で示した場合は「いいえ」に○をつけて下さい。　はい　いいえ　4.1-3.6　L

78. 数を１つ数えることができますか。
判定の方法：白い紙を一枚用意して，それを４つに切り分けてお子さんの前に置いて下さい。お子さんに「ひとつ（いちまい）ちょうだい」と言って下さい。お子さんが１枚以上あなたに渡した場合は「いいえ」に○をつけて下さい。1枚だけあなたに渡した時は，「私は何枚（いくつ）紙をもっていますか？」とたずねて下さい。お子さんが「ひとつ（いち，いっこ，いちまい）」と答えた時は「はい」に○をつけて下さい。それ以外の数字を答えた時は「いいえ」に○をつけて下さい。　はい　いいえ　4.1-3.6　L

79. 物につかまらないで，片足でケンケンして２回以上とべますか（片足交互のスキップではありません）。　はい　いいえ　4.2-3.7　GM

80. 下の図を見せて「これと同じものをかいて」と言って下さい。「十字（クロス）をかいて」と言ってはいけません。３回かかせて下さい。１回でもできれば結構です。判定の例は下に描いてある通りです。　はい　いいえ　4.2-3.8　FMA

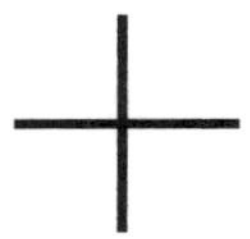

図：この場合は「はい」に○をつけて下さい。

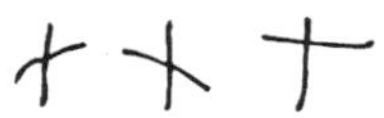

図：この場合は「いいえ」に○をつけて下さい。

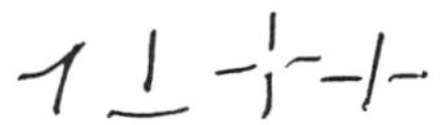

81. 下の図（２本の縦の線）をお子さんに見せて「長い方を指さして下さい」と言って下さい。（「大きい方を……」と言ってはいけません。）お子さんがどちらかを指さしたら，今度は上下さかさまにしてもう一度同じ質問をして下さい。それに答えたらさらにもう一度上下さかさま（最初と同じ向き）にして質問して下さい。途中でお子さんが間違えていても顔色に出したり訂正してはいけません。３回とも正しく指させたら「はい」に○をつけて下さい。　はい　いいえ　4.3-3.8　FMA

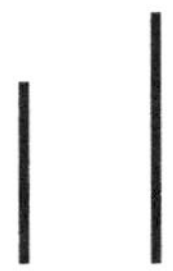

82. 下の絵をお子さんに見せて「飛ぶのはどれ？」「ニャーとなくのはどれ？」「お話するのはどれ？」「ほえるのはどれ？」「駆け足するのはどれ？」と聞いて下さい。聞く順番はどれから始めても結構です。4つ以上正しく指させたら「はい」に○をつけて下さい。 はい いいえ 4.4-3.8 L

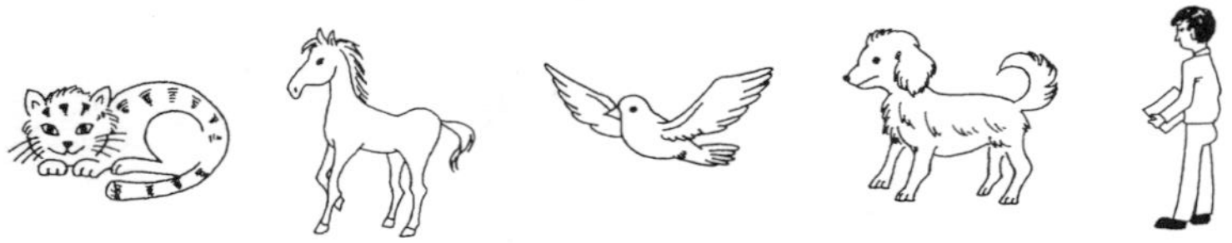

（原画 国立療養所広島病院小児科部長 下田浩子）

83. 以下の質問をお子さんにして下さい。質問をくりかえして言うのは構いませんが答える手助けをしないで下さい。それぞれの質問に対するお子さんの答えを下に書きこんで下さい。
「コップは何をするものですか？」（　　　）
「椅子は何をするものですか？」（　　　）
「鉛筆は何をするものですか？」（　　　）
動詞（のむ，すわる，かく，など）で答えて，それが理屈に合っていれば結構です。3つ全部答えられた場合だけ「はい」に○をつけて下さい。言葉でなく，身振り（ジェスチャー）で示した場合は「いいえ」に○をつけて下さい。 はい いいえ 4.4-3.9 L

84. お子さんに小さい紙切れか小さい物を渡して以下のように指示して下さい。その時，あなたの指で方向を示したり眼でそちらを見たりしないで下さい。
「その紙（物）を椅子の下におきなさい」
「その紙（物）をあなたの後におきなさい」
「その紙（物）を椅子の上におきなさい」
「その紙（物）をあなたの前におきなさい」
4つとも正しくできたら「はい」に○をつけて下さい。 はい いいえ 4.6-4.0 L

85. 手助けも指導もなく，自分一人で歯ブラシに練り歯磨きをつけて，歯の表側も裏側も磨けますか。 はい いいえ 4.8-4.2 PS

86. 単語を5つ以上定義できますか。
判定の方法：以下の質問をお子さんにして下さい。質問をくりかえして言うのは構いませんが答える手助けをしないで下さい。それぞれの質問に対するお子さんの答えを下に書きこんで下さい。
「ボールとは何ですか？」（　　　）
「海とは何ですか？」（　　　）
「机とは何ですか？」（　　　）
「家とは何ですか？」（　　　）
「バナナとは何ですか？」（　　　）
「カーテンとは何ですか？」（　　　）
「窓とは何ですか？」（　　　）
「靴とは何ですか？」（　　　）
お子さんの答がそのものの用途，形，材料，分類（カテゴリー）に関するもので理屈に合っていれば結構です。5つ以上の答が正しければ「はい」に○をつけて下さい。 はい いいえ 5.0-4.4 L

87. 以下の質問をお子さんにして下さい。質問をくりかえして言うのは構いませんが答える手助けをしないで下さい。それぞれの質問に対するお子さんの答えを下に書きこんで下さい。
「寒い時はどうしますか？」（　　　）
答の例（震える，服を着る，家に入る，など）
「疲れた時はどうしますか？」（　　　）
答の例（あくびをする，眠る，横になる，昼寝する）
「お腹がすいた時はどうしますか？」（　　　）
答の例（食べる，食べるものを頼む，お昼を食べる）
答が理屈に合っていればこれ以外の答でも結構です。3つとも答えられた場合「はい」に○をつけて下さい。言葉でなく，身振り（ジェスチャー）で示した場合は「いいえ」に○をつけて下さい。 はい いいえ 5.2-4.6 L

88. 片足立ちが8秒間以上できますか。
方法：物につかまらずに，一人で片足立ちさせて，何秒間バランスを保つことができるか測定します。あなたが見本をみせて下さい。お子さんにできるだけ長く片足立ちするように言って下さい。
右足で何秒間，片足立ちができましたか（　）秒間
左足で何秒間，片足立ちができましたか（　）秒間
右足でも左足でも両方とも8秒間以上片足立ちができた場合「はい」に○をつけて下さい。 はい いいえ 5.2-4.7 GM

89. 白い紙をわたして人の絵を描かせて下さい。
方法：「ひと（男のひと，女のひと，男の子，女の子）の絵を描いて下さい」と言って下さい。描いている時に手助けしたり，欠けている部分を指摘したりしないで下さい。絵が描けた後，体のいくつの部分（頭，口，毛，体，鼻，目，足など）が描けているか数えて下さい。その際，目，腕，足，耳など対になっているものは一対を1部分として数えて下さい。なお，対になっているものが片方しか描けていない場合には体の部分として数えないで下さい。6部分以上描けていれば「はい」に○をつけて下さい。
はい いいえ 6.0-5.3 FMA

DENVER Ⅱ 予備判定票

4～6歳用

氏　　名

記録者　氏　　名
　　　　続　　柄

記　録　日　　　年　　　月　　　日
生 年 月 日　　　年　　　月　　　日
年 月 日 齢　　　年　　　月　　　日

以下の質問に順番にお答え下さい。「はい」「いいえ」のどちらかに○をつけて下さい。「いいえ」が３つ以上になったら，それ以降の質問にお答えになる必要はありません。

75. あまり親しくない人にも，あなたのお子さんが話す内容がほぼ全部理解されていますか。あなたやお子さんの親しい人でないと理解できない場合は「いいえ」に○をつけて下さい。　はい　いいえ　4.0-3.5　L

76. 下の図（黄，緑，赤，青）を見せ，ひとつずつ指さして「これは何色？」と聞いて下さい。お子さんが違った答を言ってもあなたの顔色に出さないようにして４つとも聞いて下さい。４つとも正しく答えれば「はい」に○をつけて下さい。　はい　いいえ　4.0-3.6　L

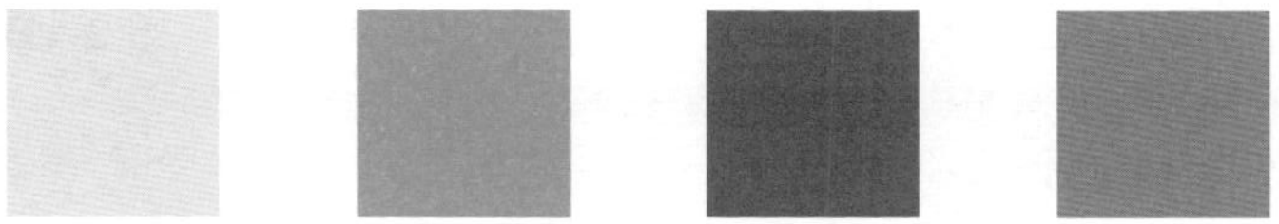

77. 以下の質問をお子さんにして下さい。質問をくりかえして言うのは構いませんが答える手助けをしないで下さい。それぞれの質問に対するお子さんの答えを下に書きこんで下さい。
「コップは何をするものですか？」（　　　　　）
「椅子は何をするものですか？」　（　　　　　）
「鉛筆は何をするものですか？」　（　　　　　）
動詞（のむ，すわる，かく，など）で答えて，それが理屈に合っていれば結構です。２つ以上答えられた場合「はい」に○をつけて下さい。言葉でなく，身振り（ジェスチャー）で示した場合は「いいえ」に○をつけて下さい。　はい　いいえ　4.1-3.6　L

78. 数を１つ数えることができますか。
判定の方法：白い紙を一枚用意して，それを４つに切り分けてお子さんの前に置いて下さい。お子さんに「ひとつ（いちまい）ちょうだい」と言って下さい。お子さんが１枚以上あなたに渡した場合は「いいえ」に○をつけて下さい。1枚だけあなたに渡した時は，「私は何枚（いくつ）紙をもっていますか？」とたずねて下さい。お子さんが「ひとつ（いち，いっこ，いちまい）」と答えた時は「はい」に○をつけて下さい。それ以外の数字を答えた時は「いいえ」に○をつけて下さい。　はい　いいえ　4.1-3.6　L

79. 物につかまらないで，片足でケンケンして２回以上とべますか（片足交互のスキップではありません）。　はい　いいえ　4.2-3.7　GM

80. 下の図を見せて「これと同じものをかいて」と言って下さい。「十字（クロス）をかいて」と言ってはいけません。３回かかせて下さい。１回でもできれば結構です。判定の例は下に描いてある通りです。　はい　いいえ　4.2-3.8　FMA

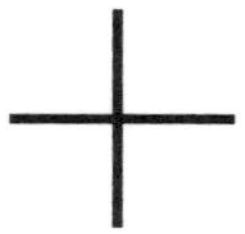

図：この場合は「はい」に○をつけて下さい。

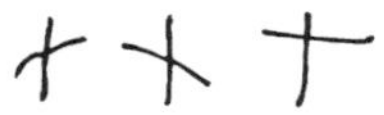

図：この場合は「いいえ」に○をつけて下さい。

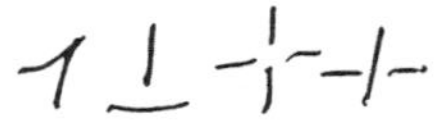

81. 下の図（２本の縦の線）をお子さんに見せて「長い方を指さして下さい」と言って下さい。（「大きい方を……」と言ってはいけません。）お子さんがどちらかを指さしたら，今度は上下さかさまにしてもう一度同じ質問をして下さい。それに答えたらさらにもう一度上下さかさま（最初と同じ向き）にして質問して下さい。途中でお子さんが間違えていても顔色に出したり訂正してはいけません。３回とも正しく指させたら「はい」に○をつけて下さい。　はい　いいえ　4.3-3.8　FMA

82. 下の絵をお子さんに見せて「飛ぶのはどれ？」「ニャーとなくのはどれ？」「お話するのはどれ？」「ほえるのはどれ？」「駆け足するのはどれ？」と聞いて下さい。聞く順番はどれから始めても結構です。4つ以上正しく指させたら「はい」に○をつけて下さい。 はい いいえ 4.4-3.8 L

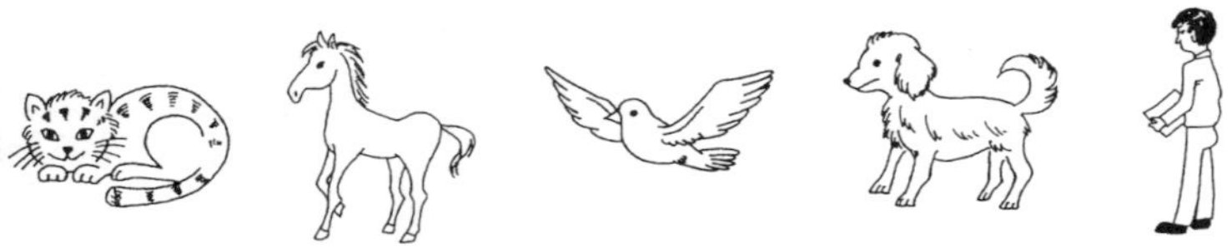

（原画 国立療養所広島病院小児科部長 下田浩子）

83. 以下の質問をお子さんにして下さい。質問をくりかえして言うのは構いませんが答える手助けをしないで下さい。それぞれの質問に対するお子さんの答えを下に書きこんで下さい。

「コップは何をするものですか？」（ ）
「椅子は何をするものですか？」（ ）
「鉛筆は何をするものですか？」（ ）

動詞（のむ，すわる，かく，など）で答えて，それが理屈に合っていれば結構です。3つ全部答えられた場合だけ「はい」に○をつけて下さい。言葉でなく，身振り（ジェスチャー）で示した場合は「いいえ」に○をつけて下さい。 はい いいえ 4.4-3.9 L

84. お子さんに小さい紙切れか小さい物を渡して以下のように指示して下さい。その時，あなたの指で方向を示したり眼でそちらを見たりしないで下さい。

「その紙（物）を椅子の下におきなさい」
「その紙（物）をあなたの後におきなさい」
「その紙（物）を椅子の上におきなさい」
「その紙（物）をあなたの前におきなさい」

4つとも正しくできたら「はい」に○をつけて下さい。 はい いいえ 4.6-4.0 L

85. 手助けも指導もなく，自分一人で歯ブラシに練り歯磨きをつけて，歯の表側も裏側も磨けますか。 はい いいえ 4.8-4.2 PS

86. 単語を5つ以上定義できますか。
判定の方法：以下の質問をお子さんにして下さい。質問をくりかえして言うのは構いませんが答える手助けをしないで下さい。それぞれの質問に対するお子さんの答えを下に書きこんで下さい。

「ボールとは何ですか？」（ ）
「海とは何ですか？」（ ）
「机とは何ですか？」（ ）
「家とは何ですか？」（ ）
「バナナとは何ですか？」（ ）
「カーテンとは何ですか？」（ ）
「窓とは何ですか？」（ ）
「靴とは何ですか？」（ ）

お子さんの答がそのものの用途，形，材料，分類（カテゴリー）に関するもので理屈に合っていれば結構です。5つ以上の答が正しければ「はい」に○をつけて下さい。 はい いいえ 5.0-4.4 L

87. 以下の質問をお子さんにして下さい。質問をくりかえして言うのは構いませんが答える手助けをしないで下さい。それぞれの質問に対するお子さんの答えを下に書きこんで下さい。

「寒い時はどうしますか？」（ ）
答の例（震える，服を着る，家に入る，など）
「疲れた時はどうしますか？」（ ）
答の例（あくびをする，眠る，横になる，昼寝する）
「お腹がすいた時はどうしますか？」（ ）
答の例（食べる，食べるものを頼む，お昼を食べる）

答が理屈に合っていればこれ以外の答でも結構です。3つとも答えられた場合「はい」に○をつけて下さい。言葉でなく，身振り（ジェスチャー）で示した場合は「いいえ」に○をつけて下さい。 はい いいえ 5.2-4.6 L

88. 片足立ちが8秒間以上できますか。
方法：物につかまらずに，一人で片足立ちさせて，何秒間バランスを保つことができるか測定します。あなたが見本をみせて下さい。お子さんにできるだけ長く片足立ちするように言って下さい。

右足で何秒間，片足立ちができましたか（ ）秒間
左足で何秒間，片足立ちができましたか（ ）秒間

右足でも左足でも両方とも8秒間以上片足立ちができた場合「はい」に○をつけて下さい。 はい いいえ 5.2-4.7 GM

89. 白い紙をわたして人の絵を描かせて下さい。
方法：「ひと（男のひと，女のひと，男の子，女の子）の絵を描いて下さい」と言って下さい。描いている時に手助けしたり，欠けている部分を指摘したりしないで下さい。絵が描けた後，体のいくつの部分（頭，口，毛，体，鼻，目，足など）が描けているか数えて下さい。その際，目，腕，足，耳など対になっているものは一対を1部分として数えて下さい。なお，対になっているものが片方しか描けていない場合には体の部分として数えないで下さい。6部分以上描けていれば「はい」に○をつけて下さい。 はい いいえ 6.0-5.3 FMA

DENVERⅡ予備判定票

4〜6歳用

氏　名		記録日	年　月　日
記録者 氏名		生年月日	年　月　日
記録者 続柄		年月日齢	年　月　日

以下の質問に順番にお答え下さい。「はい」「いいえ」のどちらかに○をつけて下さい。「いいえ」が３つ以上になったら，それ以降の質問にお答えになる必要はありません。

75. あまり親しくない人にも，あなたのお子さんが話す内容がほぼ全部理解されていますか。あなたやお子さんの親しい人でないと理解できない場合は「いいえ」に○をつけて下さい。　はい　いいえ　4.0-3.5　L

76. 下の図（黄，緑，赤，青）を見せ，ひとつずつ指さして「これは何色？」と聞いて下さい。お子さんが違った答を言ってもあなたの顔色に出さないようにして４つとも聞いて下さい。４つとも正しく答えれば「はい」に○をつけて下さい。　はい　いいえ　4.0-3.6　L

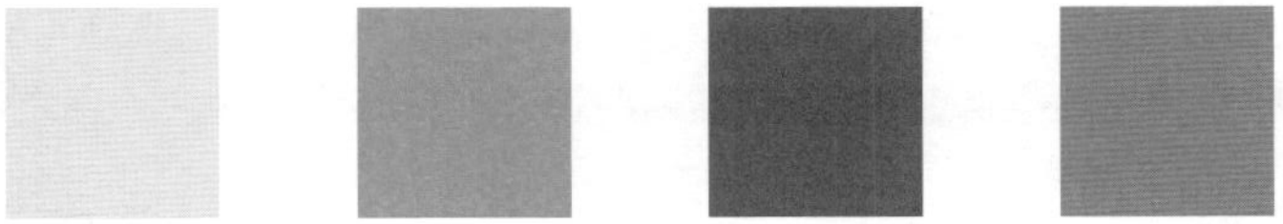

77. 以下の質問をお子さんにして下さい。質問をくりかえして言うのは構いませんが答える手助けをしないで下さい。それぞれの質問に対するお子さんの答えを下に書きこんで下さい。
「コップは何をするものですか？」(　　　　　　)
「椅子は何をするものですか？」　(　　　　　　)
「鉛筆は何をするものですか？」　(　　　　　　)
動詞（のむ，すわる，かく，など）で答えて，それが理屈に合っていれば結構です。２つ以上答えられた場合「はい」に○をつけて下さい。言葉でなく，身振り（ジェスチャー）で示した場合は「いいえ」に○をつけて下さい。　はい　いいえ　4.1-3.6　L

78. 数を１つ数えることができますか。
判定の方法：白い紙を一枚用意して，それを４つに切り分けてお子さんの前に置いて下さい。お子さんに「ひとつ（いちまい）ちょうだい」と言って下さい。お子さんが１枚以上あなたに渡した場合は「いいえ」に○をつけて下さい。1枚だけあなたに渡した時は，「私は何枚（いくつ）紙をもっていますか？」とたずねて下さい。お子さんが「ひとつ（いち，いっこ，いちまい）」と答えた時は「はい」に○をつけて下さい。それ以外の数字を答えた時は「いいえ」に○をつけて下さい。　はい　いいえ　4.1-3.6　L

79. 物につかまらないで，片足でケンケンして２回以上とべますか（片足交互のスキップではありません）。　はい　いいえ　4.2-3.7　GM

80. 下の図を見せて「これと同じものをかいて」と言って下さい。「十字（クロス）をかいて」と言ってはいけません。３回かかせて下さい。１回でもできれば結構です。判定の例は下に描いてある通りです。　はい　いいえ　4.2-3.8　FMA

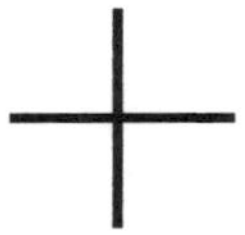

図：この場合は「はい」に○をつけて下さい。

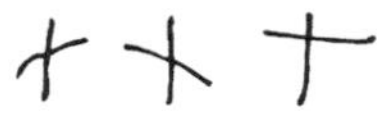

図：この場合は「いいえ」に○をつけて下さい。

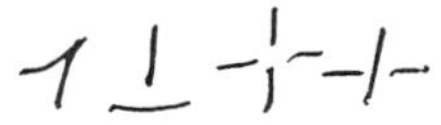

81. 下の図（２本の縦の線）をお子さんに見せて「長い方を指さして下さい」と言って下さい。（「大きい方を……」と言ってはいけません。）お子さんがどちらかを指さしたら，今度は上下さかさまにしてもう一度同じ質問をして下さい。それに答えたらさらにもう一度上下さかさま（最初と同じ向き）にして質問して下さい。途中でお子さんが間違えていても顔色に出したり訂正してはいけません。３回とも正しく指させたら「はい」に○をつけて下さい。　はい　いいえ　4.3-3.8　FMA

82. 下の絵をお子さんに見せて「飛ぶのはどれ？」「ニャーとなくのはどれ？」「お話するのはどれ？」「ほえるのはどれ？」「駆け足するのはどれ？」と聞いて下さい。聞く順番はどれから始めても結構です。4つ以上正しく指させたら「はい」に○をつけて下さい。 はい いいえ 4.4-3.8 L

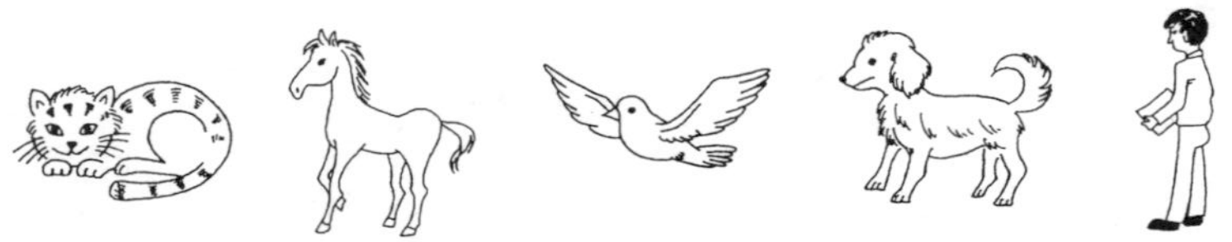

（原画 国立療養所広島病院小児科部長 下田浩子）

83. 以下の質問をお子さんにして下さい。質問をくりかえして言うのは構いませんが答える手助けをしないで下さい。それぞれの質問に対するお子さんの答えを下に書きこんで下さい。
「コップは何をするものですか？」（ ）
「椅子は何をするものですか？」（ ）
「鉛筆は何をするものですか？」（ ）
動詞（のむ，すわる，かく，など）で答えて，それが理屈に合っていれば結構です。3つ全部答えられた場合だけ「はい」に○をつけて下さい。言葉でなく，身振り（ジェスチャー）で示した場合は「いいえ」に○をつけて下さい。 はい いいえ 4.4-3.9 L

84. お子さんに小さい紙切れか小さい物を渡して以下のように指示して下さい。その時，あなたの指で方向を示したり眼でそちらを見たりしないで下さい。
「その紙（物）を椅子の下におきなさい」
「その紙（物）をあなたの後におきなさい」
「その紙（物）を椅子の上におきなさい」
「その紙（物）をあなたの前におきなさい」
4つとも正しくできたら「はい」に○をつけて下さい。 はい いいえ 4.6-4.0 L

85. 手助けも指導もなく，自分一人で歯ブラシに練り歯磨きをつけて，歯の表側も裏側も磨けますか。 はい いいえ 4.8-4.2 PS

86. 単語を5つ以上定義できますか。
判定の方法：以下の質問をお子さんにして下さい。質問をくりかえして言うのは構いませんが答える手助けをしないで下さい。それぞれの質問に対するお子さんの答えを下に書きこんで下さい。
「ボールとは何ですか？」（ ）
「海とは何ですか？」（ ）
「机とは何ですか？」（ ）
「家とは何ですか？」（ ）
「バナナとは何ですか？」（ ）
「カーテンとは何ですか？」（ ）
「窓とは何ですか？」（ ）
「靴とは何ですか？」（ ）
お子さんの答がそのものの用途，形，材料，分類（カテゴリー）に関するもので理屈に合っていれば結構です。5つ以上の答が正しければ「はい」に○をつけて下さい。 はい いいえ 5.0-4.4 L

87. 以下の質問をお子さんにして下さい。質問をくりかえして言うのは構いませんが答える手助けをしないで下さい。それぞれの質問に対するお子さんの答えを下に書きこんで下さい。
「寒い時はどうしますか？」（ ）
答の例（震える，服を着る，家に入る，など）
「疲れた時はどうしますか？」（ ）
答の例（あくびをする，眠る，横になる，昼寝する）
「お腹がすいた時はどうしますか？」（ ）
答の例（食べる，食べるものを頼む，お昼を食べる）
答が理屈に合っていればこれ以外の答でも結構です。3つとも答えられた場合「はい」に○をつけて下さい。言葉でなく，身振り（ジェスチャー）で示した場合は「いいえ」に○をつけて下さい。 はい いいえ 5.2-4.6 L

88. 片足立ちが8秒間以上できますか。
方法：物につかまらずに，一人で片足立ちさせて，何秒間バランスを保つことができるか測定します。あなたが見本をみせて下さい。お子さんにできるだけ長く片足立ちするように言って下さい。
右足で何秒間，片足立ちができましたか（ ）秒間
左足で何秒間，片足立ちができましたか（ ）秒間
右足でも左足でも両方とも8秒間以上片足立ちができた場合「はい」に○をつけて下さい。 はい いいえ 5.2-4.7 GM

89. 白い紙をわたして人の絵を描かせて下さい。
方法：「ひと（男のひと，女のひと，男の子，女の子）の絵を描いて下さい」と言って下さい。描いている時に手助けしたり，欠けている部分を指摘したりしないで下さい。絵が描けた後，体のいくつの部分（頭，口，毛，体，鼻，目，足など）が描けているか数えて下さい。その際，目，腕，足，耳など対になっているものは一対を1部分として数えて下さい。なお，対になっているものが片方しか描けていない場合には体の部分として数えないで下さい。6部分以上描けていれば「はい」に○をつけて下さい。 はい いいえ 6.0-5.3 FMA

4〜6歳用

DENVER II 予備判定票

氏名		記録日	年　月　日
記録者 氏名		生年月日	年　月　日
記録者 続柄		年月日齢	年　月　日

以下の質問に順番にお答え下さい。「はい」「いいえ」のどちらかに○をつけて下さい。「いいえ」が３つ以上になったら，それ以降の質問にお答えになる必要はありません。

75. あまり親しくない人にも，あなたのお子さんが話す内容がほぼ全部理解されていますか。あなたやお子さんの親しい人でないと理解できない場合は「いいえ」に○をつけて下さい。　はい　いいえ　4.0-3.5　L

76. 下の図（黄，緑，赤，青）を見せ，ひとつずつ指さして「これは何色？」と聞いて下さい。お子さんが違った答を言ってもあなたの顔色に出さないようにして４つとも聞いて下さい。４つとも正しく答えれば「はい」に○をつけて下さい。　はい　いいえ　4.0-3.6　L

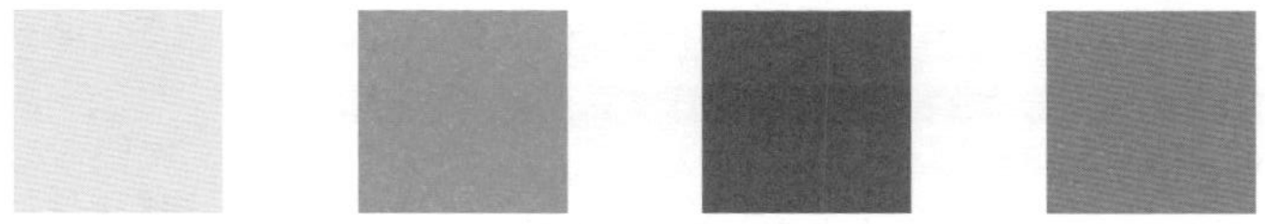

77. 以下の質問をお子さんにして下さい。質問をくりかえして言うのは構いませんが答える手助けをしないで下さい。それぞれの質問に対するお子さんの答えを下に書きこんで下さい。
「コップは何をするものですか？」(　　　　　　)
「椅子は何をするものですか？」(　　　　　　)
「鉛筆は何をするものですか？」(　　　　　　)
動詞（のむ，すわる，かく，など）で答えて，それが理屈に合っていれば結構です。２つ以上答えられた場合「はい」に○をつけて下さい。言葉でなく，身振り（ジェスチャー）で示した場合は「いいえ」に○をつけて下さい。　はい　いいえ　4.1-3.6　L

78. 数を１つ数えることができますか。
判定の方法：白い紙を一枚用意して，それを４つに切り分けてお子さんの前に置いて下さい。お子さんに「ひとつ（いちまい）ちょうだい」と言って下さい。お子さんが１枚以上あなたに渡した場合は「いいえ」に○をつけて下さい。1枚だけあなたに渡した時は，「私は何枚（いくつ）紙をもっていますか？」とたずねて下さい。お子さんが「ひとつ（いち，いっこ，いちまい）」と答えた時は「はい」に○をつけて下さい。それ以外の数字を答えた時は「いいえ」に○をつけて下さい。　はい　いいえ　4.1-3.6　L

79. 物につかまらないで，片足でケンケンして２回以上とべますか（片足交互のスキップではありません）。　はい　いいえ　4.2-3.7　GM

80. 下の図を見せて「これと同じものをかいて」と言って下さい。「十字（クロス）をかいて」と言ってはいけません。３回かかせて下さい。１回でもできれば結構です。判定の例は下に描いてある通りです。　はい　いいえ　4.2-3.8　FMA

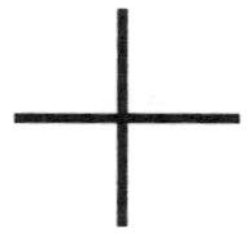

図：この場合は「はい」に○をつけて下さい。

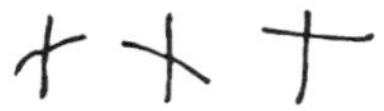

図：この場合は「いいえ」に○をつけて下さい。

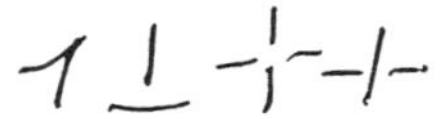

81. 下の図（２本の縦の線）をお子さんに見せて「長い方を指さして下さい」と言って下さい。（「大きい方を……」と言ってはいけません。）お子さんがどちらかを指さしたら，今度は上下さかさまにしてもう一度同じ質問をして下さい。それに答えたらさらにもう一度上下さかさま（最初と同じ向き）にして質問して下さい。途中でお子さんが間違えていても顔色に出したり訂正してはいけません。３回とも正しく指させたら「はい」に○をつけて下さい。　はい　いいえ　4.3-3.8　FMA

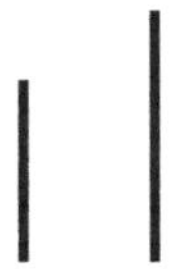

82. 下の絵をお子さんに見せて「飛ぶのはどれ？」「ニャーとなくのはどれ？」「お話するのはどれ？」「ほえるのはどれ？」「駆け足するのはどれ？」と聞いて下さい。聞く順番はどれから始めても結構です。4つ以上正しく指させたら「はい」に○をつけて下さい。　はい　いいえ　4.4-3.8　L

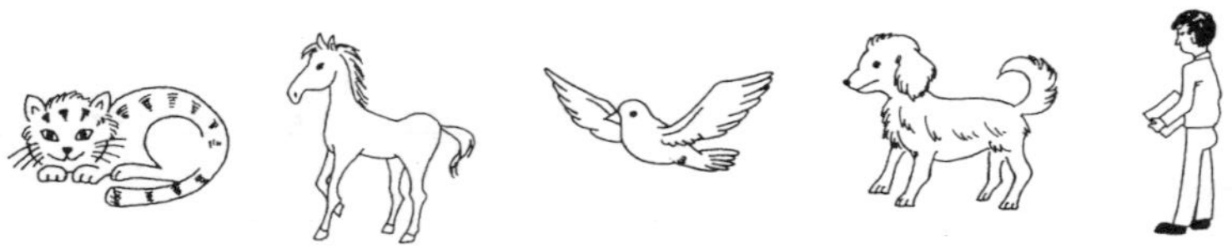

（原画　国立療養所広島病院小児科部長　下田浩子）

83. 以下の質問をお子さんにして下さい。質問をくりかえして言うのは構いませんが答える手助けをしないで下さい。それぞれの質問に対するお子さんの答えを下に書きこんで下さい。

「コップは何をするものですか？」（　　　）
「椅子は何をするものですか？」（　　　）
「鉛筆は何をするものですか？」（　　　）

動詞（のむ，すわる，かく，など）で答えて，それが理屈に合っていれば結構です。3つ全部答えられた場合だけ「はい」に○をつけて下さい。言葉でなく，身振り（ジェスチャー）で示した場合は「いいえ」に○をつけて下さい。　はい　いいえ　4.4-3.9　L

84. お子さんに小さい紙切れか小さい物を渡して以下のように指示して下さい。その時，あなたの指で方向を示したり眼でそちらを見たりしないで下さい。

「その紙（物）を椅子の下におきなさい」
「その紙（物）をあなたの後におきなさい」
「その紙（物）を椅子の上におきなさい」
「その紙（物）をあなたの前におきなさい」

4つとも正しくできたら「はい」に○をつけて下さい。　はい　いいえ　4.6-4.0　L

85. 手助けも指導もなく，自分一人で歯ブラシに練り歯磨きをつけて，歯の表側も裏側も磨けますか。　はい　いいえ　4.8-4.2　PS

86. 単語を5つ以上定義できますか。
判定の方法：以下の質問をお子さんにして下さい。質問をくりかえして言うのは構いませんが答える手助けをしないで下さい。それぞれの質問に対するお子さんの答えを下に書きこんで下さい。

「ボールとは何ですか？」（　　　）
「海とは何ですか？」（　　　）
「机とは何ですか？」（　　　）
「家とは何ですか？」（　　　）
「バナナとは何ですか？」（　　　）
「カーテンとは何ですか？」（　　　）
「窓とは何ですか？」（　　　）
「靴とは何ですか？」（　　　）

お子さんの答がそのものの用途，形，材料，分類（カテゴリー）に関するもので理屈に合っていれば結構です。5つ以上の答が正しければ「はい」に○をつけて下さい。　はい　いいえ　5.0-4.4　L

87. 以下の質問をお子さんにして下さい。質問をくりかえして言うのは構いませんが答える手助けをしないで下さい。それぞれの質問に対するお子さんの答えを下に書きこんで下さい。

「寒い時はどうしますか？」（　　　）
　答の例（震える，服を着る，家に入る，など）
「疲れた時はどうしますか？」（　　　）
　答の例（あくびをする，眠る，横になる，昼寝する）
「お腹がすいた時はどうしますか？」（　　　）
　答の例（食べる，食べるものを頼む，お昼を食べる）

答が理屈に合っていればこれ以外の答でも結構です。3つとも答えられた場合「はい」に○をつけて下さい。言葉でなく，身振り（ジェスチャー）で示した場合は「いいえ」に○をつけて下さい。　はい　いいえ　5.2-4.6　L

88. 片足立ちが8秒間以上できますか。
方法：物につかまらずに，一人で片足立ちさせて，何秒間バランスを保つことができるか測定します。あなたが見本をみせて下さい。お子さんにできるだけ長く片足立ちするように言って下さい。

右足で何秒間，片足立ちができましたか（　）秒間
左足で何秒間，片足立ちができましたか（　）秒間

右足でも左足でも両方とも8秒間以上片足立ちができた場合「はい」に○をつけて下さい。　はい　いいえ　5.2-4.7　GM

89. 白い紙をわたして人の絵を描かせて下さい。
方法：「ひと（男のひと，女のひと，男の子，女の子）の絵を描いて下さい」と言って下さい。描いている時に手助けしたり，欠けている部分を指摘したりしないで下さい。絵が描けた後，体のいくつの部分（頭，口，毛，体，鼻，目，足など）が描けているか数えて下さい。その際，目，腕，足，耳など対になっているものは一対を1部分として数えて下さい。なお，対になっているものが片方しか描けていない場合には体の部分として数えないで下さい。6部分以上描けていれば「はい」に○をつけて下さい。　はい　いいえ　6.0-5.3　FMA

DENVER Ⅱ 予備判定票

4〜6歳用

氏　　　名

記録者　氏　名

　　　　続　柄

記　録　日　　年　　月　　日

生 年 月 日　　年　　月　　日

年 月 日 齢　　年　　月　　日

以下の質問に順番にお答え下さい。「はい」「いいえ」のどちらかに○をつけて下さい。「いいえ」が3つ以上になったら，それ以降の質問にお答えになる必要はありません。

75. あまり親しくない人にも，あなたのお子さんが話す内容がほぼ全部理解されていますか。あなたやお子さんの親しい人でないと理解できない場合は「いいえ」に○をつけて下さい。　はい　いいえ　4.0-3.5　L

76. 下の図（黄，緑，赤，青）を見せ，ひとつずつ指さして「これは何色？」と聞いて下さい。お子さんが違った答を言ってもあなたの顔色に出さないようにして4つとも聞いて下さい。4つとも正しく答えれば「はい」に○をつけて下さい。　はい　いいえ　4.0-3.6　L

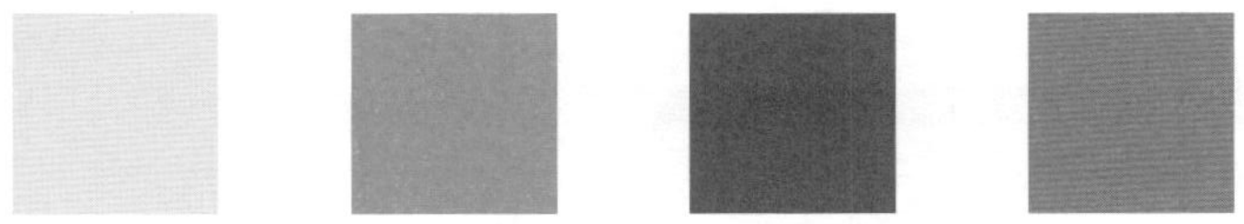

77. 以下の質問をお子さんにして下さい。質問をくりかえして言うのは構いませんが答える手助けをしないで下さい。それぞれの質問に対するお子さんの答えを下に書きこんで下さい。

「コップは何をするものですか？」(　　　　　　)

「椅子は何をするものですか？」　(　　　　　　)

「鉛筆は何をするものですか？」　(　　　　　　)

動詞（のむ，すわる，かく，など）で答えて，それが理屈に合っていれば結構です。2つ以上答えられた場合「はい」に○をつけて下さい。言葉でなく，身振り（ジェスチャー）で示した場合は「いいえ」に○をつけて下さい。　はい　いいえ　4.1-3.6　L

78. 数を1つ数えることができますか。

判定の方法：白い紙を一枚用意して，それを4つに切り分けてお子さんの前に置いて下さい。お子さんに「ひとつ（いちまい）ちょうだい」と言って下さい。お子さんが1枚以上あなたに渡した場合は「いいえ」に○をつけて下さい。1枚だけあなたに渡した時は，「私は何枚（いくつ）紙をもっていますか？」とたずねて下さい。お子さんが「ひとつ（いち，いっこ，いちまい）」と答えた時は「はい」に○をつけて下さい。それ以外の数字を答えた時は「いいえ」に○をつけて下さい。　はい　いいえ　4.1-3.6　L

79. 物につかまらないで，片足でケンケンして2回以上とべますか（片足交互のスキップではありません）。　はい　いいえ　4.2-3.7　GM

80. 下の図を見せて「これと同じものをかいて」と言って下さい。「十字（クロス）をかいて」と言ってはいけません。3回かかせて下さい。1回でもできれば結構です。判定の例は下に描いてある通りです。　はい　いいえ　4.2-3.8　FMA

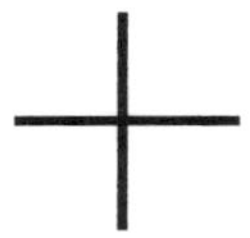

図：この場合は「はい」に○をつけて下さい。

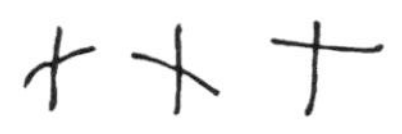

図：この場合は「いいえ」に○をつけて下さい。

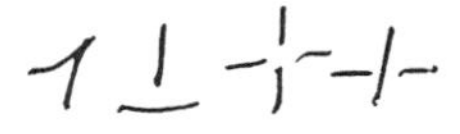

81. 下の図（2本の縦の線）をお子さんに見せて「長い方を指さして下さい」と言って下さい。（「大きい方を……」と言ってはいけません。）お子さんがどちらかを指さしたら，今度は上下さかさまにしてもう一度同じ質問をして下さい。それに答えたらさらにもう一度上下さかさま（最初と同じ向き）にして質問して下さい。途中でお子さんが間違えていても顔色に出したり訂正してはいけません。3回とも正しく指させたら「はい」に○をつけて下さい。　はい　いいえ　4.3-3.8　FMA

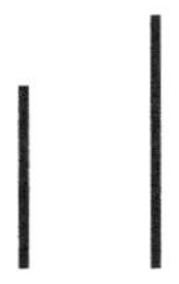

82. 下の絵をお子さんに見せて「飛ぶのはどれ？」「ニャーとなくのはどれ？」「お話するのはどれ？」「ほえるのはどれ？」「駆け足するのはどれ？」と聞いて下さい。聞く順番はどれから始めても結構です。４つ以上正しく指させたら「はい」に○をつけて下さい。　はい　いいえ　4.4-3.8　L

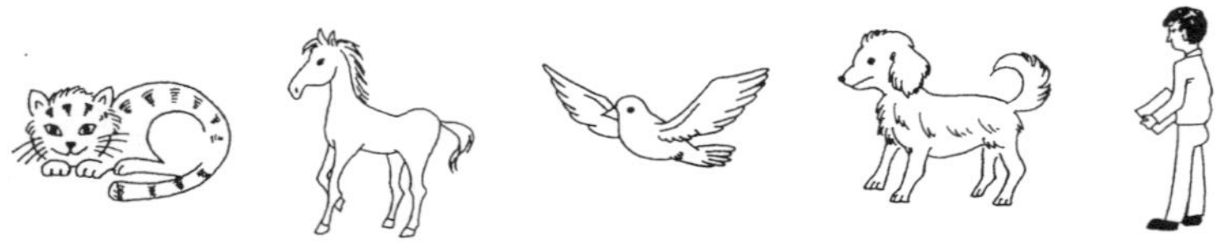

（原画　国立療養所広島病院小児科部長　下田浩子）

83. 以下の質問をお子さんにして下さい。質問をくりかえして言うのは構いませんが答える手助けをしないで下さい。それぞれの質問に対するお子さんの答えを下に書きこんで下さい。
「コップは何をするものですか？」（　　　　　）
「椅子は何をするものですか？」（　　　　　）
「鉛筆は何をするものですか？」（　　　　　）
動詞（のむ，すわる，かく，など）で答えて，それが理屈に合っていれば結構です。３つ全部答えられた場合だけ「はい」に○をつけて下さい。言葉でなく，身振り（ジェスチャー）で示した場合は「いいえ」に○をつけて下さい。　はい　いいえ　4.4-3.9　L

84. お子さんに小さい紙切れか小さい物を渡して以下のように指示して下さい。その時，あなたの指で方向を示したり眼でそちらを見たりしないで下さい。
「その紙（物）を椅子の下におきなさい」
「その紙（物）をあなたの後におきなさい」
「その紙（物）を椅子の上におきなさい」
「その紙（物）をあなたの前におきなさい」
４つとも正しくできたら「はい」に○をつけて下さい。　はい　いいえ　4.6-4.0　L

85. 手助けも指導もなく，自分一人で歯ブラシに練り歯磨きをつけて，歯の表側も裏側も磨けますか。　はい　いいえ　4.8-4.2　PS

86. 単語を５つ以上定義できますか。
判定の方法：以下の質問をお子さんにして下さい。質問をくりかえして言うのは構いませんが答える手助けをしないで下さい。それぞれの質問に対するお子さんの答えを下に書きこんで下さい。
「ボールとは何ですか？」（　　　　　）
「海とは何ですか？」（　　　　　）
「机とは何ですか？」（　　　　　）
「家とは何ですか？」（　　　　　）
「バナナとは何ですか？」（　　　　　）
「カーテンとは何ですか？」（　　　　　）
「窓とは何ですか？」（　　　　　）
「靴とは何ですか？」（　　　　　）
お子さんの答がそのものの用途，形，材料，分類（カテゴリー）に関するもので理屈に合っていれば結構です。５つ以上の答が正しければ「はい」に○をつけて下さい。　はい　いいえ　5.0-4.4　L

87. 以下の質問をお子さんにして下さい。質問をくりかえして言うのは構いませんが答える手助けをしないで下さい。それぞれの質問に対するお子さんの答えを下に書きこんで下さい。
「寒い時はどうしますか？」（　　　　　）
答の例（震える，服を着る，家に入る，など）
「疲れた時はどうしますか？」（　　　　　）
答の例（あくびをする，眠る，横になる，昼寝する）
「お腹がすいた時はどうしますか？」（　　　　　）
答の例（食べる，食べるものを頼む，お昼を食べる）
答が理屈に合っていればこれ以外の答でも結構です。３つとも答えられた場合「はい」に○をつけて下さい。言葉でなく，身振り（ジェスチャー）で示した場合は「いいえ」に○をつけて下さい。　はい　いいえ　5.2-4.6　L

88. 片足立ちが８秒間以上できますか。
方法：物につかまらずに，一人で片足立ちさせて，何秒間バランスを保つことができるか測定します。あなたが見本をみせて下さい。お子さんにできるだけ長く片足立ちするように言って下さい。
右足で何秒間，片足立ちができましたか（　　）秒間
左足で何秒間，片足立ちができましたか（　　）秒間
右足でも左足でも両方とも８秒間以上片足立ちができた場合「はい」に○をつけて下さい。　はい　いいえ　5.2-4.7　GM

89. 白い紙をわたして人の絵を描かせて下さい。
方法：「ひと（男のひと，女のひと，男の子，女の子）の絵を描いて下さい」と言って下さい。描いている時に手助けしたり，欠けている部分を指摘したりしないで下さい。絵が描けた後，体のいくつの部分（頭，口，毛，体，鼻，目，足など）が描けているか数えて下さい。その際，目，腕，足，耳など対になっているものは一対を１部分として数えて下さい。なお，対になっているものが片方しか描けていない場合には体の部分として数えないで下さい。６部分以上描けていれば「はい」に○をつけて下さい。　はい　いいえ　6.0-5.3　FMA

DENVER Ⅱ 予備判定票

4〜6歳用

氏　名

記録者　氏　名

　　　　続　柄

記　録　日　　年　　月　　日

生 年 月 日　　年　　月　　日

年 月 日 齢　　年　　月　　日

以下の質問に順番にお答え下さい。「はい」「いいえ」のどちらかに○をつけて下さい。「いいえ」が3つ以上になったら，それ以降の質問にお答えになる必要はありません。

75. あまり親しくない人にも，あなたのお子さんが話す内容がほぼ全部理解されていますか。あなたやお子さんの親しい人でないと理解できない場合は「いいえ」に○をつけて下さい。　はい　いいえ　4.0-3.5　L

76. 下の図（黄，緑，赤，青）を見せ，ひとつずつ指さして「これは何色？」と聞いて下さい。お子さんが違った答を言ってもあなたの顔色に出さないようにして4つとも聞いて下さい。4つとも正しく答えれば「はい」に○をつけて下さい。　はい　いいえ　4.0-3.6　L

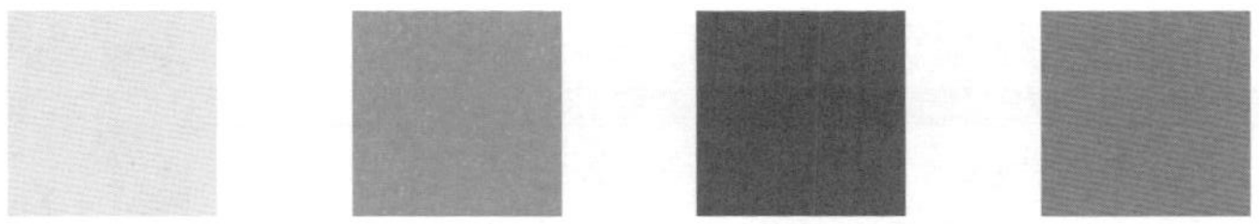

77. 以下の質問をお子さんにして下さい。質問をくりかえして言うのは構いませんが答える手助けをしないで下さい。それぞれの質問に対するお子さんの答えを下に書きこんで下さい。

「コップは何をするものですか？」（　　　　　　）

「椅子は何をするものですか？」（　　　　　　）

「鉛筆は何をするものですか？」（　　　　　　）

動詞（のむ，すわる，かく，など）で答えて，それが理屈に合っていれば結構です。2つ以上答えられた場合「はい」に○をつけて下さい。言葉でなく，身振り（ジェスチャー）で示した場合は「いいえ」に○をつけて下さい。　はい　いいえ　4.1-3.6　L

78. 数を1つ数えることができますか。

判定の方法：白い紙を一枚用意して，それを4つに切り分けてお子さんの前に置いて下さい。お子さんに「ひとつ（いちまい）ちょうだい」と言って下さい。お子さんが1枚以上あなたに渡した場合は「いいえ」に○をつけて下さい。1枚だけあなたに渡した時は，「私は何枚（いくつ）紙をもっていますか？」とたずねて下さい。お子さんが「ひとつ（いち，いっこ，いちまい）」と答えた時は「はい」に○をつけて下さい。それ以外の数字を答えた時は「いいえ」に○をつけて下さい。　はい　いいえ　4.1-3.6　L

79. 物につかまらないで，片足でケンケンして2回以上とべますか（片足交互のスキップではありません）。　はい　いいえ　4.2-3.7　GM

80. 下の図を見せて「これと同じものをかいて」と言って下さい。「十字（クロス）をかいて」と言ってはいけません。3回かかせて下さい。1回でもできれば結構です。判定の例は下に描いてある通りです。　はい　いいえ　4.2-3.8　FMA

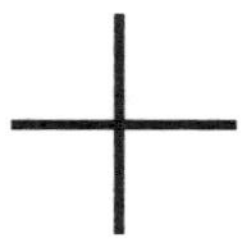

図：この場合は「はい」に○をつけて下さい。

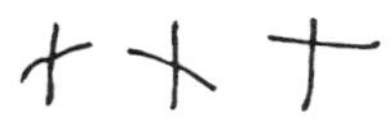

図：この場合は「いいえ」に○をつけて下さい。

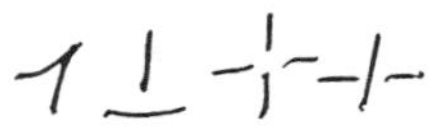

81. 下の図（2本の縦の線）をお子さんに見せて「長い方を指さして下さい」と言って下さい。（「大きい方を……」と言ってはいけません。）お子さんがどちらかを指さしたら，今度は上下さかさまにしてもう一度同じ質問をして下さい。それに答えたらさらにもう一度上下さかさま（最初と同じ向き）にして質問して下さい。途中でお子さんが間違えていても顔色に出したり訂正してはいけません。3回とも正しく指させたら「はい」に○をつけて下さい。　はい　いいえ　4.3-3.8　FMA

82. 下の絵をお子さんに見せて「飛ぶのはどれ？」「ニャーとなくのはどれ？」「お話するのはどれ？」「ほえるのはどれ？」「駆け足するのはどれ？」と聞いて下さい。聞く順番はどれから始めても結構です。４つ以上正しく指させたら「はい」に○をつけて下さい。　はい　いいえ　4.4-3.8　L

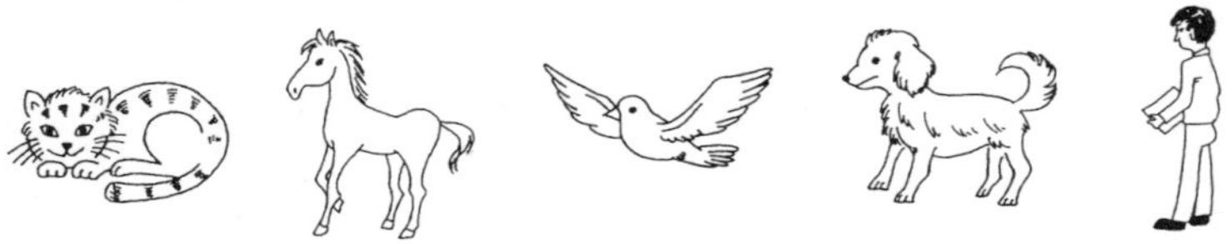

（原画　国立療養所広島病院小児科部長　下田浩子）

83. 以下の質問をお子さんにして下さい。質問をくりかえして言うのは構いませんが答える手助けをしないで下さい。それぞれの質問に対するお子さんの答えを下に書きこんで下さい。

「コップは何をするものですか？」（　　）
「椅子は何をするものですか？」（　　）
「鉛筆は何をするものですか？」（　　）

動詞（のむ，すわる，かく，など）で答えて，それが理屈に合っていれば結構です。３つ全部答えられた場合だけ「はい」に○をつけて下さい。言葉でなく，身振り（ジェスチャー）で示した場合は「いいえ」に○をつけて下さい。　はい　いいえ　4.4-3.9　L

84. お子さんに小さい紙切れか小さい物を渡して以下のように指示して下さい。その時，あなたの指で方向を示したり眼でそちらを見たりしないで下さい。

「その紙（物）を椅子の下におきなさい」
「その紙（物）をあなたの後におきなさい」
「その紙（物）を椅子の上におきなさい」
「その紙（物）をあなたの前におきなさい」

４つとも正しくできたら「はい」に○をつけて下さい。　はい　いいえ　4.6-4.0　L

85. 手助けも指導もなく，自分一人で歯ブラシに練り歯磨きをつけて，歯の表側も裏側も磨けますか。　はい　いいえ　4.8-4.2　PS

86. 単語を５つ以上定義できますか。
判定の方法：以下の質問をお子さんにして下さい。質問をくりかえして言うのは構いませんが答える手助けをしないで下さい。それぞれの質問に対するお子さんの答えを下に書きこんで下さい。

「ボールとは何ですか？」（　　）
「海とは何ですか？」（　　）
「机とは何ですか？」（　　）
「家とは何ですか？」（　　）
「バナナとは何ですか？」（　　）
「カーテンとは何ですか？」（　　）
「窓とは何ですか？」（　　）
「靴とは何ですか？」（　　）

お子さんの答がそのものの用途，形，材料，分類（カテゴリー）に関するもので理屈に合っていれば結構です。５つ以上の答が正しければ「はい」に○をつけて下さい。　はい　いいえ　5.0-4.4　L

87. 以下の質問をお子さんにして下さい。質問をくりかえして言うのは構いませんが答える手助けをしないで下さい。それぞれの質問に対するお子さんの答えを下に書きこんで下さい。

「寒い時はどうしますか？」（　　）
答の例（震える，服を着る，家に入る，など）
「疲れた時はどうしますか？」（　　）
答の例（あくびをする，眠る，横になる，昼寝する）
「お腹がすいた時はどうしますか？」（　　）
答の例（食べる，食べるものを頼む，お昼を食べる）

答が理屈に合っていればこれ以外の答でも結構です。３つとも答えられた場合「はい」に○をつけて下さい。言葉でなく，身振り（ジェスチャー）で示した場合は「いいえ」に○をつけて下さい。　はい　いいえ　5.2-4.6　L

88. 片足立ちが８秒間以上できますか。
方法：物につかまらずに，一人で片足立ちさせて，何秒間バランスを保つことができるか測定します。あなたが見本をみせて下さい。お子さんにできるだけ長く片足立ちするように言って下さい。

右足で何秒間，片足立ちができましたか（　　）秒間
左足で何秒間，片足立ちができましたか（　　）秒間

右足でも左足でも両方とも８秒間以上片足立ちができた場合「はい」に○をつけて下さい。　はい　いいえ　5.2-4.7　GM

89. 白い紙をわたして人の絵を描かせて下さい。
方法：「ひと（男のひと，女のひと，男の子，女の子）の絵を描いて下さい」と言って下さい。描いている時に手助けしたり，欠けている部分を指摘したりしないで下さい。絵が描けた後，体のいくつの部分（頭，口，毛，体，鼻，目，足など）が描けているか数えて下さい。その際，目，腕，足，耳など対になっているものは一対を１部分として数えて下さい。なお，対になっているものが片方しか描けていない場合には体の部分として数えないで下さい。６部分以上描けていれば「はい」に○をつけて下さい。　はい　いいえ　6.0-5.3　FMA

4〜6歳用

DENVERⅡ予備判定票

氏　　名

記録者　氏　　名

続　　柄

記　録　日　　年　　月　　日

生 年 月 日　　年　　月　　日

年 月 日 齢　　年　　月　　日

以下の質問に順番にお答え下さい。「はい」「いいえ」のどちらかに○をつけて下さい。「いいえ」が３つ以上になったら，それ以降の質問にお答えになる必要はありません。

75. あまり親しくない人にも，あなたのお子さんが話す内容がほぼ全部理解されていますか。あなたやお子さんの親しい人でないと理解できない場合は「いいえ」に○をつけて下さい。　はい　いいえ　4.0-3.5　L

76. 下の図（黄，緑，赤，青）を見せ，ひとつずつ指さして「これは何色？」と聞いて下さい。お子さんが違った答を言ってもあなたの顔色に出さないようにして４つとも聞いて下さい。４つとも正しく答えれば「はい」に○をつけて下さい。　はい　いいえ　4.0-3.6　L

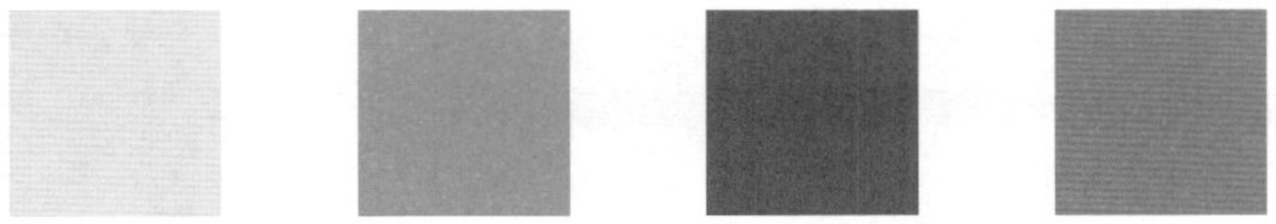

77. 以下の質問をお子さんにして下さい。質問をくりかえして言うのは構いませんが答える手助けをしないで下さい。それぞれの質問に対するお子さんの答えを下に書きこんで下さい。

「コップは何をするものですか？」(　　　　　　)

「椅子は何をするものですか？」　(　　　　　　)

「鉛筆は何をするものですか？」　(　　　　　　)

動詞（のむ，すわる，かく，など）で答えて，それが理屈に合っていれば結構です。２つ以上答えられた場合「はい」に○をつけて下さい。言葉でなく，身振り（ジェスチャー）で示した場合は「いいえ」に○をつけて下さい。　はい　いいえ　4.1-3.6　L

78. 数を１つ数えることができますか。

判定の方法：白い紙を一枚用意して，それを４つに切り分けてお子さんの前に置いて下さい。お子さんに「ひとつ（いちまい）ちょうだい」と言って下さい。お子さんが１枚以上あなたに渡した場合は「いいえ」に○をつけて下さい。1枚だけあなたに渡した時は，「私は何枚（いくつ）紙をもっていますか？」とたずねて下さい。お子さんが「ひとつ（いち，いっこ，いちまい）」と答えた時は「はい」に○をつけて下さい。それ以外の数字を答えた時は「いいえ」に○をつけて下さい。　はい　いいえ　4.1-3.6　L

79. 物につかまらないで，片足でケンケンして２回以上とべますか（片足交互のスキップではありません）。　はい　いいえ　4.2-3.7　GM

80. 下の図を見せて「これと同じものをかいて」と言って下さい。「十字（クロス）をかいて」と言ってはいけません。３回かかせて下さい。１回でもできれば結構です。判定の例は下に描いてある通りです。　はい　いいえ　4.2-3.8　FMA

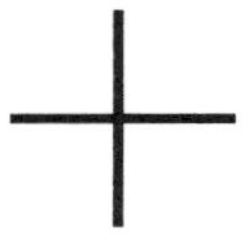

図：この場合は「はい」に○をつけて下さい。

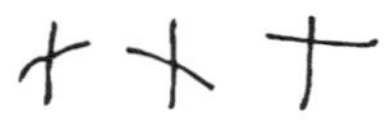

図：この場合は「いいえ」に○をつけて下さい。

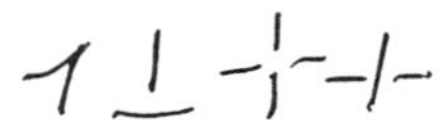

81. 下の図（２本の縦の線）をお子さんに見せて「長い方を指さして下さい」と言って下さい。（「大きい方を……」と言ってはいけません。）お子さんがどちらかを指さしたら，今度は上下さかさまにしてもう一度同じ質問をして下さい。それに答えたらさらにもう一度上下さかさま（最初と同じ向き）にして質問して下さい。途中でお子さんが間違えていても顔色に出したり訂正してはいけません。３回とも正しく指させたら「はい」に○をつけて下さい。　はい　いいえ　4.3-3.8　FMA

82. 下の絵をお子さんに見せて「飛ぶのはどれ？」「ニャーとなくのはどれ？」「お話するのはどれ？」「ほえるのはどれ？」「駆け足するのはどれ？」と聞いて下さい。聞く順番はどれから始めても結構です。4つ以上正しく指させたら「はい」に○をつけて下さい。　はい　いいえ　4.4-3.8　L

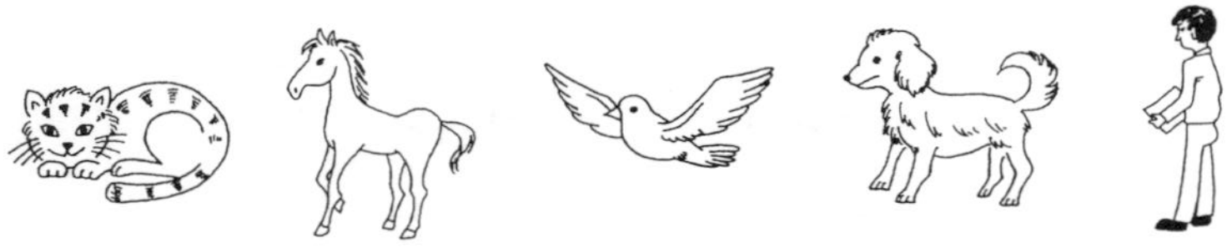

（原画　国立療養所広島病院小児科部長　下田浩子）

83. 以下の質問をお子さんにして下さい。質問をくりかえして言うのは構いませんが答える手助けをしないで下さい。それぞれの質問に対するお子さんの答えを下に書きこんで下さい。

「コップは何をするものですか？」（　　　）
「椅子は何をするものですか？」（　　　）
「鉛筆は何をするものですか？」（　　　）

動詞（のむ，すわる，かく，など）で答えて，それが理屈に合っていれば結構です。3つ全部答えられた場合だけ「はい」に○をつけて下さい。言葉でなく，身振り（ジェスチャー）で示した場合は「いいえ」に○をつけて下さい。　はい　いいえ　4.4-3.9　L

84. お子さんに小さい紙切れか小さい物を渡して以下のように指示して下さい。その時，あなたの指で方向を示したり眼でそちらを見たりしないで下さい。

「その紙（物）を椅子の下におきなさい」
「その紙（物）をあなたの後におきなさい」
「その紙（物）を椅子の上におきなさい」
「その紙（物）をあなたの前におきなさい」

4つとも正しくできたら「はい」に○をつけて下さい。　はい　いいえ　4.6-4.0　L

85. 手助けも指導もなく，自分一人で歯ブラシに練り歯磨きをつけて，歯の表側も裏側も磨けますか。　はい　いいえ　4.8-4.2　PS

86. 単語を5つ以上定義できますか。
判定の方法：以下の質問をお子さんにして下さい。質問をくりかえして言うのは構いませんが答える手助けをしないで下さい。それぞれの質問に対するお子さんの答えを下に書きこんで下さい。

「ボールとは何ですか？」（　　　）
「海とは何ですか？」（　　　）
「机とは何ですか？」（　　　）
「家とは何ですか？」（　　　）
「バナナとは何ですか？」（　　　）
「カーテンとは何ですか？」（　　　）
「窓とは何ですか？」（　　　）
「靴とは何ですか？」（　　　）

お子さんの答がそのものの用途，形，材料，分類（カテゴリー）に関するもので理屈に合っていれば結構です。5つ以上の答が正しければ「はい」に○をつけて下さい。　はい　いいえ　5.0-4.4　L

87. 以下の質問をお子さんにして下さい。質問をくりかえして言うのは構いませんが答える手助けをしないで下さい。それぞれの質問に対するお子さんの答えを下に書きこんで下さい。

「寒い時はどうしますか？」（　　　）
答の例（震える，服を着る，家に入る，など）
「疲れた時はどうしますか？」（　　　）
答の例（あくびをする，眠る，横になる，昼寝する）
「お腹がすいた時はどうしますか？」（　　　）
答の例（食べる，食べるものを頼む，お昼を食べる）

答が理屈に合っていればこれ以外の答でも結構です。3つとも答えられた場合「はい」に○をつけて下さい。言葉でなく，身振り（ジェスチャー）で示した場合は「いいえ」に○をつけて下さい。　はい　いいえ　5.2-4.6　L

88. 片足立ちが8秒間以上できますか。
方法：物につかまらずに，一人で片足立ちさせて，何秒間バランスを保つことができるか測定します。あなたが見本をみせて下さい。お子さんにできるだけ長く片足立ちするように言って下さい。

右足で何秒間，片足立ちができましたか（　）秒間
左足で何秒間，片足立ちができましたか（　）秒間

右足でも左足でも両方とも8秒間以上片足立ちができた場合「はい」に○をつけて下さい。　はい　いいえ　5.2-4.7　GM

89. 白い紙をわたして人の絵を描かせて下さい。
方法：「ひと（男のひと，女のひと，男の子，女の子）の絵を描いて下さい」と言って下さい。描いている時に手助けしたり，欠けている部分を指摘したりしないで下さい。絵が描けた後，体のいくつの部分（頭，口，毛，体，鼻，目，足など）が描けているか数えて下さい。その際，目，腕，足，耳など対になっているものは一対を1部分として数えて下さい。なお，対になっているものが片方しか描けていない場合には体の部分として数えないで下さい。6部分以上描けていれば「はい」に○をつけて下さい。　はい　いいえ　6.0-5.3　FMA

4～6歳用

DENVER II 予備判定票

氏名		記録日	年　月　日
		生年月日	年　月　日
記録者 氏名		年月日齢	年　月　日
記録者 続柄			

以下の質問に順番にお答え下さい。「はい」「いいえ」のどちらかに○をつけて下さい。「いいえ」が３つ以上になったら，それ以降の質問にお答えになる必要はありません。

75. あまり親しくない人にも，あなたのお子さんが話す内容がほぼ全部理解されていますか。あなたやお子さんの親しい人でないと理解できない場合は「いいえ」に○をつけて下さい。　はい　いいえ　4.0-3.5　L

76. 下の図（黄，緑，赤，青）を見せ，ひとつずつ指さして「これは何色？」と聞いて下さい。お子さんが違った答を言ってもあなたの顔色に出さないようにして４つとも聞いて下さい。４つとも正しく答えれば「はい」に○をつけて下さい。　はい　いいえ　4.0-3.6　L

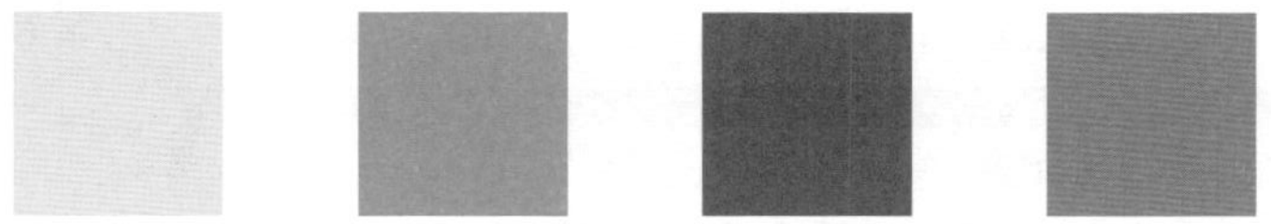

77. 以下の質問をお子さんにして下さい。質問をくりかえして言うのは構いませんが答える手助けをしないで下さい。それぞれの質問に対するお子さんの答えを下に書きこんで下さい。

「コップは何をするものですか？」(　　　　　　)
「椅子は何をするものですか？」(　　　　　　)
「鉛筆は何をするものですか？」(　　　　　　)

動詞（のむ，すわる，かく，など）で答えて，それが理屈に合っていれば結構です。２つ以上答えられた場合「はい」に○をつけて下さい。言葉でなく，身振り（ジェスチャー）で示した場合は「いいえ」に○をつけて下さい。　はい　いいえ　4.1-3.6　L

78. 数を１つ数えることができますか。
判定の方法：白い紙を一枚用意して，それを４つに切り分けてお子さんの前に置いて下さい。お子さんに「ひとつ（いちまい）ちょうだい」と言って下さい。お子さんが１枚以上あなたに渡した場合は「いいえ」に○をつけて下さい。1枚だけあなたに渡した時は，「私は何枚（いくつ）紙をもっていますか？」とたずねて下さい。お子さんが「ひとつ（いち，いっこ，いちまい）」と答えた時は「はい」に○をつけて下さい。それ以外の数字を答えた時は「いいえ」に○をつけて下さい。　はい　いいえ　4.1-3.6　L

79. 物につかまらないで，片足でケンケンして２回以上とべますか（片足交互のスキップではありません）。　はい　いいえ　4.2-3.7　GM

80. 下の図を見せて「これと同じものをかいて」と言って下さい。「十字（クロス）をかいて」と言ってはいけません。３回かかせて下さい。１回でもできれば結構です。判定の例は下に描いてある通りです。　はい　いいえ　4.2-3.8　FMA

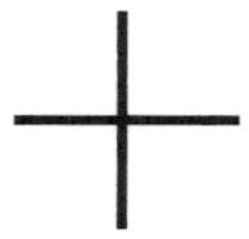

図：この場合は「はい」に○をつけて下さい。

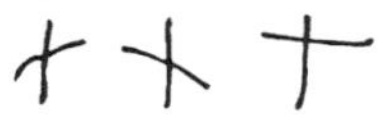

図：この場合は「いいえ」に○をつけて下さい。

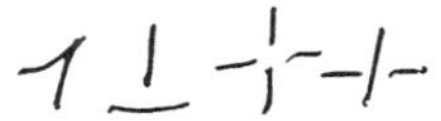

81. 下の図（２本の縦の線）をお子さんに見せて「長い方を指さして下さい」と言って下さい。（「大きい方を……」と言ってはいけません。）お子さんがどちらかを指さしたら，今度は上下さかさまにしてもう一度同じ質問をして下さい。それに答えたらさらにもう一度上下さかさま（最初と同じ向き）にして質問して下さい。途中でお子さんが間違えていても顔色に出したり訂正してはいけません。３回とも正しく指させたら「はい」に○をつけて下さい。　はい　いいえ　4.3-3.8　FMA

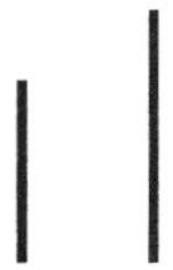

82. 下の絵をお子さんに見せて「飛ぶのはどれ？」「ニャーとなくのはどれ？」「お話するのはどれ？」「ほえるのはどれ？」「駆け足するのはどれ？」と聞いて下さい。聞く順番はどれから始めても結構です。4つ以上正しく指させたら「はい」に○をつけて下さい。 はい いいえ　4.4-3.8 L

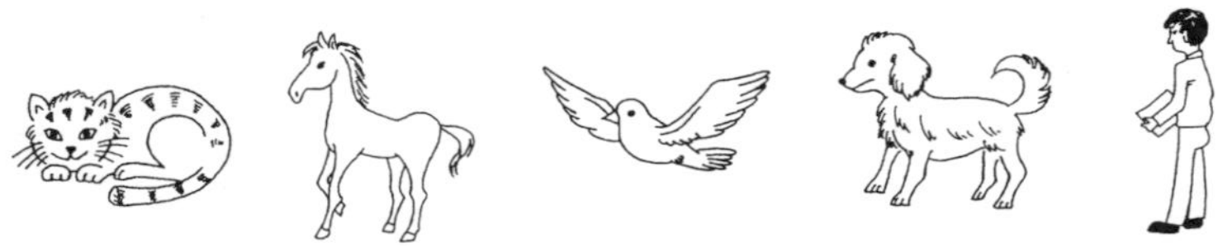

（原画　国立療養所広島病院小児科部長　下田浩子）

83. 以下の質問をお子さんにして下さい。質問をくりかえして言うのは構いませんが答える手助けをしないで下さい。それぞれの質問に対するお子さんの答えを下に書きこんで下さい。

「コップは何をするものですか？」（　　　　）
「椅子は何をするものですか？」（　　　　）
「鉛筆は何をするものですか？」（　　　　）

動詞（のむ，すわる，かく，など）で答えて，それが理屈に合っていれば結構です。3つ全部答えられた場合だけ「はい」に○をつけて下さい。言葉でなく，身振り（ジェスチャー）で示した場合は「いいえ」に○をつけて下さい。 はい いいえ　4.4-3.9 L

84. お子さんに小さい紙切れか小さい物を渡して以下のように指示して下さい。その時，あなたの指で方向を示したり眼でそちらを見たりしないで下さい。

「その紙（物）を椅子の下におきなさい」
「その紙（物）をあなたの後におきなさい」
「その紙（物）を椅子の上におきなさい」
「その紙（物）をあなたの前におきなさい」

4つとも正しくできたら「はい」に○をつけて下さい。 はい いいえ　4.6-4.0 L

85. 手助けも指導もなく，自分一人で歯ブラシに練り歯磨きをつけて，歯の表側も裏側も磨けますか。 はい いいえ　4.8-4.2 PS

86. 単語を5つ以上定義できますか。
判定の方法：以下の質問をお子さんにして下さい。質問をくりかえして言うのは構いませんが答える手助けをしないで下さい。それぞれの質問に対するお子さんの答えを下に書きこんで下さい。

「ボールとは何ですか？」（　　　　）
「海とは何ですか？」（　　　　）
「机とは何ですか？」（　　　　）
「家とは何ですか？」（　　　　）
「バナナとは何ですか？」（　　　　）
「カーテンとは何ですか？」（　　　　）
「窓とは何ですか？」（　　　　）
「靴とは何ですか？」（　　　　）

お子さんの答がそのものの用途，形，材料，分類（カテゴリー）に関するもので理屈に合っていれば結構です。5つ以上の答が正しければ「はい」に○をつけて下さい。 はい いいえ　5.0-4.4 L

87. 以下の質問をお子さんにして下さい。質問をくりかえして言うのは構いませんが答える手助けをしないで下さい。それぞれの質問に対するお子さんの答えを下に書きこんで下さい。

「寒い時はどうしますか？」（　　　　）
答の例（震える，服を着る，家に入る，など）
「疲れた時はどうしますか？」（　　　　）
答の例（あくびをする，眠る，横になる，昼寝する）
「お腹がすいた時はどうしますか？」（　　　　）
答の例（食べる，食べるものを頼む，お昼を食べる）

答が理屈に合っていればこれ以外の答でも結構です。3つとも答えられた場合「はい」に○をつけて下さい。言葉でなく，身振り（ジェスチャー）で示した場合は「いいえ」に○をつけて下さい。 はい いいえ　5.2-4.6 L

88. 片足立ちが8秒間以上できますか。
方法：物につかまらずに，一人で片足立ちさせて，何秒間バランスを保つことができるか測定します。あなたが見本をみせて下さい。お子さんにできるだけ長く片足立ちするように言って下さい。

右足で何秒間，片足立ちができましたか（　　）秒間
左足で何秒間，片足立ちができましたか（　　）秒間

右足でも左足でも両方とも8秒間以上片足立ちができた場合「はい」に○をつけて下さい。 はい いいえ　5.2-4.7 GM

89. 白い紙をわたして人の絵を描かせて下さい。
方法：「ひと（男のひと，女のひと，男の子，女の子）の絵を描いて下さい」と言って下さい。描いている時に手助けしたり，欠けている部分を指摘したりしないで下さい。絵が描けた後，体のいくつの部分（頭，口，毛，体，鼻，目，足など）が描けているか数えて下さい。その際，目，腕，足，耳など対になっているものは一対を1部分として数えて下さい。なお，対になっているものが片方しか描けていない場合には体の部分として数えないで下さい。6部分以上描けていれば「はい」に○をつけて下さい。 はい いいえ　6.0-5.3 FMA

DENVER II 予備判定票

4〜6歳用

氏名		記録日	年　月　日
記録者 氏名		生年月日	年　月　日
記録者 続柄		年月日齢	年　月　日

以下の質問に順番にお答え下さい。「はい」「いいえ」のどちらかに○をつけて下さい。「いいえ」が3つ以上になったら，それ以降の質問にお答えになる必要はありません。

75. あまり親しくない人にも，あなたのお子さんが話す内容がほぼ全部理解されていますか。あなたやお子さんの親しい人でないと理解できない場合は「いいえ」に○をつけて下さい。　はい　いいえ　4.0-3.5　L

76. 下の図（黄，緑，赤，青）を見せ，ひとつずつ指さして「これは何色？」と聞いて下さい。お子さんが違った答を言ってもあなたの顔色に出さないようにして4つとも聞いて下さい。4つとも正しく答えれば「はい」に○をつけて下さい。　はい　いいえ　4.0-3.6　L

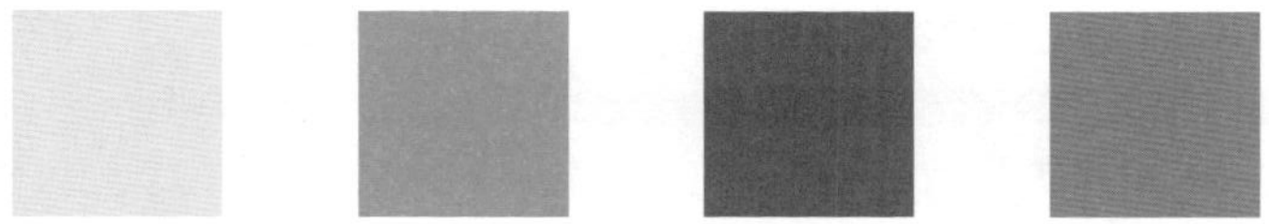

77. 以下の質問をお子さんにして下さい。質問をくりかえして言うのは構いませんが答える手助けをしないで下さい。それぞれの質問に対するお子さんの答えを下に書きこんで下さい。

「コップは何をするものですか？」（　　　　　）
「椅子は何をするものですか？」（　　　　　）
「鉛筆は何をするものですか？」（　　　　　）

動詞（のむ，すわる，かく，など）で答えて，それが理屈に合っていれば結構です。2つ以上答えられた場合「はい」に○をつけて下さい。言葉でなく，身振り（ジェスチャー）で示した場合は「いいえ」に○をつけて下さい。　はい　いいえ　4.1-3.6　L

78. 数を1つ数えることができますか。
判定の方法：白い紙を一枚用意して，それを4つに切り分けてお子さんの前に置いて下さい。お子さんに「ひとつ（いちまい）ちょうだい」と言って下さい。お子さんが1枚以上あなたに渡した場合は「いいえ」に○をつけて下さい。1枚だけあなたに渡した時は，「私は何枚（いくつ）紙をもっていますか？」とたずねて下さい。お子さんが「ひとつ（いち，いっこ，いちまい）」と答えた時は「はい」に○をつけて下さい。それ以外の数字を答えた時は「いいえ」に○をつけて下さい。　はい　いいえ　4.1-3.6　L

79. 物につかまらないで，片足でケンケンして2回以上とべますか（片足交互のスキップではありません）。　はい　いいえ　4.2-3.7　GM

80. 下の図を見せて「これと同じものをかいて」と言って下さい。「十字（クロス）をかいて」と言ってはいけません。3回かかせて下さい。1回でもできれば結構です。判定の例は下に描いてある通りです。　はい　いいえ　4.2-3.8　FMA

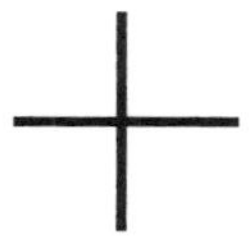

図：この場合は「はい」に○をつけて下さい。

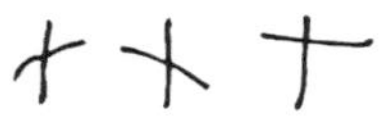

図：この場合は「いいえ」に○をつけて下さい。

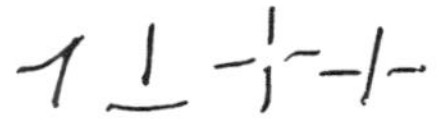

81. 下の図（2本の縦の線）をお子さんに見せて「長い方を指さして下さい」と言って下さい。（「大きい方を……」と言ってはいけません。）お子さんがどちらかを指さしたら，今度は上下さかさまにしてもう一度同じ質問をして下さい。それに答えたらさらにもう一度上下さかさま（最初と同じ向き）にして質問して下さい。途中でお子さんが間違えていても顔色に出したり訂正してはいけません。3回とも正しく指させたら「はい」に○をつけて下さい。　はい　いいえ　4.3-3.8　FMA

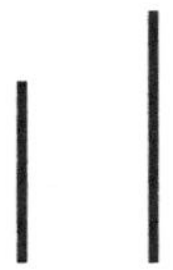

82. 下の絵をお子さんに見せて「飛ぶのはどれ？」「ニャーとなくのはどれ？」「お話するのはどれ？」「ほえるのはどれ？」「駆け足するのはどれ？」と聞いて下さい。聞く順番はどれから始めても結構です。4つ以上正しく指させたら「はい」に○をつけて下さい。　はい　いいえ　4.4-3.8　L

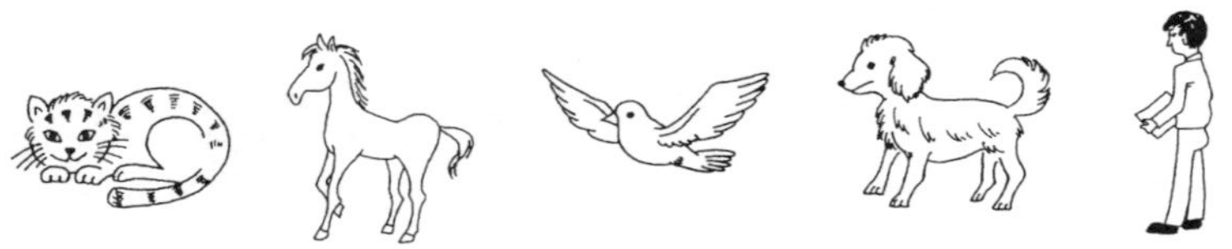

（原画　国立療養所広島病院小児科部長　下田浩子）

83. 以下の質問をお子さんにして下さい。質問をくりかえして言うのは構いませんが答える手助けをしないで下さい。それぞれの質問に対するお子さんの答えを下に書きこんで下さい。

「コップは何をするものですか？」（　　　）
「椅子は何をするものですか？」（　　　）
「鉛筆は何をするものですか？」（　　　）

動詞（のむ，すわる，かく，など）で答えて，それが理屈に合っていれば結構です。3つ全部答えられた場合だけ「はい」に○をつけて下さい。言葉でなく，身振り（ジェスチャー）で示した場合は「いいえ」に○をつけて下さい。　はい　いいえ　4.4-3.9　L

84. お子さんに小さい紙切れか小さい物を渡して以下のように指示して下さい。その時，あなたの指で方向を示したり眼でそちらを見たりしないで下さい。

「その紙（物）を椅子の下におきなさい」
「その紙（物）をあなたの後におきなさい」
「その紙（物）を椅子の上におきなさい」
「その紙（物）をあなたの前におきなさい」

4つとも正しくできたら「はい」に○をつけて下さい。　はい　いいえ　4.6-4.0　L

85. 手助けも指導もなく，自分一人で歯ブラシに練り歯磨きをつけて，歯の表側も裏側も磨けますか。　はい　いいえ　4.8-4.2　PS

86. 単語を5つ以上定義できますか。
判定の方法：以下の質問をお子さんにして下さい。質問をくりかえして言うのは構いませんが答える手助けをしないで下さい。それぞれの質問に対するお子さんの答えを下に書きこんで下さい。

「ボールとは何ですか？」（　　　）
「海とは何ですか？」（　　　）
「机とは何ですか？」（　　　）
「家とは何ですか？」（　　　）
「バナナとは何ですか？」（　　　）
「カーテンとは何ですか？」（　　　）
「窓とは何ですか？」（　　　）
「靴とは何ですか？」（　　　）

お子さんの答がそのものの用途，形，材料，分類（カテゴリー）に関するもので理屈に合っていれば結構です。5つ以上の答が正しければ「はい」に○をつけて下さい。　はい　いいえ　5.0-4.4　L

87. 以下の質問をお子さんにして下さい。質問をくりかえして言うのは構いませんが答える手助けをしないで下さい。それぞれの質問に対するお子さんの答えを下に書きこんで下さい。

「寒い時はどうしますか？」（　　　）
　答の例（震える，服を着る，家に入る，など）
「疲れた時はどうしますか？」（　　　）
　答の例（あくびをする，眠る，横になる，昼寝する）
「お腹がすいた時はどうしますか？」（　　　）
　答の例（食べる，食べるものを頼む，お昼を食べる）

答が理屈に合っていればこれ以外の答でも結構です。3つとも答えられた場合「はい」に○をつけて下さい。言葉でなく，身振り（ジェスチャー）で示した場合は「いいえ」に○をつけて下さい。　はい　いいえ　5.2-4.6　L

88. 片足立ちが8秒間以上できますか。
方法：物につかまらずに，一人で片足立ちさせて，何秒間バランスを保つことができるか測定します。あなたが見本をみせて下さい。お子さんにできるだけ長く片足立ちするように言って下さい。

右足で何秒間，片足立ちができましたか（　　）秒間
左足で何秒間，片足立ちができましたか（　　）秒間

右足でも左足でも両方とも8秒間以上片足立ちができた場合「はい」に○をつけて下さい。　はい　いいえ　5.2-4.7　GM

89. 白い紙をわたして人の絵を描かせて下さい。
方法：「ひと（男のひと，女のひと，男の子，女の子）の絵を描いて下さい」と言って下さい。描いている時に手助けしたり，欠けている部分を指摘したりしないで下さい。絵が描けた後，体のいくつの部分（頭，口，毛，体，鼻，目，足など）が描けているか数えて下さい。その際，目，腕，足，耳など対になっているものは一対を1部分として数えて下さい。なお，対になっているものが片方しか描けていない場合には体の部分として数えないで下さい。6部分以上描けていれば「はい」に○をつけて下さい。　はい　いいえ　6.0-5.3　FMA

4〜6歳用

DENVER II 予備判定票

氏　名		記録日	年　月　日
記録者　氏名		生年月日	年　月　日
記録者　続柄		年月日齢	年　月　日

以下の質問に順番にお答え下さい。「はい」「いいえ」のどちらかに○をつけて下さい。「いいえ」が３つ以上になったら，それ以降の質問にお答えになる必要はありません。

75. あまり親しくない人にも，あなたのお子さんが話す内容がほぼ全部理解されていますか。あなたやお子さんの親しい人でないと理解できない場合は「いいえ」に○をつけて下さい。　はい　いいえ　4.0-3.5　L

76. 下の図（黄，緑，赤，青）を見せ，ひとつずつ指さして「これは何色？」と聞いて下さい。お子さんが違った答を言ってもあなたの顔色に出さないようにして４つとも聞いて下さい。４つとも正しく答えれば「はい」に○をつけて下さい。　はい　いいえ　4.0-3.6　L

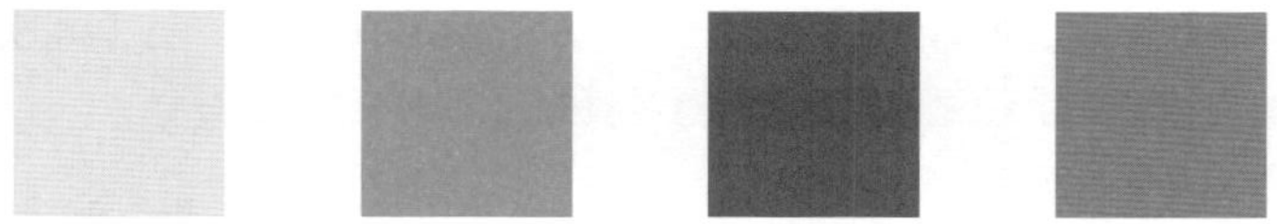

77. 以下の質問をお子さんにして下さい。質問をくりかえして言うのは構いませんが答える手助けをしないで下さい。それぞれの質問に対するお子さんの答えを下に書きこんで下さい。
「コップは何をするものですか？」（　　　　　　）
「椅子は何をするものですか？」（　　　　　　）
「鉛筆は何をするものですか？」（　　　　　　）
動詞（のむ，すわる，かく，など）で答えて，それが理屈に合っていれば結構です。２つ以上答えられた場合「はい」に○をつけて下さい。言葉でなく，身振り（ジェスチャー）で示した場合は「いいえ」に○をつけて下さい。　はい　いいえ　4.1-3.6　L

78. 数を１つ数えることができますか。
判定の方法：白い紙を一枚用意して，それを４つに切り分けてお子さんの前に置いて下さい。お子さんに「ひとつ（いちまい）ちょうだい」と言って下さい。お子さんが１枚以上あなたに渡した場合は「いいえ」に○をつけて下さい。1枚だけあなたに渡した時は，「私は何枚（いくつ）紙をもっていますか？」とたずねて下さい。お子さんが「ひとつ（いち，いっこ，いちまい）」と答えた時は「はい」に○をつけて下さい。それ以外の数字を答えた時は「いいえ」に○をつけて下さい。　はい　いいえ　4.1-3.6　L

79. 物につかまらないで，片足でケンケンして２回以上とべますか（片足交互のスキップではありません）。　はい　いいえ　4.2-3.7　GM

80. 下の図を見せて「これと同じものをかいて」と言って下さい。「十字（クロス）をかいて」と言ってはいけません。３回かかせて下さい。１回でもできれば結構です。判定の例は下に描いてある通りです。　はい　いいえ　4.2-3.8　FMA

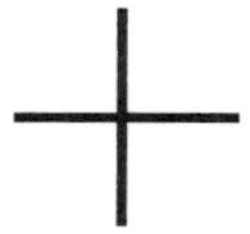

図：この場合は「はい」に○をつけて下さい。

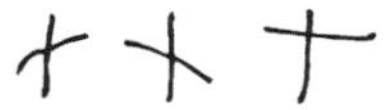

図：この場合は「いいえ」に○をつけて下さい。

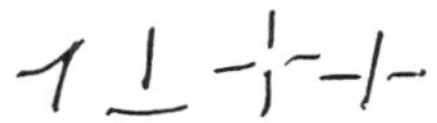

81. 下の図（２本の縦の線）をお子さんに見せて「長い方を指さして下さい」と言って下さい。（「大きい方を……」と言ってはいけません。）お子さんがどちらかを指さしたら，今度は上下さかさまにしてもう一度同じ質問をして下さい。それに答えたらさらにもう一度上下さかさま（最初と同じ向き）にして質問して下さい。途中でお子さんが間違えていても顔色に出したり訂正してはいけません。３回とも正しく指させたら「はい」に○をつけて下さい。　はい　いいえ　4.3-3.8　FMA

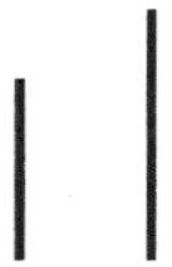

82. 下の絵をお子さんに見せて「飛ぶのはどれ？」「ニャーとなくのはどれ？」「お話するのはどれ？」「ほえるのはどれ？」「駆け足するのはどれ？」と聞いて下さい。聞く順番はどれから始めても結構です。4つ以上正しく指させたら「はい」に○をつけて下さい。 はい いいえ 4.4-3.8 L

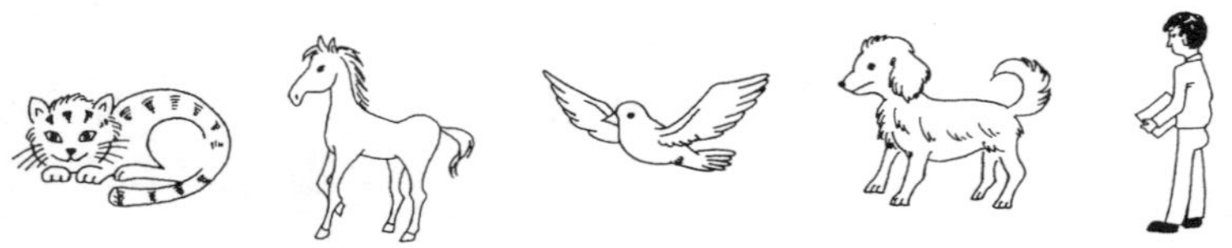

（原画 国立療養所広島病院小児科部長 下田浩子）

83. 以下の質問をお子さんにして下さい。質問をくりかえして言うのは構いませんが答える手助けをしないで下さい。それぞれの質問に対するお子さんの答えを下に書きこんで下さい。
「コップは何をするものですか？」（ ）
「椅子は何をするものですか？」（ ）
「鉛筆は何をするものですか？」（ ）
動詞（のむ，すわる，かく，など）で答えて，それが理屈に合っていれば結構です。3つ全部答えられた場合だけ「はい」に○をつけて下さい。言葉でなく，身振り（ジェスチャー）で示した場合は「いいえ」に○をつけて下さい。 はい いいえ 4.4-3.9 L

84. お子さんに小さい紙切れか小さい物を渡して以下のように指示して下さい。その時，あなたの指で方向を示したり眼でそちらを見たりしないで下さい。
「その紙（物）を椅子の下におきなさい」
「その紙（物）をあなたの後におきなさい」
「その紙（物）を椅子の上におきなさい」
「その紙（物）をあなたの前におきなさい」
4つとも正しくできたら「はい」に○をつけて下さい。 はい いいえ 4.6-4.0 L

85. 手助けも指導もなく，自分一人で歯ブラシに練り歯磨きをつけて，歯の表側も裏側も磨けますか。 はい いいえ 4.8-4.2 PS

86. 単語を5つ以上定義できますか。
判定の方法：以下の質問をお子さんにして下さい。質問をくりかえして言うのは構いませんが答える手助けをしないで下さい。それぞれの質問に対するお子さんの答えを下に書きこんで下さい。
「ボールとは何ですか？」（ ）
「海とは何ですか？」（ ）
「机とは何ですか？」（ ）
「家とは何ですか？」（ ）
「バナナとは何ですか？」（ ）
「カーテンとは何ですか？」（ ）
「窓とは何ですか？」（ ）
「靴とは何ですか？」（ ）
お子さんの答がそのものの用途，形，材料，分類（カテゴリー）に関するもので理屈に合っていれば結構です。5つ以上の答が正しければ「はい」に○をつけて下さい。 はい いいえ 5.0-4.4 L

87. 以下の質問をお子さんにして下さい。質問をくりかえして言うのは構いませんが答える手助けをしないで下さい。それぞれの質問に対するお子さんの答えを下に書きこんで下さい。
「寒い時はどうしますか？」（ ）
答の例（震える，服を着る，家に入る，など）
「疲れた時はどうしますか？」（ ）
答の例（あくびをする，眠る，横になる，昼寝する）
「お腹がすいた時はどうしますか？」（ ）
答の例（食べる，食べるものを頼む，お昼を食べる）
答が理屈に合っていればこれ以外の答でも結構です。3つとも答えられた場合「はい」に○をつけて下さい。言葉でなく，身振り（ジェスチャー）で示した場合は「いいえ」に○をつけて下さい。 はい いいえ 5.2-4.6 L

88. 片足立ちが8秒間以上できますか。
方法：物につかまらずに，一人で片足立ちさせて，何秒間バランスを保つことができるか測定します。あなたが見本をみせて下さい。お子さんにできるだけ長く片足立ちするように言って下さい。
右足で何秒間，片足立ちができましたか（ ）秒間
左足で何秒間，片足立ちができましたか（ ）秒間
右足でも左足でも両方とも8秒間以上片足立ちができた場合「はい」に○をつけて下さい。 はい いいえ 5.2-4.7 GM

89. 白い紙をわたして人の絵を描かせて下さい。
方法：「ひと（男のひと，女のひと，男の子，女の子）の絵を描いて下さい」と言って下さい。描いている時に手助けしたり，欠けている部分を指摘したりしないで下さい。絵が描けた後，体のいくつの部分（頭，口，毛，体，鼻，目，足など）が描けているか数えて下さい。その際，目，腕，足，耳など対になっているものは一対を1部分として数えて下さい。なお，対になっているものが片方しか描けていない場合には体の部分として数えないで下さい。6部分以上描けていれば「はい」に○をつけて下さい。 はい いいえ 6.0-5.3 FMA

4～6歳用

DENVER Ⅱ 予備判定票

氏　名		記録日	年　月　日
記録者　氏　名		生年月日	年　月　日
記録者　続　柄		年月日齢	年　月　日

以下の質問に順番にお答え下さい。「はい」「いいえ」のどちらかに○をつけて下さい。「いいえ」が３つ以上になったら，それ以降の質問にお答えになる必要はありません。

75. あまり親しくない人にも，あなたのお子さんが話す内容がほぼ全部理解されていますか。あなたやお子さんの親しい人でないと理解できない場合は「いいえ」に○をつけて下さい。　はい　いいえ　4.0-3.5　L

76. 下の図（黄，緑，赤，青）を見せ，ひとつずつ指さして「これは何色？」と聞いて下さい。お子さんが違った答を言ってもあなたの顔色に出さないようにして４つとも聞いて下さい。４つとも正しく答えれば「はい」に○をつけて下さい。　はい　いいえ　4.0-3.6　L

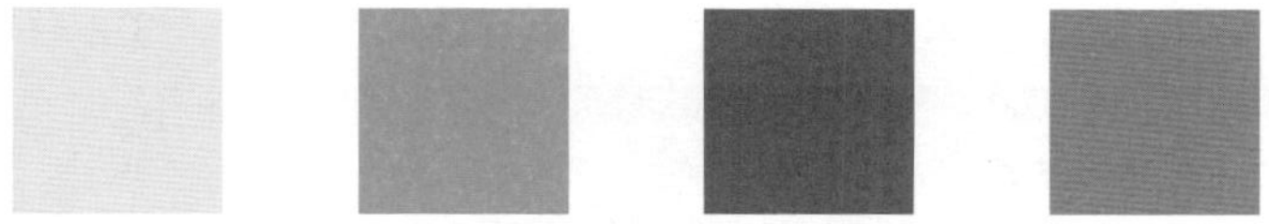

77. 以下の質問をお子さんにして下さい。質問をくりかえして言うのは構いませんが答える手助けをしないで下さい。それぞれの質問に対するお子さんの答えを下に書きこんで下さい。
「コップは何をするものですか？」(　　　　　　)
「椅子は何をするものですか？」(　　　　　　)
「鉛筆は何をするものですか？」(　　　　　　)
動詞（のむ，すわる，かく，など）で答えて，それが理屈に合っていれば結構です。２つ以上答えられた場合「はい」に○をつけて下さい。言葉でなく，身振り（ジェスチャー）で示した場合は「いいえ」に○をつけて下さい。　はい　いいえ　4.1-3.6　L

78. 数を１つ数えることができますか。
判定の方法：白い紙を一枚用意して，それを４つに切り分けてお子さんの前に置いて下さい。お子さんに「ひとつ（いちまい）ちょうだい」と言って下さい。お子さんが１枚以上あなたに渡した場合は「いいえ」に○をつけて下さい。1枚だけあなたに渡した時は，「私は何枚（いくつ）紙をもっていますか？」とたずねて下さい。お子さんが「ひとつ（いち，いっこ，いちまい）」と答えた時は「はい」に○をつけて下さい。それ以外の数字を答えた時は「いいえ」に○をつけて下さい。　はい　いいえ　4.1-3.6　L

79. 物につかまらないで，片足でケンケンして２回以上とべますか（片足交互のスキップではありません）。　はい　いいえ　4.2-3.7　GM

80. 下の図を見せて「これと同じものをかいて」と言って下さい。「十字（クロス）をかいて」と言ってはいけません。３回かかせて下さい。１回でもできれば結構です。判定の例は下に描いてある通りです。　はい　いいえ　4.2-3.8　FMA

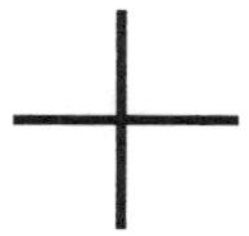

図：この場合は「はい」に○をつけて下さい。

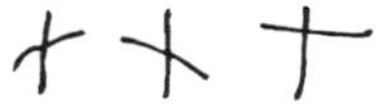

図：この場合は「いいえ」に○をつけて下さい。

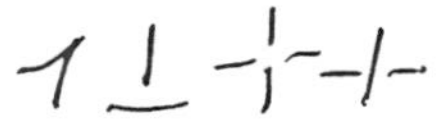

81. 下の図（２本の縦の線）をお子さんに見せて「長い方を指さして下さい」と言って下さい。（「大きい方を……」と言ってはいけません。）お子さんがどちらかを指さしたら，今度は上下さかさまにしてもう一度同じ質問をして下さい。それに答えたらさらにもう一度上下さかさま（最初と同じ向き）にして質問して下さい。途中でお子さんが間違えていても顔色に出したり訂正してはいけません。３回とも正しく指させたら「はい」に○をつけて下さい。　はい　いいえ　4.3-3.8　FMA

82. 下の絵をお子さんに見せて「飛ぶのはどれ？」「ニャーとなくのはどれ？」「お話するのはどれ？」「ほえるのはどれ？」「駆け足するのはどれ？」と聞いて下さい。聞く順番はどれから始めても結構です。4つ以上正しく指させたら「はい」に○をつけて下さい。　はい　いいえ　4.4-3.8　L

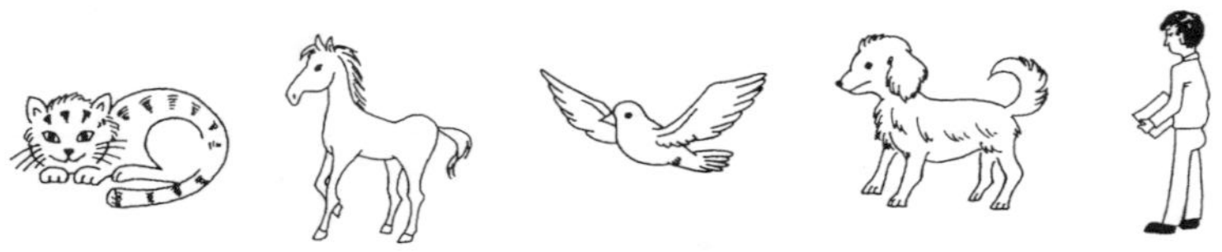

（原画　国立療養所広島病院小児科部長　下田浩子）

83. 以下の質問をお子さんにして下さい。質問をくりかえして言うのは構いませんが答える手助けをしないで下さい。それぞれの質問に対するお子さんの答えを下に書きこんで下さい。
「コップは何をするものですか？」（　　　）
「椅子は何をするものですか？」（　　　）
「鉛筆は何をするものですか？」（　　　）
動詞（のむ，すわる，かく，など）で答えて，それが理屈に合っていれば結構です。3つ全部答えられた場合だけ「はい」に○をつけて下さい。言葉でなく，身振り（ジェスチャー）で示した場合は「いいえ」に○をつけて下さい。　はい　いいえ　4.4-3.9　L

84. お子さんに小さい紙切れか小さい物を渡して以下のように指示して下さい。その時，あなたの指で方向を示したり眼でそちらを見たりしないで下さい。
「その紙（物）を椅子の下におきなさい」
「その紙（物）をあなたの後におきなさい」
「その紙（物）を椅子の上におきなさい」
「その紙（物）をあなたの前におきなさい」
4つとも正しくできたら「はい」に○をつけて下さい。　はい　いいえ　4.6-4.0　L

85. 手助けも指導もなく，自分一人で歯ブラシに練り歯磨きをつけて，歯の表側も裏側も磨けますか。　はい　いいえ　4.8-4.2　PS

86. 単語を5つ以上定義できますか。
判定の方法：以下の質問をお子さんにして下さい。質問をくりかえして言うのは構いませんが答える手助けをしないで下さい。それぞれの質問に対するお子さんの答えを下に書きこんで下さい。
「ボールとは何ですか？」（　　　）
「海とは何ですか？」（　　　）
「机とは何ですか？」（　　　）
「家とは何ですか？」（　　　）
「バナナとは何ですか？」（　　　）
「カーテンとは何ですか？」（　　　）
「窓とは何ですか？」（　　　）
「靴とは何ですか？」（　　　）
お子さんの答がそのものの用途，形，材料，分類（カテゴリー）に関するもので理屈に合っていれば結構です。5つ以上の答が正しければ「はい」に○をつけて下さい。　はい　いいえ　5.0-4.4　L

87. 以下の質問をお子さんにして下さい。質問をくりかえして言うのは構いませんが答える手助けをしないで下さい。それぞれの質問に対するお子さんの答えを下に書きこんで下さい。
「寒い時はどうしますか？」（　　　）
答の例（震える，服を着る，家に入る，など）
「疲れた時はどうしますか？」（　　　）
答の例（あくびをする，眠る，横になる，昼寝する）
「お腹がすいた時はどうしますか？」（　　　）
答の例（食べる，食べるものを頼む，お昼を食べる）
答が理屈に合っていればこれ以外の答でも結構です。3つとも答えられた場合「はい」に○をつけて下さい。言葉でなく，身振り（ジェスチャー）で示した場合は「いいえ」に○をつけて下さい。　はい　いいえ　5.2-4.6　L

88. 片足立ちが8秒間以上できますか。
方法：物につかまらずに，一人で片足立ちさせて，何秒間バランスを保つことができるか測定します。あなたが見本をみせて下さい。お子さんにできるだけ長く片足立ちするように言って下さい。
右足で何秒間，片足立ちができましたか（　）秒間
左足で何秒間，片足立ちができましたか（　）秒間
右足でも左足でも両方とも8秒間以上片足立ちができた場合「はい」に○をつけて下さい。　はい　いいえ　5.2-4.7　GM

89. 白い紙をわたして人の絵を描かせて下さい。
方法：「ひと（男のひと，女のひと，男の子，女の子）の絵を描いて下さい」と言って下さい。描いている時に手助けしたり，欠けている部分を指摘したりしないで下さい。絵が描けた後，体のいくつの部分（頭，口，毛，体，鼻，目，足など）が描けているか数えて下さい。その際，目，腕，足，耳など対になっているものは一対を1部分として数えて下さい。なお，対になっているものが片方しか描けていない場合には体の部分として数えないで下さい。6部分以上描けていれば「はい」に○をつけて下さい。
はい　いいえ　6.0-5.3　FMA

DENVER II 予備判定票

4〜6歳用

氏　名		記録日	年　月　日
記録者　氏　名		生年月日	年　月　日
記録者　続　柄		年月日齢	年　月　日

以下の質問に順番にお答え下さい。「はい」「いいえ」のどちらかに○をつけて下さい。「いいえ」が３つ以上になったら，それ以降の質問にお答えになる必要はありません。

75. あまり親しくない人にも，あなたのお子さんが話す内容がほぼ全部理解されていますか。あなたやお子さんの親しい人でないと理解できない場合は「いいえ」に○をつけて下さい。　はい　いいえ　4.0-3.5　L

76. 下の図（黄，緑，赤，青）を見せ，ひとつずつ指さして「これは何色？」と聞いて下さい。お子さんが違った答を言ってもあなたの顔色に出さないようにして４つとも聞いて下さい。４つとも正しく答えれば「はい」に○をつけて下さい。　はい　いいえ　4.0-3.6　L

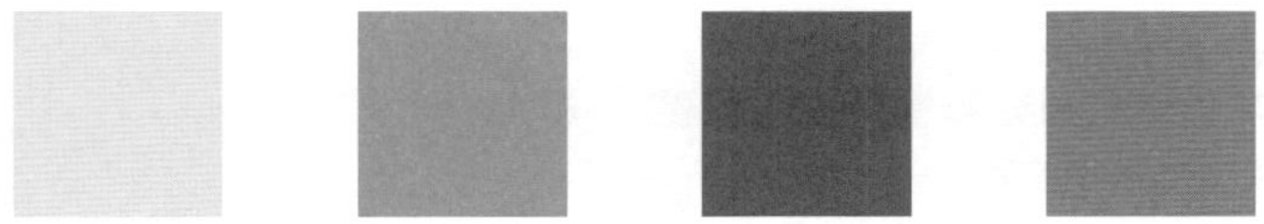

77. 以下の質問をお子さんにして下さい。質問をくりかえして言うのは構いませんが答える手助けをしないで下さい。それぞれの質問に対するお子さんの答えを下に書きこんで下さい。
「コップは何をするものですか？」(　　　　　)
「椅子は何をするものですか？」(　　　　　)
「鉛筆は何をするものですか？」(　　　　　)
動詞（のむ，すわる，かく，など）で答えて，それが理屈に合っていれば結構です。２つ以上答えられた場合「はい」に○をつけて下さい。言葉でなく，身振り（ジェスチャー）で示した場合は「いいえ」に○をつけて下さい。　はい　いいえ　4.1-3.6　L

78. 数を１つ数えることができますか。
判定の方法：白い紙を一枚用意して，それを４つに切り分けてお子さんの前に置いて下さい。お子さんに「ひとつ（いちまい）ちょうだい」と言って下さい。お子さんが１枚以上あなたに渡した場合は「いいえ」に○をつけて下さい。1枚だけあなたに渡した時は，「私は何枚（いくつ）紙をもっていますか？」とたずねて下さい。お子さんが「ひとつ（いち，いっこ，いちまい）」と答えた時は「はい」に○をつけて下さい。それ以外の数字を答えた時は「いいえ」に○をつけて下さい。　はい　いいえ　4.1-3.6　L

79. 物につかまらないで，片足でケンケンして２回以上とべますか（片足交互のスキップではありません）。　はい　いいえ　4.2-3.7　GM

80. 下の図を見せて「これと同じものをかいて」と言って下さい。「十字（クロス）をかいて」と言ってはいけません。３回かかせて下さい。１回でもできれば結構です。判定の例は下に描いてある通りです。　はい　いいえ　4.2-3.8　FMA

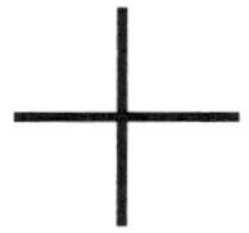

図：この場合は「はい」に○をつけて下さい。

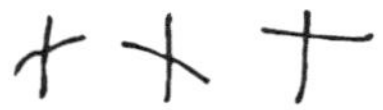

図：この場合は「いいえ」に○をつけて下さい。

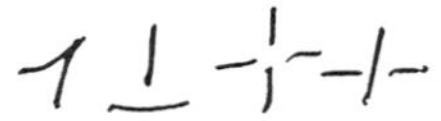

81. 下の図（２本の縦の線）をお子さんに見せて「長い方を指さして下さい」と言って下さい。（「大きい方を……」と言ってはいけません。）お子さんがどちらかを指さしたら，今度は上下さかさまにしてもう一度同じ質問をして下さい。それに答えたらさらにもう一度上下さかさま（最初と同じ向き）にして質問して下さい。途中でお子さんが間違えていても顔色に出したり訂正してはいけません。３回とも正しく指させたら「はい」に○をつけて下さい。　はい　いいえ　4.3-3.8　FMA

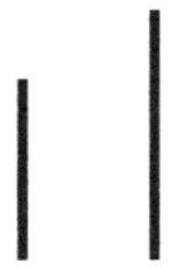

82. 下の絵をお子さんに見せて「飛ぶのはどれ？」「ニャーとなくのはどれ？」「お話するのはどれ？」「ほえるのはどれ？」「駆け足するのはどれ？」と聞いて下さい。聞く順番はどれから始めても結構です。４つ以上正しく指させたら「はい」に○をつけて下さい。　はい　いいえ　4.4-3.8　L

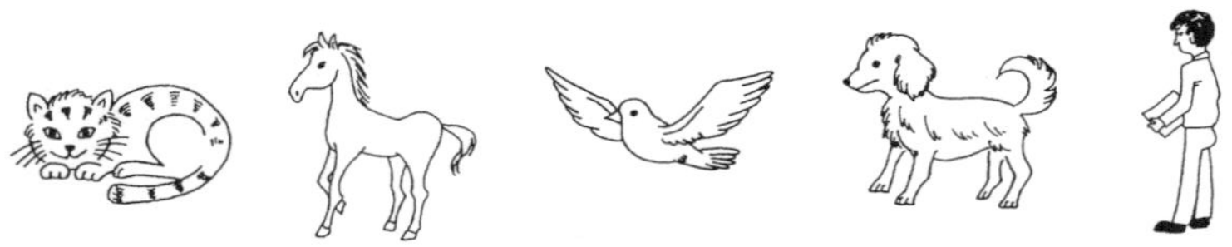

（原画　国立療養所広島病院小児科部長　下田浩子）

83. 以下の質問をお子さんにして下さい。質問をくりかえして言うのは構いませんが答える手助けをしないで下さい。それぞれの質問に対するお子さんの答えを下に書きこんで下さい。

「コップは何をするものですか？」（　　　　）
「椅子は何をするものですか？」（　　　　）
「鉛筆は何をするものですか？」（　　　　）

動詞（のむ，すわる，かく，など）で答えて，それが理屈に合っていれば結構です。３つ全部答えられた場合だけ「はい」に○をつけて下さい。言葉でなく，身振り（ジェスチャー）で示した場合は「いいえ」に○をつけて下さい。　はい　いいえ　4.4-3.9　L

84. お子さんに小さい紙切れか小さい物を渡して以下のように指示して下さい。その時，あなたの指で方向を示したり眼でそちらを見たりしないで下さい。

「その紙（物）を椅子の下におきなさい」
「その紙（物）をあなたの後におきなさい」
「その紙（物）を椅子の上におきなさい」
「その紙（物）をあなたの前におきなさい」

４つとも正しくできたら「はい」に○をつけて下さい。　はい　いいえ　4.6-4.0　L

85. 手助けも指導もなく，自分一人で歯ブラシに練り歯磨きをつけて，歯の表側も裏側も磨けますか。　はい　いいえ　4.8-4.2　PS

86. 単語を５つ以上定義できますか。
判定の方法：以下の質問をお子さんにして下さい。質問をくりかえして言うのは構いませんが答える手助けをしないで下さい。それぞれの質問に対するお子さんの答えを下に書きこんで下さい。

「ボールとは何ですか？」（　　　　）
「海とは何ですか？」（　　　　）
「机とは何ですか？」（　　　　）
「家とは何ですか？」（　　　　）
「バナナとは何ですか？」（　　　　）
「カーテンとは何ですか？」（　　　　）
「窓とは何ですか？」（　　　　）
「靴とは何ですか？」（　　　　）

お子さんの答がそのものの用途，形，材料，分類（カテゴリー）に関するもので理屈に合っていれば結構です。５つ以上の答が正しければ「はい」に○をつけて下さい。　はい　いいえ　5.0-4.4　L

87. 以下の質問をお子さんにして下さい。質問をくりかえして言うのは構いませんが答える手助けをしないで下さい。それぞれの質問に対するお子さんの答えを下に書きこんで下さい。

「寒い時はどうしますか？」（　　　　）
　答の例（震える，服を着る，家に入る，など）
「疲れた時はどうしますか？」（　　　　）
　答の例（あくびをする，眠る，横になる，昼寝する）
「お腹がすいた時はどうしますか？」（　　　　）
　答の例（食べる，食べるものを頼む，お昼を食べる）

答が理屈に合っていればこれ以外の答でも結構です。３つとも答えられた場合「はい」に○をつけて下さい。言葉でなく，身振り（ジェスチャー）で示した場合は「いいえ」に○をつけて下さい。　はい　いいえ　5.2-4.6　L

88. 片足立ちが８秒間以上できますか。
方法：物につかまらずに，一人で片足立ちさせて，何秒間バランスを保つことができるか測定します。あなたが見本をみせて下さい。お子さんにできるだけ長く片足立ちするように言って下さい。

右足で何秒間，片足立ちができましたか（　　）秒間
左足で何秒間，片足立ちができましたか（　　）秒間

右足でも左足でも両方とも８秒間以上片足立ちができた場合「はい」に○をつけて下さい。　はい　いいえ　5.2-4.7　GM

89. 白い紙をわたして人の絵を描かせて下さい。
方法：「ひと（男のひと，女のひと，男の子，女の子）の絵を描いて下さい」と言って下さい。描いている時に手助けしたり，欠けている部分を指摘したりしないで下さい。絵が描けた後，体のいくつの部分（頭，口，毛，体，鼻，目，足など）が描けているか数えて下さい。その際，目，腕，足，耳など対になっているものは一対を１部分として数えて下さい。なお，対になっているものが片方しか描けていない場合には体の部分として数えないで下さい。６部分以上描けていれば「はい」に○をつけて下さい。　はい　いいえ　6.0-5.3　FMA

4〜6歳用

DENVER II 予備判定票

氏　名

記録者　氏　名

続　柄

記　録　日　　年　　月　　日

生年月日　　年　　月　　日

年月日齢　　年　　月　　日

以下の質問に順番にお答え下さい。「はい」「いいえ」のどちらかに○をつけて下さい。「いいえ」が3つ以上になったら，それ以降の質問にお答えになる必要はありません。

75. あまり親しくない人にも，あなたのお子さんが話す内容がほぼ全部理解されていますか。あなたやお子さんの親しい人でないと理解できない場合は「いいえ」に○をつけて下さい。　はい　いいえ　4.0-3.5　L

76. 下の図（黄，緑，赤，青）を見せ，ひとつずつ指さして「これは何色？」と聞いて下さい。お子さんが違った答を言ってもあなたの顔色に出さないようにして4つとも聞いて下さい。4つとも正しく答えれば「はい」に○をつけて下さい。　はい　いいえ　4.0-3.6　L

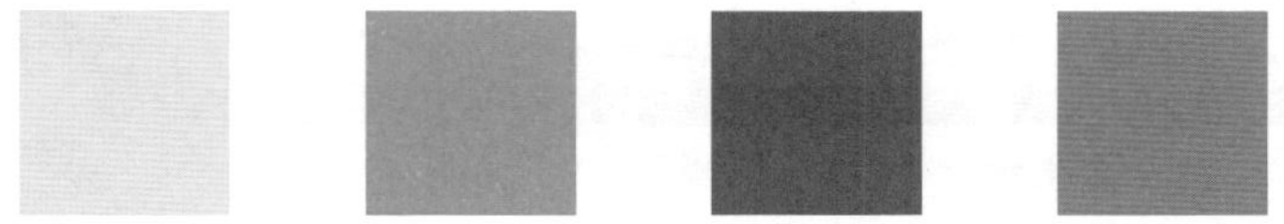

77. 以下の質問をお子さんにして下さい。質問をくりかえして言うのは構いませんが答える手助けをしないで下さい。それぞれの質問に対するお子さんの答えを下に書きこんで下さい。

「コップは何をするものですか？」(　　　　　)

「椅子は何をするものですか？」(　　　　　)

「鉛筆は何をするものですか？」(　　　　　)

動詞（のむ，すわる，かく，など）で答えて，それが理屈に合っていれば結構です。2つ以上答えられた場合「はい」に○をつけて下さい。言葉でなく，身振り（ジェスチャー）で示した場合は「いいえ」に○をつけて下さい。　はい　いいえ　4.1-3.6　L

78. 数を1つ数えることができますか。

判定の方法：白い紙を一枚用意して，それを4つに切り分けてお子さんの前に置いて下さい。お子さんに「ひとつ（いちまい）ちょうだい」と言って下さい。お子さんが1枚以上あなたに渡した場合は「いいえ」に○をつけて下さい。1枚だけあなたに渡した時は，「私は何枚（いくつ）紙をもっていますか？」とたずねて下さい。お子さんが「ひとつ（いち，いっこ，いちまい）」と答えた時は「はい」に○をつけて下さい。それ以外の数字を答えた時は「いいえ」に○をつけて下さい。　はい　いいえ　4.1-3.6　L

79. 物につかまらないで，片足でケンケンして2回以上とべますか（片足交互のスキップではありません）。　はい　いいえ　4.2-3.7　GM

80. 下の図を見せて「これと同じものをかいて」と言って下さい。「十字（クロス）をかいて」と言ってはいけません。3回かかせて下さい。1回でもできれば結構です。判定の例は下に描いてある通りです。　はい　いいえ　4.2-3.8　FMA

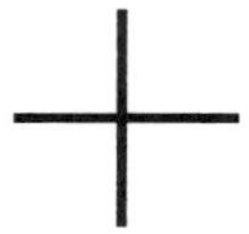

図：この場合は「はい」に○をつけて下さい。

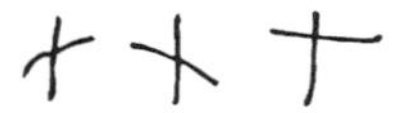

図：この場合は「いいえ」に○をつけて下さい。

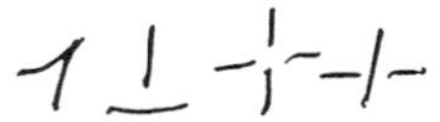

81. 下の図（2本の縦の線）をお子さんに見せて「長い方を指さして下さい」と言って下さい。（「大きい方を……」と言ってはいけません。）お子さんがどちらかを指さしたら，今度は上下さかさまにしてもう一度同じ質問をして下さい。それに答えたらさらにもう一度上下さかさま（最初と同じ向き）にして質問して下さい。途中でお子さんが間違えていても顔色に出したり訂正してはいけません。3回とも正しく指させたら「はい」に○をつけて下さい。　はい　いいえ　4.3-3.8　FMA

82. 下の絵をお子さんに見せて「飛ぶのはどれ？」「ニャーとなくのはどれ？」「お話するのはどれ？」「ほえるのはどれ？」「駆け足するのはどれ？」と聞いて下さい。聞く順番はどれから始めても結構です。4つ以上正しく指させたら「はい」に○をつけて下さい。　はい　いいえ　4.4-3.8　L

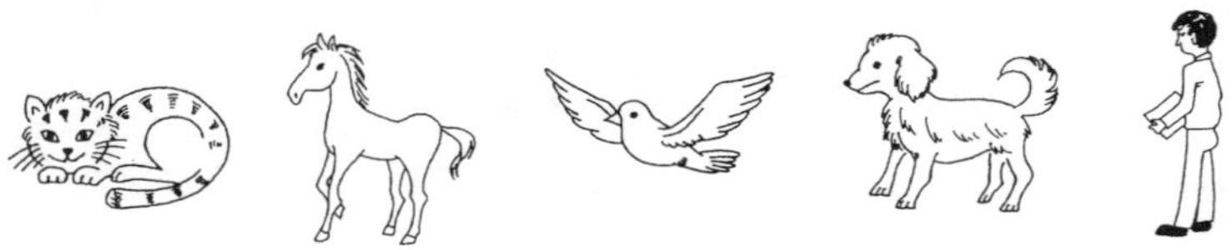

（原画　国立療養所広島病院小児科部長　下田浩子）

83. 以下の質問をお子さんにして下さい。質問をくりかえして言うのは構いませんが答える手助けをしないで下さい。それぞれの質問に対するお子さんの答えを下に書きこんで下さい。

「コップは何をするものですか？」（　　　　　　）
「椅子は何をするものですか？」（　　　　　　）
「鉛筆は何をするものですか？」（　　　　　　）

動詞（のむ，すわる，かく，など）で答えて，それが理屈に合っていれば結構です。3つ全部答えられた場合だけ「はい」に○をつけて下さい。言葉でなく，身振り（ジェスチャー）で示した場合は「いいえ」に○をつけて下さい。　はい　いいえ　4.4-3.9　L

84. お子さんに小さい紙切れか小さい物を渡して以下のように指示して下さい。その時，あなたの指で方向を示したり眼でそちらを見たりしないで下さい。

「その紙（物）を椅子の下におきなさい」
「その紙（物）をあなたの後におきなさい」
「その紙（物）を椅子の上におきなさい」
「その紙（物）をあなたの前におきなさい」

4つとも正しくできたら「はい」に○をつけて下さい。　はい　いいえ　4.6-4.0　L

85. 手助けも指導もなく，自分一人で歯ブラシに練り歯磨きをつけて，歯の表側も裏側も磨けますか。　はい　いいえ　4.8-4.2　PS

86. 単語を5つ以上定義できますか。
判定の方法：以下の質問をお子さんにして下さい。質問をくりかえして言うのは構いませんが答える手助けをしないで下さい。それぞれの質問に対するお子さんの答えを下に書きこんで下さい。

「ボールとは何ですか？」（　　　　　　）
「海とは何ですか？」（　　　　　　）
「机とは何ですか？」（　　　　　　）
「家とは何ですか？」（　　　　　　）
「バナナとは何ですか？」（　　　　　　）
「カーテンとは何ですか？」（　　　　　　）
「窓とは何ですか？」（　　　　　　）
「靴とは何ですか？」（　　　　　　）

お子さんの答がそのものの用途，形，材料，分類（カテゴリー）に関するもので理屈に合っていれば結構です。5つ以上の答が正しければ「はい」に○をつけて下さい。　はい　いいえ　5.0-4.4　L

87. 以下の質問をお子さんにして下さい。質問をくりかえして言うのは構いませんが答える手助けをしないで下さい。それぞれの質問に対するお子さんの答えを下に書きこんで下さい。

「寒い時はどうしますか？」（　　　　　　）
　答の例（震える，服を着る，家に入る，など）
「疲れた時はどうしますか？」（　　　　　　）
　答の例（あくびをする，眠る，横になる，昼寝する）
「お腹がすいた時はどうしますか？」（　　　　　　）
　答の例（食べる，食べるものを頼む，お昼を食べる）

答が理屈に合っていればこれ以外の答でも結構です。3つとも答えられた場合「はい」に○をつけて下さい。言葉でなく，身振り（ジェスチャー）で示した場合は「いいえ」に○をつけて下さい。　はい　いいえ　5.2-4.6　L

88. 片足立ちが8秒間以上できますか。
方法：物につかまらずに，一人で片足立ちさせて，何秒間バランスを保つことができるか測定します。あなたが見本をみせて下さい。お子さんにできるだけ長く片足立ちするように言って下さい。

右足で何秒間，片足立ちができましたか（　　）秒間
左足で何秒間，片足立ちができましたか（　　）秒間

右足でも左足でも両方とも8秒間以上片足立ちができた場合「はい」に○をつけて下さい。　はい　いいえ　5.2-4.7　GM

89. 白い紙をわたして人の絵を描かせて下さい。
方法：「ひと（男のひと，女のひと，男の子，女の子）の絵を描いて下さい」と言って下さい。描いている時に手助けしたり，欠けている部分を指摘したりしないで下さい。絵が描けた後，体のいくつの部分（頭，口，毛，体，鼻，目，足など）が描けているか数えて下さい。その際，目，腕，足，耳など対になっているものは一対を1部分として数えて下さい。なお，対になっているものが片方しか描けていない場合には体の部分として数えないで下さい。6部分以上描けていれば「はい」に○をつけて下さい。　はい　いいえ　6.0-5.3　FMA

4～6歳用

DENVER Ⅱ 予備判定票

氏名		記録日	年　月　日
記録者 氏名		生年月日	年　月　日
続柄		年月日齢	年　月　日

以下の質問に順番にお答え下さい。「はい」「いいえ」のどちらかに○をつけて下さい。「いいえ」が３つ以上になったら，それ以降の質問にお答えになる必要はありません。

75. あまり親しくない人にも，あなたのお子さんが話す内容がほぼ全部理解されていますか。あなたやお子さんの親しい人でないと理解できない場合は「いいえ」に○をつけて下さい。　はい　いいえ　4.0-3.5　L

76. 下の図（黄，緑，赤，青）を見せ，ひとつずつ指さして「これは何色？」と聞いて下さい。お子さんが違った答を言ってもあなたの顔色に出さないようにして４つとも聞いて下さい。４つとも正しく答えれば「はい」に○をつけて下さい。　はい　いいえ　4.0-3.6　L

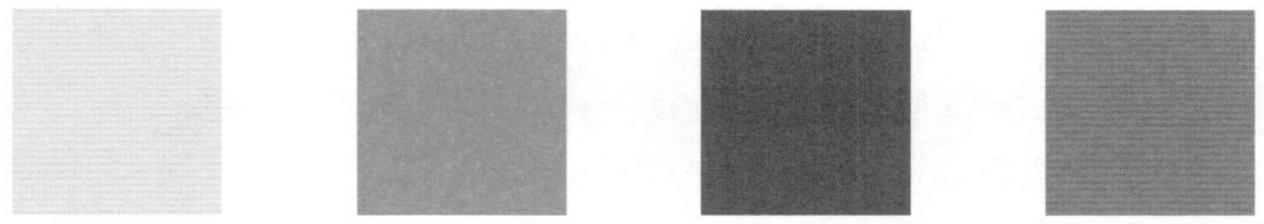

77. 以下の質問をお子さんにして下さい。質問をくりかえして言うのは構いませんが答える手助けをしないで下さい。それぞれの質問に対するお子さんの答えを下に書きこんで下さい。
「コップは何をするものですか？」（　　　　　　）
「椅子は何をするものですか？」　（　　　　　　）
「鉛筆は何をするものですか？」　（　　　　　　）
動詞（のむ，すわる，かく，など）で答えて，それが理屈に合っていれば結構です。２つ以上答えられた場合「はい」に○をつけて下さい。言葉でなく，身振り（ジェスチャー）で示した場合は「いいえ」に○をつけて下さい。　はい　いいえ　4.1-3.6　L

78. 数を１つ数えることができますか。
判定の方法：白い紙を一枚用意して，それを４つに切り分けてお子さんの前に置いて下さい。お子さんに「ひとつ（いちまい）ちょうだい」と言って下さい。お子さんが１枚以上あなたに渡した場合は「いいえ」に○をつけて下さい。1枚だけあなたに渡した時は，「私は何枚（いくつ）紙をもっていますか？」とたずねて下さい。お子さんが「ひとつ（いち，いっこ，いちまい）」と答えた時は「はい」に○をつけて下さい。それ以外の数字を答えた時は「いいえ」に○をつけて下さい。　はい　いいえ　4.1-3.6　L

79. 物につかまらないで，片足でケンケンして２回以上とべますか（片足交互のスキップではありません）。　はい　いいえ　4.2-3.7　GM

80. 下の図を見せて「これと同じものをかいて」と言って下さい。「十字（クロス）をかいて」と言ってはいけません。３回かかせて下さい。１回でもできれば結構です。判定の例は下に描いてある通りです。　はい　いいえ　4.2-3.8　FMA

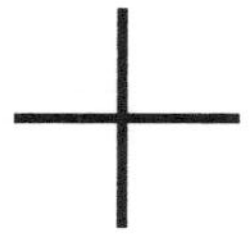

図：この場合は「はい」に○をつけて下さい。

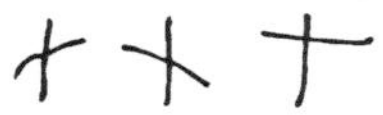

図：この場合は「いいえ」に○をつけて下さい。

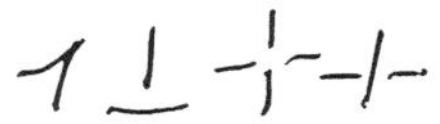

81. 下の図（２本の縦の線）をお子さんに見せて「長い方を指さして下さい」と言って下さい。（「大きい方を……」と言ってはいけません。）お子さんがどちらかを指さしたら，今度は上下さかさまにしてもう一度同じ質問をして下さい。それに答えたらさらにもう一度上下さかさま（最初と同じ向き）にして質問して下さい。途中でお子さんが間違えていても顔色に出したり訂正してはいけません。３回とも正しく指させたら「はい」に○をつけて下さい。　はい　いいえ　4.3-3.8　FMA

82. 下の絵をお子さんに見せて「飛ぶのはどれ？」「ニャーとなくのはどれ？」「お話するのはどれ？」「ほえるのはどれ？」「駆け足するのはどれ？」と聞いて下さい。聞く順番はどれから始めても結構です。4つ以上正しく指させたら「はい」に○をつけて下さい。 はい いいえ 4.4-3.8 L

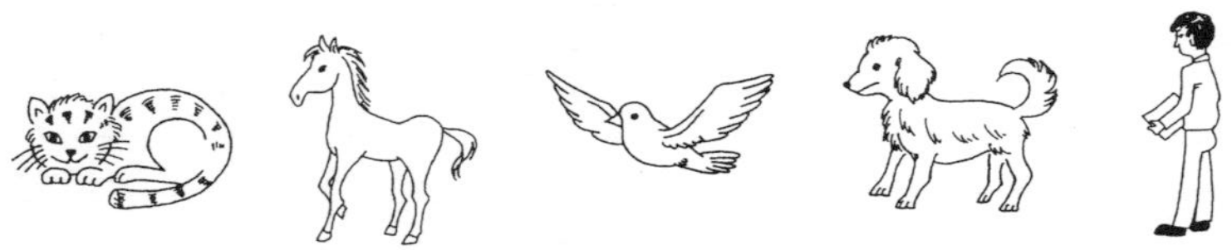

（原画 国立療養所広島病院小児科部長 下田浩子）

83. 以下の質問をお子さんにして下さい。質問をくりかえして言うのは構いませんが答える手助けをしないで下さい。それぞれの質問に対するお子さんの答えを下に書きこんで下さい。
「コップは何をするものですか？」（ ）
「椅子は何をするものですか？」（ ）
「鉛筆は何をするものですか？」（ ）
動詞（のむ，すわる，かく，など）で答えて，それが理屈に合っていれば結構です。3つ全部答えられた場合だけ「はい」に○をつけて下さい。言葉でなく，身振り（ジェスチャー）で示した場合は「いいえ」に○をつけて下さい。 はい いいえ 4.4-3.9 L

84. お子さんに小さい紙切れか小さい物を渡して以下のように指示して下さい。その時，あなたの指で方向を示したり眼でそちらを見たりしないで下さい。
「その紙（物）を椅子の下におきなさい」
「その紙（物）をあなたの後におきなさい」
「その紙（物）を椅子の上におきなさい」
「その紙（物）をあなたの前におきなさい」
4つとも正しくできたら「はい」に○をつけて下さい。 はい いいえ 4.6-4.0 L

85. 手助けも指導もなく，自分一人で歯ブラシに練り歯磨きをつけて，歯の表側も裏側も磨けますか。 はい いいえ 4.8-4.2 PS

86. 単語を5つ以上定義できますか。
判定の方法：以下の質問をお子さんにして下さい。質問をくりかえして言うのは構いませんが答える手助けをしないで下さい。それぞれの質問に対するお子さんの答えを下に書きこんで下さい。
「ボールとは何ですか？」（ ）
「海とは何ですか？」（ ）
「机とは何ですか？」（ ）
「家とは何ですか？」（ ）
「バナナとは何ですか？」（ ）
「カーテンとは何ですか？」（ ）
「窓とは何ですか？」（ ）
「靴とは何ですか？」（ ）
お子さんの答がそのものの用途，形，材料，分類（カテゴリー）に関するもので理屈に合っていれば結構です。5つ以上の答が正しければ「はい」に○をつけて下さい。 はい いいえ 5.0-4.4 L

87. 以下の質問をお子さんにして下さい。質問をくりかえして言うのは構いませんが答える手助けをしないで下さい。それぞれの質問に対するお子さんの答えを下に書きこんで下さい。
「寒い時はどうしますか？」（ ）
答の例（震える，服を着る，家に入る，など）
「疲れた時はどうしますか？」（ ）
答の例（あくびをする，眠る，横になる，昼寝する）
「お腹がすいた時はどうしますか？」（ ）
答の例（食べる，食べるものを頼む，お昼を食べる）
答が理屈に合っていればこれ以外の答でも結構です。3つとも答えられた場合「はい」に○をつけて下さい。言葉でなく，身振り（ジェスチャー）で示した場合は「いいえ」に○をつけて下さい。 はい いいえ 5.2-4.6 L

88. 片足立ちが8秒間以上できますか。
方法：物につかまらずに，一人で片足立ちさせて，何秒間バランスを保つことができるか測定します。あなたが見本をみせて下さい。お子さんにできるだけ長く片足立ちするように言って下さい。
右足で何秒間，片足立ちができましたか（ ）秒間
左足で何秒間，片足立ちができましたか（ ）秒間
右足でも左足でも両方とも8秒間以上片足立ちができた場合「はい」に○をつけて下さい。 はい いいえ 5.2-4.7 GM

89. 白い紙をわたして人の絵を描かせて下さい。
方法：「ひと（男のひと，女のひと，男の子，女の子）の絵を描いて下さい」と言って下さい。描いている時に手助けしたり，欠けている部分を指摘したりしないで下さい。絵が描けた後，体のいくつの部分（頭，口，毛，体，鼻，目，足など）が描けているか数えて下さい。その際，目，腕，足，耳など対になっているものは一対を1部分として数えて下さい。なお，対になっているものが片方しか描けていない場合には体の部分として数えないで下さい。6部分以上描けていれば「はい」に○をつけて下さい。
はい いいえ 6.0-5.3 FMA

DENVERⅡ予備判定票

4～6歳用

氏　名		
記録者	氏　名	
	続　柄	

記録日	年	月	日
生年月日	年	月	日
年月日齢	年	月	日

以下の質問に順番にお答え下さい。「はい」「いいえ」のどちらかに○をつけて下さい。「いいえ」が３つ以上になったら，それ以降の質問にお答えになる必要はありません。

75. あまり親しくない人にも，あなたのお子さんが話す内容がほぼ全部理解されていますか。あなたやお子さんの親しい人でないと理解できない場合は「いいえ」に○をつけて下さい。　はい　いいえ　4.0-3.5　L

76. 下の図（黄，緑，赤，青）を見せ，ひとつずつ指さして「これは何色？」と聞いて下さい。お子さんが違った答を言ってもあなたの顔色に出さないようにして４つとも聞いて下さい。４つとも正しく答えれば「はい」に○をつけて下さい。　はい　いいえ　4.0-3.6　L

77. 以下の質問をお子さんにして下さい。質問をくりかえして言うのは構いませんが答える手助けをしないで下さい。それぞれの質問に対するお子さんの答えを下に書きこんで下さい。
「コップは何をするものですか？」(　　　　　)
「椅子は何をするものですか？」(　　　　　)
「鉛筆は何をするものですか？」(　　　　　)
動詞（のむ，すわる，かく，など）で答えて，それが理屈に合っていれば結構です。２つ以上答えられた場合「はい」に○をつけて下さい。言葉でなく，身振り（ジェスチャー）で示した場合は「いいえ」に○をつけて下さい。　はい　いいえ　4.1-3.6　L

78. 数を１つ数えることができますか。
判定の方法：白い紙を一枚用意して，それを４つに切り分けてお子さんの前に置いて下さい。お子さんに「ひとつ（いちまい）ちょうだい」と言って下さい。お子さんが１枚以上あなたに渡した場合は「いいえ」に○をつけて下さい。１枚だけあなたに渡した時は，「私は何枚（いくつ）紙をもっていますか？」とたずねて下さい。お子さんが「ひとつ（いち，いっこ，いちまい）」と答えた時は「はい」に○をつけて下さい。それ以外の数字を答えた時は「いいえ」に○をつけて下さい。　はい　いいえ　4.1-3.6　L

79. 物につかまらないで，片足でケンケンして２回以上とべますか（片足交互のスキップではありません）。　はい　いいえ　4.2-3.7　GM

80. 下の図を見せて「これと同じものをかいて」と言って下さい。「十字（クロス）をかいて」と言ってはいけません。３回かかせて下さい。１回でもできれば結構です。判定の例は下に描いてある通りです。　はい　いいえ　4.2-3.8　FMA

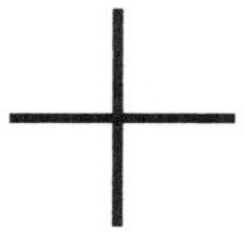

図：この場合は「はい」に○をつけて下さい。

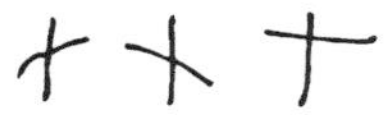

図：この場合は「いいえ」に○をつけて下さい。

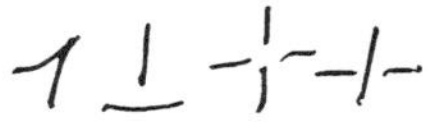

81. 下の図（２本の縦の線）をお子さんに見せて「長い方を指さして下さい」と言って下さい。（「大きい方を……」と言ってはいけません。）お子さんがどちらかを指さしたら，今度は上下さかさまにしてもう一度同じ質問をして下さい。それに答えたらさらにもう一度上下さかさま（最初と同じ向き）にして質問して下さい。途中でお子さんが間違えていても顔色に出したり訂正してはいけません。３回とも正しく指させたら「はい」に○をつけて下さい。　はい　いいえ　4.3-3.8　FMA

82. 下の絵をお子さんに見せて「飛ぶのはどれ？」「ニャーとなくのはどれ？」「お話するのはどれ？」「ほえるのはどれ？」「駆け足するのはどれ？」と聞いて下さい。聞く順番はどれから始めても結構です。４つ以上正しく指させたら「はい」に○をつけて下さい。　はい　いいえ　4.4-3.8　L

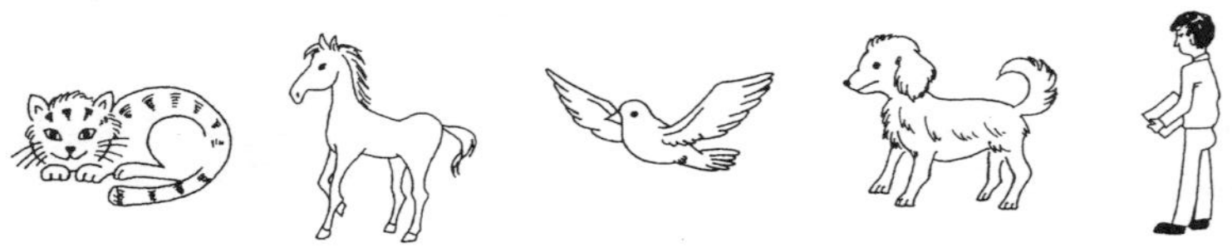

（原画　国立療養所広島病院小児科部長　下田浩子）

83. 以下の質問をお子さんにして下さい。質問をくりかえして言うのは構いませんが答える手助けをしないで下さい。それぞれの質問に対するお子さんの答えを下に書きこんで下さい。

「コップは何をするものですか？」（　　　　）
「椅子は何をするものですか？」（　　　　）
「鉛筆は何をするものですか？」（　　　　）

動詞（のむ，すわる，かく，など）で答えて，それが理屈に合っていれば結構です。３つ全部答えられた場合だけ「はい」に○をつけて下さい。言葉でなく，身振り（ジェスチャー）で示した場合は「いいえ」に○をつけて下さい。　はい　いいえ　4.4-3.9　L

84. お子さんに小さい紙切れか小さい物を渡して以下のように指示して下さい。その時，あなたの指で方向を示したり眼でそちらを見たりしないで下さい。

「その紙（物）を椅子の下におきなさい」
「その紙（物）をあなたの後におきなさい」
「その紙（物）を椅子の上におきなさい」
「その紙（物）をあなたの前におきなさい」

４つとも正しくできたら「はい」に○をつけて下さい。　はい　いいえ　4.6-4.0　L

85. 手助けも指導もなく，自分一人で歯ブラシに練り歯磨きをつけて，歯の表側も裏側も磨けますか。　はい　いいえ　4.8-4.2　PS

86. 単語を５つ以上定義できますか。
判定の方法：以下の質問をお子さんにして下さい。質問をくりかえして言うのは構いませんが答える手助けをしないで下さい。それぞれの質問に対するお子さんの答えを下に書きこんで下さい。

「ボールとは何ですか？」（　　　　）
「海とは何ですか？」（　　　　）
「机とは何ですか？」（　　　　）
「家とは何ですか？」（　　　　）
「バナナとは何ですか？」（　　　　）
「カーテンとは何ですか？」（　　　　）
「窓とは何ですか？」（　　　　）
「靴とは何ですか？」（　　　　）

お子さんの答がそのものの用途，形，材料，分類（カテゴリー）に関するもので理屈に合っていれば結構です。５つ以上の答が正しければ「はい」に○をつけて下さい。　はい　いいえ　5.0-4.4　L

87. 以下の質問をお子さんにして下さい。質問をくりかえして言うのは構いませんが答える手助けをしないで下さい。それぞれの質問に対するお子さんの答えを下に書きこんで下さい。

「寒い時はどうしますか？」（　　　　）
答の例（震える，服を着る，家に入る，など）
「疲れた時はどうしますか？」（　　　　）
答の例（あくびをする，眠る，横になる，昼寝する）
「お腹がすいた時はどうしますか？」（　　　　）
答の例（食べる，食べるものを頼む，お昼を食べる）

答が理屈に合っていればこれ以外の答でも結構です。３つとも答えられた場合「はい」に○をつけて下さい。言葉でなく，身振り（ジェスチャー）で示した場合は「いいえ」に○をつけて下さい。　はい　いいえ　5.2-4.6　L

88. 片足立ちが８秒間以上できますか。
方法：物につかまらずに，一人で片足立ちさせて，何秒間バランスを保つことができるか測定します。あなたが見本をみせて下さい。お子さんにできるだけ長く片足立ちするように言って下さい。

右足で何秒間，片足立ちができましたか（　　）秒間
左足で何秒間，片足立ちができましたか（　　）秒間

右足でも左足でも両方とも８秒間以上片足立ちができた場合「はい」に○をつけて下さい。　はい　いいえ　5.2-4.7　GM

89. 白い紙をわたして人の絵を描かせて下さい。
方法：「ひと（男のひと，女のひと，男の子，女の子）の絵を描いて下さい」と言って下さい。描いている時に手助けしたり，欠けている部分を指摘したりしないで下さい。絵が描けた後，体のいくつの部分（頭，口，毛，体，鼻，目，足など）が描けているか数えて下さい。その際，目，腕，足，耳など対になっているものは一対を１部分として数えて下さい。なお，対になっているものが片方しか描けていない場合には体の部分として数えないで下さい。６部分以上描けていれば「はい」に○をつけて下さい。
はい　いいえ　6.0-5.3　FMA

DENVER II 予備判定票

4〜6歳用

氏　名 ＿＿＿＿＿＿

記録者　氏　名 ＿＿＿＿＿＿

続　柄 ＿＿＿＿＿＿

記　録　日　　年　　月　　日

生　年　月　日　　年　　月　　日

年　月　日　齢　　年　　月　　日

以下の質問に順番にお答え下さい。「はい」「いいえ」のどちらかに○をつけて下さい。「いいえ」が３つ以上になったら，それ以降の質問にお答えになる必要はありません。

75. あまり親しくない人にも，あなたのお子さんが話す内容がほぼ全部理解されていますか。あなたやお子さんの親しい人でないと理解できない場合は「いいえ」に○をつけて下さい。　はい　いいえ　4.0-3.5　L

76. 下の図（黄，緑，赤，青）を見せ，ひとつずつ指さして「これは何色？」と聞いて下さい。お子さんが違った答を言ってもあなたの顔色に出さないようにして４つとも聞いて下さい。４つとも正しく答えれば「はい」に○をつけて下さい。　はい　いいえ　4.0-3.6　L

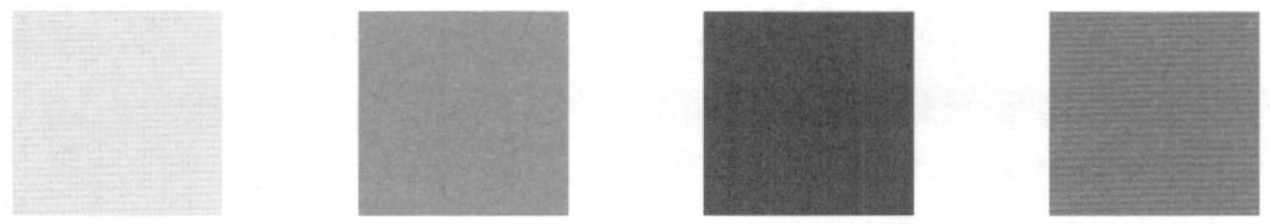

77. 以下の質問をお子さんにして下さい。質問をくりかえして言うのは構いませんが答える手助けをしないで下さい。それぞれの質問に対するお子さんの答えを下に書きこんで下さい。

「コップは何をするものですか？」(　　　　　　　)

「椅子は何をするものですか？」　(　　　　　　　)

「鉛筆は何をするものですか？」　(　　　　　　　)

動詞（のむ，すわる，かく，など）で答えて，それが理屈に合っていれば結構です。２つ以上答えられた場合「はい」に○をつけて下さい。言葉でなく，身振り（ジェスチャー）で示した場合は「いいえ」に○をつけて下さい。　はい　いいえ　4.1-3.6　L

78. 数を１つ数えることができますか。

判定の方法：白い紙を一枚用意して，それを４つに切り分けてお子さんの前に置いて下さい。お子さんに「ひとつ（いちまい）ちょうだい」と言って下さい。お子さんが１枚以上あなたに渡した場合は「いいえ」に○をつけて下さい。1枚だけあなたに渡した時は，「私は何枚（いくつ）紙をもっていますか？」とたずねて下さい。お子さんが「ひとつ（いち，いっこ，いちまい）」と答えた時は「はい」に○をつけて下さい。それ以外の数字を答えた時は「いいえ」に○をつけて下さい。　はい　いいえ　4.1-3.6　L

79. 物につかまらないで，片足でケンケンして２回以上とべますか（片足交互のスキップではありません）。　はい　いいえ　4.2-3.7　GM

80. 下の図を見せて「これと同じものをかいて」と言って下さい。「十字（クロス）をかいて」と言ってはいけません。３回かかせて下さい。１回でもできれば結構です。判定の例は下に描いてある通りです。　はい　いいえ　4.2-3.8　FMA

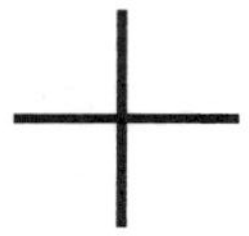

図：この場合は「はい」に○をつけて下さい。

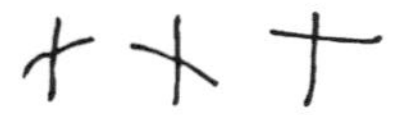

図：この場合は「いいえ」に○をつけて下さい。

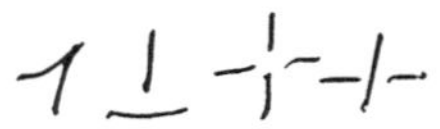

81. 下の図（２本の縦の線）をお子さんに見せて「長い方を指さして下さい」と言って下さい。（「大きい方を……」と言ってはいけません。）お子さんがどちらかを指さしたら，今度は上下さかさまにしてもう一度同じ質問をして下さい。それに答えたらさらにもう一度上下さかさま（最初と同じ向き）にして質問して下さい。途中でお子さんが間違えていても顔色に出したり訂正してはいけません。３回とも正しく指させたら「はい」に○をつけて下さい。　はい　いいえ　4.3-3.8　FMA

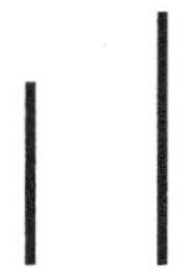

82. 下の絵をお子さんに見せて「飛ぶのはどれ？」「ニャーとなくのはどれ？」「お話するのはどれ？」「ほえるのはどれ？」「駆け足するのはどれ？」と聞いて下さい。聞く順番はどれから始めても結構です。4つ以上正しく指させたら「はい」に○をつけて下さい。 はい いいえ　4.4-3.8 L

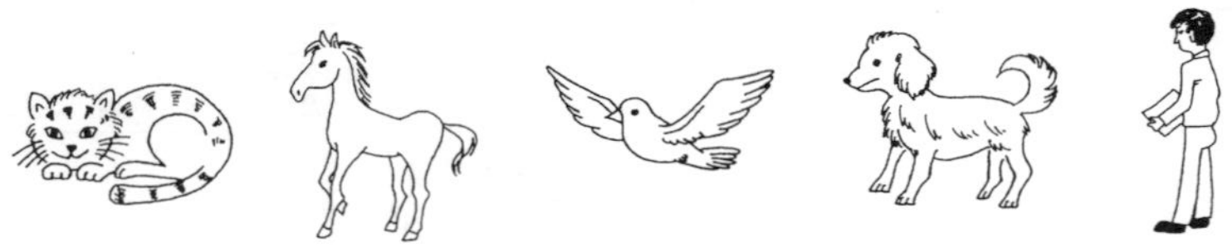

（原画　国立療養所広島病院小児科部長　下田浩子）

83. 以下の質問をお子さんにして下さい。質問をくりかえして言うのは構いませんが答える手助けをしないで下さい。それぞれの質問に対するお子さんの答えを下に書きこんで下さい。
「コップは何をするものですか？」（　　　）
「椅子は何をするものですか？」（　　　）
「鉛筆は何をするものですか？」（　　　）
動詞（のむ，すわる，かく，など）で答えて，それが理屈に合っていれば結構です。3つ全部答えられた場合だけ「はい」に○をつけて下さい。言葉でなく，身振り（ジェスチャー）で示した場合は「いいえ」に○をつけて下さい。 はい いいえ　4.4-3.9 L

84. お子さんに小さい紙切れか小さい物を渡して以下のように指示して下さい。その時，あなたの指で方向を示したり眼でそちらを見たりしないで下さい。
「その紙（物）を椅子の下におきなさい」
「その紙（物）をあなたの後におきなさい」
「その紙（物）を椅子の上におきなさい」
「その紙（物）をあなたの前におきなさい」
4つとも正しくできたら「はい」に○をつけて下さい。 はい いいえ　4.6-4.0 L

85. 手助けも指導もなく，自分一人で歯ブラシに練り歯磨きをつけて，歯の表側も裏側も磨けますか。 はい いいえ　4.8-4.2 PS

86. 単語を5つ以上定義できますか。
判定の方法：以下の質問をお子さんにして下さい。質問をくりかえして言うのは構いませんが答える手助けをしないで下さい。それぞれの質問に対するお子さんの答えを下に書きこんで下さい。
「ボールとは何ですか？」（　　　）
「海とは何ですか？」（　　　）
「机とは何ですか？」（　　　）
「家とは何ですか？」（　　　）
「バナナとは何ですか？」（　　　）
「カーテンとは何ですか？」（　　　）
「窓とは何ですか？」（　　　）
「靴とは何ですか？」（　　　）
お子さんの答がそのものの用途，形，材料，分類（カテゴリー）に関するもので理屈に合っていれば結構です。5つ以上の答が正しければ「はい」に○をつけて下さい。 はい いいえ　5.0-4.4 L

87. 以下の質問をお子さんにして下さい。質問をくりかえして言うのは構いませんが答える手助けをしないで下さい。それぞれの質問に対するお子さんの答えを下に書きこんで下さい。
「寒い時はどうしますか？」（　　　）
答の例（震える，服を着る，家に入る，など）
「疲れた時はどうしますか？」（　　　）
答の例（あくびをする，眠る，横になる，昼寝する）
「お腹がすいた時はどうしますか？」（　　　）
答の例（食べる，食べるものを頼む，お昼を食べる）
答が理屈に合っていればこれ以外の答でも結構です。3つとも答えられた場合「はい」に○をつけて下さい。言葉でなく，身振り（ジェスチャー）で示した場合は「いいえ」に○をつけて下さい。 はい いいえ　5.2-4.6 L

88. 片足立ちが8秒間以上できますか。
方法：物につかまらずに，一人で片足立ちさせて，何秒間バランスを保つことができるか測定します。あなたが見本をみせて下さい。お子さんにできるだけ長く片足立ちするように言って下さい。
右足で何秒間，片足立ちができましたか（　）秒間
左足で何秒間，片足立ちができましたか（　）秒間
右足でも左足でも両方とも8秒間以上片足立ちができた場合「はい」に○をつけて下さい。 はい いいえ　5.2-4.7 GM

89. 白い紙をわたして人の絵を描かせて下さい。
方法：「ひと（男のひと，女のひと，男の子，女の子）の絵を描いて下さい」と言って下さい。描いている時に手助けしたり，欠けている部分を指摘したりしないで下さい。絵が描けた後，体のいくつの部分（頭，口，毛，体，鼻，目，足など）が描けているか数えて下さい。その際，目，腕，足，耳など対になっているものは一対を1部分として数えて下さい。なお，対になっているものが片方しか描けていない場合には体の部分として数えないで下さい。6部分以上描けていれば「はい」に○をつけて下さい。
はい いいえ　6.0-5.3 FMA

DENVERⅡ予備判定票

4～6歳用

氏　　名 ＿＿＿＿　　記録日 ＿＿年＿＿月＿＿日
記録者 氏名 ＿＿＿＿　　生年月日 ＿＿年＿＿月＿＿日
記録者 続柄 ＿＿＿＿　　年月日齢 ＿＿年＿＿月＿＿日

以下の質問に順番にお答え下さい。「はい」「いいえ」のどちらかに○をつけて下さい。「いいえ」が３つ以上になったら，それ以降の質問にお答えになる必要はありません。

75. あまり親しくない人にも，あなたのお子さんが話す内容がほぼ全部理解されていますか。あなたやお子さんの親しい人でないと理解できない場合は「いいえ」に○をつけて下さい。　はい　いいえ　4.0-3.5　L

76. 下の図（黄，緑，赤，青）を見せ，ひとつずつ指さして「これは何色？」と聞いて下さい。お子さんが違った答を言ってもあなたの顔色に出さないようにして４つとも聞いて下さい。４つとも正しく答えれば「はい」に○をつけて下さい。　はい　いいえ　4.0-3.6　L

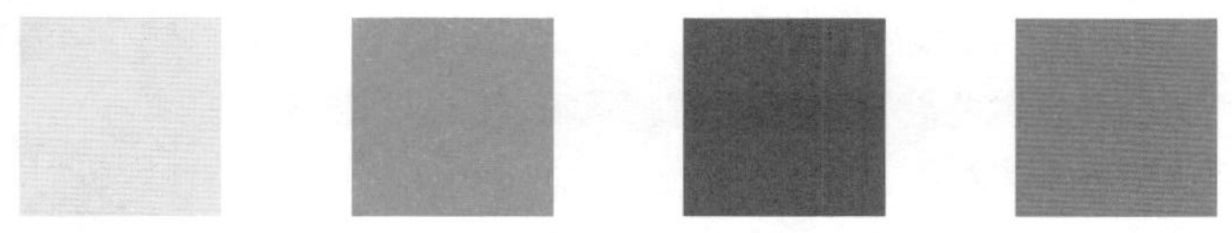

77. 以下の質問をお子さんにして下さい。質問をくりかえして言うのは構いませんが答える手助けをしないで下さい。それぞれの質問に対するお子さんの答えを下に書きこんで下さい。

「コップは何をするものですか？」（　　　　　）
「椅子は何をするものですか？」（　　　　　）
「鉛筆は何をするものですか？」（　　　　　）

動詞（のむ，すわる，かく，など）で答えて，それが理屈に合っていれば結構です。２つ以上答えられた場合「はい」に○をつけて下さい。言葉でなく，身振り（ジェスチャー）で示した場合は「いいえ」に○をつけて下さい。　はい　いいえ　4.1-3.6　L

78. 数を１つ数えることができますか。
判定の方法：白い紙を一枚用意して，それを４つに切り分けてお子さんの前に置いて下さい。お子さんに「ひとつ（いちまい）ちょうだい」と言って下さい。お子さんが１枚以上あなたに渡した場合は「いいえ」に○をつけて下さい。1枚だけあなたに渡した時は，「私は何枚（いくつ）紙をもっていますか？」とたずねて下さい。お子さんが「ひとつ（いち，いっこ，いちまい）」と答えた時は「はい」に○をつけて下さい。それ以外の数字を答えた時は「いいえ」に○をつけて下さい。　はい　いいえ　4.1-3.6　L

79. 物につかまらないで，片足でケンケンして２回以上とべますか（片足交互のスキップではありません）。　はい　いいえ　4.2-3.7　GM

80. 下の図を見せて「これと同じものをかいて」と言って下さい。「十字（クロス）をかいて」と言ってはいけません。３回かかせて下さい。１回でもできれば結構です。判定の例は下に描いてある通りです。　はい　いいえ　4.2-3.8　FMA

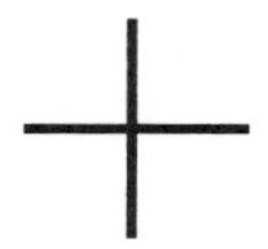

図：この場合は「はい」に○をつけて下さい。　図：この場合は「いいえ」に○をつけて下さい。

81. 下の図（２本の縦の線）をお子さんに見せて「長い方を指さして下さい」と言って下さい。（「大きい方を……」と言ってはいけません。）お子さんがどちらかを指さしたら，今度は上下さかさまにしてもう一度同じ質問をして下さい。それに答えたらさらにもう一度上下さかさま（最初と同じ向き）にして質問して下さい。途中でお子さんが間違えていても顔色に出したり訂正してはいけません。３回とも正しく指させたら「はい」に○をつけて下さい。　はい　いいえ　4.3-3.8　FMA

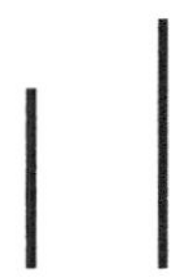

82. 下の絵をお子さんに見せて「飛ぶのはどれ？」「ニャーとなくのはどれ？」「お話するのはどれ？」「ほえるのはどれ？」「駆け足するのはどれ？」と聞いて下さい。聞く順番はどれから始めても結構です。４つ以上正しく指させたら「はい」に○をつけて下さい。　はい　いいえ　4.4-3.8　L

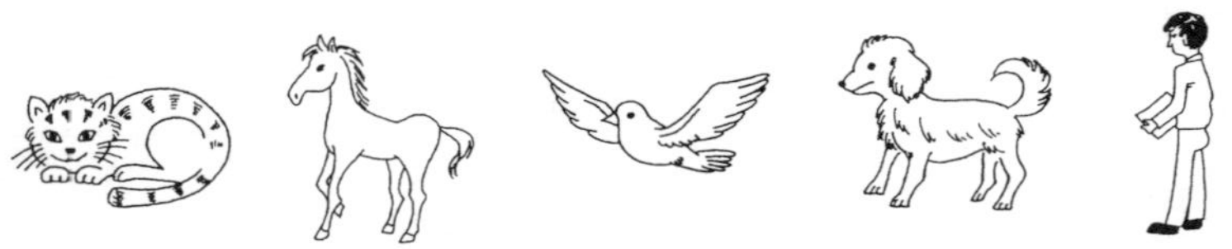

（原画　国立療養所広島病院小児科部長　下田浩子）

83. 以下の質問をお子さんにして下さい。質問をくりかえして言うのは構いませんが答える手助けをしないで下さい。それぞれの質問に対するお子さんの答えを下に書きこんで下さい。
「コップは何をするものですか？」（　　　　）
「椅子は何をするものですか？」（　　　　）
「鉛筆は何をするものですか？」（　　　　）
動詞（のむ，すわる，かく，など）で答えて，それが理屈に合っていれば結構です。３つ全部答えられた場合だけ「はい」に○をつけて下さい。言葉でなく，身振り（ジェスチャー）で示した場合は「いいえ」に○をつけて下さい。　はい　いいえ　4.4-3.9　L

84. お子さんに小さい紙切れか小さい物を渡して以下のように指示して下さい。その時，あなたの指で方向を示したり眼でそちらを見たりしないで下さい。
「その紙（物）を椅子の下におきなさい」
「その紙（物）をあなたの後におきなさい」
「その紙（物）を椅子の上におきなさい」
「その紙（物）をあなたの前におきなさい」
４つとも正しくできたら「はい」に○をつけて下さい。　はい　いいえ　4.6-4.0　L

85. 手助けも指導もなく，自分一人で歯ブラシに練り歯磨きをつけて，歯の表側も裏側も磨けますか。　はい　いいえ　4.8-4.2　PS

86. 単語を５つ以上定義できますか。
判定の方法：以下の質問をお子さんにして下さい。質問をくりかえして言うのは構いませんが答える手助けをしないで下さい。それぞれの質問に対するお子さんの答えを下に書きこんで下さい。
「ボールとは何ですか？」（　　　　）
「海とは何ですか？」（　　　　）
「机とは何ですか？」（　　　　）
「家とは何ですか？」（　　　　）
「バナナとは何ですか？」（　　　　）
「カーテンとは何ですか？」（　　　　）
「窓とは何ですか？」（　　　　）
「靴とは何ですか？」（　　　　）
お子さんの答がそのものの用途，形，材料，分類（カテゴリー）に関するもので理屈に合っていれば結構です。５つ以上の答が正しければ「はい」に○をつけて下さい。　はい　いいえ　5.0-4.4　L

87. 以下の質問をお子さんにして下さい。質問をくりかえして言うのは構いませんが答える手助けをしないで下さい。それぞれの質問に対するお子さんの答えを下に書きこんで下さい。
「寒い時はどうしますか？」（　　　　）
答の例（震える，服を着る，家に入る，など）
「疲れた時はどうしますか？」（　　　　）
答の例（あくびをする，眠る，横になる，昼寝する）
「お腹がすいた時はどうしますか？」（　　　　）
答の例（食べる，食べるものを頼む，お昼を食べる）
答が理屈に合っていればこれ以外の答でも結構です。３つとも答えられた場合「はい」に○をつけて下さい。言葉でなく，身振り（ジェスチャー）で示した場合は「いいえ」に○をつけて下さい。　はい　いいえ　5.2-4.6　L

88. 片足立ちが８秒間以上できますか。
方法：物につかまらずに，一人で片足立ちさせて，何秒間バランスを保つことができるか測定します。あなたが見本をみせて下さい。お子さんにできるだけ長く片足立ちするように言って下さい。
右足で何秒間，片足立ちができましたか（　　）秒間
左足で何秒間，片足立ちができましたか（　　）秒間
右足でも左足でも両方とも８秒間以上片足立ちができた場合「はい」に○をつけて下さい。　はい　いいえ　5.2-4.7　GM

89. 白い紙をわたして人の絵を描かせて下さい。
方法：「ひと（男のひと，女のひと，男の子，女の子）の絵を描いて下さい」と言って下さい。描いている時に手助けしたり，欠けている部分を指摘したりしないで下さい。絵が描けた後，体のいくつの部分（頭，口，毛，体，鼻，目，足など）が描けているか数えて下さい。その際，目，腕，足，耳など対になっているものは一対を１部分として数えて下さい。なお，対になっているものが片方しか描けていない場合には体の部分として数えないで下さい。６部分以上描けていれば「はい」に○をつけて下さい。　はい　いいえ　6.0-5.3　FMA

4～6歳用

DENVER Ⅱ 予備判定票

氏　名		記録日	年　月　日
記録者 氏名		生年月日	年　月　日
記録者 続柄		年月日齢	年　月　日

以下の質問に順番にお答え下さい。「はい」「いいえ」のどちらかに○をつけて下さい。「いいえ」が3つ以上になったら，それ以降の質問にお答えになる必要はありません。

75. あまり親しくない人にも，あなたのお子さんが話す内容がほぼ全部理解されていますか。あなたやお子さんの親しい人でないと理解できない場合は「いいえ」に○をつけて下さい。　はい　いいえ　4.0-3.5　L

76. 下の図（黄，緑，赤，青）を見せ，ひとつずつ指さして「これは何色？」と聞いて下さい。お子さんが違った答を言ってもあなたの顔色に出さないようにして4つとも聞いて下さい。4つとも正しく答えれば「はい」に○をつけて下さい。　はい　いいえ　4.0-3.6　L

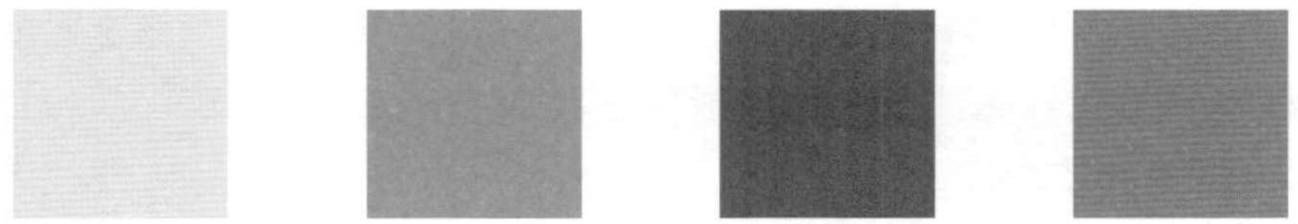

77. 以下の質問をお子さんにして下さい。質問をくりかえして言うのは構いませんが答える手助けをしないで下さい。それぞれの質問に対するお子さんの答えを下に書きこんで下さい。

「コップは何をするものですか？」（　　　　　　）
「椅子は何をするものですか？」（　　　　　　）
「鉛筆は何をするものですか？」（　　　　　　）

動詞（のむ，すわる，かく，など）で答えて，それが理屈に合っていれば結構です。2つ以上答えられた場合「はい」に○をつけて下さい。言葉でなく，身振り（ジェスチャー）で示した場合は「いいえ」に○をつけて下さい。　はい　いいえ　4.1-3.6　L

78. 数を1つ数えることができますか。
判定の方法：白い紙を一枚用意して，それを4つに切り分けてお子さんの前に置いて下さい。お子さんに「ひとつ（いちまい）ちょうだい」と言って下さい。お子さんが1枚以上あなたに渡した場合は「いいえ」に○をつけて下さい。1枚だけあなたに渡した時は，「私は何枚（いくつ）紙をもっていますか？」とたずねて下さい。お子さんが「ひとつ（いち，いっこ，いちまい）」と答えた時は「はい」に○をつけて下さい。それ以外の数字を答えた時は「いいえ」に○をつけて下さい。　はい　いいえ　4.1-3.6　L

79. 物につかまらないで，片足でケンケンして2回以上とべますか（片足交互のスキップではありません）。　はい　いいえ　4.2-3.7　GM

80. 下の図を見せて「これと同じものをかいて」と言って下さい。「十字（クロス）をかいて」と言ってはいけません。3回かかせて下さい。1回でもできれば結構です。判定の例は下に描いてある通りです。　はい　いいえ　4.2-3.8　FMA

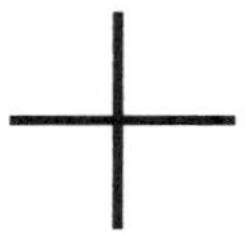

図：この場合は「はい」に○をつけて下さい。

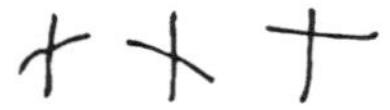

図：この場合は「いいえ」に○をつけて下さい。

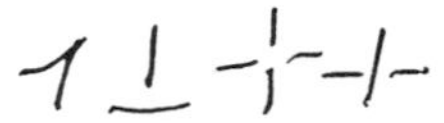

81. 下の図（2本の縦の線）をお子さんに見せて「長い方を指さして下さい」と言って下さい。（「大きい方を……」と言ってはいけません。）お子さんがどちらかを指さしたら，今度は上下さかさまにしてもう一度同じ質問をして下さい。それに答えたらさらにもう一度上下さかさま（最初と同じ向き）にして質問して下さい。途中でお子さんが間違えていても顔色に出したり訂正してはいけません。3回とも正しく指させたら「はい」に○をつけて下さい。　はい　いいえ　4.3-3.8　FMA

82. 下の絵をお子さんに見せて「飛ぶのはどれ？」「ニャーとなくのはどれ？」「お話するのはどれ？」「ほえるのはどれ？」「駆け足するのはどれ？」と聞いて下さい。聞く順番はどれから始めても結構です。4つ以上正しく指させたら「はい」に○をつけて下さい。　はい　いいえ　4.4-3.8　L

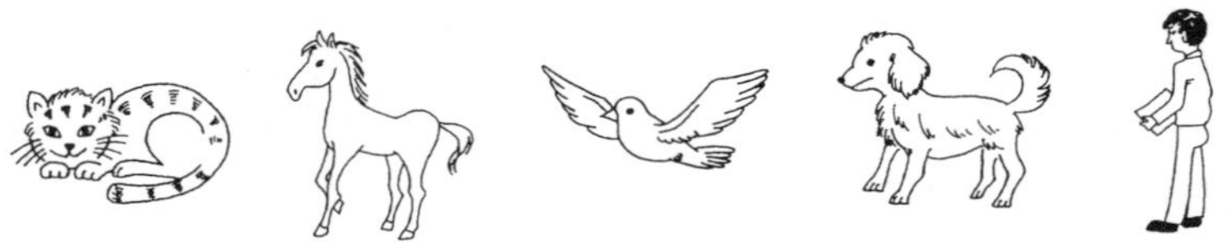

（原画　国立療養所広島病院小児科部長　下田浩子）

83. 以下の質問をお子さんにして下さい。質問をくりかえして言うのは構いませんが答える手助けをしないで下さい。それぞれの質問に対するお子さんの答えを下に書きこんで下さい。

「コップは何をするものですか？」（　　　　　）
「椅子は何をするものですか？」（　　　　　）
「鉛筆は何をするものですか？」（　　　　　）

動詞（のむ，すわる，かく，など）で答えて，それが理屈に合っていれば結構です。3つ全部答えられた場合だけ「はい」に○をつけて下さい。言葉でなく，身振り（ジェスチャー）で示した場合は「いいえ」に○をつけて下さい。　はい　いいえ　4.4-3.9　L

84. お子さんに小さい紙切れか小さい物を渡して以下のように指示して下さい。その時，あなたの指で方向を示したり眼でそちらを見たりしないで下さい。

「その紙（物）を椅子の下におきなさい」
「その紙（物）をあなたの後におきなさい」
「その紙（物）を椅子の上におきなさい」
「その紙（物）をあなたの前におきなさい」

4つとも正しくできたら「はい」に○をつけて下さい。　はい　いいえ　4.6-4.0　L

85. 手助けも指導もなく，自分一人で歯ブラシに練り歯磨きをつけて，歯の表側も裏側も磨けますか。　はい　いいえ　4.8-4.2　PS

86. 単語を5つ以上定義できますか。
判定の方法：以下の質問をお子さんにして下さい。質問をくりかえして言うのは構いませんが答える手助けをしないで下さい。それぞれの質問に対するお子さんの答えを下に書きこんで下さい。

「ボールとは何ですか？」（　　　　　）
「海とは何ですか？」（　　　　　）
「机とは何ですか？」（　　　　　）
「家とは何ですか？」（　　　　　）
「バナナとは何ですか？」（　　　　　）
「カーテンとは何ですか？」（　　　　　）
「窓とは何ですか？」（　　　　　）
「靴とは何ですか？」（　　　　　）

お子さんの答がそのものの用途，形，材料，分類（カテゴリー）に関するもので理屈に合っていれば結構です。5つ以上の答が正しければ「はい」に○をつけて下さい。　はい　いいえ　5.0-4.4　L

87. 以下の質問をお子さんにして下さい。質問をくりかえして言うのは構いませんが答える手助けをしないで下さい。それぞれの質問に対するお子さんの答えを下に書きこんで下さい。

「寒い時はどうしますか？」（　　　　　）
　答の例（震える，服を着る，家に入る，など）
「疲れた時はどうしますか？」（　　　　　）
　答の例（あくびをする，眠る，横になる，昼寝する）
「お腹がすいた時はどうしますか？」（　　　　　）
　答の例（食べる，食べるものを頼む，お昼を食べる）

答が理屈に合っていればこれ以外の答でも結構です。3つとも答えられた場合「はい」に○をつけて下さい。言葉でなく，身振り（ジェスチャー）で示した場合は「いいえ」に○をつけて下さい。　はい　いいえ　5.2-4.6　L

88. 片足立ちが8秒間以上できますか。
方法：物につかまらずに，一人で片足立ちさせて，何秒間バランスを保つことができるか測定します。あなたが見本をみせて下さい。お子さんにできるだけ長く片足立ちするように言って下さい。

右足で何秒間，片足立ちができましたか（　　）秒間
左足で何秒間，片足立ちができましたか（　　）秒間

右足でも左足でも両方とも8秒間以上片足立ちができた場合「はい」に○をつけて下さい。　はい　いいえ　5.2-4.7　GM

89. 白い紙をわたして人の絵を描かせて下さい。
方法：「ひと（男のひと，女のひと，男の子，女の子）の絵を描いて下さい」と言って下さい。描いている時に手助けしたり，欠けている部分を指摘したりしないで下さい。絵が描けた後，体のいくつの部分（頭，口，毛，体，鼻，目，足など）が描けているか数えて下さい。その際，目，腕，足，耳など対になっているものは一対を1部分として数えて下さい。なお，対になっているものが片方しか描けていない場合には体の部分として数えないで下さい。6部分以上描けていれば「はい」に○をつけて下さい。　はい　いいえ　6.0-5.3　FMA

DENVERⅡ予備判定票

4〜6歳用

氏　名	
記録者　氏　名	
記録者　続　柄	

記録日	年	月	日
生年月日	年	月	日
年月日齢	年	月	日

以下の質問に順番にお答え下さい。「はい」「いいえ」のどちらかに○をつけて下さい。「いいえ」が３つ以上になったら，それ以降の質問にお答えになる必要はありません。

75. あまり親しくない人にも，あなたのお子さんが話す内容がほぼ全部理解されていますか。あなたやお子さんの親しい人でないと理解できない場合は「いいえ」に○をつけて下さい。　はい　いいえ　4.0-3.5　L

76. 下の図（黄，緑，赤，青）を見せ，ひとつずつ指さして「これは何色？」と聞いて下さい。お子さんが違った答を言ってもあなたの顔色に出さないようにして４つとも聞いて下さい。４つとも正しく答えれば「はい」に○をつけて下さい。　はい　いいえ　4.0-3.6　L

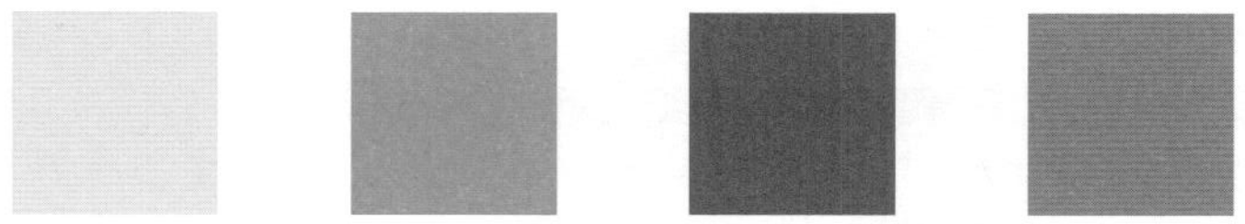

77. 以下の質問をお子さんにして下さい。質問をくりかえして言うのは構いませんが答える手助けをしないで下さい。それぞれの質問に対するお子さんの答えを下に書きこんで下さい。

「コップは何をするものですか？」（　　　　　）
「椅子は何をするものですか？」（　　　　　）
「鉛筆は何をするものですか？」（　　　　　）

動詞（のむ，すわる，かく，など）で答えて，それが理屈に合っていれば結構です。２つ以上答えられた場合「はい」に○をつけて下さい。言葉でなく，身振り（ジェスチャー）で示した場合は「いいえ」に○をつけて下さい。　はい　いいえ　4.1-3.6　L

78. 数を１つ数えることができますか。
判定の方法：白い紙を一枚用意して，それを４つに切り分けてお子さんの前に置いて下さい。お子さんに「ひとつ（いちまい）ちょうだい」と言って下さい。お子さんが１枚以上あなたに渡した場合は「いいえ」に○をつけて下さい。1枚だけあなたに渡した時は，「私は何枚（いくつ）紙をもっていますか？」とたずねて下さい。お子さんが「ひとつ（いち，いっこ，いちまい）」と答えた時は「はい」に○をつけて下さい。それ以外の数字を答えた時は「いいえ」に○をつけて下さい。　はい　いいえ　4.1-3.6　L

79. 物につかまらないで，片足でケンケンして２回以上とべますか（片足交互のスキップではありません）。　はい　いいえ　4.2-3.7　GM

80. 下の図を見せて「これと同じものをかいて」と言って下さい。「十字（クロス）をかいて」と言ってはいけません。３回かかせて下さい。１回でもできれば結構です。判定の例は下に描いてある通りです。　はい　いいえ　4.2-3.8　FMA

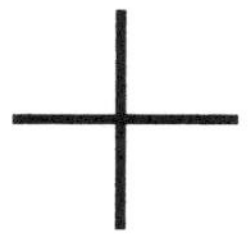

図：この場合は「はい」に○をつけて下さい。

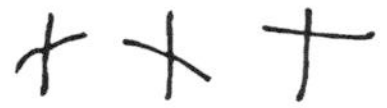

図：この場合は「いいえ」に○をつけて下さい。

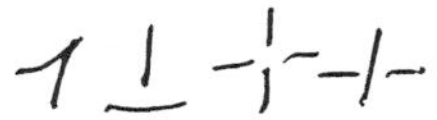

81. 下の図（２本の縦の線）をお子さんに見せて「長い方を指さして下さい」と言って下さい。（「大きい方を……」と言ってはいけません。）お子さんがどちらかを指さしたら，今度は上下さかさまにしてもう一度同じ質問をして下さい。それに答えたらさらにもう一度上下さかさま（最初と同じ向き）にして質問して下さい。途中でお子さんが間違えていても顔色に出したり訂正してはいけません。３回とも正しく指させたら「はい」に○をつけて下さい。　はい　いいえ　4.3-3.8　FMA

82. 下の絵をお子さんに見せて「飛ぶのはどれ？」「ニャーとなくのはどれ？」「お話するのはどれ？」「ほえるのはどれ？」「駆け足するのはどれ？」と聞いて下さい。聞く順番はどれから始めても結構です。4つ以上正しく指させたら「はい」に○をつけて下さい。 はい　いいえ　4.4-3.8　L

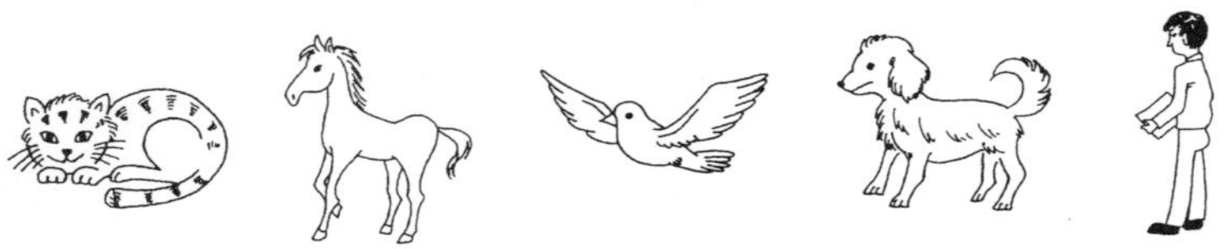

（原画　国立療養所広島病院小児科部長　下田浩子）

83. 以下の質問をお子さんにして下さい。質問をくりかえして言うのは構いませんが答える手助けをしないで下さい。それぞれの質問に対するお子さんの答えを下に書きこんで下さい。
「コップは何をするものですか？」（　　　　）
「椅子は何をするものですか？」（　　　　）
「鉛筆は何をするものですか？」（　　　　）
動詞（のむ，すわる，かく，など）で答えて，それが理屈に合っていれば結構です。3つ全部答えられた場合だけ「はい」に○をつけて下さい。言葉でなく，身振り（ジェスチャー）で示した場合は「いいえ」に○をつけて下さい。 はい　いいえ　4.4-3.9　L

84. お子さんに小さい紙切れか小さい物を渡して以下のように指示して下さい。その時，あなたの指で方向を示したり眼でそちらを見たりしないで下さい。
「その紙（物）を椅子の下におきなさい」
「その紙（物）をあなたの後におきなさい」
「その紙（物）を椅子の上におきなさい」
「その紙（物）をあなたの前におきなさい」
4つとも正しくできたら「はい」に○をつけて下さい。 はい　いいえ　4.6-4.0　L

85. 手助けも指導もなく，自分一人で歯ブラシに練り歯磨きをつけて，歯の表側も裏側も磨けますか。 はい　いいえ　4.8-4.2　PS

86. 単語を5つ以上定義できますか。
判定の方法：以下の質問をお子さんにして下さい。質問をくりかえして言うのは構いませんが答える手助けをしないで下さい。それぞれの質問に対するお子さんの答えを下に書きこんで下さい。
「ボールとは何ですか？」（　　　　）
「海とは何ですか？」（　　　　）
「机とは何ですか？」（　　　　）
「家とは何ですか？」（　　　　）
「バナナとは何ですか？」（　　　　）
「カーテンとは何ですか？」（　　　　）
「窓とは何ですか？」（　　　　）
「靴とは何ですか？」（　　　　）
お子さんの答がそのものの用途，形，材料，分類（カテゴリー）に関するもので理屈に合っていれば結構です。5つ以上の答が正しければ「はい」に○をつけて下さい。 はい　いいえ　5.0-4.4　L

87. 以下の質問をお子さんにして下さい。質問をくりかえして言うのは構いませんが答える手助けをしないで下さい。それぞれの質問に対するお子さんの答えを下に書きこんで下さい。
「寒い時はどうしますか？」（　　　　）
答の例（震える，服を着る，家に入る，など）
「疲れた時はどうしますか？」（　　　　）
答の例（あくびをする，眠る，横になる，昼寝する）
「お腹がすいた時はどうしますか？」（　　　　）
答の例（食べる，食べるものを頼む，お昼を食べる）
答が理屈に合っていればこれ以外の答でも結構です。3つとも答えられた場合「はい」に○をつけて下さい。言葉でなく，身振り（ジェスチャー）で示した場合は「いいえ」に○をつけて下さい。 はい　いいえ　5.2-4.6　L

88. 片足立ちが8秒間以上できますか。
方法：物につかまらずに，一人で片足立ちさせて，何秒間バランスを保つことができるか測定します。あなたが見本をみせて下さい。お子さんにできるだけ長く片足立ちするように言って下さい。
右足で何秒間，片足立ちができましたか（　　）秒間
左足で何秒間，片足立ちができましたか（　　）秒間
右足でも左足でも両方とも8秒間以上片足立ちができた場合「はい」に○をつけて下さい。 はい　いいえ　5.2-4.7　GM

89. 白い紙をわたして人の絵を描かせて下さい。
方法：「ひと（男のひと，女のひと，男の子，女の子）の絵を描いて下さい」と言って下さい。描いている時に手助けしたり，欠けている部分を指摘したりしないで下さい。絵が描けた後，体のいくつの部分（頭，口，毛，体，鼻，目，足など）が描けているか数えて下さい。その際，目，腕，足，耳など対になっているものは一対を1部分として数えて下さい。なお，対になっているものが片方しか描けていない場合には体の部分として数えないで下さい。6部分以上描けていれば「はい」に○をつけて下さい。
はい　いいえ　6.0-5.3　FMA

DENVERⅡ予備判定票

4〜6歳用

氏名	
記録者 氏名	
記録者 続柄	

記録日	年	月	日
生年月日	年	月	日
年月日齢	年	月	日

以下の質問に順番にお答え下さい。「はい」「いいえ」のどちらかに○をつけて下さい。「いいえ」が３つ以上になったら，それ以降の質問にお答えになる必要はありません。

75. あまり親しくない人にも，あなたのお子さんが話す内容がほぼ全部理解されていますか。あなたやお子さんの親しい人でないと理解できない場合は「いいえ」に○をつけて下さい。　はい　いいえ　4.0-3.5　L

76. 下の図（黄，緑，赤，青）を見せ，ひとつずつ指さして「これは何色？」と聞いて下さい。お子さんが違った答を言ってもあなたの顔色に出さないようにして４つとも聞いて下さい。４つとも正しく答えれば「はい」に○をつけて下さい。　はい　いいえ　4.0-3.6　L

77. 以下の質問をお子さんにして下さい。質問をくりかえして言うのは構いませんが答える手助けをしないで下さい。それぞれの質問に対するお子さんの答えを下に書きこんで下さい。
「コップは何をするものですか？」（　　　　　　）
「椅子は何をするものですか？」（　　　　　　）
「鉛筆は何をするものですか？」（　　　　　　）
動詞（のむ，すわる，かく，など）で答えて，それが理屈に合っていれば結構です。２つ以上答えられた場合「はい」に○をつけて下さい。言葉でなく，身振り（ジェスチャー）で示した場合は「いいえ」に○をつけて下さい。　はい　いいえ　4.1-3.6　L

78. 数を１つ数えることができますか。
判定の方法：白い紙を一枚用意して，それを４つに切り分けてお子さんの前に置いて下さい。お子さんに「ひとつ（いちまい）ちょうだい」と言って下さい。お子さんが１枚以上あなたに渡した場合は「いいえ」に○をつけて下さい。1枚だけあなたに渡した時は，「私は何枚（いくつ）紙をもっていますか？」とたずねて下さい。お子さんが「ひとつ（いち，いっこ，いちまい）」と答えた時は「はい」に○をつけて下さい。それ以外の数字を答えた時は「いいえ」に○をつけて下さい。　はい　いいえ　4.1-3.6　L

79. 物につかまらないで，片足でケンケンして２回以上とべますか（片足交互のスキップではありません）。　はい　いいえ　4.2-3.7　GM

80. 下の図を見せて「これと同じものをかいて」と言って下さい。「十字（クロス）をかいて」と言ってはいけません。３回かかせて下さい。１回でもできれば結構です。判定の例は下に描いてある通りです。　はい　いいえ　4.2-3.8　FMA

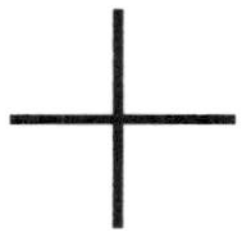

図：この場合は「はい」に○をつけて下さい。

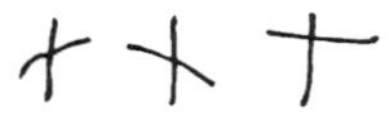

図：この場合は「いいえ」に○をつけて下さい。

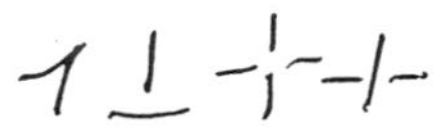

81. 下の図（２本の縦の線）をお子さんに見せて「長い方を指さして下さい」と言って下さい。（「大きい方を……」と言ってはいけません。）お子さんがどちらかを指さしたら，今度は上下さかさまにしてもう一度同じ質問をして下さい。それに答えたらさらにもう一度上下さかさま（最初と同じ向き）にして質問して下さい。途中でお子さんが間違えていても顔色に出したり訂正してはいけません。３回とも正しく指させたら「はい」に○をつけて下さい。　はい　いいえ　4.3-3.8　FMA

82. 下の絵をお子さんに見せて「飛ぶのはどれ？」「ニャーとなくのはどれ？」「お話するのはどれ？」「ほえるのはどれ？」「駆け足するのはどれ？」と聞いて下さい。聞く順番はどれから始めても結構です。4つ以上正しく指させたら「はい」に○をつけて下さい。　はい　いいえ　4.4-3.8　L

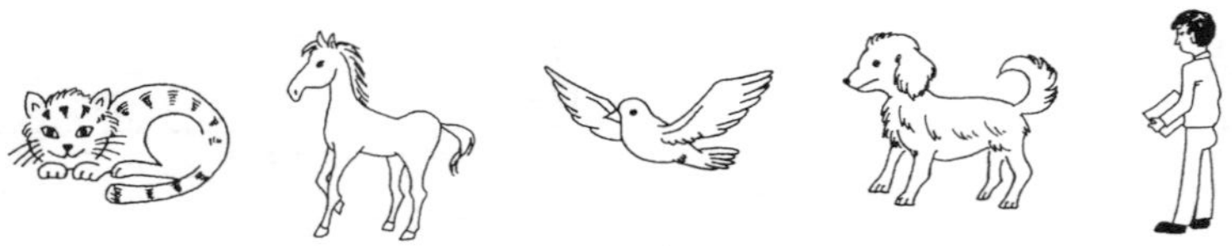

（原画　国立療養所広島病院小児科部長　下田浩子）

83. 以下の質問をお子さんにして下さい。質問をくりかえして言うのは構いませんが答える手助けをしないで下さい。それぞれの質問に対するお子さんの答えを下に書きこんで下さい。

「コップは何をするものですか？」（　　　　　）
「椅子は何をするものですか？」（　　　　　）
「鉛筆は何をするものですか？」（　　　　　）

動詞（のむ，すわる，かく，など）で答えて，それが理屈に合っていれば結構です。3つ全部答えられた場合だけ「はい」に○をつけて下さい。言葉でなく，身振り（ジェスチャー）で示した場合は「いいえ」に○をつけて下さい。　はい　いいえ　4.4-3.9　L

84. お子さんに小さい紙切れか小さい物を渡して以下のように指示して下さい。その時，あなたの指で方向を示したり眼でそちらを見たりしないで下さい。

「その紙（物）を椅子の下におきなさい」
「その紙（物）をあなたの後におきなさい」
「その紙（物）を椅子の上におきなさい」
「その紙（物）をあなたの前におきなさい」

4つとも正しくできたら「はい」に○をつけて下さい。　はい　いいえ　4.6-4.0　L

85. 手助けも指導もなく，自分一人で歯ブラシに練り歯磨きをつけて，歯の表側も裏側も磨けますか。　はい　いいえ　4.8-4.2　PS

86. 単語を5つ以上定義できますか。

判定の方法：以下の質問をお子さんにして下さい。質問をくりかえして言うのは構いませんが答える手助けをしないで下さい。それぞれの質問に対するお子さんの答えを下に書きこんで下さい。

「ボールとは何ですか？」（　　　　　）
「海とは何ですか？」（　　　　　）
「机とは何ですか？」（　　　　　）
「家とは何ですか？」（　　　　　）
「バナナとは何ですか？」（　　　　　）
「カーテンとは何ですか？」（　　　　　）
「窓とは何ですか？」（　　　　　）
「靴とは何ですか？」（　　　　　）

お子さんの答がそのものの用途，形，材料，分類（カテゴリー）に関するもので理屈に合っていれば結構です。5つ以上の答が正しければ「はい」に○をつけて下さい。　はい　いいえ　5.0-4.4　L

87. 以下の質問をお子さんにして下さい。質問をくりかえして言うのは構いませんが答える手助けをしないで下さい。それぞれの質問に対するお子さんの答えを下に書きこんで下さい。

「寒い時はどうしますか？」（　　　　　）
　答の例（震える，服を着る，家に入る，など）
「疲れた時はどうしますか？」（　　　　　）
　答の例（あくびをする，眠る，横になる，昼寝する）
「お腹がすいた時はどうしますか？」（　　　　　）
　答の例（食べる，食べるものを頼む，お昼を食べる）

答が理屈に合っていればこれ以外の答でも結構です。3つとも答えられた場合「はい」に○をつけて下さい。言葉でなく，身振り（ジェスチャー）で示した場合は「いいえ」に○をつけて下さい。　はい　いいえ　5.2-4.6　L

88. 片足立ちが8秒間以上できますか。

方法：物につかまらずに，一人で片足立ちさせて，何秒間バランスを保つことができるか測定します。あなたが見本をみせて下さい。お子さんにできるだけ長く片足立ちするように言って下さい。

右足で何秒間，片足立ちができましたか（　　）秒間
左足で何秒間，片足立ちができましたか（　　）秒間

右足でも左足でも両方とも8秒間以上片足立ちができた場合「はい」に○をつけて下さい。　はい　いいえ　5.2-4.7　GM

89. 白い紙をわたして人の絵を描かせて下さい。

方法：「ひと（男のひと，女のひと，男の子，女の子）の絵を描いて下さい」と言って下さい。描いている時に手助けしたり，欠けている部分を指摘したりしないで下さい。絵が描けた後，体のいくつの部分（頭，口，毛，体，鼻，目，足など）が描けているか数えて下さい。その際，目，腕，足，耳など対になっているものは一対を1部分として数えて下さい。なお，対になっているものが片方しか描けていない場合には体の部分として数えないで下さい。6部分以上描けていれば「はい」に○をつけて下さい。　はい　いいえ　6.0-5.3　FMA

4〜6歳用

DENVER II 予備判定票

氏　名 ＿＿＿＿

記録者　氏　名 ＿＿＿＿
　　　　続　柄 ＿＿＿＿

記　録　日 　年　月　日
生 年 月 日 　年　月　日
年 月 日 齢 　年　月　日

以下の質問に順番にお答え下さい。「はい」「いいえ」のどちらかに○をつけて下さい。「いいえ」が３つ以上になったら，それ以降の質問にお答えになる必要はありません。

75. あまり親しくない人にも，あなたのお子さんが話す内容がほぼ全部理解されていますか。あなたやお子さんの親しい人でないと理解できない場合は「いいえ」に○をつけて下さい。　はい　いいえ　4.0-3.5　L

76. 下の図（黄，緑，赤，青）を見せ，ひとつずつ指さして「これは何色？」と聞いて下さい。お子さんが違った答を言ってもあなたの顔色に出さないようにして４つとも聞いて下さい。４つとも正しく答えれば「はい」に○をつけて下さい。　はい　いいえ　4.0-3.6　L

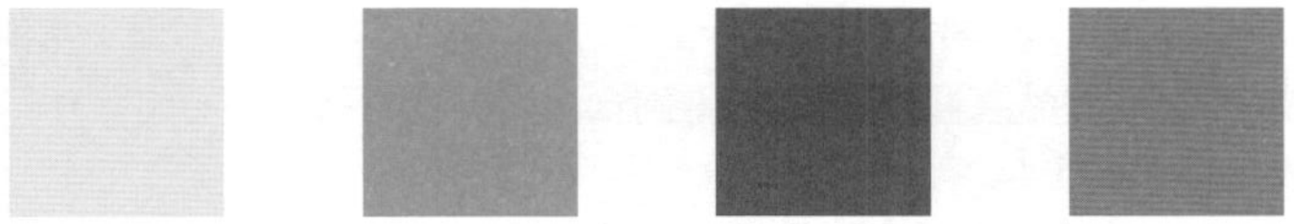

77. 以下の質問をお子さんにして下さい。質問をくりかえして言うのは構いませんが答える手助けをしないで下さい。それぞれの質問に対するお子さんの答えを下に書きこんで下さい。

「コップは何をするものですか？」（　　　　　）
「椅子は何をするものですか？」（　　　　　）
「鉛筆は何をするものですか？」（　　　　　）

動詞（のむ，すわる，かく，など）で答えて，それが理屈に合っていれば結構です。２つ以上答えられた場合「はい」に○をつけて下さい。言葉でなく，身振り（ジェスチャー）で示した場合は「いいえ」に○をつけて下さい。　はい　いいえ　4.1-3.6　L

78. 数を１つ数えることができますか。
判定の方法：白い紙を一枚用意して，それを４つに切り分けてお子さんの前に置いて下さい。お子さんに「ひとつ（いちまい）ちょうだい」と言って下さい。お子さんが１枚以上あなたに渡した場合は「いいえ」に○をつけて下さい。１枚だけあなたに渡した時は，「私は何枚（いくつ）紙をもっていますか？」とたずねて下さい。お子さんが「ひとつ（いち，いっこ，いちまい）」と答えた時は「はい」に○をつけて下さい。それ以外の数字を答えた時は「いいえ」に○をつけて下さい。　はい　いいえ　4.1-3.6　L

79. 物につかまらないで，片足でケンケンして２回以上とべますか（片足交互のスキップではありません）。　はい　いいえ　4.2-3.7　GM

80. 下の図を見せて「これと同じものをかいて」と言って下さい。「十字（クロス）をかいて」と言ってはいけません。３回かかせて下さい。１回でもできれば結構です。判定の例は下に描いてある通りです。　はい　いいえ　4.2-3.8　FMA

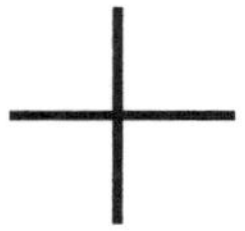

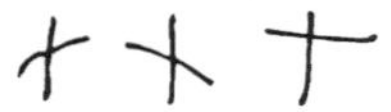

図：この場合は「はい」に○をつけて下さい。

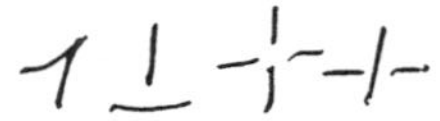

図：この場合は「いいえ」に○をつけて下さい。

81. 下の図（２本の縦の線）をお子さんに見せて「長い方を指さして下さい」と言って下さい。（「大きい方を……」と言ってはいけません。）お子さんがどちらかを指さしたら，今度は上下さかさまにしてもう一度同じ質問をして下さい。それに答えたらさらにもう一度上下さかさま（最初と同じ向き）にして質問して下さい。途中でお子さんが間違えていても顔色に出したり訂正してはいけません。３回とも正しく指させたら「はい」に○をつけて下さい。　はい　いいえ　4.3-3.8　FMA

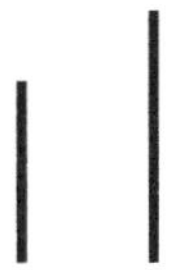

82. 下の絵をお子さんに見せて「飛ぶのはどれ？」「ニャーとなくのはどれ？」「お話するのはどれ？」「ほえるのはどれ？」「駆け足するのはどれ？」と聞いて下さい。聞く順番はどれから始めても結構です。4つ以上正しく指させたら「はい」に○をつけて下さい。　はい　いいえ　4.4-3.8　L

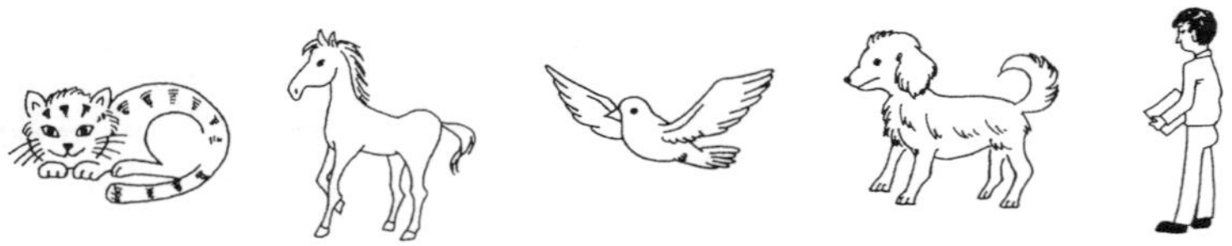

（原画　国立療養所広島病院小児科部長　下田浩子）

83. 以下の質問をお子さんにして下さい。質問をくりかえして言うのは構いませんが答える手助けをしないで下さい。それぞれの質問に対するお子さんの答えを下に書きこんで下さい。

「コップは何をするものですか？」（　　　　）

「椅子は何をするものですか？」（　　　　）

「鉛筆は何をするものですか？」（　　　　）

動詞（のむ，すわる，かく，など）で答えて，それが理屈に合っていれば結構です。3つ全部答えられた場合だけ「はい」に○をつけて下さい。言葉でなく，身振り（ジェスチャー）で示した場合は「いいえ」に○をつけて下さい。　はい　いいえ　4.4-3.9　L

84. お子さんに小さい紙切れか小さい物を渡して以下のように指示して下さい。その時，あなたの指で方向を示したり眼でそちらを見たりしないで下さい。

「その紙（物）を椅子の下におきなさい」

「その紙（物）をあなたの後におきなさい」

「その紙（物）を椅子の上におきなさい」

「その紙（物）をあなたの前におきなさい」

4つとも正しくできたら「はい」に○をつけて下さい。　はい　いいえ　4.6-4.0　L

85. 手助けも指導もなく，自分一人で歯ブラシに練り歯磨きをつけて，歯の表側も裏側も磨けますか。　はい　いいえ　4.8-4.2　PS

86. 単語を5つ以上定義できますか。

判定の方法：以下の質問をお子さんにして下さい。質問をくりかえして言うのは構いませんが答える手助けをしないで下さい。それぞれの質問に対するお子さんの答えを下に書きこんで下さい。

「ボールとは何ですか？」（　　　　）

「海とは何ですか？」（　　　　）

「机とは何ですか？」（　　　　）

「家とは何ですか？」（　　　　）

「バナナとは何ですか？」（　　　　）

「カーテンとは何ですか？」（　　　　）

「窓とは何ですか？」（　　　　）

「靴とは何ですか？」（　　　　）

お子さんの答がそのものの用途，形，材料，分類（カテゴリー）に関するもので理屈に合っていれば結構です。5つ以上の答が正しければ「はい」に○をつけて下さい。　はい　いいえ　5.0-4.4　L

87. 以下の質問をお子さんにして下さい。質問をくりかえして言うのは構いませんが答える手助けをしないで下さい。それぞれの質問に対するお子さんの答えを下に書きこんで下さい。

「寒い時はどうしますか？」（　　　　）

答の例（震える，服を着る，家に入る，など）

「疲れた時はどうしますか？」（　　　　）

答の例（あくびをする，眠る，横になる，昼寝する）

「お腹がすいた時はどうしますか？」（　　　　）

答の例（食べる，食べるものを頼む，お昼を食べる）

答が理屈に合っていればこれ以外の答でも結構です。3つとも答えられた場合「はい」に○をつけて下さい。言葉でなく，身振り（ジェスチャー）で示した場合は「いいえ」に○をつけて下さい。　はい　いいえ　5.2-4.6　L

88. 片足立ちが8秒間以上できますか。

方法：物につかまらずに，一人で片足立ちさせて，何秒間バランスを保つことができるか測定します。あなたが見本をみせて下さい。お子さんにできるだけ長く片足立ちするように言って下さい。

右足で何秒間，片足立ちができましたか（　　）秒間

左足で何秒間，片足立ちができましたか（　　）秒間

右足でも左足でも両方とも8秒間以上片足立ちができた場合「はい」に○をつけて下さい。　はい　いいえ　5.2-4.7　GM

89. 白い紙をわたして人の絵を描かせて下さい。

方法：「ひと（男のひと，女のひと，男の子，女の子）の絵を描いて下さい」と言って下さい。描いている時に手助けしたり，欠けている部分を指摘したりしないで下さい。絵が描けた後，体のいくつの部分（頭，口，毛，体，鼻，目，足など）が描けているか数えて下さい。その際，目，腕，足，耳など対になっているものは一対を1部分として数えて下さい。なお，対になっているものが片方しか描けていない場合には体の部分として数えないで下さい。6部分以上描けていれば「はい」に○をつけて下さい。　はい　いいえ　6.0-5.3　FMA

4～6歳用

DENVER Ⅱ 予備判定票

氏　名 ＿＿＿＿

記録者　氏　名 ＿＿＿＿
続　柄 ＿＿＿＿

記録日　　年　　月　　日
生年月日　　年　　月　　日
年月日齢　　年　　月　　日

以下の質問に順番にお答え下さい。「はい」「いいえ」のどちらかに○をつけて下さい。「いいえ」が３つ以上になったら，それ以降の質問にお答えになる必要はありません。

75. あまり親しくない人にも，あなたのお子さんが話す内容がほぼ全部理解されていますか。あなたやお子さんの親しい人でないと理解できない場合は「いいえ」に○をつけて下さい。　はい　いいえ　4.0-3.5　L

76. 下の図（黄，緑，赤，青）を見せ，ひとつずつ指さして「これは何色？」と聞いて下さい。お子さんが違った答を言ってもあなたの顔色に出さないようにして４つとも聞いて下さい。４つとも正しく答えれば「はい」に○をつけて下さい。　はい　いいえ　4.0-3.6　L

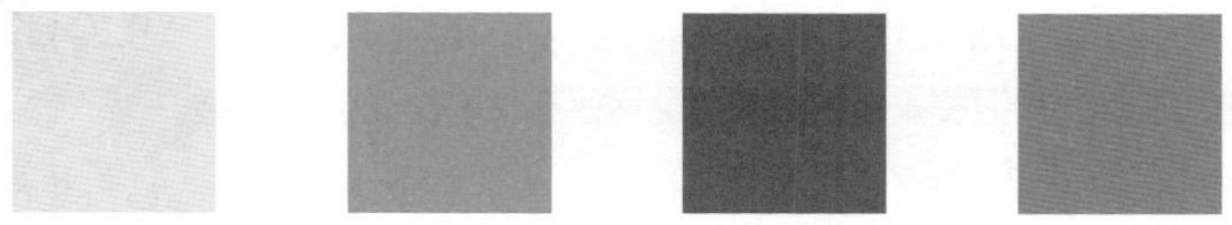

77. 以下の質問をお子さんにして下さい。質問をくりかえして言うのは構いませんが答える手助けをしないで下さい。それぞれの質問に対するお子さんの答えを下に書きこんで下さい。
「コップは何をするものですか？」(　　　　　　)
「椅子は何をするものですか？」　(　　　　　　)
「鉛筆は何をするものですか？」　(　　　　　　)
動詞（のむ，すわる，かく，など）で答えて，それが理屈に合っていれば結構です。２つ以上答えられた場合「はい」に○をつけて下さい。言葉でなく，身振り（ジェスチャー）で示した場合は「いいえ」に○をつけて下さい。　はい　いいえ　4.1-3.6　L

78. 数を１つ数えることができますか。
判定の方法：白い紙を一枚用意して，それを４つに切り分けてお子さんの前に置いて下さい。お子さんに「ひとつ（いちまい）ちょうだい」と言って下さい。お子さんが１枚以上あなたに渡した場合は「いいえ」に○をつけて下さい。1枚だけあなたに渡した時は，「私は何枚（いくつ）紙をもっていますか？」とたずねて下さい。お子さんが「ひとつ（いち，いっこ，いちまい）」と答えた時は「はい」に○をつけて下さい。それ以外の数字を答えた時は「いいえ」に○をつけて下さい。　はい　いいえ　4.1-3.6　L

79. 物につかまらないで，片足でケンケンして２回以上とべますか（片足交互のスキップではありません）。　はい　いいえ　4.2-3.7　GM

80. 下の図を見せて「これと同じものをかいて」と言って下さい。「十字（クロス）をかいて」と言ってはいけません。３回かかせて下さい。１回でもできれば結構です。判定の例は下に描いてある通りです。　はい　いいえ　4.2-3.8　FMA

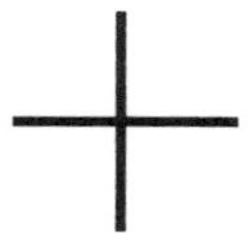

図：この場合は「はい」に○をつけて下さい。

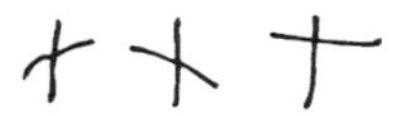

図：この場合は「いいえ」に○をつけて下さい。

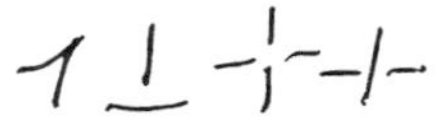

81. 下の図（２本の縦の線）をお子さんに見せて「長い方を指さして下さい」と言って下さい。（「大きい方を……」と言ってはいけません。）お子さんがどちらかを指さしたら，今度は上下さかさまにしてもう一度同じ質問をして下さい。それに答えたらさらにもう一度上下さかさま（最初と同じ向き）にして質問して下さい。途中でお子さんが間違えていても顔色に出したり訂正してはいけません。３回とも正しく指させたら「はい」に○をつけて下さい。　はい　いいえ　4.3-3.8　FMA

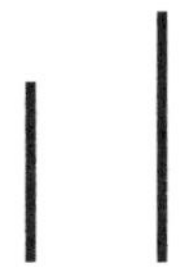

82. 下の絵をお子さんに見せて「飛ぶのはどれ？」「ニャーとなくのはどれ？」「お話するのはどれ？」「ほえるのはどれ？」「駆け足するのはどれ？」と聞いて下さい。聞く順番はどれから始めても結構です。4つ以上正しく指させたら「はい」に○をつけて下さい。 はい　いいえ　4.4-3.8　L

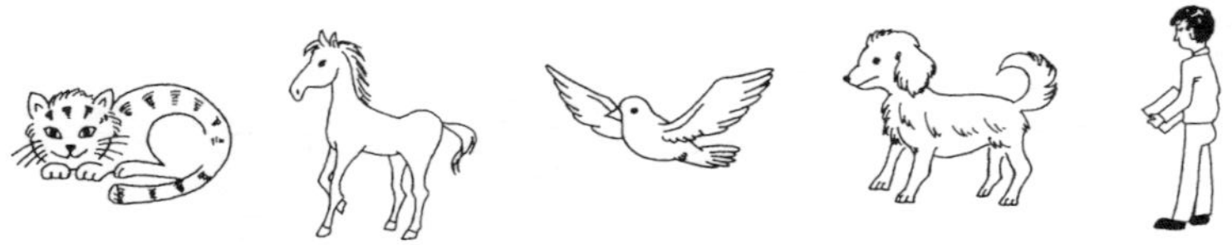

（原画　国立療養所広島病院小児科部長　下田浩子）

83. 以下の質問をお子さんにして下さい。質問をくりかえして言うのは構いませんが答える手助けをしないで下さい。それぞれの質問に対するお子さんの答えを下に書きこんで下さい。

「コップは何をするものですか？」（　　　）
「椅子は何をするものですか？」（　　　）
「鉛筆は何をするものですか？」（　　　）

動詞（のむ，すわる，かく，など）で答えて，それが理屈に合っていれば結構です。3つ全部答えられた場合だけ「はい」に○をつけて下さい。言葉でなく，身振り（ジェスチャー）で示した場合は「いいえ」に○をつけて下さい。 はい　いいえ　4.4-3.9　L

84. お子さんに小さい紙切れか小さい物を渡して以下のように指示して下さい。その時，あなたの指で方向を示したり眼でそちらを見たりしないで下さい。

「その紙（物）を椅子の下におきなさい」
「その紙（物）をあなたの後におきなさい」
「その紙（物）を椅子の上におきなさい」
「その紙（物）をあなたの前におきなさい」

4つとも正しくできたら「はい」に○をつけて下さい。 はい　いいえ　4.6-4.0　L

85. 手助けも指導もなく，自分一人で歯ブラシに練り歯磨きをつけて，歯の表側も裏側も磨けますか。 はい　いいえ　4.8-4.2　PS

86. 単語を5つ以上定義できますか。
判定の方法：以下の質問をお子さんにして下さい。質問をくりかえして言うのは構いませんが答える手助けをしないで下さい。それぞれの質問に対するお子さんの答えを下に書きこんで下さい。

「ボールとは何ですか？」（　　　）
「海とは何ですか？」（　　　）
「机とは何ですか？」（　　　）
「家とは何ですか？」（　　　）
「バナナとは何ですか？」（　　　）
「カーテンとは何ですか？」（　　　）
「窓とは何ですか？」（　　　）
「靴とは何ですか？」（　　　）

お子さんの答がそのものの用途，形，材料，分類（カテゴリー）に関するもので理屈に合っていれば結構です。5つ以上の答が正しければ「はい」に○をつけて下さい。 はい　いいえ　5.0-4.4　L

87. 以下の質問をお子さんにして下さい。質問をくりかえして言うのは構いませんが答える手助けをしないで下さい。それぞれの質問に対するお子さんの答えを下に書きこんで下さい。

「寒い時はどうしますか？」（　　　）
　答の例（震える，服を着る，家に入る，など）
「疲れた時はどうしますか？」（　　　）
　答の例（あくびをする，眠る，横になる，昼寝する）
「お腹がすいた時はどうしますか？」（　　　）
　答の例（食べる，食べるものを頼む，お昼を食べる）

答が理屈に合っていればこれ以外の答でも結構です。3つとも答えられた場合「はい」に○をつけて下さい。言葉でなく，身振り（ジェスチャー）で示した場合は「いいえ」に○をつけて下さい。 はい　いいえ　5.2-4.6　L

88. 片足立ちが8秒間以上できますか。
方法：物につかまらずに，一人で片足立ちさせて，何秒間バランスを保つことができるか測定します。あなたが見本をみせて下さい。お子さんにできるだけ長く片足立ちするように言って下さい。

右足で何秒間，片足立ちができましたか（　　）秒間
左足で何秒間，片足立ちができましたか（　　）秒間

右足でも左足でも両方とも8秒間以上片足立ちができた場合「はい」に○をつけて下さい。 はい　いいえ　5.2-4.7　GM

89. 白い紙をわたして人の絵を描かせて下さい。
方法：「ひと（男のひと，女のひと，男の子，女の子）の絵を描いて下さい」と言って下さい。描いている時に手助けしたり，欠けている部分を指摘したりしないで下さい。絵が描けた後，体のいくつの部分（頭，口，毛，体，鼻，目，足など）が描けているか数えて下さい。その際，目，腕，足，耳など対になっているものは一対を1部分として数えて下さい。なお，対になっているものが片方しか描けていない場合には体の部分として数えないで下さい。6部分以上描けていれば「はい」に○をつけて下さい。 はい　いいえ　6.0-5.3　FMA

4〜6歳用

DENVER II 予備判定票

氏　名		記録日	年　月　日
記録者 氏　名		生年月日	年　月　日
続　柄		年月日齢	年　月　日

以下の質問に順番にお答え下さい。「はい」「いいえ」のどちらかに○をつけて下さい。「いいえ」が３つ以上になったら，それ以降の質問にお答えになる必要はありません。

75. あまり親しくない人にも，あなたのお子さんが話す内容がほぼ全部理解されていますか。あなたやお子さんの親しい人でないと理解できない場合は「いいえ」に○をつけて下さい。　はい　いいえ　4.0-3.5　L

76. 下の図（黄，緑，赤，青）を見せ，ひとつずつ指さして「これは何色？」と聞いて下さい。お子さんが違った答を言ってもあなたの顔色に出さないようにして４つとも聞いて下さい。４つとも正しく答えれば「はい」に○をつけて下さい。　はい　いいえ　4.0-3.6　L

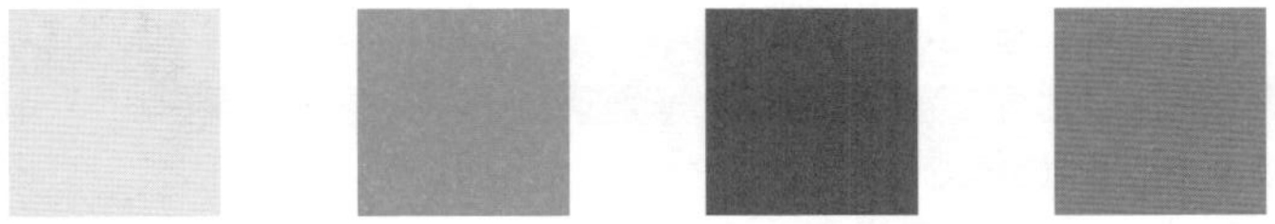

77. 以下の質問をお子さんにして下さい。質問をくりかえして言うのは構いませんが答える手助けをしないで下さい。それぞれの質問に対するお子さんの答えを下に書きこんで下さい。

「コップは何をするものですか？」(　　　　　　)
「椅子は何をするものですか？」(　　　　　　)
「鉛筆は何をするものですか？」(　　　　　　)

動詞（のむ，すわる，かく，など）で答えて，それが理屈に合っていれば結構です。２つ以上答えられた場合「はい」に○をつけて下さい。言葉でなく，身振り（ジェスチャー）で示した場合は「いいえ」に○をつけて下さい。　はい　いいえ　4.1-3.6　L

78. 数を１つ数えることができますか。
判定の方法：白い紙を一枚用意して，それを４つに切り分けてお子さんの前に置いて下さい。お子さんに「ひとつ（いちまい）ちょうだい」と言って下さい。お子さんが１枚以上あなたに渡した場合は「いいえ」に○をつけて下さい。1枚だけあなたに渡した時は,「私は何枚（いくつ）紙をもっていますか？」とたずねて下さい。お子さんが「ひとつ（いち，いっこ，いちまい）」と答えた時は「はい」に○をつけて下さい。それ以外の数字を答えた時は「いいえ」に○をつけて下さい。　はい　いいえ　4.1-3.6　L

79. 物につかまらないで，片足でケンケンして２回以上とべますか（片足交互のスキップではありません）。　はい　いいえ　4.2-3.7　GM

80. 下の図を見せて「これと同じものをかいて」と言って下さい。「十字（クロス）をかいて」と言ってはいけません。３回かかせて下さい。１回でもできれば結構です。判定の例は下に描いてある通りです。　はい　いいえ　4.2-3.8　FMA

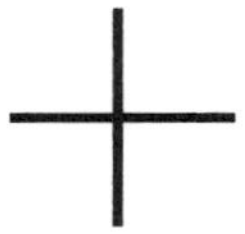

図：この場合は「はい」に○をつけて下さい。

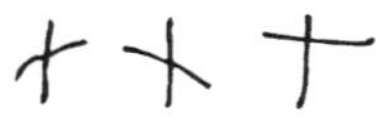

図：この場合は「いいえ」に○をつけて下さい。

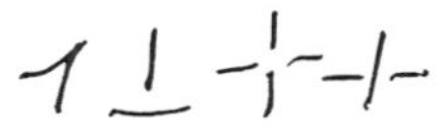

81. 下の図（２本の縦の線）をお子さんに見せて「長い方を指さして下さい」と言って下さい。（「大きい方を……」と言ってはいけません。）お子さんがどちらかを指さしたら，今度は上下さかさまにしてもう一度同じ質問をして下さい。それに答えたらさらにもう一度上下さかさま（最初と同じ向き）にして質問して下さい。途中でお子さんが間違えていても顔色に出したり訂正してはいけません。３回とも正しく指させたら「はい」に○をつけて下さい。　はい　いいえ　4.3-3.8　FMA

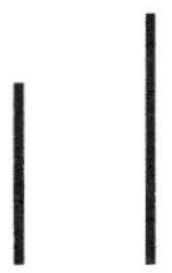

82. 下の絵をお子さんに見せて「飛ぶのはどれ？」「ニャーとなくのはどれ？」「お話するのはどれ？」「ほえるのはどれ？」「駆け足するのはどれ？」と聞いて下さい。聞く順番はどれから始めても結構です。4つ以上正しく指させたら「はい」に○をつけて下さい。　はい　いいえ　4.4-3.8　L

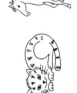

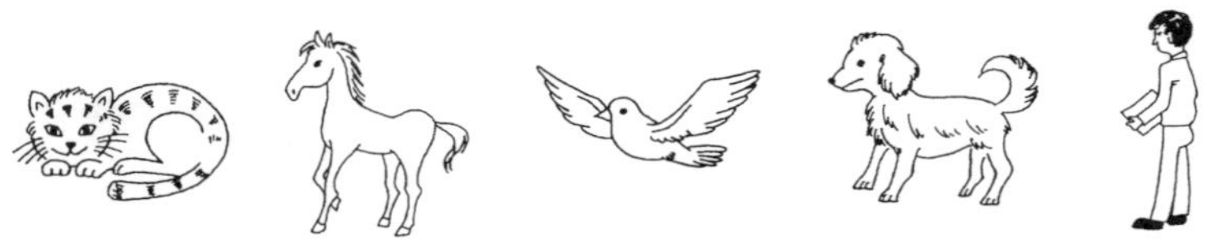

（原画　国立療養所広島病院小児科部長　下田浩子）

83. 以下の質問をお子さんにして下さい。質問をくりかえして言うのは構いませんが答える手助けをしないで下さい。それぞれの質問に対するお子さんの答えを下に書きこんで下さい。

「コップは何をするものですか？」（　　　　）
「椅子は何をするものですか？」（　　　　）
「鉛筆は何をするものですか？」（　　　　）

動詞（のむ，すわる，かく，など）で答えて，それが理屈に合っていれば結構です。3つ全部答えられた場合だけ「はい」に○をつけて下さい。言葉でなく，身振り（ジェスチャー）で示した場合は「いいえ」に○をつけて下さい。　はい　いいえ　4.4-3.9　L

84. お子さんに小さい紙切れか小さい物を渡して以下のように指示して下さい。その時，あなたの指で方向を示したり眼でそちらを見たりしないで下さい。

「その紙（物）を椅子の下におきなさい」
「その紙（物）をあなたの後におきなさい」
「その紙（物）を椅子の上におきなさい」
「その紙（物）をあなたの前におきなさい」

4つとも正しくできたら「はい」に○をつけて下さい。　はい　いいえ　4.6-4.0　L

85. 手助けも指導もなく，自分一人で歯ブラシに練り歯磨きをつけて，歯の表側も裏側も磨けますか。　はい　いいえ　4.8-4.2　PS

86. 単語を5つ以上定義できますか。
判定の方法：以下の質問をお子さんにして下さい。質問をくりかえして言うのは構いませんが答える手助けをしないで下さい。それぞれの質問に対するお子さんの答えを下に書きこんで下さい。

「ボールとは何ですか？」（　　　　）
「海とは何ですか？」（　　　　）
「机とは何ですか？」（　　　　）
「家とは何ですか？」（　　　　）
「バナナとは何ですか？」（　　　　）
「カーテンとは何ですか？」（　　　　）
「窓とは何ですか？」（　　　　）
「靴とは何ですか？」（　　　　）

お子さんの答がそのものの用途，形，材料，分類（カテゴリー）に関するもので理屈に合っていれば結構です。5つ以上の答が正しければ「はい」に○をつけて下さい。　はい　いいえ　5.0-4.4　L

87. 以下の質問をお子さんにして下さい。質問をくりかえして言うのは構いませんが答える手助けをしないで下さい。それぞれの質問に対するお子さんの答えを下に書きこんで下さい。

「寒い時はどうしますか？」（　　　　）
　答の例（震える，服を着る，家に入る，など）
「疲れた時はどうしますか？」（　　　　）
　答の例（あくびをする，眠る，横になる，昼寝する）
「お腹がすいた時はどうしますか？」（　　　　）
　答の例（食べる，食べるものを頼む，お昼を食べる）

答が理屈に合っていればこれ以外の答でも結構です。3つとも答えられた場合「はい」に○をつけて下さい。言葉でなく，身振り（ジェスチャー）で示した場合は「いいえ」に○をつけて下さい。　はい　いいえ　5.2-4.6　L

88. 片足立ちが8秒間以上できますか。
方法：物につかまらずに，一人で片足立ちさせて，何秒間バランスを保つことができるか測定します。あなたが見本をみせて下さい。お子さんにできるだけ長く片足立ちするように言って下さい。

右足で何秒間，片足立ちができましたか（　　）秒間
左足で何秒間，片足立ちができましたか（　　）秒間

右足でも左足でも両方とも8秒間以上片足立ちができた場合「はい」に○をつけて下さい。　はい　いいえ　5.2-4.7　GM

89. 白い紙をわたして人の絵を描かせて下さい。
方法：「ひと（男のひと，女のひと，男の子，女の子）の絵を描いて下さい」と言って下さい。描いている時に手助けしたり，欠けている部分を指摘したりしないで下さい。絵が描けた後，体のいくつの部分（頭，口，毛，体，鼻，目，足など）が描けているか数えて下さい。その際，目，腕，足，耳など対になっているものは一対を1部分として数えて下さい。なお，対になっているものが片方しか描けていない場合には体の部分として数えないで下さい。6部分以上描けていれば「はい」に○をつけて下さい。　はい　いいえ　6.0-5.3　FMA

4〜6歳用

DENVER II 予備判定票

氏　　名	
記録者　氏　　名	
記録者　続　　柄	
記録日	年　月　日
生年月日	年　月　日
年月日齢	年　月　日

以下の質問に順番にお答え下さい。「はい」「いいえ」のどちらかに○をつけて下さい。「いいえ」が３つ以上になったら，それ以降の質問にお答えになる必要はありません。

75. あまり親しくない人にも，あなたのお子さんが話す内容がほぼ全部理解されていますか。あなたやお子さんの親しい人でないと理解できない場合は「いいえ」に○をつけて下さい。　はい　いいえ　4.0-3.5　L

76. 下の図（黄，緑，赤，青）を見せ，ひとつずつ指さして「これは何色？」と聞いて下さい。お子さんが違った答を言ってもあなたの顔色に出さないようにして４つとも聞いて下さい。４つとも正しく答えれば「はい」に○をつけて下さい。　はい　いいえ　4.0-3.6　L

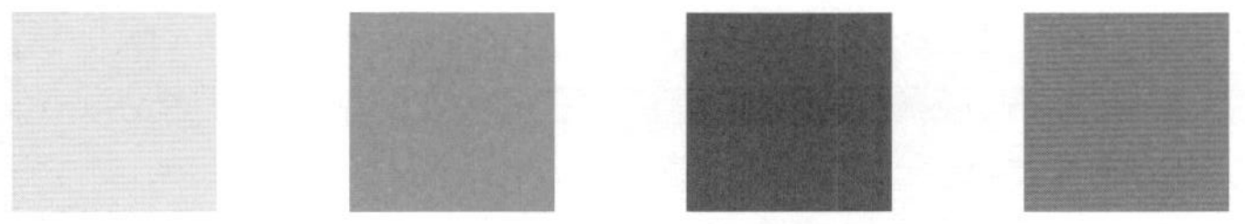

77. 以下の質問をお子さんにして下さい。質問をくりかえして言うのは構いませんが答える手助けをしないで下さい。それぞれの質問に対するお子さんの答えを下に書きこんで下さい。

「コップは何をするものですか？」（　　　　　）
「椅子は何をするものですか？」（　　　　　）
「鉛筆は何をするものですか？」（　　　　　）

動詞（のむ，すわる，かく，など）で答えて，それが理屈に合っていれば結構です。２つ以上答えられた場合「はい」に○をつけて下さい。言葉でなく，身振り（ジェスチャー）で示した場合は「いいえ」に○をつけて下さい。　はい　いいえ　4.1-3.6　L

78. 数を１つ数えることができますか。
判定の方法：白い紙を一枚用意して，それを４つに切り分けてお子さんの前に置いて下さい。お子さんに「ひとつ（いちまい）ちょうだい」と言って下さい。お子さんが１枚以上あなたに渡した場合は「いいえ」に○をつけて下さい。１枚だけあなたに渡した時は，「私は何枚（いくつ）紙をもっていますか？」とたずねて下さい。お子さんが「ひとつ（いち，いっこ，いちまい）」と答えた時は「はい」に○をつけて下さい。それ以外の数字を答えた時は「いいえ」に○をつけて下さい。　はい　いいえ　4.1-3.6　L

79. 物につかまらないで，片足でケンケンして２回以上とべますか（片足交互のスキップではありません）。　はい　いいえ　4.2-3.7　GM

80. 下の図を見せて「これと同じものをかいて」と言って下さい。「十字（クロス）をかいて」と言ってはいけません。３回かかせて下さい。１回でもできれば結構です。判定の例は下に描いてある通りです。　はい　いいえ　4.2-3.8　FMA

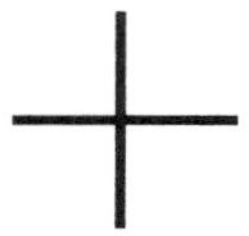

図：この場合は「はい」に○をつけて下さい。

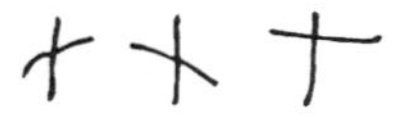

図：この場合は「いいえ」に○をつけて下さい。

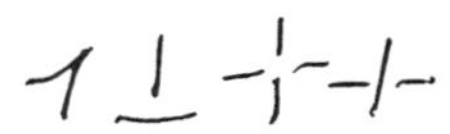

81. 下の図（２本の縦の線）をお子さんに見せて「長い方を指さして下さい」と言って下さい。（「大きい方を……」と言ってはいけません。）お子さんがどちらかを指さしたら，今度は上下さかさまにしてもう一度同じ質問をして下さい。それに答えたらさらにもう一度上下さかさま（最初と同じ向き）にして質問して下さい。途中でお子さんが間違えていても顔色に出したり訂正してはいけません。３回とも正しく指させたら「はい」に○をつけて下さい。　はい　いいえ　4.3-3.8　FMA

82. 下の絵をお子さんに見せて「飛ぶのはどれ？」「ニャーとなくのはどれ？」「お話するのはどれ？」「ほえるのはどれ？」「駆け足するのはどれ？」と聞いて下さい。聞く順番はどれから始めても結構です。4つ以上正しく指させたら「はい」に○をつけて下さい。　はい　いいえ　4.4-3.8　L

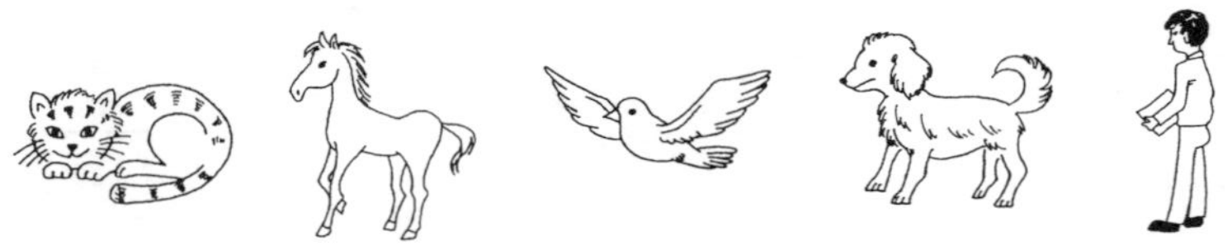

（原画　国立療養所広島病院小児科部長　下田浩子）

83. 以下の質問をお子さんにして下さい。質問をくりかえして言うのは構いませんが答える手助けをしないで下さい。それぞれの質問に対するお子さんの答えを下に書きこんで下さい。

「コップは何をするものですか？」（　　　）
「椅子は何をするものですか？」（　　　）
「鉛筆は何をするものですか？」（　　　）

動詞（のむ，すわる，かく，など）で答えて，それが理屈に合っていれば結構です。3つ全部答えられた場合だけ「はい」に○をつけて下さい。言葉でなく，身振り（ジェスチャー）で示した場合は「いいえ」に○をつけて下さい。　はい　いいえ　4.4-3.9　L

84. お子さんに小さい紙切れか小さい物を渡して以下のように指示して下さい。その時，あなたの指で方向を示したり眼でそちらを見たりしないで下さい。

「その紙（物）を椅子の下におきなさい」
「その紙（物）をあなたの後におきなさい」
「その紙（物）を椅子の上におきなさい」
「その紙（物）をあなたの前におきなさい」

4つとも正しくできたら「はい」に○をつけて下さい。　はい　いいえ　4.6-4.0　L

85. 手助けも指導もなく，自分一人で歯ブラシに練り歯磨きをつけて，歯の表側も裏側も磨けますか。　はい　いいえ　4.8-4.2　PS

86. 単語を5つ以上定義できますか。
判定の方法：以下の質問をお子さんにして下さい。質問をくりかえして言うのは構いませんが答える手助けをしないで下さい。それぞれの質問に対するお子さんの答えを下に書きこんで下さい。

「ボールとは何ですか？」（　　　）
「海とは何ですか？」（　　　）
「机とは何ですか？」（　　　）
「家とは何ですか？」（　　　）
「バナナとは何ですか？」（　　　）
「カーテンとは何ですか？」（　　　）
「窓とは何ですか？」（　　　）
「靴とは何ですか？」（　　　）

お子さんの答がそのものの用途，形，材料，分類（カテゴリー）に関するもので理屈に合っていれば結構です。5つ以上の答が正しければ「はい」に○をつけて下さい。　はい　いいえ　5.0-4.4　L

87. 以下の質問をお子さんにして下さい。質問をくりかえして言うのは構いませんが答える手助けをしないで下さい。それぞれの質問に対するお子さんの答えを下に書きこんで下さい。

「寒い時はどうしますか？」（　　　）
　答の例（震える，服を着る，家に入る，など）
「疲れた時はどうしますか？」（　　　）
　答の例（あくびをする，眠る，横になる，昼寝する）
「お腹がすいた時はどうしますか？」（　　　）
　答の例（食べる，食べるものを頼む，お昼を食べる）

答が理屈に合っていればこれ以外の答でも結構です。3つとも答えられた場合「はい」に○をつけて下さい。言葉でなく，身振り（ジェスチャー）で示した場合は「いいえ」に○をつけて下さい。　はい　いいえ　5.2-4.6　L

88. 片足立ちが8秒間以上できますか。
方法：物につかまらずに，一人で片足立ちさせて，何秒間バランスを保つことができるか測定します。あなたが見本をみせて下さい。お子さんにできるだけ長く片足立ちするように言って下さい。

右足で何秒間，片足立ちができましたか（　）秒間
左足で何秒間，片足立ちができましたか（　）秒間

右足でも左足でも両方とも8秒間以上片足立ちができた場合「はい」に○をつけて下さい。　はい　いいえ　5.2-4.7　GM

89. 白い紙をわたして人の絵を描かせて下さい。
方法：「ひと（男のひと，女のひと，男の子，女の子）の絵を描いて下さい」と言って下さい。描いている時に手助けしたり，欠けている部分を指摘したりしないで下さい。絵が描けた後，体のいくつの部分（頭，口，毛，体，鼻，目，足など）が描けているか数えて下さい。その際，目，腕，足，耳など対になっているものは一対を1部分として数えて下さい。なお，対になっているものが片方しか描けていない場合には体の部分として数えないで下さい。6部分以上描けていれば「はい」に○をつけて下さい。　はい　いいえ　6.0-5.3　FMA

DENVER II 予備判定票

4〜6歳用

氏　　　　名

記録者　氏　　名
　　　　続　　柄

記　録　日　　　年　　　月　　　日
生 年 月 日　　　年　　　月　　　日
年 月 日 齢　　　年　　　月　　　日

以下の質問に順番にお答え下さい。「はい」「いいえ」のどちらかに○をつけて下さい。「いいえ」が３つ以上になったら，それ以降の質問にお答えになる必要はありません。

75. あまり親しくない人にも，あなたのお子さんが話す内容がほぼ全部理解されていますか。あなたやお子さんの親しい人でないと理解できない場合は「いいえ」に○をつけて下さい。　はい　いいえ　4.0-3.5　L

76. 下の図（黄，緑，赤，青）を見せ，ひとつずつ指さして「これは何色？」と聞いて下さい。お子さんが違った答を言ってもあなたの顔色に出さないようにして４つとも聞いて下さい。４つとも正しく答えれば「はい」に○をつけて下さい。　はい　いいえ　4.0-3.6　L

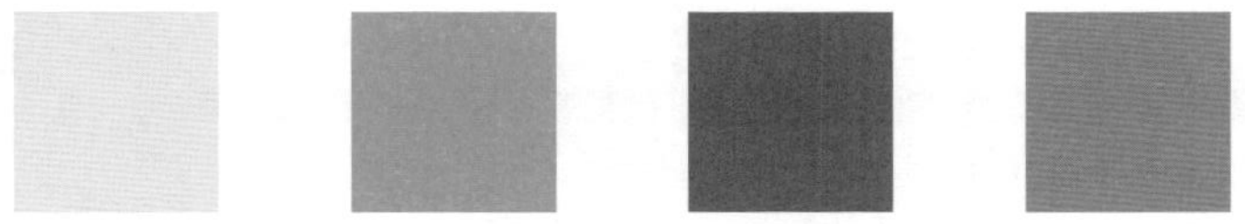

77. 以下の質問をお子さんにして下さい。質問をくりかえして言うのは構いませんが答える手助けをしないで下さい。それぞれの質問に対するお子さんの答えを下に書きこんで下さい。

「コップは何をするものですか？」(　　　　　　　　)
「椅子は何をするものですか？」　(　　　　　　　　)
「鉛筆は何をするものですか？」　(　　　　　　　　)

動詞（のむ，すわる，かく，など）で答えて，それが理屈に合っていれば結構です。２つ以上答えられた場合「はい」に○をつけて下さい。言葉でなく，身振り（ジェスチャー）で示した場合は「いいえ」に○をつけて下さい。　はい　いいえ　4.1-3.6　L

78. 数を１つ数えることができますか。
判定の方法：白い紙を一枚用意して，それを４つに切り分けてお子さんの前に置いて下さい。お子さんに「ひとつ（いちまい）ちょうだい」と言って下さい。お子さんが１枚以上あなたに渡した場合は「いいえ」に○をつけて下さい。1枚だけあなたに渡した時は，「私は何枚（いくつ）紙をもっていますか？」とたずねて下さい。お子さんが「ひとつ（いち，いっこ，いちまい)」と答えた時は「はい」に○をつけて下さい。それ以外の数字を答えた時は「いいえ」に○をつけて下さい。　はい　いいえ　4.1-3.6　L

79. 物につかまらないで，片足でケンケンして２回以上とべますか（片足交互のスキップではありません）。　はい　いいえ　4.2-3.7　GM

80. 下の図を見せて「これと同じものをかいて」と言って下さい。「十字（クロス）をかいて」と言ってはいけません。３回かかせて下さい。１回でもできれば結構です。判定の例は下に描いてある通りです。　はい　いいえ　4.2-3.8　FMA

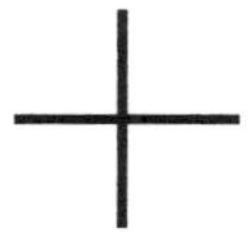

図：この場合は「はい」に○をつけて下さい。

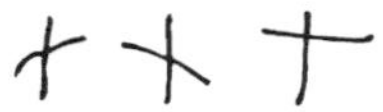

図：この場合は「いいえ」に○をつけて下さい。

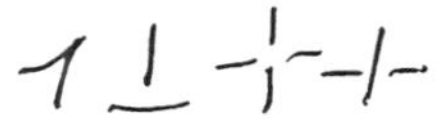

81. 下の図（２本の縦の線）をお子さんに見せて「長い方を指さして下さい」と言って下さい。（「大きい方を……」と言ってはいけません。）お子さんがどちらかを指さしたら，今度は上下さかさまにしてもう一度同じ質問をして下さい。それに答えたらさらにもう一度上下さかさま（最初と同じ向き）にして質問して下さい。途中でお子さんが間違えていても顔色に出したり訂正してはいけません。３回とも正しく指させたら「はい」に○をつけて下さい。　はい　いいえ　4.3-3.8　FMA

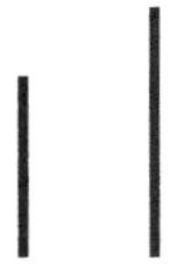

82. 下の絵をお子さんに見せて「飛ぶのはどれ？」「ニャーとなくのはどれ？」「お話するのはどれ？」「ほえるのはどれ？」「駆け足するのはどれ？」と聞いて下さい。聞く順番はどれから始めても結構です。4つ以上正しく指させたら「はい」に○をつけて下さい。　はい　いいえ　4.4-3.8　L

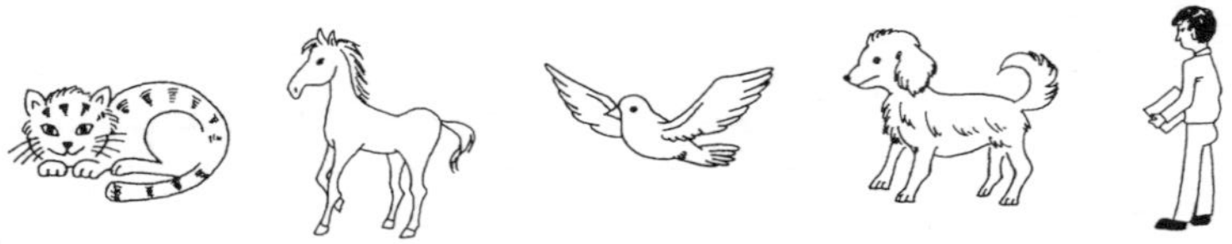

（原画　国立療養所広島病院小児科部長　下田浩子）

83. 以下の質問をお子さんにして下さい。質問をくりかえして言うのは構いませんが答える手助けをしないで下さい。それぞれの質問に対するお子さんの答えを下に書きこんで下さい。

「コップは何をするものですか？」（　　　　）
「椅子は何をするものですか？」（　　　　）
「鉛筆は何をするものですか？」（　　　　）

動詞（のむ，すわる，かく，など）で答えて，それが理屈に合っていれば結構です。3つ全部答えられた場合だけ「はい」に○をつけて下さい。言葉でなく，身振り（ジェスチャー）で示した場合は「いいえ」に○をつけて下さい。　はい　いいえ　4.4-3.9　L

84. お子さんに小さい紙切れか小さい物を渡して以下のように指示して下さい。その時，あなたの指で方向を示したり眼でそちらを見たりしないで下さい。

「その紙（物）を椅子の下におきなさい」
「その紙（物）をあなたの後におきなさい」
「その紙（物）を椅子の上におきなさい」
「その紙（物）をあなたの前におきなさい」

4つとも正しくできたら「はい」に○をつけて下さい。　はい　いいえ　4.6-4.0　L

85. 手助けも指導もなく，自分一人で歯ブラシに練り歯磨きをつけて，歯の表側も裏側も磨けますか。　はい　いいえ　4.8-4.2　PS

86. 単語を5つ以上定義できますか。

判定の方法：以下の質問をお子さんにして下さい。質問をくりかえして言うのは構いませんが答える手助けをしないで下さい。それぞれの質問に対するお子さんの答えを下に書きこんで下さい。

「ボールとは何ですか？」（　　　　）
「海とは何ですか？」（　　　　）
「机とは何ですか？」（　　　　）
「家とは何ですか？」（　　　　）
「バナナとは何ですか？」（　　　　）
「カーテンとは何ですか？」（　　　　）
「窓とは何ですか？」（　　　　）
「靴とは何ですか？」（　　　　）

お子さんの答がそのものの用途，形，材料，分類（カテゴリー）に関するもので理屈に合っていれば結構です。5つ以上の答が正しければ「はい」に○をつけて下さい。　はい　いいえ　5.0-4.4　L

87. 以下の質問をお子さんにして下さい。質問をくりかえして言うのは構いませんが答える手助けをしないで下さい。それぞれの質問に対するお子さんの答えを下に書きこんで下さい。

「寒い時はどうしますか？」（　　　　）
答の例（震える，服を着る，家に入る，など）
「疲れた時はどうしますか？」（　　　　）
答の例（あくびをする，眠る，横になる，昼寝する）
「お腹がすいた時はどうしますか？」（　　　　）
答の例（食べる，食べるものを頼む，お昼を食べる）

答が理屈に合っていればこれ以外の答でも結構です。3つとも答えられた場合「はい」に○をつけて下さい。言葉でなく，身振り（ジェスチャー）で示した場合は「いいえ」に○をつけて下さい。　はい　いいえ　5.2-4.6　L

88. 片足立ちが8秒間以上できますか。

方法：物につかまらずに，一人で片足立ちさせて，何秒間バランスを保つことができるか測定します。あなたが見本をみせて下さい。お子さんにできるだけ長く片足立ちするように言って下さい。

右足で何秒間，片足立ちができましたか（　　）秒間
左足で何秒間，片足立ちができましたか（　　）秒間

右足でも左足でも両方とも8秒間以上片足立ちができた場合「はい」に○をつけて下さい。　はい　いいえ　5.2-4.7　GM

89. 白い紙をわたして人の絵を描かせて下さい。

方法：「ひと（男のひと，女のひと，男の子，女の子）の絵を描いて下さい」と言って下さい。描いている時に手助けしたり，欠けている部分を指摘したりしないで下さい。絵が描けた後，体のいくつの部分（頭，口，毛，体，鼻，目，足など）が描けているか数えて下さい。その際，目，腕，足，耳など対になっているものは一対を1部分として数えて下さい。なお，対になっているものが片方しか描けていない場合には体の部分として数えないで下さい。6部分以上描けていれば「はい」に○をつけて下さい。　はい　いいえ　6.0-5.3　FMA

DENVER II 予備判定票

4〜6歳用

氏　名 ＿＿＿＿

記録者　氏　名 ＿＿＿＿　続　柄 ＿＿＿＿

記　録　日　　年　　月　　日
生 年 月 日　　年　　月　　日
年 月 日 齢　　年　　月　　日

以下の質問に順番にお答え下さい。「はい」「いいえ」のどちらかに○をつけて下さい。「いいえ」が３つ以上になったら，それ以降の質問にお答えになる必要はありません。

75. あまり親しくない人にも，あなたのお子さんが話す内容がほぼ全部理解されていますか。あなたやお子さんの親しい人でないと理解できない場合は「いいえ」に○をつけて下さい。　はい　いいえ　4.0-3.5　L

76. 下の図（黄，緑，赤，青）を見せ，ひとつずつ指さして「これは何色？」と聞いて下さい。お子さんが違った答を言ってもあなたの顔色に出さないようにして４つとも聞いて下さい。４つとも正しく答えれば「はい」に○をつけて下さい。　はい　いいえ　4.0-3.6　L

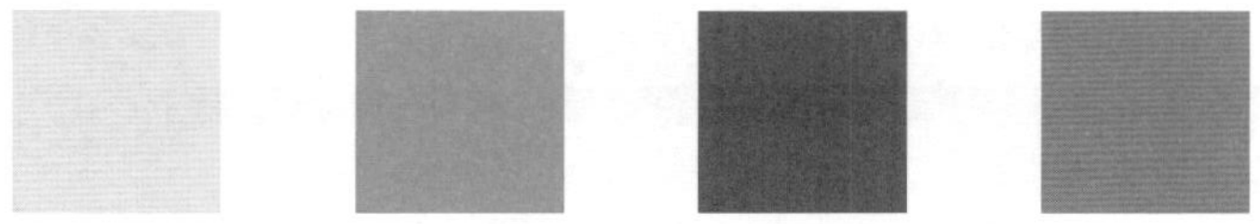

77. 以下の質問をお子さんにして下さい。質問をくりかえして言うのは構いませんが答える手助けをしないで下さい。それぞれの質問に対するお子さんの答えを下に書きこんで下さい。

「コップは何をするものですか？」（　　　　　　）
「椅子は何をするものですか？」（　　　　　　）
「鉛筆は何をするものですか？」（　　　　　　）

動詞（のむ，すわる，かく，など）で答えて，それが理屈に合っていれば結構です。２つ以上答えられた場合「はい」に○をつけて下さい。言葉でなく，身振り（ジェスチャー）で示した場合は「いいえ」に○をつけて下さい。　はい　いいえ　4.1-3.6　L

78. 数を１つ数えることができますか。
判定の方法：白い紙を一枚用意して，それを４つに切り分けてお子さんの前に置いて下さい。お子さんに「ひとつ（いちまい）ちょうだい」と言って下さい。お子さんが１枚以上あなたに渡した場合は「いいえ」に○をつけて下さい。1枚だけあなたに渡した時は，「私は何枚（いくつ）紙をもっていますか？」とたずねて下さい。お子さんが「ひとつ（いち，いっこ，いちまい）」と答えた時は「はい」に○をつけて下さい。それ以外の数字を答えた時は「いいえ」に○をつけて下さい。　はい　いいえ　4.1-3.6　L

79. 物につかまらないで，片足でケンケンして２回以上とべますか（片足交互のスキップではありません）。　はい　いいえ　4.2-3.7　GM

80. 下の図を見せて「これと同じものをかいて」と言って下さい。「十字（クロス）をかいて」と言ってはいけません。３回かかせて下さい。１回でもできれば結構です。判定の例は下に描いてある通りです。　はい　いいえ　4.2-3.8　FMA

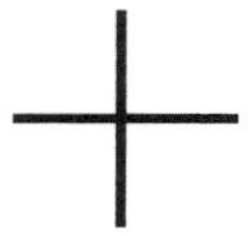

図：この場合は「はい」に○をつけて下さい。

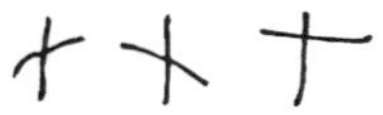

図：この場合は「いいえ」に○をつけて下さい。

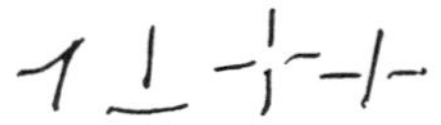

81. 下の図（２本の縦の線）をお子さんに見せて「長い方を指さして下さい」と言って下さい。（「大きい方を……」と言ってはいけません。）お子さんがどちらかを指さしたら，今度は上下さかさまにしてもう一度同じ質問をして下さい。それに答えたらさらにもう一度上下さかさま（最初と同じ向き）にして質問して下さい。途中でお子さんが間違えていても顔色に出したり訂正してはいけません。３回とも正しく指させたら「はい」に○をつけて下さい。　はい　いいえ　4.3-3.8　FMA

82. 下の絵をお子さんに見せて「飛ぶのはどれ？」「ニャーとなくのはどれ？」「お話するのはどれ？」「ほえるのはどれ？」「駆け足するのはどれ？」と聞いて下さい。聞く順番はどれから始めても結構です。4つ以上正しく指させたら「はい」に○をつけて下さい。　はい　いいえ　4.4-3.8　L

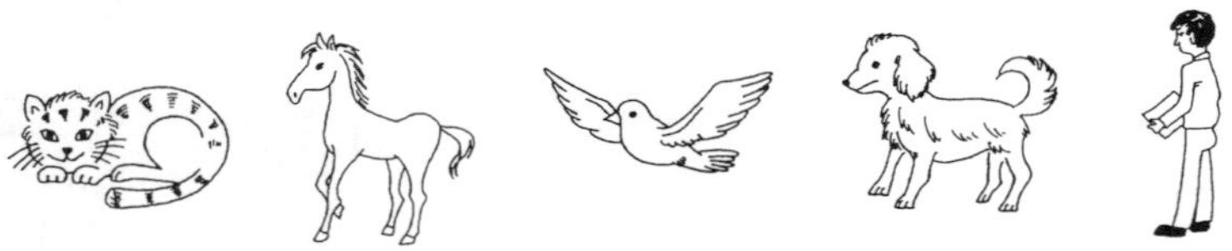

（原画　国立療養所広島病院小児科部長　下田浩子）

83. 以下の質問をお子さんにして下さい。質問をくりかえして言うのは構いませんが答える手助けをしないで下さい。それぞれの質問に対するお子さんの答えを下に書きこんで下さい。

「コップは何をするものですか？」（　　　）
「椅子は何をするものですか？」（　　　）
「鉛筆は何をするものですか？」（　　　）

動詞（のむ，すわる，かく，など）で答えて，それが理屈に合っていれば結構です。3つ全部答えられた場合だけ「はい」に○をつけて下さい。言葉でなく，身振り（ジェスチャー）で示した場合は「いいえ」に○をつけて下さい。　はい　いいえ　4.4-3.9　L

84. お子さんに小さい紙切れか小さい物を渡して以下のように指示して下さい。その時，あなたの指で方向を示したり眼でそちらを見たりしないで下さい。

「その紙（物）を椅子の下におきなさい」
「その紙（物）をあなたの後におきなさい」
「その紙（物）を椅子の上におきなさい」
「その紙（物）をあなたの前におきなさい」

4つとも正しくできたら「はい」に○をつけて下さい。　はい　いいえ　4.6-4.0　L

85. 手助けも指導もなく，自分一人で歯ブラシに練り歯磨きをつけて，歯の表側も裏側も磨けますか。　はい　いいえ　4.8-4.2　PS

86. 単語を5つ以上定義できますか。
判定の方法：以下の質問をお子さんにして下さい。質問をくりかえして言うのは構いませんが答える手助けをしないで下さい。それぞれの質問に対するお子さんの答えを下に書きこんで下さい。

「ボールとは何ですか？」（　　　）
「海とは何ですか？」（　　　）
「机とは何ですか？」（　　　）
「家とは何ですか？」（　　　）
「バナナとは何ですか？」（　　　）
「カーテンとは何ですか？」（　　　）
「窓とは何ですか？」（　　　）
「靴とは何ですか？」（　　　）

お子さんの答がそのものの用途，形，材料，分類（カテゴリー）に関するもので理屈に合っていれば結構です。5つ以上の答が正しければ「はい」に○をつけて下さい。　はい　いいえ　5.0-4.4　L

87. 以下の質問をお子さんにして下さい。質問をくりかえして言うのは構いませんが答える手助けをしないで下さい。それぞれの質問に対するお子さんの答えを下に書きこんで下さい。

「寒い時はどうしますか？」（　　　）
答の例（震える，服を着る，家に入る，など）
「疲れた時はどうしますか？」（　　　）
答の例（あくびをする，眠る，横になる，昼寝する）
「お腹がすいた時はどうしますか？」（　　　）
答の例（食べる，食べるものを頼む，お昼を食べる）

答が理屈に合っていればこれ以外の答でも結構です。3つとも答えられた場合「はい」に○をつけて下さい。言葉でなく，身振り（ジェスチャー）で示した場合は「いいえ」に○をつけて下さい。　はい　いいえ　5.2-4.6　L

88. 片足立ちが8秒間以上できますか。
方法：物につかまらずに，一人で片足立ちさせて，何秒間バランスを保つことができるか測定します。あなたが見本をみせて下さい。お子さんにできるだけ長く片足立ちするように言って下さい。

右足で何秒間，片足立ちができましたか（　）秒間
左足で何秒間，片足立ちができましたか（　）秒間

右足でも左足でも両方とも8秒間以上片足立ちができた場合「はい」に○をつけて下さい。　はい　いいえ　5.2-4.7　GM

89. 白い紙をわたして人の絵を描かせて下さい。
方法：「ひと（男のひと，女のひと，男の子，女の子）の絵を描いて下さい」と言って下さい。描いている時に手助けしたり，欠けている部分を指摘したりしないで下さい。絵が描けた後，体のいくつの部分（頭，口，毛，体，鼻，目，足など）が描けているか数えて下さい。その際，目，腕，足，耳など対になっているものは一対を1部分として数えて下さい。なお，対になっているものが片方しか描けていない場合には体の部分として数えないで下さい。6部分以上描けていれば「はい」に○をつけて下さい。　はい　いいえ　6.0-5.3　FMA

DENVER II 予備判定票

4～6歳用

氏　名		記録日	年　月　日
記録者　氏　名		生年月日	年　月　日
続　柄		年月日齢	年　月　日

以下の質問に順番にお答え下さい。「はい」「いいえ」のどちらかに○をつけて下さい。「いいえ」が３つ以上になったら，それ以降の質問にお答えになる必要はありません。

75. あまり親しくない人にも，あなたのお子さんが話す内容がほぼ全部理解されていますか。あなたやお子さんの親しい人でないと理解できない場合は「いいえ」に○をつけて下さい。　はい　いいえ　4.0-3.5　L

76. 下の図（黄，緑，赤，青）を見せ，ひとつずつ指さして「これは何色？」と聞いて下さい。お子さんが違った答を言ってもあなたの顔色に出さないようにして４つとも聞いて下さい。４つとも正しく答えれば「はい」に○をつけて下さい。　はい　いいえ　4.0-3.6　L

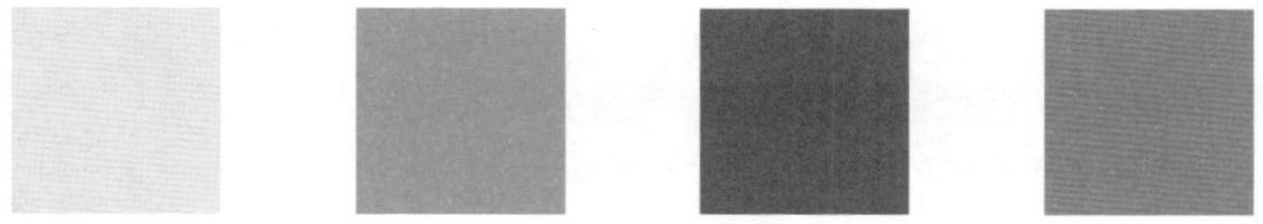

77. 以下の質問をお子さんにして下さい。質問をくりかえして言うのは構いませんが答える手助けをしないで下さい。それぞれの質問に対するお子さんの答えを下に書きこんで下さい。
「コップは何をするものですか？」(　　　　　　　)
「椅子は何をするものですか？」　(　　　　　　　)
「鉛筆は何をするものですか？」　(　　　　　　　)
動詞（のむ，すわる，かく，など）で答えて，それが理屈に合っていれば結構です。２つ以上答えられた場合「はい」に○をつけて下さい。言葉でなく，身振り（ジェスチャー）で示した場合は「いいえ」に○をつけて下さい。　はい　いいえ　4.1-3.6　L

78. 数を１つ数えることができますか。
判定の方法：白い紙を一枚用意して，それを４つに切り分けてお子さんの前に置いて下さい。お子さんに「ひとつ（いちまい）ちょうだい」と言って下さい。お子さんが１枚以上あなたに渡した場合は「いいえ」に○をつけて下さい。１枚だけあなたに渡した時は，「私は何枚（いくつ）紙をもっていますか？」とたずねて下さい。お子さんが「ひとつ（いち，いっこ，いちまい）」と答えた時は「はい」に○をつけて下さい。それ以外の数字を答えた時は「いいえ」に○をつけて下さい。　はい　いいえ　4.1-3.6　L

79. 物につかまらないで，片足でケンケンして２回以上とべますか（片足交互のスキップではありません）。　はい　いいえ　4.2-3.7　GM

80. 下の図を見せて「これと同じものをかいて」と言って下さい。「十字（クロス）をかいて」と言ってはいけません。３回かかせて下さい。１回でもできれば結構です。判定の例は下に描いてある通りです。　はい　いいえ　4.2-3.8　FMA

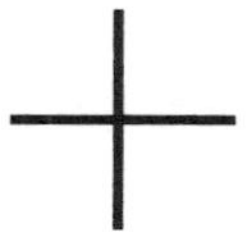

図：この場合は「はい」に○をつけて下さい。

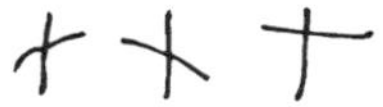

図：この場合は「いいえ」に○をつけて下さい。

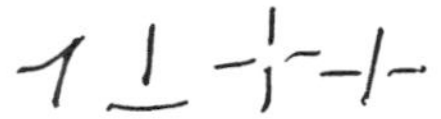

81. 下の図（２本の縦の線）をお子さんに見せて「長い方を指さして下さい」と言って下さい。（「大きい方を……」と言ってはいけません。）お子さんがどちらかを指さしたら，今度は上下さかさまにしてもう一度同じ質問をして下さい。それに答えたらさらにもう一度上下さかさま（最初と同じ向き）にして質問して下さい。途中でお子さんが間違えていても顔色に出したり訂正してはいけません。３回とも正しく指させたら「はい」に○をつけて下さい。　はい　いいえ　4.3-3.8　FMA

82. 下の絵をお子さんに見せて「飛ぶのはどれ？」「ニャーとなくのはどれ？」「お話するのはどれ？」「ほえるのはどれ？」「駆け足するのはどれ？」と聞いて下さい。聞く順番はどれから始めても結構です。4つ以上正しく指させたら「はい」に○をつけて下さい。　はい　いいえ　4.4-3.8　L

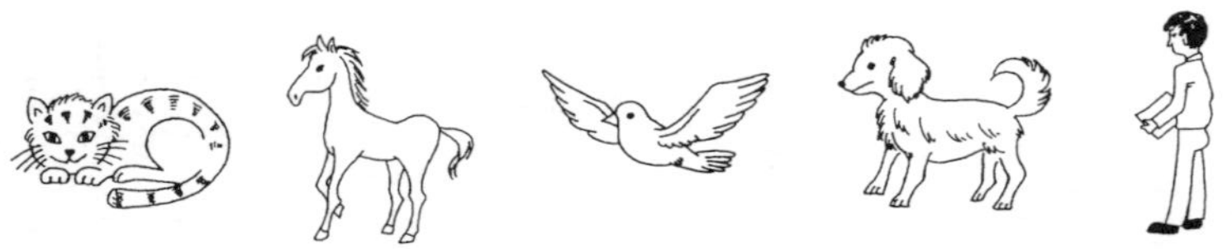

（原画　国立療養所広島病院小児科部長　下田浩子）

83. 以下の質問をお子さんにして下さい。質問をくりかえして言うのは構いませんが答える手助けをしないで下さい。それぞれの質問に対するお子さんの答えを下に書きこんで下さい。

「コップは何をするものですか？」（　　　）

「椅子は何をするものですか？」（　　　）

「鉛筆は何をするものですか？」（　　　）

動詞（のむ，すわる，かく，など）で答えて，それが理屈に合っていれば結構です。3つ全部答えられた場合だけ「はい」に○をつけて下さい。言葉でなく，身振り（ジェスチャー）で示した場合は「いいえ」に○をつけて下さい。　はい　いいえ　4.4-3.9　L

84. お子さんに小さい紙切れか小さい物を渡して以下のように指示して下さい。その時，あなたの指で方向を示したり眼でそちらを見たりしないで下さい。

「その紙（物）を椅子の下におきなさい」

「その紙（物）をあなたの後におきなさい」

「その紙（物）を椅子の上におきなさい」

「その紙（物）をあなたの前におきなさい」

4つとも正しくできたら「はい」に○をつけて下さい。　はい　いいえ　4.6-4.0　L

85. 手助けも指導もなく，自分一人で歯ブラシに練り歯磨きをつけて，歯の表側も裏側も磨けますか。　はい　いいえ　4.8-4.2　PS

86. 単語を5つ以上定義できますか。

判定の方法：以下の質問をお子さんにして下さい。質問をくりかえして言うのは構いませんが答える手助けをしないで下さい。それぞれの質問に対するお子さんの答えを下に書きこんで下さい。

「ボールとは何ですか？」（　　　）

「海とは何ですか？」（　　　）

「机とは何ですか？」（　　　）

「家とは何ですか？」（　　　）

「バナナとは何ですか？」（　　　）

「カーテンとは何ですか？」（　　　）

「窓とは何ですか？」（　　　）

「靴とは何ですか？」（　　　）

お子さんの答がそのものの用途，形，材料，分類（カテゴリー）に関するもので理屈に合っていれば結構です。5つ以上の答が正しければ「はい」に○をつけて下さい。　はい　いいえ　5.0-4.4　L

87. 以下の質問をお子さんにして下さい。質問をくりかえして言うのは構いませんが答える手助けをしないで下さい。それぞれの質問に対するお子さんの答えを下に書きこんで下さい。

「寒い時はどうしますか？」（　　　）

答の例（震える，服を着る，家に入る，など）

「疲れた時はどうしますか？」（　　　）

答の例（あくびをする，眠る，横になる，昼寝する）

「お腹がすいた時はどうしますか？」（　　　）

答の例（食べる，食べるものを頼む，お昼を食べる）

答が理屈に合っていればこれ以外の答でも結構です。3つとも答えられた場合「はい」に○をつけて下さい。言葉でなく，身振り（ジェスチャー）で示した場合は「いいえ」に○をつけて下さい。　はい　いいえ　5.2-4.6　L

88. 片足立ちが8秒間以上できますか。

方法：物につかまらずに，一人で片足立ちさせて，何秒間バランスを保つことができるか測定します。あなたが見本をみせて下さい。お子さんにできるだけ長く片足立ちするように言って下さい。

右足で何秒間，片足立ちができましたか（　）秒間

左足で何秒間，片足立ちができましたか（　）秒間

右足でも左足でも両方とも8秒間以上片足立ちができた場合「はい」に○をつけて下さい。　はい　いいえ　5.2-4.7　GM

89. 白い紙をわたして人の絵を描かせて下さい。

方法：「ひと（男のひと，女のひと，男の子，女の子）の絵を描いて下さい」と言って下さい。描いている時に手助けしたり，欠けている部分を指摘したりしないで下さい。絵が描けた後，体のいくつの部分（頭，口，毛，体，鼻，目，足など）が描けているか数えて下さい。その際，目，腕，足，耳など対になっているものは一対を1部分として数えて下さい。なお，対になっているものが片方しか描けていない場合には体の部分として数えないで下さい。6部分以上描けていれば「はい」に○をつけて下さい。　はい　いいえ　6.0-5.3　FMA

4～6歳用

DENVER II 予備判定票

氏　　名 ＿＿＿＿

記録者　氏　名 ＿＿＿＿
　　　　続　柄 ＿＿＿＿

記　録　日 ＿＿年＿＿月＿＿日
生 年 月 日 ＿＿年＿＿月＿＿日
年 月 日 齢 ＿＿年＿＿月＿＿日

以下の質問に順番にお答え下さい。「はい」「いいえ」のどちらかに○をつけて下さい。「いいえ」が３つ以上になったら，それ以降の質問にお答えになる必要はありません。

75. あまり親しくない人にも，あなたのお子さんが話す内容がほぼ全部理解されていますか。あなたやお子さんの親しい人でないと理解できない場合は「いいえ」に○をつけて下さい。　はい　いいえ　4.0-3.5　L

76. 下の図（黄，緑，赤，青）を見せ，ひとつずつ指さして「これは何色？」と聞いて下さい。お子さんが違った答を言ってもあなたの顔色に出さないようにして４つとも聞いて下さい。４つとも正しく答えれば「はい」に○をつけて下さい。　はい　いいえ　4.0-3.6　L

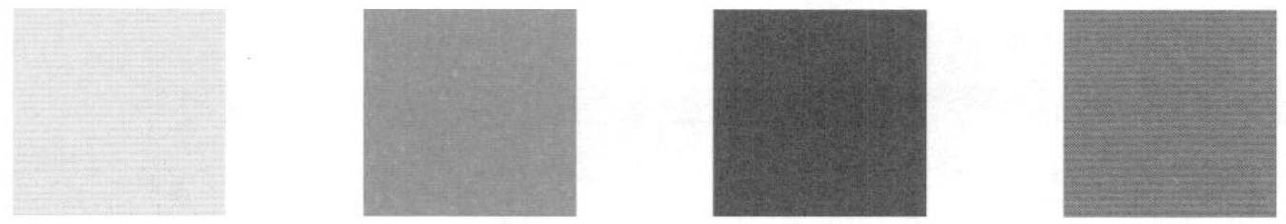

77. 以下の質問をお子さんにして下さい。質問をくりかえして言うのは構いませんが答える手助けをしないで下さい。それぞれの質問に対するお子さんの答えを下に書きこんで下さい。

「コップは何をするものですか？」（　　　　　　）
「椅子は何をするものですか？」　（　　　　　　）
「鉛筆は何をするものですか？」　（　　　　　　）

動詞（のむ，すわる，かく，など）で答えて，それが理屈に合っていれば結構です。２つ以上答えられた場合「はい」に○をつけて下さい。言葉でなく，身振り（ジェスチャー）で示した場合は「いいえ」に○をつけて下さい。　はい　いいえ　4.1-3.6　L

78. 数を１つ数えることができますか。
判定の方法：白い紙を一枚用意して，それを４つに切り分けてお子さんの前に置いて下さい。お子さんに「ひとつ（いちまい）ちょうだい」と言って下さい。お子さんが１枚以上あなたに渡した場合は「いいえ」に○をつけて下さい。１枚だけあなたに渡した時は，「私は何枚（いくつ）紙をもっていますか？」とたずねて下さい。お子さんが「ひとつ（いち，いっこ，いちまい）」と答えた時は「はい」に○をつけて下さい。それ以外の数字を答えた時は「いいえ」に○をつけて下さい。　はい　いいえ　4.1-3.6　L

79. 物につかまらないで，片足でケンケンして２回以上とべますか（片足交互のスキップではありません）。　はい　いいえ　4.2-3.7　GM

80. 下の図を見せて「これと同じものをかいて」と言って下さい。「十字（クロス）をかいて」と言ってはいけません。３回かかせて下さい。１回でもできれば結構です。判定の例は下に描いてある通りです。　はい　いいえ　4.2-3.8　FMA

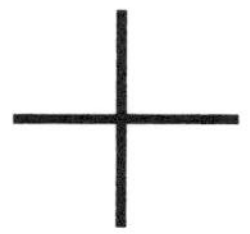

図：この場合は「はい」に○をつけて下さい。

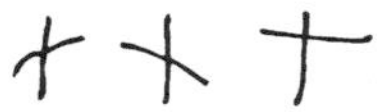

図：この場合は「いいえ」に○をつけて下さい。

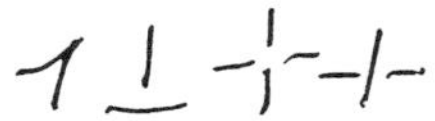

81. 下の図（２本の縦の線）をお子さんに見せて「長い方を指さして下さい」と言って下さい。（「大きい方を……」と言ってはいけません。）お子さんがどちらかを指さしたら，今度は上下さかさまにしてもう一度同じ質問をして下さい。それに答えたらさらにもう一度上下さかさま（最初と同じ向き）にして質問して下さい。途中でお子さんが間違えていても顔色に出したり訂正してはいけません。３回とも正しく指させたら「はい」に○をつけて下さい。　はい　いいえ　4.3-3.8　FMA

82. 下の絵をお子さんに見せて「飛ぶのはどれ？」「ニャーとなくのはどれ？」「お話するのはどれ？」「ほえるのはどれ？」「駆け足するのはどれ？」と聞いて下さい。聞く順番はどれから始めても結構です。４つ以上正しく指させたら「はい」に○をつけて下さい。　はい　いいえ　4.4-3.8　L

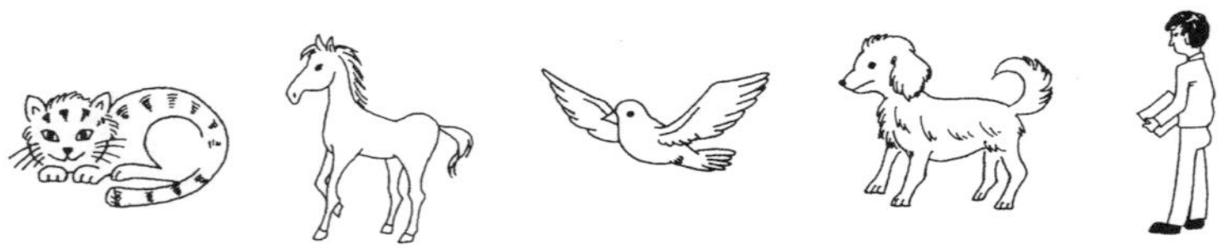

（原画　国立療養所広島病院小児科部長　下田浩子）

83. 以下の質問をお子さんにして下さい。質問をくりかえして言うのは構いませんが答える手助けをしないで下さい。それぞれの質問に対するお子さんの答えを下に書きこんで下さい。

「コップは何をするものですか？」（　　　）
「椅子は何をするものですか？」（　　　）
「鉛筆は何をするものですか？」（　　　）

動詞（のむ，すわる，かく，など）で答えて，それが理屈に合っていれば結構です。３つ全部答えられた場合だけ「はい」に○をつけて下さい。言葉でなく，身振り（ジェスチャー）で示した場合は「いいえ」に○をつけて下さい。　はい　いいえ　4.4-3.9　L

84. お子さんに小さい紙切れか小さい物を渡して以下のように指示して下さい。その時，あなたの指で方向を示したり眼でそちらを見たりしないで下さい。

「その紙（物）を椅子の下におきなさい」
「その紙（物）をあなたの後におきなさい」
「その紙（物）を椅子の上におきなさい」
「その紙（物）をあなたの前におきなさい」

４つとも正しくできたら「はい」に○をつけて下さい。　はい　いいえ　4.6-4.0　L

85. 手助けも指導もなく，自分一人で歯ブラシに練り歯磨きをつけて，歯の表側も裏側も磨けますか。　はい　いいえ　4.8-4.2　PS

86. 単語を５つ以上定義できますか。

判定の方法：以下の質問をお子さんにして下さい。質問をくりかえして言うのは構いませんが答える手助けをしないで下さい。それぞれの質問に対するお子さんの答えを下に書きこんで下さい。

「ボールとは何ですか？」（　　　）
「海とは何ですか？」（　　　）
「机とは何ですか？」（　　　）
「家とは何ですか？」（　　　）
「バナナとは何ですか？」（　　　）
「カーテンとは何ですか？」（　　　）
「窓とは何ですか？」（　　　）
「靴とは何ですか？」（　　　）

お子さんの答がそのものの用途，形，材料，分類（カテゴリー）に関するもので理屈に合っていれば結構です。５つ以上の答が正しければ「はい」に○をつけて下さい。　はい　いいえ　5.0-4.4　L

87. 以下の質問をお子さんにして下さい。質問をくりかえして言うのは構いませんが答える手助けをしないで下さい。それぞれの質問に対するお子さんの答えを下に書きこんで下さい。

「寒い時はどうしますか？」（　　　）
　答の例（震える，服を着る，家に入る，など）
「疲れた時はどうしますか？」（　　　）
　答の例（あくびをする，眠る，横になる，昼寝する）
「お腹がすいた時はどうしますか？」（　　　）
　答の例（食べる，食べるものを頼む，お昼を食べる）

答が理屈に合っていればこれ以外の答でも結構です。３つとも答えられた場合「はい」に○をつけて下さい。言葉でなく，身振り（ジェスチャー）で示した場合は「いいえ」に○をつけて下さい。　はい　いいえ　5.2-4.6　L

88. 片足立ちが８秒間以上できますか。

方法：物につかまらずに，一人で片足立ちさせて，何秒間バランスを保つことができるか測定します。あなたが見本をみせて下さい。お子さんにできるだけ長く片足立ちするように言って下さい。

右足で何秒間，片足立ちができましたか（　）秒間
左足で何秒間，片足立ちができましたか（　）秒間

右足でも左足でも両方とも８秒間以上片足立ちができた場合「はい」に○をつけて下さい。　はい　いいえ　5.2-4.7　GM

89. 白い紙をわたして人の絵を描かせて下さい。

方法：「ひと（男のひと，女のひと，男の子，女の子）の絵を描いて下さい」と言って下さい。描いている時に手助けしたり，欠けている部分を指摘したりしないで下さい。絵が描けた後，体のいくつの部分（頭，口，毛，体，鼻，目，足など）が描けているか数えて下さい。その際，目，腕，足，耳など対になっているものは一対を１部分として数えて下さい。なお，対になっているものが片方しか描けていない場合には体の部分として数えないで下さい。６部分以上描けていれば「はい」に○をつけて下さい。　はい　いいえ　6.0-5.3　FMA

DENVERⅡ予備判定票

4～6歳用

氏　　名 ＿＿＿＿＿＿＿＿

記録者　氏　　名 ＿＿＿＿＿＿＿＿
　　　　続　　柄 ＿＿＿＿＿＿＿＿

記　録　日　　年　　月　　日
生 年 月 日　　年　　月　　日
年 月 日 齢　　年　　月　　日

以下の質問に順番にお答え下さい。「はい」「いいえ」のどちらかに○をつけて下さい。「いいえ」が３つ以上になったら，それ以降の質問にお答えになる必要はありません。

75. あまり親しくない人にも，あなたのお子さんが話す内容がほぼ全部理解されていますか。あなたやお子さんの親しい人でないと理解できない場合は「いいえ」に○をつけて下さい。　はい　いいえ　4.0-3.5　L

76. 下の図（黄，緑，赤，青）を見せ，ひとつずつ指さして「これは何色？」と聞いて下さい。お子さんが違った答を言ってもあなたの顔色に出さないようにして４つとも聞いて下さい。４つとも正しく答えれば「はい」に○をつけて下さい。　はい　いいえ　4.0-3.6　L

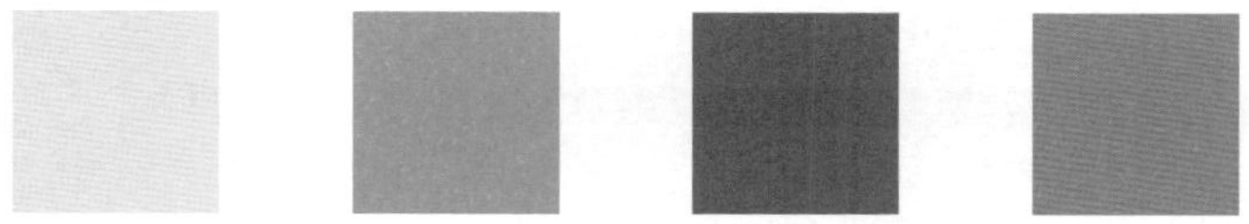

77. 以下の質問をお子さんにして下さい。質問をくりかえして言うのは構いませんが答える手助けをしないで下さい。それぞれの質問に対するお子さんの答えを下に書きこんで下さい。

「コップは何をするものですか？」（　　　　　　　　）
「椅子は何をするものですか？」　（　　　　　　　　）
「鉛筆は何をするものですか？」　（　　　　　　　　）

動詞（のむ，すわる，かく，など）で答えて，それが理屈に合っていれば結構です。２つ以上答えられた場合「はい」に○をつけて下さい。言葉でなく，身振り（ジェスチャー）で示した場合は「いいえ」に○をつけて下さい。　はい　いいえ　4.1-3.6　L

78. 数を１つ数えることができますか。
判定の方法：白い紙を一枚用意して，それを４つに切り分けてお子さんの前に置いて下さい。お子さんに「ひとつ（いちまい）ちょうだい」と言って下さい。お子さんが１枚以上あなたに渡した場合は「いいえ」に○をつけて下さい。1枚だけあなたに渡した時は，「私は何枚（いくつ）紙をもっていますか？」とたずねて下さい。お子さんが「ひとつ（いち，いっこ，いちまい）」と答えた時は「はい」に○をつけて下さい。それ以外の数字を答えた時は「いいえ」に○をつけて下さい。　はい　いいえ　4.1-3.6　L

79. 物につかまらないで，片足でケンケンして２回以上とべますか（片足交互のスキップではありません）。　はい　いいえ　4.2-3.7　GM

80. 下の図を見せて「これと同じものをかいて」と言って下さい。「十字（クロス）をかいて」と言ってはいけません。３回かかせて下さい。１回でもできれば結構です。判定の例は下に描いてある通りです。　はい　いいえ　4.2-3.8　FMA

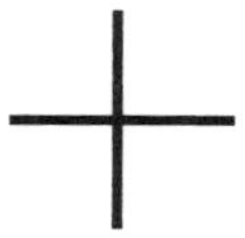

図：この場合は「はい」に○をつけて下さい。

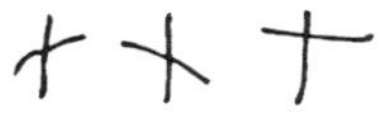

図：この場合は「いいえ」に○をつけて下さい。

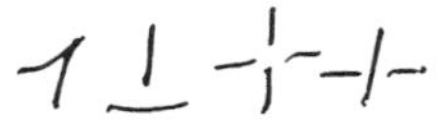

81. 下の図（２本の縦の線）をお子さんに見せて「長い方を指さして下さい」と言って下さい。（「大きい方を……」と言ってはいけません。）お子さんがどちらかを指さしたら，今度は上下さかさまにしてもう一度同じ質問をして下さい。それに答えたらさらにもう一度上下さかさま（最初と同じ向き）にして質問して下さい。途中でお子さんが間違えていても顔色に出したり訂正してはいけません。３回とも正しく指させたら「はい」に○をつけて下さい。　はい　いいえ　4.3-3.8　FMA

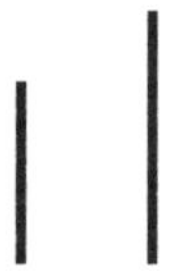

82. 下の絵をお子さんに見せて「飛ぶのはどれ？」「ニャーとなくのはどれ？」「お話するのはどれ？」「ほえるのはどれ？」「駆け足するのはどれ？」と聞いて下さい。聞く順番はどれから始めても結構です。4つ以上正しく指させたら「はい」に○をつけて下さい。　はい　いいえ　4.4-3.8　L

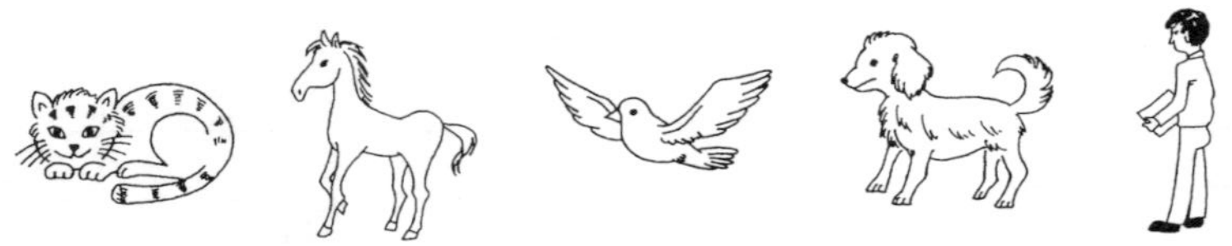

（原画　国立療養所広島病院小児科部長　下田浩子）

83. 以下の質問をお子さんにして下さい。質問をくりかえして言うのは構いませんが答える手助けをしないで下さい。それぞれの質問に対するお子さんの答えを下に書きこんで下さい。

「コップは何をするものですか？」（　　　　）
「椅子は何をするものですか？」（　　　　）
「鉛筆は何をするものですか？」（　　　　）

動詞（のむ，すわる，かく，など）で答えて，それが理屈に合っていれば結構です。3つ全部答えられた場合だけ「はい」に○をつけて下さい。言葉でなく，身振り（ジェスチャー）で示した場合は「いいえ」に○をつけて下さい。　はい　いいえ　4.4-3.9　L

84. お子さんに小さい紙切れか小さい物を渡して以下のように指示して下さい。その時，あなたの指で方向を示したり眼でそちらを見たりしないで下さい。

「その紙（物）を椅子の下におきなさい」
「その紙（物）をあなたの後におきなさい」
「その紙（物）を椅子の上におきなさい」
「その紙（物）をあなたの前におきなさい」

4つとも正しくできたら「はい」に○をつけて下さい。　はい　いいえ　4.6-4.0　L

85. 手助けも指導もなく，自分一人で歯ブラシに練り歯磨きをつけて，歯の表側も裏側も磨けますか。　はい　いいえ　4.8-4.2　PS

86. 単語を5つ以上定義できますか。
判定の方法：以下の質問をお子さんにして下さい。質問をくりかえして言うのは構いませんが答える手助けをしないで下さい。それぞれの質問に対するお子さんの答えを下に書きこんで下さい。

「ボールとは何ですか？」（　　　　）
「海とは何ですか？」（　　　　）
「机とは何ですか？」（　　　　）
「家とは何ですか？」（　　　　）
「バナナとは何ですか？」（　　　　）
「カーテンとは何ですか？」（　　　　）
「窓とは何ですか？」（　　　　）
「靴とは何ですか？」（　　　　）

お子さんの答がそのものの用途，形，材料，分類（カテゴリー）に関するもので理屈に合っていれば結構です。5つ以上の答が正しければ「はい」に○をつけて下さい。　はい　いいえ　5.0-4.4　L

87. 以下の質問をお子さんにして下さい。質問をくりかえして言うのは構いませんが答える手助けをしないで下さい。それぞれの質問に対するお子さんの答えを下に書きこんで下さい。

「寒い時はどうしますか？」（　　　　）
　答の例（震える，服を着る，家に入る，など）
「疲れた時はどうしますか？」（　　　　）
　答の例（あくびをする，眠る，横になる，昼寝する）
「お腹がすいた時はどうしますか？」（　　　　）
　答の例（食べる，食べるものを頼む，お昼を食べる）

答が理屈に合っていればこれ以外の答でも結構です。3つとも答えられた場合「はい」に○をつけて下さい。言葉でなく，身振り（ジェスチャー）で示した場合は「いいえ」に○をつけて下さい。　はい　いいえ　5.2-4.6　L

88. 片足立ちが8秒間以上できますか。
方法：物につかまらずに，一人で片足立ちさせて，何秒間バランスを保つことができるか測定します。あなたが見本をみせて下さい。お子さんにできるだけ長く片足立ちするように言って下さい。

右足で何秒間，片足立ちができましたか（　　）秒間
左足で何秒間，片足立ちができましたか（　　）秒間

右足でも左足でも両方とも8秒間以上片足立ちができた場合「はい」に○をつけて下さい。　はい　いいえ　5.2-4.7　GM

89. 白い紙をわたして人の絵を描かせて下さい。
方法：「ひと（男のひと，女のひと，男の子，女の子）の絵を描いて下さい」と言って下さい。描いている時に手助けしたり，欠けている部分を指摘したりしないで下さい。絵が描けた後，体のいくつの部分（頭，口，毛，体，鼻，目，足など）が描けているか数えて下さい。その際，目，腕，足，耳など対になっているものは一対を1部分として数えて下さい。なお，対になっているものが片方しか描けていない場合には体の部分として数えないで下さい。6部分以上描けていれば「はい」に○をつけて下さい。　はい　いいえ　6.0-5.3　FMA

DENVER Ⅱ 予備判定票

4〜6歳用

氏　　名

記録者　氏　名

　　　　続　柄

記　録　日　　年　　月　　日

生 年 月 日　　年　　月　　日

年 月 日 齢　　年　　月　　日

以下の質問に順番にお答え下さい。「はい」「いいえ」のどちらかに○をつけて下さい。「いいえ」が３つ以上になったら，それ以降の質問にお答えになる必要はありません。

75. あまり親しくない人にも，あなたのお子さんが話す内容がほぼ全部理解されていますか。あなたやお子さんの親しい人でないと理解できない場合は「いいえ」に○をつけて下さい。　はい　いいえ　4.0-3.5　L

76. 下の図（黄，緑，赤，青）を見せ，ひとつずつ指さして「これは何色？」と聞いて下さい。お子さんが違った答を言ってもあなたの顔色に出さないようにして４つとも聞いて下さい。４つとも正しく答えれば「はい」に○をつけて下さい。　はい　いいえ　4.0-3.6　L

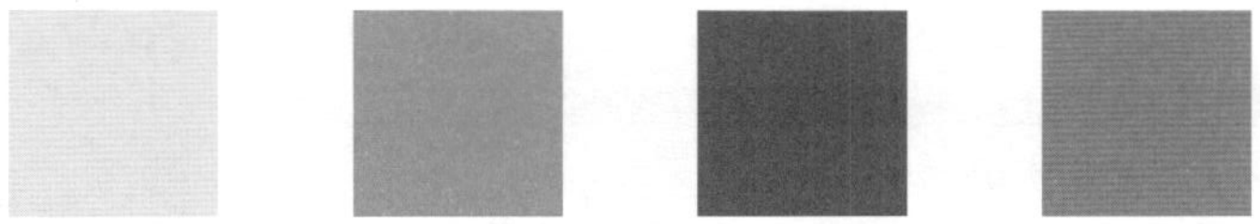

77. 以下の質問をお子さんにして下さい。質問をくりかえして言うのは構いませんが答える手助けをしないで下さい。それぞれの質問に対するお子さんの答えを下に書きこんで下さい。

「コップは何をするものですか？」（　　　　　　　）

「椅子は何をするものですか？」（　　　　　　　）

「鉛筆は何をするものですか？」（　　　　　　　）

動詞（のむ，すわる，かく，など）で答えて，それが理屈に合っていれば結構です。２つ以上答えられた場合「はい」に○をつけて下さい。言葉でなく，身振り（ジェスチャー）で示した場合は「いいえ」に○をつけて下さい。　はい　いいえ　4.1-3.6　L

78. 数を１つ数えることができますか。

判定の方法：白い紙を一枚用意して，それを４つに切り分けてお子さんの前に置いて下さい。お子さんに「ひとつ（いちまい）ちょうだい」と言って下さい。お子さんが１枚以上あなたに渡した場合は「いいえ」に○をつけて下さい。1枚だけあなたに渡した時は，「私は何枚（いくつ）紙をもっていますか？」とたずねて下さい。お子さんが「ひとつ（いち，いっこ，いちまい）」と答えた時は「はい」に○をつけて下さい。それ以外の数字を答えた時は「いいえ」に○をつけて下さい。　はい　いいえ　4.1-3.6　L

79. 物につかまらないで，片足でケンケンして２回以上とべますか（片足交互のスキップではありません）。　はい　いいえ　4.2-3.7　GM

80. 下の図を見せて「これと同じものをかいて」と言って下さい。「十字（クロス）をかいて」と言ってはいけません。３回かかせて下さい。１回でもできれば結構です。判定の例は下に描いてある通りです。　はい　いいえ　4.2-3.8　FMA

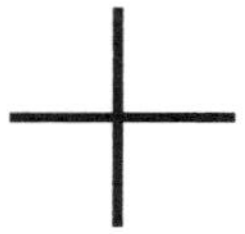

図：この場合は「はい」に○をつけて下さい。

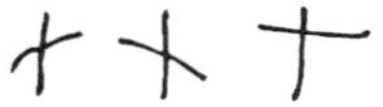

図：この場合は「いいえ」に○をつけて下さい。

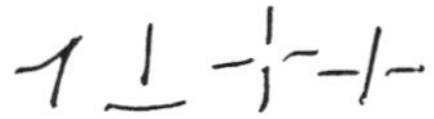

81. 下の図（２本の縦の線）をお子さんに見せて「長い方を指さして下さい」と言って下さい。（「大きい方を……」と言ってはいけません。）お子さんがどちらかを指さしたら，今度は上下さかさまにしてもう一度同じ質問をして下さい。それに答えたらさらにもう一度上下さかさま（最初と同じ向き）にして質問して下さい。途中でお子さんが間違えていても顔色に出したり訂正してはいけません。３回とも正しく指させたら「はい」に○をつけて下さい。　はい　いいえ　4.3-3.8　FMA

82. 下の絵をお子さんに見せて「飛ぶのはどれ？」「ニャーとなくのはどれ？」「お話するのはどれ？」「ほえるのはどれ？」「駆け足するのはどれ？」と聞いて下さい。聞く順番はどれから始めても結構です。４つ以上正しく指させたら「はい」に○をつけて下さい。　はい　いいえ　4.4-3.8　L

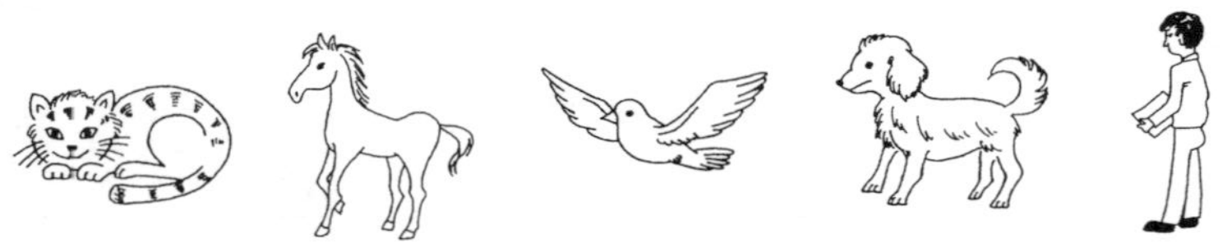

（原画　国立療養所広島病院小児科部長　下田浩子）

83. 以下の質問をお子さんにして下さい。質問をくりかえして言うのは構いませんが答える手助けをしないで下さい。それぞれの質問に対するお子さんの答えを下に書きこんで下さい。

「コップは何をするものですか？」（　　　）
「椅子は何をするものですか？」（　　　）
「鉛筆は何をするものですか？」（　　　）

動詞（のむ，すわる，かく，など）で答えて，それが理屈に合っていれば結構です。３つ全部答えられた場合だけ「はい」に○をつけて下さい。言葉でなく，身振り（ジェスチャー）で示した場合は「いいえ」に○をつけて下さい。　はい　いいえ　4.4-3.9　L

84. お子さんに小さい紙切れか小さい物を渡して以下のように指示して下さい。その時，あなたの指で方向を示したり眼でそちらを見たりしないで下さい。

「その紙（物）を椅子の下におきなさい」
「その紙（物）をあなたの後におきなさい」
「その紙（物）を椅子の上におきなさい」
「その紙（物）をあなたの前におきなさい」

４つとも正しくできたら「はい」に○をつけて下さい。　はい　いいえ　4.6-4.0　L

85. 手助けも指導もなく，自分一人で歯ブラシに練り歯磨きをつけて，歯の表側も裏側も磨けますか。　はい　いいえ　4.8-4.2　PS

86. 単語を５つ以上定義できますか。
判定の方法：以下の質問をお子さんにして下さい。質問をくりかえして言うのは構いませんが答える手助けをしないで下さい。それぞれの質問に対するお子さんの答えを下に書きこんで下さい。

「ボールとは何ですか？」（　　　）
「海とは何ですか？」（　　　）
「机とは何ですか？」（　　　）
「家とは何ですか？」（　　　）
「バナナとは何ですか？」（　　　）
「カーテンとは何ですか？」（　　　）
「窓とは何ですか？」（　　　）
「靴とは何ですか？」（　　　）

お子さんの答がそのものの用途，形，材料，分類（カテゴリー）に関するもので理屈に合っていれば結構です。５つ以上の答が正しければ「はい」に○をつけて下さい。　はい　いいえ　5.0-4.4　L

87. 以下の質問をお子さんにして下さい。質問をくりかえして言うのは構いませんが答える手助けをしないで下さい。それぞれの質問に対するお子さんの答えを下に書きこんで下さい。

「寒い時はどうしますか？」（　　　）
　答の例（震える，服を着る，家に入る，など）
「疲れた時はどうしますか？」（　　　）
　答の例（あくびをする，眠る，横になる，昼寝する）
「お腹がすいた時はどうしますか？」（　　　）
　答の例（食べる，食べるものを頼む，お昼を食べる）

答が理屈に合っていればこれ以外の答でも結構です。３つとも答えられた場合「はい」に○をつけて下さい。言葉でなく，身振り（ジェスチャー）で示した場合は「いいえ」に○をつけて下さい。　はい　いいえ　5.2-4.6　L

88. 片足立ちが８秒間以上できますか。
方法：物につかまらずに，一人で片足立ちさせて，何秒間バランスを保つことができるか測定します。あなたが見本をみせて下さい。お子さんにできるだけ長く片足立ちするように言って下さい。

右足で何秒間，片足立ちができましたか（　　）秒間
左足で何秒間，片足立ちができましたか（　　）秒間

右足でも左足でも両方とも８秒間以上片足立ちができた場合「はい」に○をつけて下さい。　はい　いいえ　5.2-4.7　GM

89. 白い紙をわたして人の絵を描かせて下さい。
方法：「ひと（男のひと，女のひと，男の子，女の子）の絵を描いて下さい」と言って下さい。描いている時に手助けしたり，欠けている部分を指摘したりしないで下さい。絵が描けた後，体のいくつの部分（頭，口，毛，体，鼻，目，足など）が描けているか数えて下さい。その際，目，腕，足，耳など対になっているものは一対を１部分として数えて下さい。なお，対になっているものが片方しか描けていない場合には体の部分として数えないで下さい。６部分以上描けていれば「はい」に○をつけて下さい。　はい　いいえ　6.0-5.3　FMA

DENVER II 予備判定票

4〜6歳用

氏　　名	
記録者　氏　名	
記録者　続　柄	
記 録 日	年　月　日
生 年 月 日	年　月　日
年 月 日 齢	年　月　日

以下の質問に順番にお答え下さい。「はい」「いいえ」のどちらかに○をつけて下さい。「いいえ」が３つ以上になったら，それ以降の質問にお答えになる必要はありません。

75. あまり親しくない人にも，あなたのお子さんが話す内容がほぼ全部理解されていますか。あなたやお子さんの親しい人でないと理解できない場合は「いいえ」に○をつけて下さい。　はい　いいえ　4.0-3.5　L

76. 下の図（黄，緑，赤，青）を見せ，ひとつずつ指さして「これは何色？」と聞いて下さい。お子さんが違った答を言ってもあなたの顔色に出さないようにして４つとも聞いて下さい。４つとも正しく答えれば「はい」に○をつけて下さい。　はい　いいえ　4.0-3.6　L

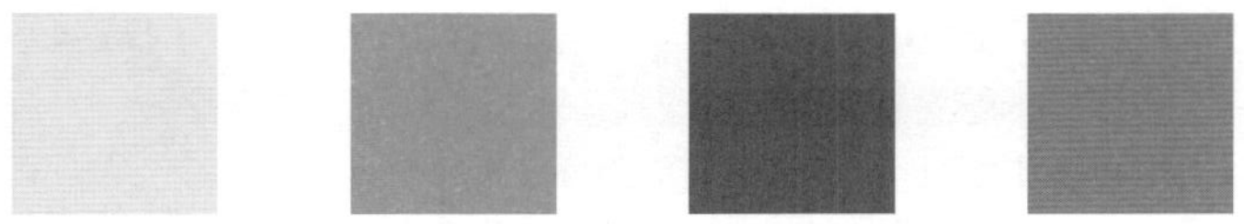

77. 以下の質問をお子さんにして下さい。質問をくりかえして言うのは構いませんが答える手助けをしないで下さい。それぞれの質問に対するお子さんの答えを下に書きこんで下さい。

「コップは何をするものですか？」(　　　　　　)
「椅子は何をするものですか？」　(　　　　　　)
「鉛筆は何をするものですか？」　(　　　　　　)

動詞（のむ，すわる，かく，など）で答えて，それが理屈に合っていれば結構です。２つ以上答えられた場合「はい」に○をつけて下さい。言葉でなく，身振り（ジェスチャー）で示した場合は「いいえ」に○をつけて下さい。　はい　いいえ　4.1-3.6　L

78. 数を１つ数えることができますか。
判定の方法：白い紙を一枚用意して，それを４つに切り分けてお子さんの前に置いて下さい。お子さんに「ひとつ（いちまい）ちょうだい」と言って下さい。お子さんが１枚以上あなたに渡した場合は「いいえ」に○をつけて下さい。１枚だけあなたに渡した時は，「私は何枚（いくつ）紙をもっていますか？」とたずねて下さい。お子さんが「ひとつ（いち，いっこ，いちまい）」と答えた時は「はい」に○をつけて下さい。それ以外の数字を答えた時は「いいえ」に○をつけて下さい。　はい　いいえ　4.1-3.6　L

79. 物につかまらないで，片足でケンケンして２回以上とべますか（片足交互のスキップではありません）。　はい　いいえ　4.2-3.7　GM

80. 下の図を見せて「これと同じものをかいて」と言って下さい。「十字（クロス）をかいて」と言ってはいけません。３回かかせて下さい。１回でもできれば結構です。判定の例は下に描いてある通りです。　はい　いいえ　4.2-3.8　FMA

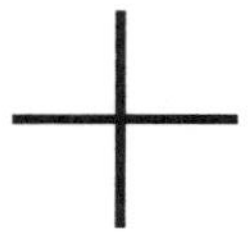

図：この場合は「はい」に○をつけて下さい。

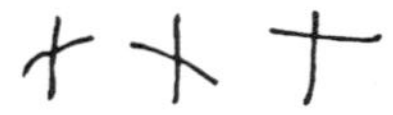

図：この場合は「いいえ」に○をつけて下さい。

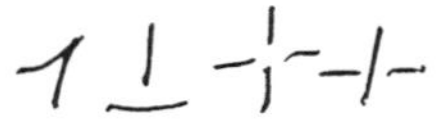

81. 下の図（２本の縦の線）をお子さんに見せて「長い方を指さして下さい」と言って下さい。（「大きい方を……」と言ってはいけません。）お子さんがどちらかを指さしたら，今度は上下さかさまにしてもう一度同じ質問をして下さい。それに答えたらさらにもう一度上下さかさま（最初と同じ向き）にして質問して下さい。途中でお子さんが間違えていても顔色に出したり訂正してはいけません。３回とも正しく指させたら「はい」に○をつけて下さい。　はい　いいえ　4.3-3.8　FMA

82. 下の絵をお子さんに見せて「飛ぶのはどれ？」「ニャーとなくのはどれ？」「お話するのはどれ？」「ほえるのはどれ？」「駆け足するのはどれ？」と聞いて下さい。聞く順番はどれから始めても結構です。4つ以上正しく指させたら「はい」に○をつけて下さい。　はい　いいえ　4.4-3.8　L

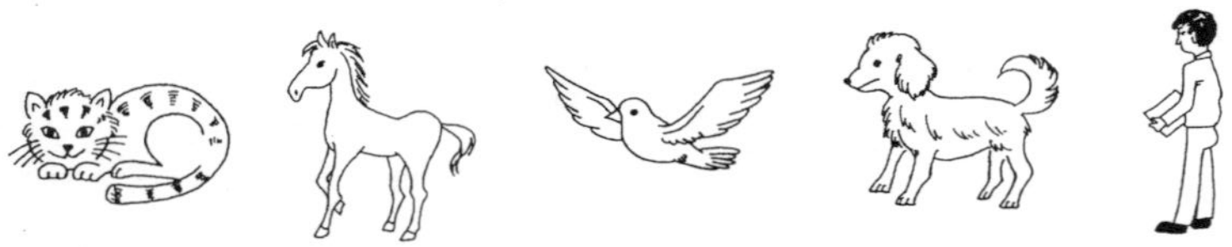

（原画　国立療養所広島病院小児科部長　下田浩子）

83. 以下の質問をお子さんにして下さい。質問をくりかえして言うのは構いませんが答える手助けをしないで下さい。それぞれの質問に対するお子さんの答えを下に書きこんで下さい。

「コップは何をするものですか？」（　　　　）
「椅子は何をするものですか？」（　　　　）
「鉛筆は何をするものですか？」（　　　　）

動詞（のむ，すわる，かく，など）で答えて，それが理屈に合っていれば結構です。3つ全部答えられた場合だけ「はい」に○をつけて下さい。言葉でなく，身振り（ジェスチャー）で示した場合は「いいえ」に○をつけて下さい。　はい　いいえ　4.4-3.9　L

84. お子さんに小さい紙切れか小さい物を渡して以下のように指示して下さい。その時，あなたの指で方向を示したり眼でそちらを見たりしないで下さい。

「その紙（物）を椅子の下におきなさい」
「その紙（物）をあなたの後におきなさい」
「その紙（物）を椅子の上におきなさい」
「その紙（物）をあなたの前におきなさい」

4つとも正しくできたら「はい」に○をつけて下さい。　はい　いいえ　4.6-4.0　L

85. 手助けも指導もなく，自分一人で歯ブラシに練り歯磨きをつけて，歯の表側も裏側も磨けますか。　はい　いいえ　4.8-4.2　PS

86. 単語を5つ以上定義できますか。

判定の方法：以下の質問をお子さんにして下さい。質問をくりかえして言うのは構いませんが答える手助けをしないで下さい。それぞれの質問に対するお子さんの答えを下に書きこんで下さい。

「ボールとは何ですか？」（　　　　）
「海とは何ですか？」（　　　　）
「机とは何ですか？」（　　　　）
「家とは何ですか？」（　　　　）
「バナナとは何ですか？」（　　　　）
「カーテンとは何ですか？」（　　　　）
「窓とは何ですか？」（　　　　）
「靴とは何ですか？」（　　　　）

お子さんの答がそのものの用途，形，材料，分類（カテゴリー）に関するもので理屈に合っていれば結構です。5つ以上の答が正しければ「はい」に○をつけて下さい。　はい　いいえ　5.0-4.4　L

87. 以下の質問をお子さんにして下さい。質問をくりかえして言うのは構いませんが答える手助けをしないで下さい。それぞれの質問に対するお子さんの答えを下に書きこんで下さい。

「寒い時はどうしますか？」（　　　　）
　答の例（震える，服を着る，家に入る，など）
「疲れた時はどうしますか？」（　　　　）
　答の例（あくびをする，眠る，横になる，昼寝する）
「お腹がすいた時はどうしますか？」（　　　　）
　答の例（食べる，食べるものを頼む，お昼を食べる）

答が理屈に合っていればこれ以外の答でも結構です。3つとも答えられた場合「はい」に○をつけて下さい。言葉でなく，身振り（ジェスチャー）で示した場合は「いいえ」に○をつけて下さい。　はい　いいえ　5.2-4.6　L

88. 片足立ちが8秒間以上できますか。

方法：物につかまらずに，一人で片足立ちさせて，何秒間バランスを保つことができるか測定します。あなたが見本をみせて下さい。お子さんにできるだけ長く片足立ちするように言って下さい。

右足で何秒間，片足立ちができましたか（　　）秒間
左足で何秒間，片足立ちができましたか（　　）秒間

右足でも左足でも両方とも8秒間以上片足立ちができた場合「はい」に○をつけて下さい。　はい　いいえ　5.2-4.7　GM

89. 白い紙をわたして人の絵を描かせて下さい。

方法：「ひと（男のひと，女のひと，男の子，女の子）の絵を描いて下さい」と言って下さい。描いている時に手助けしたり，欠けている部分を指摘したりしないで下さい。絵が描けた後，体のいくつの部分（頭，口，毛，体，鼻，目，足など）が描けているか数えて下さい。その際，目，腕，足，耳など対になっているものは一対を1部分として数えて下さい。なお，対になっているものが片方しか描けていない場合には体の部分として数えないで下さい。6部分以上描けていれば「はい」に○をつけて下さい。　はい　いいえ　6.0-5.3　FMA

4〜6歳用

DENVER Ⅱ 予備判定票

氏　　名

記録者　氏　　名

続　　柄

記　録　日　　　年　　　月　　　日

生年月日　　　年　　　月　　　日

年月日齢　　　年　　　月　　　日

以下の質問に順番にお答え下さい。「はい」「いいえ」のどちらかに○をつけて下さい。「いいえ」が３つ以上になったら，それ以降の質問にお答えになる必要はありません。

75. あまり親しくない人にも，あなたのお子さんが話す内容がほぼ全部理解されていますか。あなたやお子さんの親しい人でないと理解できない場合は「いいえ」に○をつけて下さい。　はい　いいえ　4.0-3.5　L

76. 下の図（黄，緑，赤，青）を見せ，ひとつずつ指さして「これは何色？」と聞いて下さい。お子さんが違った答を言ってもあなたの顔色に出さないようにして４つとも聞いて下さい。４つとも正しく答えれば「はい」に○をつけて下さい。　はい　いいえ　4.0-3.6　L

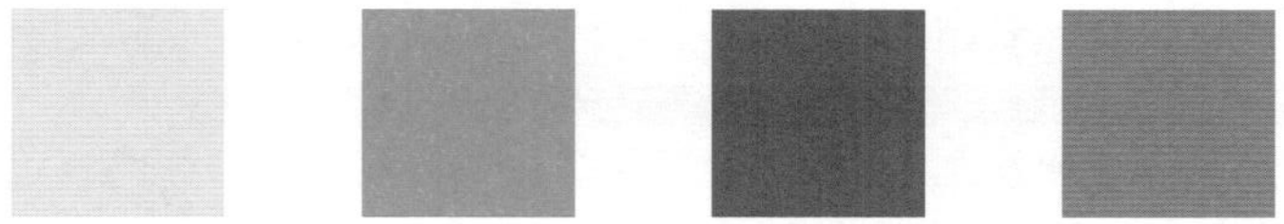

77. 以下の質問をお子さんにして下さい。質問をくりかえして言うのは構いませんが答える手助けをしないで下さい。それぞれの質問に対するお子さんの答えを下に書きこんで下さい。

「コップは何をするものですか？」(　　　　　　)

「椅子は何をするものですか？」　(　　　　　　)

「鉛筆は何をするものですか？」　(　　　　　　)

動詞（のむ，すわる，かく，など）で答えて，それが理屈に合っていれば結構です。２つ以上答えられた場合「はい」に○をつけて下さい。言葉でなく，身振り（ジェスチャー）で示した場合は「いいえ」に○をつけて下さい。　はい　いいえ　4.1-3.6　L

78. 数を１つ数えることができますか。
判定の方法：白い紙を一枚用意して，それを４つに切り分けてお子さんの前に置いて下さい。お子さんに「ひとつ（いちまい）ちょうだい」と言って下さい。お子さんが１枚以上あなたに渡した場合は「いいえ」に○をつけて下さい。1枚だけあなたに渡した時は，「私は何枚（いくつ）紙をもっていますか？」とたずねて下さい。お子さんが「ひとつ（いち，いっこ，いちまい）」と答えた時は「はい」に○をつけて下さい。それ以外の数字を答えた時は「いいえ」に○をつけて下さい。　はい　いいえ　4.1-3.6　L

79. 物につかまらないで，片足でケンケンして２回以上とべますか（片足交互のスキップではありません）。　はい　いいえ　4.2-3.7　GM

80. 下の図を見せて「これと同じものをかいて」と言って下さい。「十字（クロス）をかいて」と言ってはいけません。３回かかせて下さい。１回でもできれば結構です。判定の例は下に描いてある通りです。　はい　いいえ　4.2-3.8　FMA

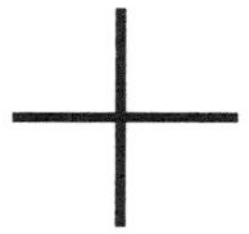

図：この場合は「はい」に○をつけて下さい。

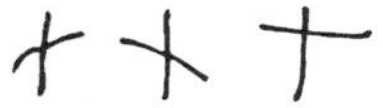

図：この場合は「いいえ」に○をつけて下さい。

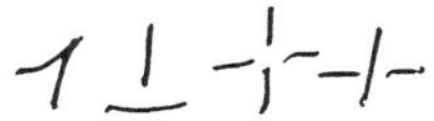

81. 下の図（２本の縦の線）をお子さんに見せて「長い方を指さして下さい」と言って下さい。（「大きい方を……」と言ってはいけません。）お子さんがどちらかを指さしたら，今度は上下さかさまにしてもう一度同じ質問をして下さい。それに答えたらさらにもう一度上下さかさま（最初と同じ向き）にして質問して下さい。途中でお子さんが間違えていても顔色に出したり訂正してはいけません。３回とも正しく指させたら「はい」に○をつけて下さい。　はい　いいえ　4.3-3.8　FMA

82. 下の絵をお子さんに見せて「飛ぶのはどれ？」「ニャーとなくのはどれ？」「お話するのはどれ？」「ほえるのはどれ？」「駆け足するのはどれ？」と聞いて下さい。聞く順番はどれから始めても結構です。4つ以上正しく指させたら「はい」に○をつけて下さい。　はい　いいえ　4.4-3.8　L

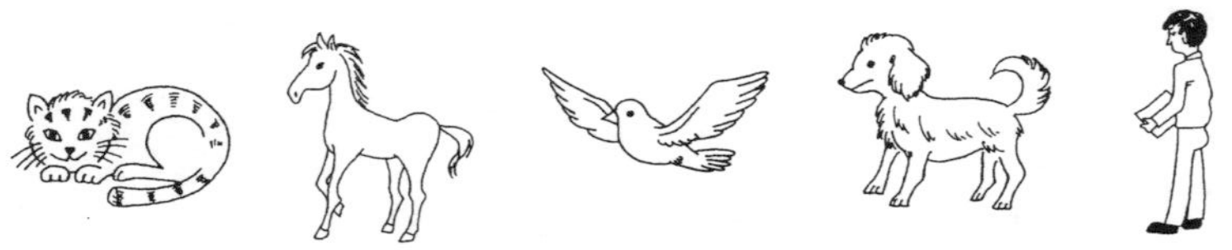

（原画　国立療養所広島病院小児科部長　下田浩子）

83. 以下の質問をお子さんにして下さい。質問をくりかえして言うのは構いませんが答える手助けをしないで下さい。それぞれの質問に対するお子さんの答えを下に書きこんで下さい。

「コップは何をするものですか？」（　　　　）
「椅子は何をするものですか？」（　　　　）
「鉛筆は何をするものですか？」（　　　　）

動詞（のむ，すわる，かく，など）で答えて，それが理屈に合っていれば結構です。3つ全部答えられた場合だけ「はい」に○をつけて下さい。言葉でなく，身振り（ジェスチャー）で示した場合は「いいえ」に○をつけて下さい。　はい　いいえ　4.4-3.9　L

84. お子さんに小さい紙切れか小さい物を渡して以下のように指示して下さい。その時，あなたの指で方向を示したり眼でそちらを見たりしないで下さい。

「その紙（物）を椅子の下におきなさい」
「その紙（物）をあなたの後におきなさい」
「その紙（物）を椅子の上におきなさい」
「その紙（物）をあなたの前におきなさい」

4つとも正しくできたら「はい」に○をつけて下さい。　はい　いいえ　4.6-4.0　L

85. 手助けも指導もなく，自分一人で歯ブラシに練り歯磨きをつけて，歯の表側も裏側も磨けますか。　はい　いいえ　4.8-4.2　PS

86. 単語を5つ以上定義できますか。
判定の方法：以下の質問をお子さんにして下さい。質問をくりかえして言うのは構いませんが答える手助けをしないで下さい。それぞれの質問に対するお子さんの答えを下に書きこんで下さい。

「ボールとは何ですか？」（　　　　）
「海とは何ですか？」（　　　　）
「机とは何ですか？」（　　　　）
「家とは何ですか？」（　　　　）
「バナナとは何ですか？」（　　　　）
「カーテンとは何ですか？」（　　　　）
「窓とは何ですか？」（　　　　）
「靴とは何ですか？」（　　　　）

お子さんの答がそのものの用途，形，材料，分類（カテゴリー）に関するもので理屈に合っていれば結構です。5つ以上の答が正しければ「はい」に○をつけて下さい。　はい　いいえ　5.0-4.4　L

87. 以下の質問をお子さんにして下さい。質問をくりかえして言うのは構いませんが答える手助けをしないで下さい。それぞれの質問に対するお子さんの答えを下に書きこんで下さい。

「寒い時はどうしますか？」（　　　　）
答の例（震える，服を着る，家に入る，など）
「疲れた時はどうしますか？」（　　　　）
答の例（あくびをする，眠る，横になる，昼寝する）
「お腹がすいた時はどうしますか？」（　　　　）
答の例（食べる，食べるものを頼む，お昼を食べる）

答が理屈に合っていればこれ以外の答でも結構です。3つとも答えられた場合「はい」に○をつけて下さい。言葉でなく，身振り（ジェスチャー）で示した場合は「いいえ」に○をつけて下さい。　はい　いいえ　5.2-4.6　L

88. 片足立ちが8秒間以上できますか。
方法：物につかまらずに，一人で片足立ちさせて，何秒間バランスを保つことができるか測定します。あなたが見本をみせて下さい。お子さんにできるだけ長く片足立ちするように言って下さい。

右足で何秒間，片足立ちができましたか（　　）秒間
左足で何秒間，片足立ちができましたか（　　）秒間

右足でも左足でも両方とも8秒間以上片足立ちができた場合「はい」に○をつけて下さい。　はい　いいえ　5.2-4.7　GM

89. 白い紙をわたして人の絵を描かせて下さい。
方法：「ひと（男のひと，女のひと，男の子，女の子）の絵を描いて下さい」と言って下さい。描いている時に手助けしたり，欠けている部分を指摘したりしないで下さい。絵が描けた後，体のいくつの部分（頭，口，毛，体，鼻，目，足など）が描けているか数えて下さい。その際，目，腕，足，耳など対になっているものは一対を1部分として数えて下さい。なお，対になっているものが片方しか描けていない場合には体の部分として数えないで下さい。6部分以上描けていれば「はい」に○をつけて下さい。　はい　いいえ　6.0-5.3　FMA

4～6歳用

DENVERⅡ予備判定票

氏　　名		記録日	年　月　日
記録者 氏名		生年月日	年　月　日
続柄		年月日齢	年　月　日

以下の質問に順番にお答え下さい。「はい」「いいえ」のどちらかに○をつけて下さい。「いいえ」が３つ以上になったら，それ以降の質問にお答えになる必要はありません。

75. あまり親しくない人にも，あなたのお子さんが話す内容がほぼ全部理解されていますか。あなたやお子さんの親しい人でないと理解できない場合は「いいえ」に○をつけて下さい。　はい　いいえ　4.0-3.5　L

76. 下の図（黄，緑，赤，青）を見せ，ひとつずつ指さして「これは何色？」と聞いて下さい。お子さんが違った答を言ってもあなたの顔色に出さないようにして４つとも聞いて下さい。４つとも正しく答えれば「はい」に○をつけて下さい。　はい　いいえ　4.0-3.6　L

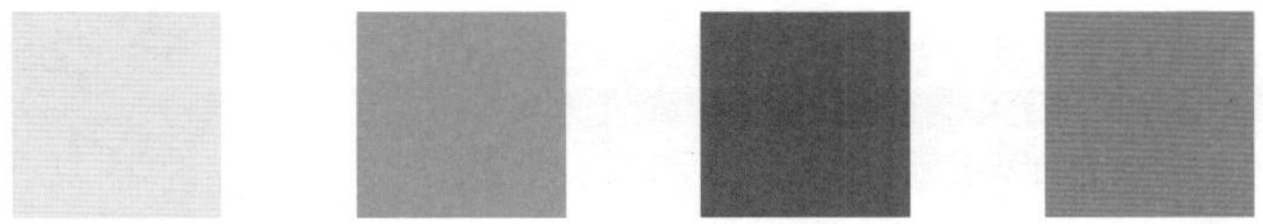

77. 以下の質問をお子さんにして下さい。質問をくりかえして言うのは構いませんが答える手助けをしないで下さい。それぞれの質問に対するお子さんの答えを下に書きこんで下さい。
「コップは何をするものですか？」（　　　　　）
「椅子は何をするものですか？」（　　　　　）
「鉛筆は何をするものですか？」（　　　　　）
動詞（のむ，すわる，かく，など）で答えて，それが理屈に合っていれば結構です。２つ以上答えられた場合「はい」に○をつけて下さい。言葉でなく，身振り（ジェスチャー）で示した場合は「いいえ」に○をつけて下さい。　はい　いいえ　4.1-3.6　L

78. 数を１つ数えることができますか。
判定の方法：白い紙を一枚用意して，それを４つに切り分けてお子さんの前に置いて下さい。お子さんに「ひとつ（いちまい）ちょうだい」と言って下さい。お子さんが１枚以上あなたに渡した場合は「いいえ」に○をつけて下さい。1枚だけあなたに渡した時は，「私は何枚（いくつ）紙をもっていますか？」とたずねて下さい。お子さんが「ひとつ（いち，いっこ，いちまい）」と答えた時は「はい」に○をつけて下さい。それ以外の数字を答えた時は「いいえ」に○をつけて下さい。　はい　いいえ　4.1-3.6　L

79. 物につかまらないで，片足でケンケンして２回以上とべますか（片足交互のスキップではありません）。　はい　いいえ　4.2-3.7　GM

80. 下の図を見せて「これと同じものをかいて」と言って下さい。「十字（クロス）をかいて」と言ってはいけません。３回かかせて下さい。１回でもできれば結構です。判定の例は下に描いてある通りです。　はい　いいえ　4.2-3.8　FMA

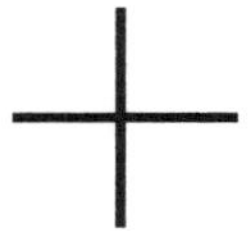

図：この場合は「はい」に○をつけて下さい。

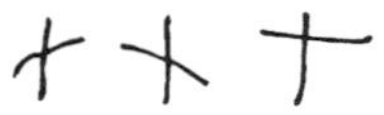

図：この場合は「いいえ」に○をつけて下さい。

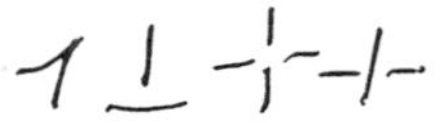

81. 下の図（２本の縦の線）をお子さんに見せて「長い方を指さして下さい」と言って下さい。（「大きい方を……」と言ってはいけません。）お子さんがどちらかを指さしたら，今度は上下さかさまにしてもう一度同じ質問をして下さい。それに答えたらさらにもう一度上下さかさま（最初と同じ向き）にして質問して下さい。途中でお子さんが間違えていても顔色に出したり訂正してはいけません。３回とも正しく指させたら「はい」に○をつけて下さい。　はい　いいえ　4.3-3.8　FMA

82. 下の絵をお子さんに見せて「飛ぶのはどれ？」「ニャーとなくのはどれ？」「お話するのはどれ？」「ほえるのはどれ？」「駆け足するのはどれ？」と聞いて下さい。聞く順番はどれから始めても結構です。4つ以上正しく指させたら「はい」に○をつけて下さい。　はい　いいえ　4.4-3.8　L

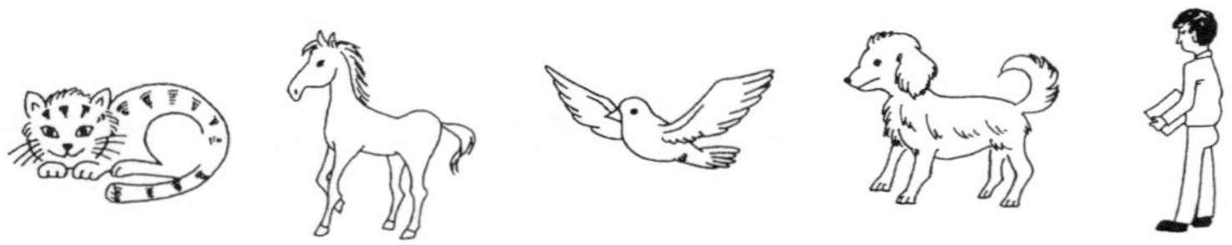

（原画　国立療養所広島病院小児科部長　下田浩子）

83. 以下の質問をお子さんにして下さい。質問をくりかえして言うのは構いませんが答える手助けをしないで下さい。それぞれの質問に対するお子さんの答えを下に書きこんで下さい。

「コップは何をするものですか？」(　　　　　)

「椅子は何をするものですか？」(　　　　　)

「鉛筆は何をするものですか？」(　　　　　)

動詞（のむ，すわる，かく，など）で答えて，それが理屈に合っていれば結構です。3つ全部答えられた場合だけ「はい」に○をつけて下さい。言葉でなく，身振り（ジェスチャー）で示した場合は「いいえ」に○をつけて下さい。　はい　いいえ　4.4-3.9　L

84. お子さんに小さい紙切れか小さい物を渡して以下のように指示して下さい。その時，あなたの指で方向を示したり眼でそちらを見たりしないで下さい。

「その紙（物）を椅子の下におきなさい」

「その紙（物）をあなたの後におきなさい」

「その紙（物）を椅子の上におきなさい」

「その紙（物）をあなたの前におきなさい」

4つとも正しくできたら「はい」に○をつけて下さい。　はい　いいえ　4.6-4.0　L

85. 手助けも指導もなく，自分一人で歯ブラシに練り歯磨きをつけて，歯の表側も裏側も磨けますか。　はい　いいえ　4.8-4.2　PS

86. 単語を5つ以上定義できますか。

判定の方法：以下の質問をお子さんにして下さい。質問をくりかえして言うのは構いませんが答える手助けをしないで下さい。それぞれの質問に対するお子さんの答えを下に書きこんで下さい。

「ボールとは何ですか？」(　　　　　)

「海とは何ですか？」(　　　　　)

「机とは何ですか？」(　　　　　)

「家とは何ですか？」(　　　　　)

「バナナとは何ですか？」(　　　　　)

「カーテンとは何ですか？」(　　　　　)

「窓とは何ですか？」(　　　　　)

「靴とは何ですか？」(　　　　　)

お子さんの答がそのものの用途，形，材料，分類（カテゴリー）に関するもので理屈に合っていれば結構です。5つ以上の答が正しければ「はい」に○をつけて下さい。　はい　いいえ　5.0-4.4　L

87. 以下の質問をお子さんにして下さい。質問をくりかえして言うのは構いませんが答える手助けをしないで下さい。それぞれの質問に対するお子さんの答えを下に書きこんで下さい。

「寒い時はどうしますか？」(　　　　　)

答の例（震える，服を着る，家に入る，など）

「疲れた時はどうしますか？」(　　　　　)

答の例（あくびをする，眠る，横になる，昼寝する）

「お腹がすいた時はどうしますか？」(　　　　　)

答の例（食べる，食べるものを頼む，お昼を食べる）

答が理屈に合っていればこれ以外の答でも結構です。3つとも答えられた場合「はい」に○をつけて下さい。言葉でなく，身振り（ジェスチャー）で示した場合は「いいえ」に○をつけて下さい。　はい　いいえ　5.2-4.6　L

88. 片足立ちが8秒間以上できますか。

方法：物につかまらずに，一人で片足立ちさせて，何秒間バランスを保つことができるか測定します。あなたが見本をみせて下さい。お子さんにできるだけ長く片足立ちするように言って下さい。

右足で何秒間，片足立ちができましたか（　　）秒間

左足で何秒間，片足立ちができましたか（　　）秒間

右足でも左足でも両方とも8秒間以上片足立ちができた場合「はい」に○をつけて下さい。　はい　いいえ　5.2-4.7　GM

89. 白い紙をわたして人の絵を描かせて下さい。

方法：「ひと（男のひと，女のひと，男の子，女の子）の絵を描いて下さい」と言って下さい。描いている時に手助けしたり，欠けている部分を指摘したりしないで下さい。絵が描けた後，体のいくつの部分（頭，口，毛，体，鼻，目，足など）が描けているか数えて下さい。その際，目，腕，足，耳など対になっているものは一対を1部分として数えて下さい。なお，対になっているものが片方しか描けていない場合には体の部分として数えないで下さい。6部分以上描けていれば「はい」に○をつけて下さい。　はい　いいえ　6.0-5.3　FMA

4～6歳用

DENVERⅡ予備判定票

氏　名

記録者　氏　名

続　柄

記　録　日　　年　　月　　日

生　年　月　日　　年　　月　　日

年　月　日　齢　　年　　月　　日

以下の質問に順番にお答え下さい。「はい」「いいえ」のどちらかに○をつけて下さい。「いいえ」が３つ以上になったら，それ以降の質問にお答えになる必要はありません。

75. あまり親しくない人にも，あなたのお子さんが話す内容がほぼ全部理解されていますか。あなたやお子さんの親しい人でないと理解できない場合は「いいえ」に○をつけて下さい。　はい　いいえ　4.0-3.5　L

76. 下の図（黄，緑，赤，青）を見せ，ひとつずつ指さして「これは何色？」と聞いて下さい。お子さんが違った答を言ってもあなたの顔色に出さないようにして４つとも聞いて下さい。４つとも正しく答えれば「はい」に○をつけて下さい。　はい　いいえ　4.0-3.6　L

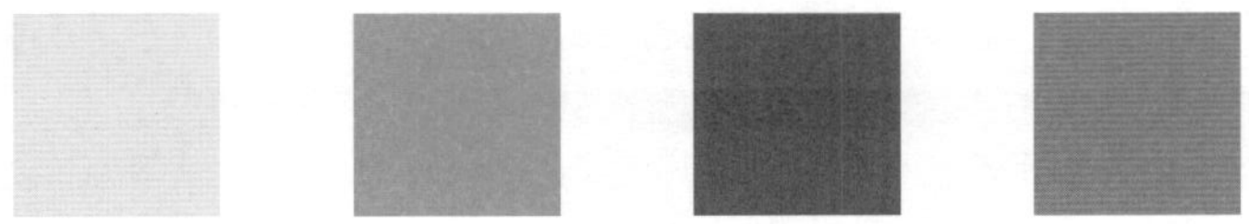

77. 以下の質問をお子さんにして下さい。質問をくりかえして言うのは構いませんが答える手助けをしないで下さい。それぞれの質問に対するお子さんの答えを下に書きこんで下さい。

「コップは何をするものですか？」（　　　　　）

「椅子は何をするものですか？」（　　　　　）

「鉛筆は何をするものですか？」（　　　　　）

動詞（のむ，すわる，かく，など）で答えて，それが理屈に合っていれば結構です。２つ以上答えられた場合「はい」に○をつけて下さい。言葉でなく，身振り（ジェスチャー）で示した場合は「いいえ」に○をつけて下さい。　はい　いいえ　4.1-3.6　L

78. 数を１つ数えることができますか。

判定の方法：白い紙を一枚用意して，それを４つに切り分けてお子さんの前に置いて下さい。お子さんに「ひとつ（いちまい）ちょうだい」と言って下さい。お子さんが１枚以上あなたに渡した場合は「いいえ」に○をつけて下さい。1枚だけあなたに渡した時は，「私は何枚（いくつ）紙をもっていますか？」とたずねて下さい。お子さんが「ひとつ（いち，いっこ，いちまい）」と答えた時は「はい」に○をつけて下さい。それ以外の数字を答えた時は「いいえ」に○をつけて下さい。　はい　いいえ　4.1-3.6　L

79. 物につかまらないで，片足でケンケンして２回以上とべますか（片足交互のスキップではありません）。　はい　いいえ　4.2-3.7　GM

80. 下の図を見せて「これと同じものをかいて」と言って下さい。「十字（クロス）をかいて」と言ってはいけません。３回かかせて下さい。１回でもできれば結構です。判定の例は下に描いてある通りです。　はい　いいえ　4.2-3.8　FMA

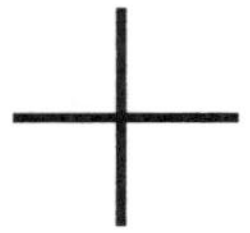

図：この場合は「はい」に○をつけて下さい。

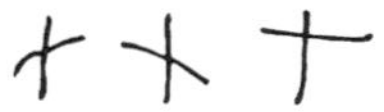

図：この場合は「いいえ」に○をつけて下さい。

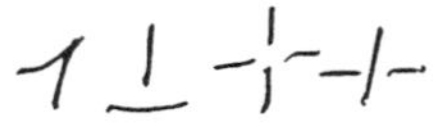

81. 下の図（２本の縦の線）をお子さんに見せて「長い方を指さして下さい」と言って下さい。（「大きい方を……」と言ってはいけません。）お子さんがどちらかを指さしたら，今度は上下さかさまにしてもう一度同じ質問をして下さい。それに答えたらさらにもう一度上下さかさま（最初と同じ向き）にして質問して下さい。途中でお子さんが間違えていても顔色に出したり訂正してはいけません。３回とも正しく指させたら「はい」に○をつけて下さい。　はい　いいえ　4.3-3.8　FMA

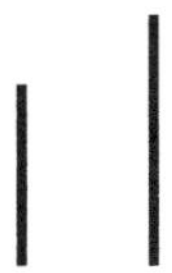

82. 下の絵をお子さんに見せて「飛ぶのはどれ？」「ニャーとなくのはどれ？」「お話するのはどれ？」「ほえるのはどれ？」「駆け足するのはどれ？」と聞いて下さい。聞く順番はどれから始めても結構です。4つ以上正しく指させたら「はい」に○をつけて下さい。　はい　いいえ　4.4-3.8　L

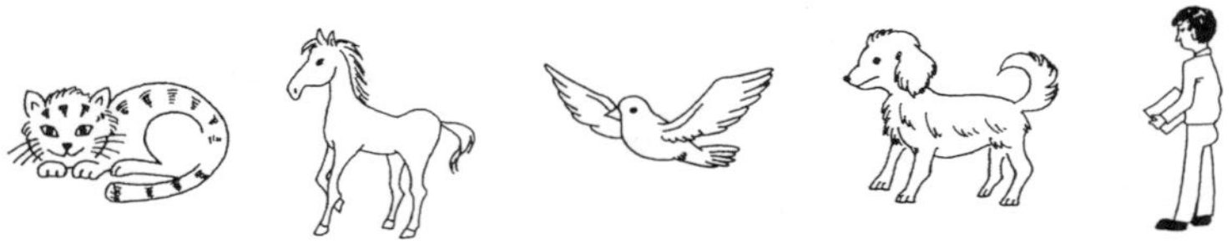

（原画　国立療養所広島病院小児科部長　下田浩子）

83. 以下の質問をお子さんにして下さい。質問をくりかえして言うのは構いませんが答える手助けをしないで下さい。それぞれの質問に対するお子さんの答えを下に書きこんで下さい。

「コップは何をするものですか？」（　　　　）
「椅子は何をするものですか？」（　　　　）
「鉛筆は何をするものですか？」（　　　　）

動詞（のむ，すわる，かく，など）で答えて，それが理屈に合っていれば結構です。3つ全部答えられた場合だけ「はい」に○をつけて下さい。言葉でなく，身振り（ジェスチャー）で示した場合は「いいえ」に○をつけて下さい。　はい　いいえ　4.4-3.9　L

84. お子さんに小さい紙切れか小さい物を渡して以下のように指示して下さい。その時，あなたの指で方向を示したり眼でそちらを見たりしないで下さい。

「その紙（物）を椅子の下におきなさい」
「その紙（物）をあなたの後におきなさい」
「その紙（物）を椅子の上におきなさい」
「その紙（物）をあなたの前におきなさい」

4つとも正しくできたら「はい」に○をつけて下さい。　はい　いいえ　4.6-4.0　L

85. 手助けも指導もなく，自分一人で歯ブラシに練り歯磨きをつけて，歯の表側も裏側も磨けますか。　はい　いいえ　4.8-4.2　PS

86. 単語を5つ以上定義できますか。
判定の方法：以下の質問をお子さんにして下さい。質問をくりかえして言うのは構いませんが答える手助けをしないで下さい。それぞれの質問に対するお子さんの答えを下に書きこんで下さい。

「ボールとは何ですか？」（　　　　）
「海とは何ですか？」（　　　　）
「机とは何ですか？」（　　　　）
「家とは何ですか？」（　　　　）
「バナナとは何ですか？」（　　　　）
「カーテンとは何ですか？」（　　　　）
「窓とは何ですか？」（　　　　）
「靴とは何ですか？」（　　　　）

お子さんの答がそのものの用途，形，材料，分類（カテゴリー）に関するもので理屈に合っていれば結構です。5つ以上の答が正しければ「はい」に○をつけて下さい。　はい　いいえ　5.0-4.4　L

87. 以下の質問をお子さんにして下さい。質問をくりかえして言うのは構いませんが答える手助けをしないで下さい。それぞれの質問に対するお子さんの答えを下に書きこんで下さい。

「寒い時はどうしますか？」（　　　　）
　答の例（震える，服を着る，家に入る，など）
「疲れた時はどうしますか？」（　　　　）
　答の例（あくびをする，眠る，横になる，昼寝する）
「お腹がすいた時はどうしますか？」（　　　　）
　答の例（食べる，食べるものを頼む，お昼を食べる）

答が理屈に合っていればこれ以外の答でも結構です。3つとも答えられた場合「はい」に○をつけて下さい。言葉でなく，身振り（ジェスチャー）で示した場合は「いいえ」に○をつけて下さい。　はい　いいえ　5.2-4.6　L

88. 片足立ちが8秒間以上できますか。
方法：物につかまらずに，一人で片足立ちさせて，何秒間バランスを保つことができるか測定します。あなたが見本をみせて下さい。お子さんにできるだけ長く片足立ちするように言って下さい。

右足で何秒間，片足立ちができましたか（　　）秒間
左足で何秒間，片足立ちができましたか（　　）秒間

右足でも左足でも両方とも8秒間以上片足立ちができた場合「はい」に○をつけて下さい。　はい　いいえ　5.2-4.7　GM

89. 白い紙をわたして人の絵を描かせて下さい。
方法：「ひと（男のひと，女のひと，男の子，女の子）の絵を描いて下さい」と言って下さい。描いている時に手助けしたり，欠けている部分を指摘したりしないで下さい。絵が描けた後，体のいくつの部分（頭，口，毛，体，鼻，目，足など）が描けているか数えて下さい。その際，目，腕，足，耳など対になっているものは一対を1部分として数えて下さい。なお，対になっているものが片方しか描けていない場合には体の部分として数えないで下さい。6部分以上描けていれば「はい」に○をつけて下さい。
はい　いいえ　6.0-5.3　FMA

DENVER II 予備判定票

4～6歳用

氏　名		
記録者	氏　名	
	続　柄	

記録日	年	月	日
生年月日	年	月	日
年月日齢	年	月	日

以下の質問に順番にお答え下さい。「はい」「いいえ」のどちらかに○をつけて下さい。「いいえ」が３つ以上になったら，それ以降の質問にお答えになる必要はありません。

75. あまり親しくない人にも，あなたのお子さんが話す内容がほぼ全部理解されていますか。あなたやお子さんの親しい人でないと理解できない場合は「いいえ」に○をつけて下さい。　はい　いいえ　4.0-3.5　L

76. 下の図（黄，緑，赤，青）を見せ，ひとつずつ指さして「これは何色？」と聞いて下さい。お子さんが違った答を言ってもあなたの顔色に出さないようにして４つとも聞いて下さい。４つとも正しく答えれば「はい」に○をつけて下さい。　はい　いいえ　4.0-3.6　L

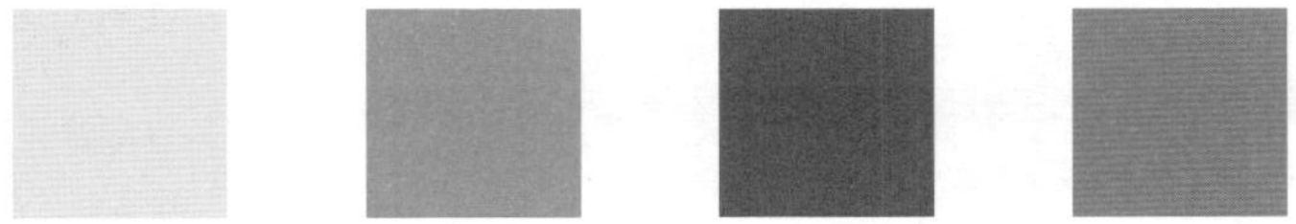

77. 以下の質問をお子さんにして下さい。質問をくりかえして言うのは構いませんが答える手助けをしないで下さい。それぞれの質問に対するお子さんの答えを下に書きこんで下さい。

「コップは何をするものですか？」(　　　　　　　)

「椅子は何をするものですか？」　(　　　　　　　)

「鉛筆は何をするものですか？」　(　　　　　　　)

動詞（のむ，すわる，かく，など）で答えて，それが理屈に合っていれば結構です。２つ以上答えられた場合「はい」に○をつけて下さい。言葉でなく，身振り（ジェスチャー）で示した場合は「いいえ」に○をつけて下さい。　はい　いいえ　4.1-3.6　L

78. 数を１つ数えることができますか。

判定の方法：白い紙を一枚用意して，それを４つに切り分けてお子さんの前に置いて下さい。お子さんに「ひとつ（いちまい）ちょうだい」と言って下さい。お子さんが１枚以上あなたに渡した場合は「いいえ」に○をつけて下さい。1枚だけあなたに渡した時は，「私は何枚（いくつ）紙をもっていますか？」とたずねて下さい。お子さんが「ひとつ（いち，いっこ，いちまい）」と答えた時は「はい」に○をつけて下さい。それ以外の数字を答えた時は「いいえ」に○をつけて下さい。　はい　いいえ　4.1-3.6　L

79. 物につかまらないで，片足でケンケンして２回以上とべますか（片足交互のスキップではありません）。　はい　いいえ　4.2-3.7　GM

80. 下の図を見せて「これと同じものをかいて」と言って下さい。「十字（クロス）をかいて」と言ってはいけません。３回かかせて下さい。１回でもできれば結構です。判定の例は下に描いてある通りです。　はい　いいえ　4.2-3.8　FMA

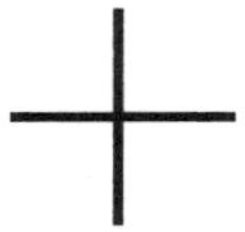

図：この場合は「はい」に○をつけて下さい。

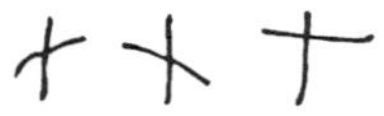

図：この場合は「いいえ」に○をつけて下さい。

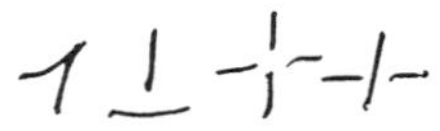

81. 下の図（２本の縦の線）をお子さんに見せて「長い方を指さして下さい」と言って下さい。（「大きい方を……」と言ってはいけません。）お子さんがどちらかを指さしたら，今度は上下さかさまにしてもう一度同じ質問をして下さい。それに答えたらさらにもう一度上下さかさま（最初と同じ向き）にして質問して下さい。途中でお子さんが間違えていても顔色に出したり訂正してはいけません。３回とも正しく指させたら「はい」に○をつけて下さい。　はい　いいえ　4.3-3.8　FMA

82. 下の絵をお子さんに見せて「飛ぶのはどれ？」「ニャーとなくのはどれ？」「お話するのはどれ？」「ほえるのはどれ？」「駆け足するのはどれ？」と聞いて下さい。聞く順番はどれから始めても結構です。4つ以上正しく指させたら「はい」に○をつけて下さい。　はい　いいえ　4.4-3.8　L

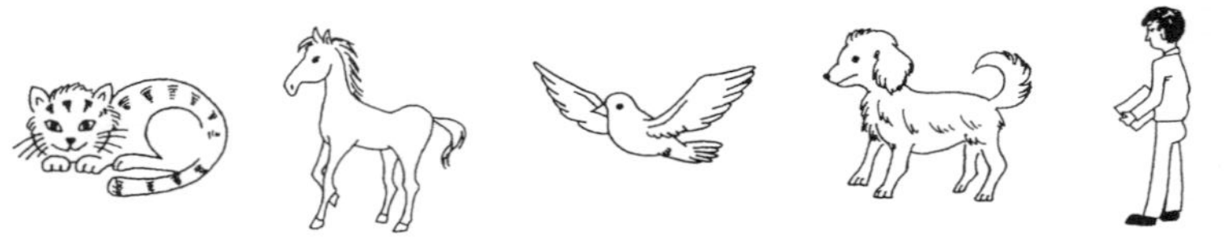

（原画　国立療養所広島病院小児科部長　下田浩子）

83. 以下の質問をお子さんにして下さい。質問をくりかえして言うのは構いませんが答える手助けをしないで下さい。それぞれの質問に対するお子さんの答えを下に書きこんで下さい。

「コップは何をするものですか？」（　　　　　）
「椅子は何をするものですか？」（　　　　　）
「鉛筆は何をするものですか？」（　　　　　）

動詞（のむ，すわる，かく，など）で答えて，それが理屈に合っていれば結構です。3つ全部答えられた場合だけ「はい」に○をつけて下さい。言葉でなく，身振り（ジェスチャー）で示した場合は「いいえ」に○をつけて下さい。　はい　いいえ　4.4-3.9　L

84. お子さんに小さい紙切れか小さい物を渡して以下のように指示して下さい。その時，あなたの指で方向を示したり眼でそちらを見たりしないで下さい。

「その紙（物）を椅子の下におきなさい」
「その紙（物）をあなたの後におきなさい」
「その紙（物）を椅子の上におきなさい」
「その紙（物）をあなたの前におきなさい」

4つとも正しくできたら「はい」に○をつけて下さい。　はい　いいえ　4.6-4.0　L

85. 手助けも指導もなく，自分一人で歯ブラシに練り歯磨きをつけて，歯の表側も裏側も磨けますか。　はい　いいえ　4.8-4.2　PS

86. 単語を5つ以上定義できますか。
判定の方法：以下の質問をお子さんにして下さい。質問をくりかえして言うのは構いませんが答える手助けをしないで下さい。それぞれの質問に対するお子さんの答えを下に書きこんで下さい。

「ボールとは何ですか？」（　　　　　）
「海とは何ですか？」（　　　　　）
「机とは何ですか？」（　　　　　）
「家とは何ですか？」（　　　　　）
「バナナとは何ですか？」（　　　　　）
「カーテンとは何ですか？」（　　　　　）
「窓とは何ですか？」（　　　　　）
「靴とは何ですか？」（　　　　　）

お子さんの答えがそのものの用途，形，材料，分類（カテゴリー）に関するもので理屈に合っていれば結構です。5つ以上の答が正しければ「はい」に○をつけて下さい。　はい　いいえ　5.0-4.4　L

87. 以下の質問をお子さんにして下さい。質問をくりかえして言うのは構いませんが答える手助けをしないで下さい。それぞれの質問に対するお子さんの答えを下に書きこんで下さい。

「寒い時はどうしますか？」（　　　　　）
答の例（震える，服を着る，家に入る，など）
「疲れた時はどうしますか？」（　　　　　）
答の例（あくびをする，眠る，横になる，昼寝する）
「お腹がすいた時はどうしますか？」（　　　　　）
答の例（食べる，食べるものを頼む，お昼を食べる）

答が理屈に合っていればこれ以外の答でも結構です。3つとも答えられた場合「はい」に○をつけて下さい。言葉でなく，身振り（ジェスチャー）で示した場合は「いいえ」に○をつけて下さい。　はい　いいえ　5.2-4.6　L

88. 片足立ちが8秒間以上できますか。
方法：物につかまらずに，一人で片足立ちさせて，何秒間バランスを保つことができるか測定します。あなたが見本をみせて下さい。お子さんにできるだけ長く片足立ちするように言って下さい。

右足で何秒間，片足立ちができましたか（　　）秒間
左足で何秒間，片足立ちができましたか（　　）秒間

右足でも左足でも両方とも8秒間以上片足立ちができた場合「はい」に○をつけて下さい。　はい　いいえ　5.2-4.7　GM

89. 白い紙をわたして人の絵を描かせて下さい。
方法：「ひと（男のひと，女のひと，男の子，女の子）の絵を描いて下さい」と言って下さい。描いている時に手助けしたり，欠けている部分を指摘したりしないで下さい。絵が描けた後，体のいくつの部分（頭，口，毛，体，鼻，目，足など）が描けているか数えて下さい。その際，目，腕，足，耳など対になっているものは一対を1部分として数えて下さい。なお，対になっているものが片方しか描けていない場合には体の部分として数えないで下さい。6部分以上描けていれば「はい」に○をつけて下さい。　はい　いいえ　6.0-5.3　FMA

DENVER II 予備判定票

4〜6歳用

氏　　名 ＿＿＿＿＿＿＿＿　　記録日　　年　　月　　日

生年月日　　年　　月　　日

記録者　氏　　名 ＿＿＿＿＿＿＿＿　　年月日齢　　年　　月　　日

　　　　続　　柄 ＿＿＿＿＿＿＿＿

以下の質問に順番にお答え下さい。「はい」「いいえ」のどちらかに○をつけて下さい。「いいえ」が３つ以上になったら，それ以降の質問にお答えになる必要はありません。

75. あまり親しくない人にも，あなたのお子さんが話す内容がほぼ全部理解されていますか。あなたやお子さんの親しい人でないと理解できない場合は「いいえ」に○をつけて下さい。　はい　いいえ　4.0-3.5　L

76. 下の図（黄，緑，赤，青）を見せ，ひとつずつ指さして「これは何色？」と聞いて下さい。お子さんが違った答を言ってもあなたの顔色に出さないようにして４つとも聞いて下さい。４つとも正しく答えれば「はい」に○をつけて下さい。　はい　いいえ　4.0-3.6　L

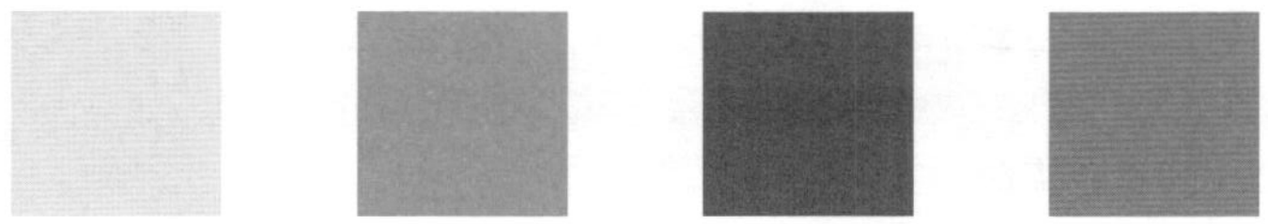

77. 以下の質問をお子さんにして下さい。質問をくりかえして言うのは構いませんが答える手助けをしないで下さい。それぞれの質問に対するお子さんの答えを下に書きこんで下さい。

「コップは何をするものですか？」(　　　　　　　　)

「椅子は何をするものですか？」(　　　　　　　　)

「鉛筆は何をするものですか？」(　　　　　　　　)

動詞（のむ，すわる，かく，など）で答えて，それが理屈に合っていれば結構です。２つ以上答えられた場合「はい」に○をつけて下さい。言葉でなく，身振り（ジェスチャー）で示した場合は「いいえ」に○をつけて下さい。　はい　いいえ　4.1-3.6　L

78. 数を１つ数えることができますか。

判定の方法：白い紙を一枚用意して，それを４つに切り分けてお子さんの前に置いて下さい。お子さんに「ひとつ（いちまい）ちょうだい」と言って下さい。お子さんが１枚以上あなたに渡した場合は「いいえ」に○をつけて下さい。1枚だけあなたに渡した時は，「私は何枚（いくつ）紙をもっていますか？」とたずねて下さい。お子さんが「ひとつ（いち，いっこ，いちまい）」と答えた時は「はい」に○をつけて下さい。それ以外の数字を答えた時は「いいえ」に○をつけて下さい。　はい　いいえ　4.1-3.6　L

79. 物につかまらないで，片足でケンケンして２回以上とべますか（片足交互のスキップではありません）。　はい　いいえ　4.2-3.7　GM

80. 下の図を見せて「これと同じものをかいて」と言って下さい。「十字（クロス）をかいて」と言ってはいけません。3回かかせて下さい。1回でもできれば結構です。判定の例は下に描いてある通りです。　はい　いいえ　4.2-3.8　FMA

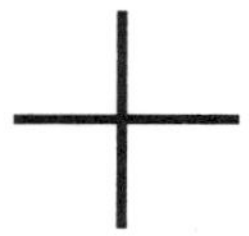

図：この場合は「はい」に○をつけて下さい。

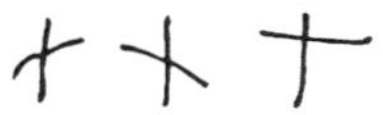

図：この場合は「いいえ」に○をつけて下さい。

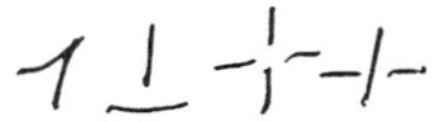

81. 下の図（２本の縦の線）をお子さんに見せて「長い方を指さして下さい」と言って下さい。（「大きい方を……」と言ってはいけません。）お子さんがどちらかを指さしたら，今度は上下さかさまにしてもう一度同じ質問をして下さい。それに答えたらさらにもう一度上下さかさま（最初と同じ向き）にして質問して下さい。途中でお子さんが間違えていても顔色に出したり訂正してはいけません。3回とも正しく指させたら「はい」に○をつけて下さい。　はい　いいえ　4.3-3.8　FMA

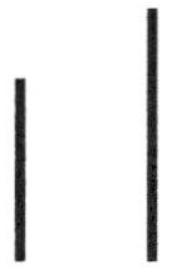

82. 下の絵をお子さんに見せて「飛ぶのはどれ？」「ニャーとなくのはどれ？」「お話するのはどれ？」「ほえるのはどれ？」「駆け足するのはどれ？」と聞いて下さい。聞く順番はどれから始めても結構です。4つ以上正しく指させたら「はい」に○をつけて下さい。 はい いいえ 4.4-3.8 L

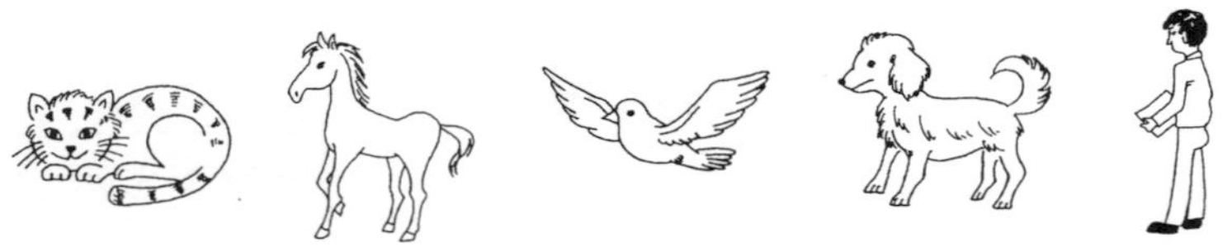

（原画 国立療養所広島病院小児科部長 下田浩子）

83. 以下の質問をお子さんにして下さい。質問をくりかえして言うのは構いませんが答える手助けをしないで下さい。それぞれの質問に対するお子さんの答えを下に書きこんで下さい。

「コップは何をするものですか？」（ ）
「椅子は何をするものですか？」（ ）
「鉛筆は何をするものですか？」（ ）

動詞（のむ，すわる，かく，など）で答えて，それが理屈に合っていれば結構です。3つ全部答えられた場合だけ「はい」に○をつけて下さい。言葉でなく，身振り（ジェスチャー）で示した場合は「いいえ」に○をつけて下さい。 はい いいえ 4.4-3.9 L

84. お子さんに小さい紙切れか小さい物を渡して以下のように指示して下さい。その時，あなたの指で方向を示したり眼でそちらを見たりしないで下さい。

「その紙（物）を椅子の下におきなさい」
「その紙（物）をあなたの後におきなさい」
「その紙（物）を椅子の上におきなさい」
「その紙（物）をあなたの前におきなさい」

4つとも正しくできたら「はい」に○をつけて下さい。 はい いいえ 4.6-4.0 L

85. 手助けも指導もなく，自分一人で歯ブラシに練り歯磨きをつけて，歯の表側も裏側も磨けますか。 はい いいえ 4.8-4.2 PS

86. 単語を5つ以上定義できますか。
判定の方法：以下の質問をお子さんにして下さい。質問をくりかえして言うのは構いませんが答える手助けをしないで下さい。それぞれの質問に対するお子さんの答えを下に書きこんで下さい。

「ボールとは何ですか？」（ ）
「海とは何ですか？」（ ）
「机とは何ですか？」（ ）
「家とは何ですか？」（ ）
「バナナとは何ですか？」（ ）
「カーテンとは何ですか？」（ ）
「窓とは何ですか？」（ ）
「靴とは何ですか？」（ ）

お子さんの答がそのものの用途，形，材料，分類（カテゴリー）に関するもので理屈に合っていれば結構です。5つ以上の答が正しければ「はい」に○をつけて下さい。 はい いいえ 5.0-4.4 L

87. 以下の質問をお子さんにして下さい。質問をくりかえして言うのは構いませんが答える手助けをしないで下さい。それぞれの質問に対するお子さんの答えを下に書きこんで下さい。

「寒い時はどうしますか？」（ ）
答の例（震える，服を着る，家に入る，など）
「疲れた時はどうしますか？」（ ）
答の例（あくびをする，眠る，横になる，昼寝する）
「お腹がすいた時はどうしますか？」（ ）
答の例（食べる，食べるものを頼む，お昼を食べる）

答が理屈に合っていればこれ以外の答でも結構です。3つとも答えられた場合「はい」に○をつけて下さい。言葉でなく，身振り（ジェスチャー）で示した場合は「いいえ」に○をつけて下さい。 はい いいえ 5.2-4.6 L

88. 片足立ちが8秒間以上できますか。
方法：物につかまらずに，一人で片足立ちさせて，何秒間バランスを保つことができるか測定します。あなたが見本をみせて下さい。お子さんにできるだけ長く片足立ちするように言って下さい。

右足で何秒間，片足立ちができましたか（ ）秒間
左足で何秒間，片足立ちができましたか（ ）秒間

右足でも左足でも両方とも8秒間以上片足立ちができた場合「はい」に○をつけて下さい。 はい いいえ 5.2-4.7 GM

89. 白い紙をわたして人の絵を描かせて下さい。
方法：「ひと（男のひと，女のひと，男の子，女の子）の絵を描いて下さい」と言って下さい。描いている時に手助けしたり，欠けている部分を指摘したりしないで下さい。絵が描けた後，体のいくつの部分（頭，口，毛，体，鼻，目，足など）が描けているか数えて下さい。その際，目，腕，足，耳など対になっているものは一対を1部分として数えて下さい。なお，対になっているものが片方しか描けていない場合には体の部分として数えないで下さい。6部分以上描けていれば「はい」に○をつけて下さい。 はい いいえ 6.0-5.3 FMA

4〜6歳用

DENVER II 予備判定票

氏　　名

記録者　氏　　名

続　　柄

記　録　日　　年　　月　　日

生 年 月 日　　年　　月　　日

年 月 日 齢　　年　　月　　日

以下の質問に順番にお答え下さい。「はい」「いいえ」のどちらかに○をつけて下さい。「いいえ」が３つ以上になったら，それ以降の質問にお答えになる必要はありません。

75. あまり親しくない人にも，あなたのお子さんが話す内容がほぼ全部理解されていますか。あなたやお子さんの親しい人でないと理解できない場合は「いいえ」に○をつけて下さい。　はい　いいえ　4.0-3.5　L

76. 下の図（黄，緑，赤，青）を見せ，ひとつずつ指さして「これは何色？」と聞いて下さい。お子さんが違った答を言ってもあなたの顔色に出さないようにして４つとも聞いて下さい。４つとも正しく答えれば「はい」に○をつけて下さい。　はい　いいえ　4.0-3.6　L

77. 以下の質問をお子さんにして下さい。質問をくりかえして言うのは構いませんが答える手助けをしないで下さい。それぞれの質問に対するお子さんの答えを下に書きこんで下さい。

「コップは何をするものですか？」（　　　　　　　）

「椅子は何をするものですか？」　（　　　　　　　）

「鉛筆は何をするものですか？」　（　　　　　　　）

動詞（のむ，すわる，かく，など）で答えて，それが理屈に合っていれば結構です。２つ以上答えられた場合「はい」に○をつけて下さい。言葉でなく，身振り（ジェスチャー）で示した場合は「いいえ」に○をつけて下さい。　はい　いいえ　4.1-3.6　L

78. 数を１つ数えることができますか。

判定の方法：白い紙を一枚用意して，それを４つに切り分けてお子さんの前に置いて下さい。お子さんに「ひとつ（いちまい）ちょうだい」と言って下さい。お子さんが１枚以上あなたに渡した場合は「いいえ」に○をつけて下さい。1枚だけあなたに渡した時は，「私は何枚（いくつ）紙をもっていますか？」とたずねて下さい。お子さんが「ひとつ（いち，いっこ，いちまい）」と答えた時は「はい」に○をつけて下さい。それ以外の数字を答えた時は「いいえ」に○をつけて下さい。　はい　いいえ　4.1-3.6　L

79. 物につかまらないで，片足でケンケンして２回以上とべますか（片足交互のスキップではありません）。　はい　いいえ　4.2-3.7　GM

80. 下の図を見せて「これと同じものをかいて」と言って下さい。「十字（クロス）をかいて」と言ってはいけません。３回かかせて下さい。１回でもできれば結構です。判定の例は下に描いてある通りです。　はい　いいえ　4.2-3.8　FMA

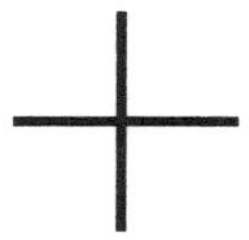

図：この場合は「はい」に○をつけて下さい。

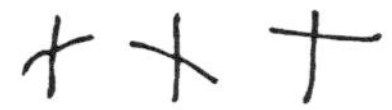

図：この場合は「いいえ」に○をつけて下さい。

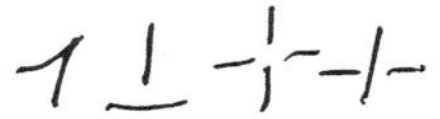

81. 下の図（２本の縦の線）をお子さんに見せて「長い方を指さして下さい」と言って下さい。（「大きい方を……」と言ってはいけません。）お子さんがどちらかを指さしたら，今度は上下さかさまにしてもう一度同じ質問をして下さい。それに答えたらさらにもう一度上下さかさま（最初と同じ向き）にして質問して下さい。途中でお子さんが間違えていても顔色に出したり訂正してはいけません。３回とも正しく指させたら「はい」に○をつけて下さい。　はい　いいえ　4.3-3.8　FMA

82. 下の絵をお子さんに見せて「飛ぶのはどれ？」「ニャーとなくのはどれ？」「お話するのはどれ？」「ほえるのはどれ？」「駆け足するのはどれ？」と聞いて下さい。聞く順番はどれから始めても結構です。4つ以上正しく指させたら「はい」に○をつけて下さい。 はい いいえ 4.4-3.8 L

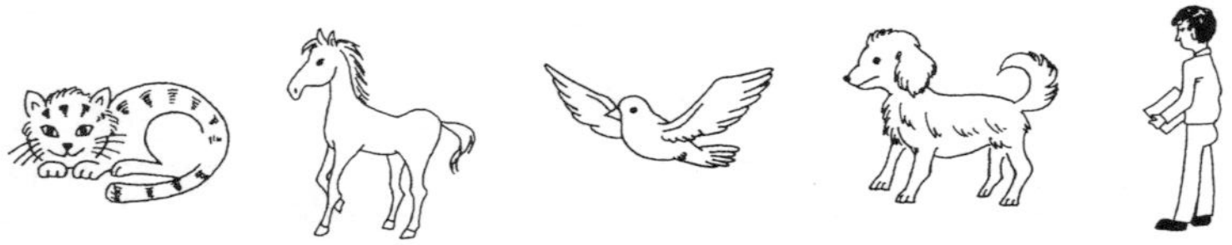

（原画　国立療養所広島病院小児科部長　下田浩子）

83. 以下の質問をお子さんにして下さい。質問をくりかえして言うのは構いませんが答える手助けをしないで下さい。それぞれの質問に対するお子さんの答えを下に書きこんで下さい。

「コップは何をするものですか？」（　　　）
「椅子は何をするものですか？」（　　　）
「鉛筆は何をするものですか？」（　　　）

動詞（のむ，すわる，かく，など）で答えて，それが理屈に合っていれば結構です。3つ全部答えられた場合だけ「はい」に○をつけて下さい。言葉でなく，身振り（ジェスチャー）で示した場合は「いいえ」に○をつけて下さい。 はい いいえ 4.4-3.9 L

84. お子さんに小さい紙切れか小さい物を渡して以下のように指示して下さい。その時，あなたの指で方向を示したり眼でそちらを見たりしないで下さい。

「その紙（物）を椅子の下におきなさい」
「その紙（物）をあなたの後におきなさい」
「その紙（物）を椅子の上におきなさい」
「その紙（物）をあなたの前におきなさい」

4つとも正しくできたら「はい」に○をつけて下さい。 はい いいえ 4.6-4.0 L

85. 手助けも指導もなく，自分一人で歯ブラシに練り歯磨きをつけて，歯の表側も裏側も磨けますか。 はい いいえ 4.8-4.2 PS

86. 単語を5つ以上定義できますか。
判定の方法：以下の質問をお子さんにして下さい。質問をくりかえして言うのは構いませんが答える手助けをしないで下さい。それぞれの質問に対するお子さんの答えを下に書きこんで下さい。

「ボールとは何ですか？」（　　　）
「海とは何ですか？」（　　　）
「机とは何ですか？」（　　　）
「家とは何ですか？」（　　　）
「バナナとは何ですか？」（　　　）
「カーテンとは何ですか？」（　　　）
「窓とは何ですか？」（　　　）
「靴とは何ですか？」（　　　）

お子さんの答がそのものの用途，形，材料，分類（カテゴリー）に関するもので理屈に合っていれば結構です。5つ以上の答が正しければ「はい」に○をつけて下さい。 はい いいえ 5.0-4.4 L

87. 以下の質問をお子さんにして下さい。質問をくりかえして言うのは構いませんが答える手助けをしないで下さい。それぞれの質問に対するお子さんの答えを下に書きこんで下さい。

「寒い時はどうしますか？」（　　　）
答の例（震える，服を着る，家に入る，など）
「疲れた時はどうしますか？」（　　　）
答の例（あくびをする，眠る，横になる，昼寝する）
「お腹がすいた時はどうしますか？」（　　　）
答の例（食べる，食べるものを頼む，お昼を食べる）

答が理屈に合っていればこれ以外の答でも結構です。3つとも答えられた場合「はい」に○をつけて下さい。言葉でなく，身振り（ジェスチャー）で示した場合は「いいえ」に○をつけて下さい。 はい いいえ 5.2-4.6 L

88. 片足立ちが8秒間以上できますか。
方法：物につかまらずに，一人で片足立ちさせて，何秒間バランスを保つことができるか測定します。あなたが見本をみせて下さい。お子さんにできるだけ長く片足立ちするように言って下さい。

右足で何秒間，片足立ちができましたか（　）秒間
左足で何秒間，片足立ちができましたか（　）秒間

右足でも左足でも両方とも8秒間以上片足立ちができた場合「はい」に○をつけて下さい。 はい いいえ 5.2-4.7 GM

89. 白い紙をわたして人の絵を描かせて下さい。
方法：「ひと（男のひと，女のひと，男の子，女の子）の絵を描いて下さい」と言って下さい。描いている時に手助けしたり，欠けている部分を指摘したりしないで下さい。絵が描けた後，体のいくつの部分（頭，口，毛，体，鼻，目，足など）が描けているか数えて下さい。その際，目，腕，足，耳など対になっているものは一対を1部分として数えて下さい。なお，対になっているものが片方しか描けていない場合には体の部分として数えないで下さい。6部分以上描けていれば「はい」に○をつけて下さい。 はい いいえ 6.0-5.3 FMA

DENVER Ⅱ 予備判定票

4〜6歳用

氏　名　

記録者　氏　名　
　　　　続　柄　

記　録　日　　年　　月　　日
生 年 月 日　　年　　月　　日
年 月 日 齢　　年　　月　　日

以下の質問に順番にお答え下さい。「はい」「いいえ」のどちらかに○をつけて下さい。「いいえ」が３つ以上になったら，それ以降の質問にお答えになる必要はありません。

75. あまり親しくない人にも，あなたのお子さんが話す内容がほぼ全部理解されていますか。あなたやお子さんの親しい人でないと理解できない場合は「いいえ」に○をつけて下さい。　はい　いいえ　4.0-3.5　L

76. 下の図（黄，緑，赤，青）を見せ，ひとつずつ指さして「これは何色？」と聞いて下さい。お子さんが違った答を言ってもあなたの顔色に出さないようにして４つとも聞いて下さい。４つとも正しく答えれば「はい」に○をつけて下さい。　はい　いいえ　4.0-3.6　L

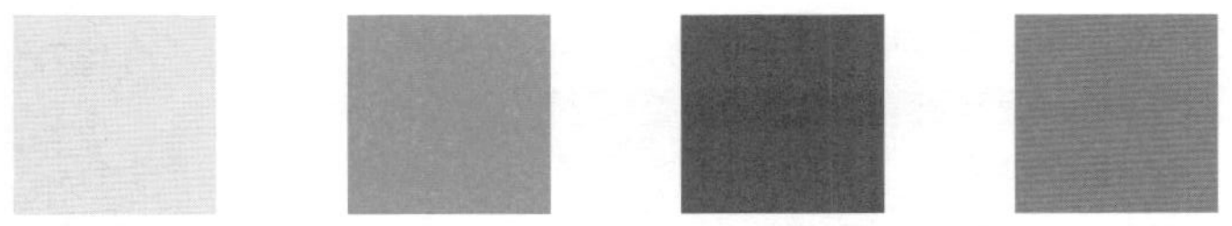

77. 以下の質問をお子さんにして下さい。質問をくりかえして言うのは構いませんが答える手助けをしないで下さい。それぞれの質問に対するお子さんの答えを下に書きこんで下さい。

「コップは何をするものですか？」(　　　　　　　　)
「椅子は何をするものですか？」　(　　　　　　　　)
「鉛筆は何をするものですか？」　(　　　　　　　　)

動詞（のむ，すわる，かく，など）で答えて，それが理屈に合っていれば結構です。２つ以上答えられた場合「はい」に○をつけて下さい。言葉でなく，身振り（ジェスチャー）で示した場合は「いいえ」に○をつけて下さい。　はい　いいえ　4.1-3.6　L

78. 数を１つ数えることができますか。
判定の方法：白い紙を一枚用意して，それを４つに切り分けてお子さんの前に置いて下さい。お子さんに「ひとつ（いちまい）ちょうだい」と言って下さい。お子さんが１枚以上あなたに渡した場合は「いいえ」に○をつけて下さい。1枚だけあなたに渡した時は，「私は何枚（いくつ）紙をもっていますか？」とたずねて下さい。お子さんが「ひとつ（いち，いっこ，いちまい）」と答えた時は「はい」に○をつけて下さい。それ以外の数字を答えた時は「いいえ」に○をつけて下さい。　はい　いいえ　4.1-3.6　L

79. 物につかまらないで，片足でケンケンして２回以上とべますか（片足交互のスキップではありません）。　はい　いいえ　4.2-3.7　GM

80. 下の図を見せて「これと同じものをかいて」と言って下さい。「十字（クロス）をかいて」と言ってはいけません。３回かかせて下さい。１回でもできれば結構です。判定の例は下に描いてある通りです。　はい　いいえ　4.2-3.8　FMA

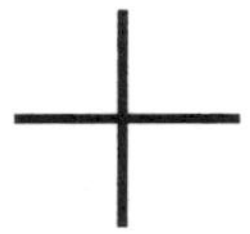

図：この場合は「はい」に○をつけて下さい。

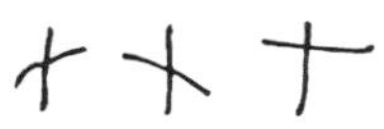

図：この場合は「いいえ」に○をつけて下さい。

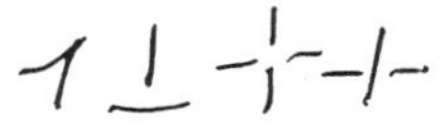

81. 下の図（２本の縦の線）をお子さんに見せて「長い方を指さして下さい」と言って下さい。（「大きい方を……」と言ってはいけません。）お子さんがどちらかを指さしたら，今度は上下さかさまにしてもう一度同じ質問をして下さい。それに答えたらさらにもう一度上下さかさま（最初と同じ向き）にして質問して下さい。途中でお子さんが間違えていても顔色に出したり訂正してはいけません。３回とも正しく指させたら「はい」に○をつけて下さい。　はい　いいえ　4.3-3.8　FMA

82. 下の絵をお子さんに見せて「飛ぶのはどれ？」「ニャーとなくのはどれ？」「お話するのはどれ？」「ほえるのはどれ？」「駆け足するのはどれ？」と聞いて下さい。聞く順番はどれから始めても結構です。4つ以上正しく指させたら「はい」に○をつけて下さい。　はい　いいえ　4.4-3.8　L

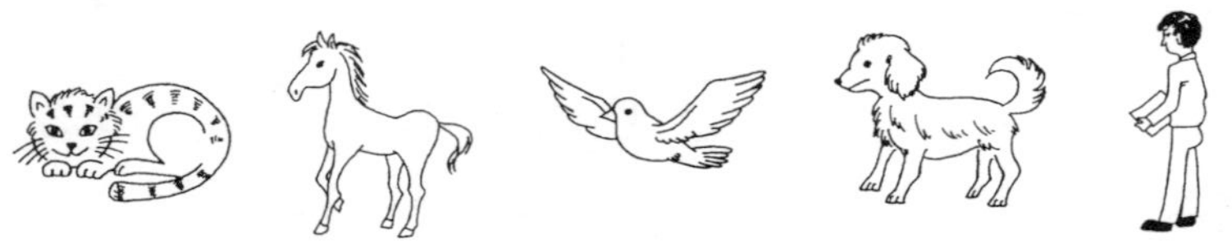

（原画　国立療養所広島病院小児科部長　下田浩子）

83. 以下の質問をお子さんにして下さい。質問をくりかえして言うのは構いませんが答える手助けをしないで下さい。それぞれの質問に対するお子さんの答えを下に書きこんで下さい。

「コップは何をするものですか？」（　　　）
「椅子は何をするものですか？」（　　　）
「鉛筆は何をするものですか？」（　　　）

動詞（のむ，すわる，かく，など）で答えて，それが理屈に合っていれば結構です。3つ全部答えられた場合だけ「はい」に○をつけて下さい。言葉でなく，身振り（ジェスチャー）で示した場合は「いいえ」に○をつけて下さい。　はい　いいえ　4.4-3.9　L

84. お子さんに小さい紙切れか小さい物を渡して以下のように指示して下さい。その時，あなたの指で方向を示したり眼でそちらを見たりしないで下さい。

「その紙（物）を椅子の下におきなさい」
「その紙（物）をあなたの後におきなさい」
「その紙（物）を椅子の上におきなさい」
「その紙（物）をあなたの前におきなさい」

4つとも正しくできたら「はい」に○をつけて下さい。　はい　いいえ　4.6-4.0　L

85. 手助けも指導もなく，自分一人で歯ブラシに練り歯磨きをつけて，歯の表側も裏側も磨けますか。　はい　いいえ　4.8-4.2　PS

86. 単語を5つ以上定義できますか。
判定の方法：以下の質問をお子さんにして下さい。質問をくりかえして言うのは構いませんが答える手助けをしないで下さい。それぞれの質問に対するお子さんの答えを下に書きこんで下さい。

「ボールとは何ですか？」（　　　）
「海とは何ですか？」（　　　）
「机とは何ですか？」（　　　）
「家とは何ですか？」（　　　）
「バナナとは何ですか？」（　　　）
「カーテンとは何ですか？」（　　　）
「窓とは何ですか？」（　　　）
「靴とは何ですか？」（　　　）

お子さんの答がそのものの用途，形，材料，分類（カテゴリー）に関するもので理屈に合っていれば結構です。5つ以上の答が正しければ「はい」に○をつけて下さい。　はい　いいえ　5.0-4.4　L

87. 以下の質問をお子さんにして下さい。質問をくりかえして言うのは構いませんが答える手助けをしないで下さい。それぞれの質問に対するお子さんの答えを下に書きこんで下さい。

「寒い時はどうしますか？」（　　　）
　答の例（震える，服を着る，家に入る，など）
「疲れた時はどうしますか？」（　　　）
　答の例（あくびをする，眠る，横になる，昼寝する）
「お腹がすいた時はどうしますか？」（　　　）
　答の例（食べる，食べるものを頼む，お昼を食べる）

答が理屈に合っていればこれ以外の答でも結構です。3つとも答えられた場合「はい」に○をつけて下さい。言葉でなく，身振り（ジェスチャー）で示した場合は「いいえ」に○をつけて下さい。　はい　いいえ　5.2-4.6　L

88. 片足立ちが8秒間以上できますか。
方法：物につかまらずに，一人で片足立ちさせて，何秒間バランスを保つことができるか測定します。あなたが見本をみせて下さい。お子さんにできるだけ長く片足立ちするように言って下さい。

右足で何秒間，片足立ちができましたか（　）秒間
左足で何秒間，片足立ちができましたか（　）秒間

右足でも左足でも両方とも8秒間以上片足立ちができた場合「はい」に○をつけて下さい。　はい　いいえ　5.2-4.7　GM

89. 白い紙をわたして人の絵を描かせて下さい。
方法：「ひと（男のひと，女のひと，男の子，女の子）の絵を描いて下さい」と言って下さい。描いている時に手助けしたり，欠けている部分を指摘したりしないで下さい。絵が描けた後，体のいくつの部分（頭，口，毛，体，鼻，目，足など）が描けているか数えて下さい。その際，目，腕，足，耳など対になっているものは一対を1部分として数えて下さい。なお，対になっているものが片方しか描けていない場合には体の部分として数えないで下さい。6部分以上描けていれば「はい」に○をつけて下さい。　はい　いいえ　6.0-5.3　FMA

DENVER II 予備判定票

4〜6歳用

氏名		記録日	年　月　日
記録者　氏名		生年月日	年　月　日
記録者　続柄		年月日齢	年　月　日

以下の質問に順番にお答え下さい。「はい」「いいえ」のどちらかに○をつけて下さい。「いいえ」が３つ以上になったら，それ以降の質問にお答えになる必要はありません。

75. あまり親しくない人にも，あなたのお子さんが話す内容がほぼ全部理解されていますか。あなたやお子さんの親しい人でないと理解できない場合は「いいえ」に○をつけて下さい。　はい　いいえ　4.0-3.5　L

76. 下の図（黄，緑，赤，青）を見せ，ひとつずつ指さして「これは何色？」と聞いて下さい。お子さんが違った答を言ってもあなたの顔色に出さないようにして４つとも聞いて下さい。４つとも正しく答えれば「はい」に○をつけて下さい。　はい　いいえ　4.0-3.6　L

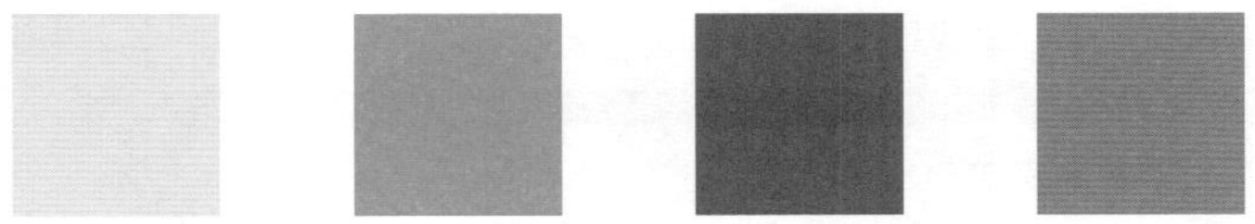

77. 以下の質問をお子さんにして下さい。質問をくりかえして言うのは構いませんが答える手助けをしないで下さい。それぞれの質問に対するお子さんの答えを下に書きこんで下さい。
「コップは何をするものですか？」(　　　　　　　)
「椅子は何をするものですか？」　(　　　　　　　)
「鉛筆は何をするものですか？」　(　　　　　　　)
動詞（のむ，すわる，かく，など）で答えて，それが理屈に合っていれば結構です。２つ以上答えられた場合「はい」に○をつけて下さい。言葉でなく，身振り（ジェスチャー）で示した場合は「いいえ」に○をつけて下さい。　はい　いいえ　4.1-3.6　L

78. 数を１つ数えることができますか。
判定の方法：白い紙を一枚用意して，それを４つに切り分けてお子さんの前に置いて下さい。お子さんに「ひとつ（いちまい）ちょうだい」と言って下さい。お子さんが１枚以上あなたに渡した場合は「いいえ」に○をつけて下さい。1枚だけあなたに渡した時は，「私は何枚（いくつ）紙をもっていますか？」とたずねて下さい。お子さんが「ひとつ（いち，いっこ，いちまい）」と答えた時は「はい」に○をつけて下さい。それ以外の数字を答えた時は「いいえ」に○をつけて下さい。　はい　いいえ　4.1-3.6　L

79. 物につかまらないで，片足でケンケンして２回以上とべますか（片足交互のスキップではありません）。　はい　いいえ　4.2-3.7　GM

80. 下の図を見せて「これと同じものをかいて」と言って下さい。「十字（クロス）をかいて」と言ってはいけません。３回かかせて下さい。１回でもできれば結構です。判定の例は下に描いてある通りです。　はい　いいえ　4.2-3.8　FMA

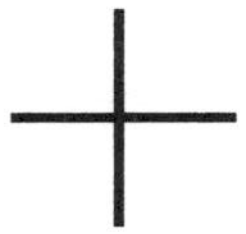

図：この場合は「はい」に○をつけて下さい。

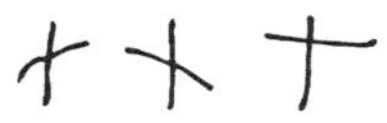

図：この場合は「いいえ」に○をつけて下さい。

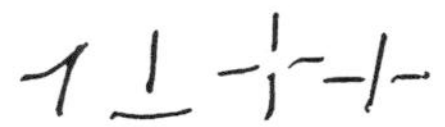

81. 下の図（２本の縦の線）をお子さんに見せて「長い方を指さして下さい」と言って下さい。（「大きい方を……」と言ってはいけません。）お子さんがどちらかを指さしたら，今度は上下さかさまにしてもう一度同じ質問をして下さい。それに答えたらさらにもう一度上下さかさま（最初と同じ向き）にして質問して下さい。途中でお子さんが間違えていても顔色に出したり訂正してはいけません。３回とも正しく指させたら「はい」に○をつけて下さい。　はい　いいえ　4.3-3.8　FMA

82. 下の絵をお子さんに見せて「飛ぶのはどれ？」「ニャーとなくのはどれ？」「お話するのはどれ？」「ほえるのはどれ？」「駆け足するのはどれ？」と聞いて下さい。聞く順番はどれから始めても結構です。4つ以上正しく指させたら「はい」に○をつけて下さい。　はい　いいえ　4.4-3.8　L

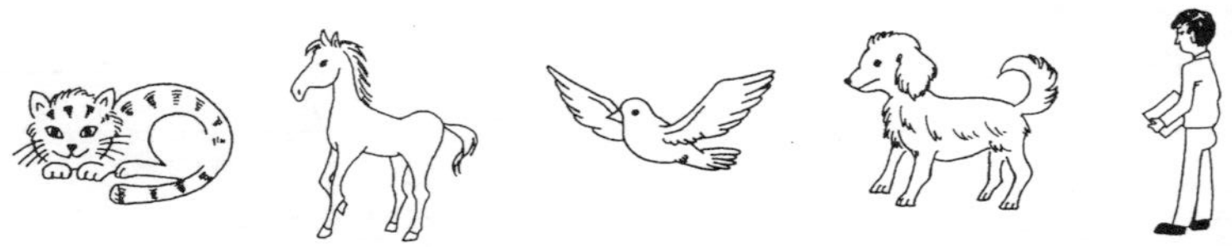

(原画　国立療養所広島病院小児科部長　下田浩子)

83. 以下の質問をお子さんにして下さい。質問をくりかえして言うのは構いませんが答える手助けをしないで下さい。それぞれの質問に対するお子さんの答えを下に書きこんで下さい。

「コップは何をするものですか？」(　　　　　　)
「椅子は何をするものですか？」(　　　　　　)
「鉛筆は何をするものですか？」(　　　　　　)

動詞（のむ，すわる，かく，など）で答えて，それが理屈に合っていれば結構です。3つ全部答えられた場合だけ「はい」に○をつけて下さい。言葉でなく，身振り（ジェスチャー）で示した場合は「いいえ」に○をつけて下さい。　はい　いいえ　4.4-3.9　L

84. お子さんに小さい紙切れか小さい物を渡して以下のように指示して下さい。その時，あなたの指で方向を示したり眼でそちらを見たりしないで下さい。

「その紙（物）を椅子の下におきなさい」
「その紙（物）をあなたの後におきなさい」
「その紙（物）を椅子の上におきなさい」
「その紙（物）をあなたの前におきなさい」

4つとも正しくできたら「はい」に○をつけて下さい。　はい　いいえ　4.6-4.0　L

85. 手助けも指導もなく，自分一人で歯ブラシに練り歯磨きをつけて，歯の表側も裏側も磨けますか。　はい　いいえ　4.8-4.2　PS

86. 単語を5つ以上定義できますか。
判定の方法：以下の質問をお子さんにして下さい。質問をくりかえして言うのは構いませんが答える手助けをしないで下さい。それぞれの質問に対するお子さんの答えを下に書きこんで下さい。

「ボールとは何ですか？」(　　　　　　)
「海とは何ですか？」(　　　　　　)
「机とは何ですか？」(　　　　　　)
「家とは何ですか？」(　　　　　　)
「バナナとは何ですか？」(　　　　　　)
「カーテンとは何ですか？」(　　　　　　)
「窓とは何ですか？」(　　　　　　)
「靴とは何ですか？」(　　　　　　)

お子さんの答えがそのものの用途，形，材料，分類（カテゴリー）に関するもので理屈に合っていれば結構です。5つ以上の答が正しければ「はい」に○をつけて下さい。　はい　いいえ　5.0-4.4　L

87. 以下の質問をお子さんにして下さい。質問をくりかえして言うのは構いませんが答える手助けをしないで下さい。それぞれの質問に対するお子さんの答えを下に書きこんで下さい。

「寒い時はどうしますか？」(　　　　　　)
　答の例（震える，服を着る，家に入る，など）
「疲れた時はどうしますか？」(　　　　　　)
　答の例（あくびをする，眠る，横になる，昼寝する）
「お腹がすいた時はどうしますか？」(　　　　　　)
　答の例（食べる，食べるものを頼む，お昼を食べる）

答が理屈に合っていればこれ以外の答でも結構です。3つとも答えられた場合「はい」に○をつけて下さい。言葉でなく，身振り（ジェスチャー）で示した場合は「いいえ」に○をつけて下さい。　はい　いいえ　5.2-4.6　L

88. 片足立ちが8秒間以上できますか。
方法：物につかまらずに，一人で片足立ちさせて，何秒間バランスを保つことができるか測定します。あなたが見本をみせて下さい。お子さんにできるだけ長く片足立ちするように言って下さい。

右足で何秒間，片足立ちができましたか（　　）秒間
左足で何秒間，片足立ちができましたか（　　）秒間

右足でも左足でも両方とも8秒間以上片足立ちができた場合「はい」に○をつけて下さい。　はい　いいえ　5.2-4.7　GM

89. 白い紙をわたして人の絵を描かせて下さい。
方法：「ひと（男のひと，女のひと，男の子，女の子）の絵を描いて下さい」と言って下さい。描いている時に手助けしたり，欠けている部分を指摘したりしないで下さい。絵が描けた後，体のいくつの部分（頭，口，毛，体，鼻，目，足など）が描けているか数えて下さい。その際，目，腕，足，耳など対になっているものは一対を1部分として数えて下さい。なお，対になっているものが片方しか描けていない場合には体の部分として数えないで下さい。6部分以上描けていれば「はい」に○をつけて下さい。
はい　いいえ　6.0-5.3　FMA

4～6歳用

DENVER II 予備判定票

氏　名 ＿＿＿＿

記録者　氏　名 ＿＿＿＿　続　柄 ＿＿＿＿

記　録　日　　年　　月　　日
生年月日　　年　　月　　日
年月日齢　　年　　月　　日

以下の質問に順番にお答え下さい。「はい」「いいえ」のどちらかに○をつけて下さい。「いいえ」が３つ以上になったら，それ以降の質問にお答えになる必要はありません。

75. あまり親しくない人にも，あなたのお子さんが話す内容がほぼ全部理解されていますか。あなたやお子さんの親しい人でないと理解できない場合は「いいえ」に○をつけて下さい。　はい　いいえ　4.0-3.5　L

76. 下の図（黄，緑，赤，青）を見せ，ひとつずつ指さして「これは何色？」と聞いて下さい。お子さんが違った答を言ってもあなたの顔色に出さないようにして４つとも聞いて下さい。４つとも正しく答えれば「はい」に○をつけて下さい。　はい　いいえ　4.0-3.6　L

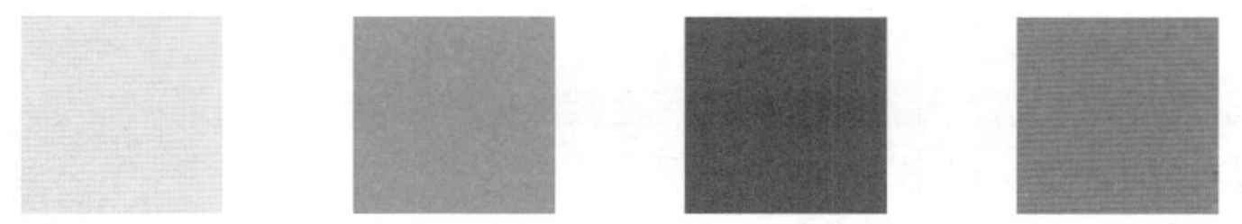

77. 以下の質問をお子さんにして下さい。質問をくりかえして言うのは構いませんが答える手助けをしないで下さい。それぞれの質問に対するお子さんの答えを下に書きこんで下さい。
「コップは何をするものですか？」（　　　　　　）
「椅子は何をするものですか？」（　　　　　　）
「鉛筆は何をするものですか？」（　　　　　　）
動詞（のむ，すわる，かく，など）で答えて，それが理屈に合っていれば結構です。２つ以上答えられた場合「はい」に○をつけて下さい。言葉でなく，身振り（ジェスチャー）で示した場合は「いいえ」に○をつけて下さい。　はい　いいえ　4.1-3.6　L

78. 数を１つ数えることができますか。
判定の方法：白い紙を一枚用意して，それを４つに切り分けてお子さんの前に置いて下さい。お子さんに「ひとつ（いちまい）ちょうだい」と言って下さい。お子さんが１枚以上あなたに渡した場合は「いいえ」に○をつけて下さい。1枚だけあなたに渡した時は,「私は何枚（いくつ）紙をもっていますか？」とたずねて下さい。お子さんが「ひとつ（いち，いっこ，いちまい）」と答えた時は「はい」に○をつけて下さい。それ以外の数字を答えた時は「いいえ」に○をつけて下さい。　はい　いいえ　4.1-3.6　L

79. 物につかまらないで，片足でケンケンして２回以上とべますか（片足交互のスキップではありません）。　はい　いいえ　4.2-3.7　GM

80. 下の図を見せて「これと同じものをかいて」と言って下さい。「十字（クロス）をかいて」と言ってはいけません。３回かかせて下さい。１回でもできれば結構です。判定の例は下に描いてある通りです。　はい　いいえ　4.2-3.8　FMA

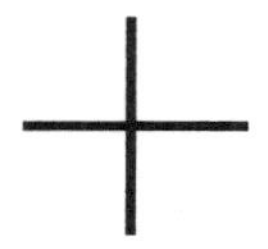

図：この場合は「はい」に○をつけて下さい。

図：この場合は「いいえ」に○をつけて下さい。

81. 下の図（２本の縦の線）をお子さんに見せて「長い方を指さして下さい」と言って下さい。（「大きい方を……」と言ってはいけません。）お子さんがどちらかを指さしたら，今度は上下さかさまにしてもう一度同じ質問をして下さい。それに答えたらさらにもう一度上下さかさま（最初と同じ向き）にして質問して下さい。途中でお子さんが間違えていても顔色に出したり訂正してはいけません。３回とも正しく指させたら「はい」に○をつけて下さい。　はい　いいえ　4.3-3.8　FMA

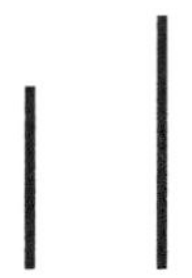

82. 下の絵をお子さんに見せて「飛ぶのはどれ？」「ニャーとなくのはどれ？」「お話するのはどれ？」「ほえるのはどれ？」「駆け足するのはどれ？」と聞いて下さい。聞く順番はどれから始めても結構です。4つ以上正しく指させたら「はい」に○をつけて下さい。　はい　いいえ　4.4-3.8　L

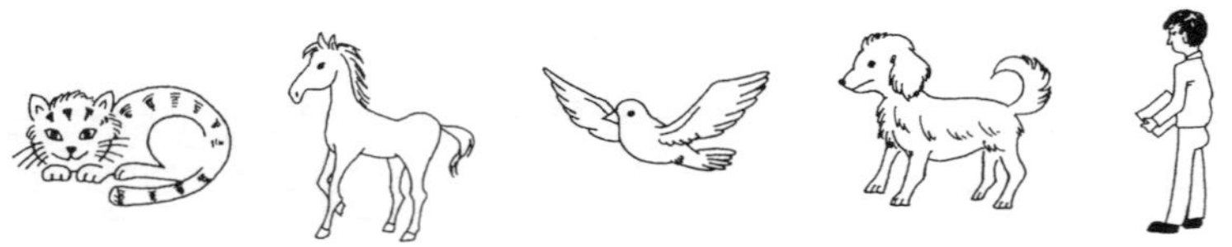

（原画　国立療養所広島病院小児科部長　下田浩子）

83. 以下の質問をお子さんにして下さい。質問をくりかえして言うのは構いませんが答える手助けをしないで下さい。それぞれの質問に対するお子さんの答えを下に書きこんで下さい。

「コップは何をするものですか？」（　　　　）
「椅子は何をするものですか？」（　　　　）
「鉛筆は何をするものですか？」（　　　　）

動詞（のむ，すわる，かく，など）で答えて，それが理屈に合っていれば結構です。3つ全部答えられた場合だけ「はい」に○をつけて下さい。言葉でなく，身振り（ジェスチャー）で示した場合は「いいえ」に○をつけて下さい。　はい　いいえ　4.4-3.9　L

84. お子さんに小さい紙切れか小さい物を渡して以下のように指示して下さい。その時，あなたの指で方向を示したり眼でそちらを見たりしないで下さい。

「その紙（物）を椅子の下におきなさい」
「その紙（物）をあなたの後におきなさい」
「その紙（物）を椅子の上におきなさい」
「その紙（物）をあなたの前におきなさい」

4つとも正しくできたら「はい」に○をつけて下さい。　はい　いいえ　4.6-4.0　L

85. 手助けも指導もなく，自分一人で歯ブラシに練り歯磨きをつけて，歯の表側も裏側も磨けますか。　はい　いいえ　4.8-4.2　PS

86. 単語を5つ以上定義できますか。
判定の方法：以下の質問をお子さんにして下さい。質問をくりかえして言うのは構いませんが答える手助けをしないで下さい。それぞれの質問に対するお子さんの答えを下に書きこんで下さい。

「ボールとは何ですか？」（　　　　）
「海とは何ですか？」（　　　　）
「机とは何ですか？」（　　　　）
「家とは何ですか？」（　　　　）
「バナナとは何ですか？」（　　　　）
「カーテンとは何ですか？」（　　　　）
「窓とは何ですか？」（　　　　）
「靴とは何ですか？」（　　　　）

お子さんの答がそのものの用途，形，材料，分類（カテゴリー）に関するもので理屈に合っていれば結構です。5つ以上の答が正しければ「はい」に○をつけて下さい。　はい　いいえ　5.0-4.4　L

87. 以下の質問をお子さんにして下さい。質問をくりかえして言うのは構いませんが答える手助けをしないで下さい。それぞれの質問に対するお子さんの答えを下に書きこんで下さい。

「寒い時はどうしますか？」（　　　　）
　答の例（震える，服を着る，家に入る，など）
「疲れた時はどうしますか？」（　　　　）
　答の例（あくびをする，眠る，横になる，昼寝する）
「お腹がすいた時はどうしますか？」（　　　　）
　答の例（食べる，食べるものを頼む，お昼を食べる）

答が理屈に合っていればこれ以外の答でも結構です。3つとも答えられた場合「はい」に○をつけて下さい。言葉でなく，身振り（ジェスチャー）で示した場合は「いいえ」に○をつけて下さい。　はい　いいえ　5.2-4.6　L

88. 片足立ちが8秒間以上できますか。
方法：物につかまらずに，一人で片足立ちさせて，何秒間バランスを保つことができるか測定します。あなたが見本をみせて下さい。お子さんにできるだけ長く片足立ちするように言って下さい。

右足で何秒間，片足立ちができましたか（　　）秒間
左足で何秒間，片足立ちができましたか（　　）秒間

右足でも左足でも両方とも8秒間以上片足立ちができた場合「はい」に○をつけて下さい。　はい　いいえ　5.2-4.7　GM

89. 白い紙をわたして人の絵を描かせて下さい。
方法：「ひと（男のひと，女のひと，男の子，女の子）の絵を描いて下さい」と言って下さい。描いている時に手助けしたり，欠けている部分を指摘したりしないで下さい。絵が描けた後，体のいくつの部分（頭，口，毛，体，鼻，目，足など）が描けているか数えて下さい。その際，目，腕，足，耳など対になっているものは一対を1部分として数えて下さい。なお，対になっているものが片方しか描けていない場合には体の部分として数えないで下さい。6部分以上描けていれば「はい」に○をつけて下さい。　はい　いいえ　6.0-5.3　FMA

DENVER II 予備判定票

4～6歳用

氏　名 ＿＿＿＿

記録者　氏　名 ＿＿＿＿
　　　　続　柄 ＿＿＿＿

記　録　日　　年　　月　　日
生　年　月　日　　年　　月　　日
年　月　日　齢　　年　　月　　日

以下の質問に順番にお答え下さい。「はい」「いいえ」のどちらかに○をつけて下さい。「いいえ」が３つ以上になったら，それ以降の質問にお答えになる必要はありません。

75. あまり親しくない人にも，あなたのお子さんが話す内容がほぼ全部理解されていますか。あなたやお子さんの親しい人でないと理解できない場合は「いいえ」に○をつけて下さい。　はい　いいえ　4.0-3.5　L

76. 下の図（黄，緑，赤，青）を見せ，ひとつずつ指さして「これは何色？」と聞いて下さい。お子さんが違った答を言ってもあなたの顔色に出さないようにして４つとも聞いて下さい。４つとも正しく答えれば「はい」に○をつけて下さい。　はい　いいえ　4.0-3.6　L

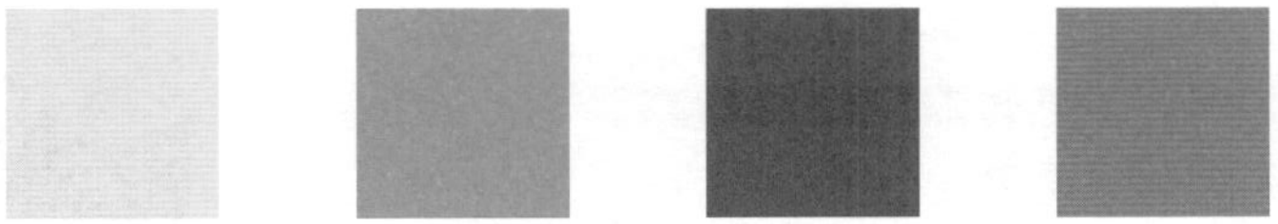

77. 以下の質問をお子さんにして下さい。質問をくりかえして言うのは構いませんが答える手助けをしないで下さい。それぞれの質問に対するお子さんの答えを下に書きこんで下さい。

「コップは何をするものですか？」（　　　　　）
「椅子は何をするものですか？」（　　　　　）
「鉛筆は何をするものですか？」（　　　　　）

動詞（のむ，すわる，かく，など）で答えて，それが理屈に合っていれば結構です。２つ以上答えられた場合「はい」に○をつけて下さい。言葉でなく，身振り（ジェスチャー）で示した場合は「いいえ」に○をつけて下さい。　はい　いいえ　4.1-3.6　L

78. 数を１つ数えることができますか。
判定の方法：白い紙を一枚用意して，それを４つに切り分けてお子さんの前に置いて下さい。お子さんに「ひとつ（いちまい）ちょうだい」と言って下さい。お子さんが１枚以上あなたに渡した場合は「いいえ」に○をつけて下さい。1枚だけあなたに渡した時は，「私は何枚（いくつ）紙をもっていますか？」とたずねて下さい。お子さんが「ひとつ（いち，いっこ，いちまい）」と答えた時は「はい」に○をつけて下さい。それ以外の数字を答えた時は「いいえ」に○をつけて下さい。　はい　いいえ　4.1-3.6　L

79. 物につかまらないで，片足でケンケンして２回以上とべますか（片足交互のスキップではありません）。　はい　いいえ　4.2-3.7　GM

80. 下の図を見せて「これと同じものをかいて」と言って下さい。「十字（クロス）をかいて」と言ってはいけません。３回かかせて下さい。１回でもできれば結構です。判定の例は下に描いてある通りです。　はい　いいえ　4.2-3.8　FMA

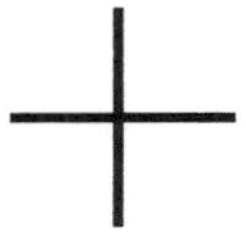

図：この場合は「はい」に○をつけて下さい。

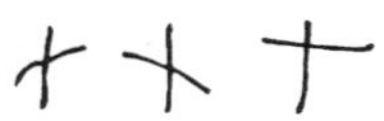

図：この場合は「いいえ」に○をつけて下さい。

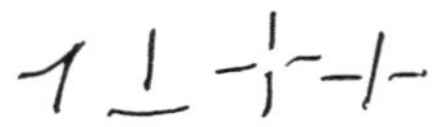

81. 下の図（２本の縦の線）をお子さんに見せて「長い方を指さして下さい」と言って下さい。（「大きい方を……」と言ってはいけません。）お子さんがどちらかを指さしたら，今度は上下さかさまにしてもう一度同じ質問をして下さい。それに答えたらさらにもう一度上下さかさま（最初と同じ向き）にして質問して下さい。途中でお子さんが間違えていても顔色に出したり訂正してはいけません。３回とも正しく指させたら「はい」に○をつけて下さい。　はい　いいえ　4.3-3.8　FMA

82. 下の絵をお子さんに見せて「飛ぶのはどれ？」「ニャーとなくのはどれ？」「お話するのはどれ？」「ほえるのはどれ？」「駆け足するのはどれ？」と聞いて下さい。聞く順番はどれから始めても結構です。4つ以上正しく指させたら「はい」に○をつけて下さい。 はい いいえ 4.4-3.8 L

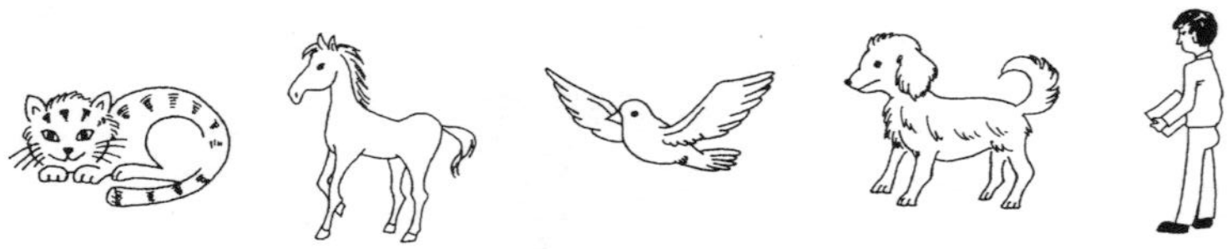

（原画 国立療養所広島病院小児科部長 下田浩子）

83. 以下の質問をお子さんにして下さい。質問をくりかえして言うのは構いませんが答える手助けをしないで下さい。それぞれの質問に対するお子さんの答えを下に書きこんで下さい。

「コップは何をするものですか？」（　　　）
「椅子は何をするものですか？」（　　　）
「鉛筆は何をするものですか？」（　　　）

動詞（のむ，すわる，かく，など）で答えて，それが理屈に合っていれば結構です。3つ全部答えられた場合だけ「はい」に○をつけて下さい。言葉でなく，身振り（ジェスチャー）で示した場合は「いいえ」に○をつけて下さい。 はい いいえ 4.4-3.9 L

84. お子さんに小さい紙切れか小さい物を渡して以下のように指示して下さい。その時，あなたの指で方向を示したり眼でそちらを見たりしないで下さい。

「その紙（物）を椅子の下におきなさい」
「その紙（物）をあなたの後におきなさい」
「その紙（物）を椅子の上におきなさい」
「その紙（物）をあなたの前におきなさい」

4つとも正しくできたら「はい」に○をつけて下さい。 はい いいえ 4.6-4.0 L

85. 手助けも指導もなく，自分一人で歯ブラシに練り歯磨きをつけて，歯の表側も裏側も磨けますか。 はい いいえ 4.8-4.2 PS

86. 単語を5つ以上定義できますか。
判定の方法：以下の質問をお子さんにして下さい。質問をくりかえして言うのは構いませんが答える手助けをしないで下さい。それぞれの質問に対するお子さんの答えを下に書きこんで下さい。

「ボールとは何ですか？」（　　　）
「海とは何ですか？」（　　　）
「机とは何ですか？」（　　　）
「家とは何ですか？」（　　　）
「バナナとは何ですか？」（　　　）
「カーテンとは何ですか？」（　　　）
「窓とは何ですか？」（　　　）
「靴とは何ですか？」（　　　）

お子さんの答がそのものの用途，形，材料，分類（カテゴリー）に関するもので理屈に合っていれば結構です。5つ以上の答が正しければ「はい」に○をつけて下さい。 はい いいえ 5.0-4.4 L

87. 以下の質問をお子さんにして下さい。質問をくりかえして言うのは構いませんが答える手助けをしないで下さい。それぞれの質問に対するお子さんの答えを下に書きこんで下さい。

「寒い時はどうしますか？」（　　　）
答の例（震える，服を着る，家に入る，など）
「疲れた時はどうしますか？」（　　　）
答の例（あくびをする，眠る，横になる，昼寝する）
「お腹がすいた時はどうしますか？」（　　　）
答の例（食べる，食べるものを頼む，お昼を食べる）

答が理屈に合っていればこれ以外の答でも結構です。3つとも答えられた場合「はい」に○をつけて下さい。言葉でなく，身振り（ジェスチャー）で示した場合は「いいえ」に○をつけて下さい。 はい いいえ 5.2-4.6 L

88. 片足立ちが8秒間以上できますか。
方法：物につかまらずに，一人で片足立ちさせて，何秒間バランスを保つことができるか測定します。あなたが見本をみせて下さい。お子さんにできるだけ長く片足立ちするように言って下さい。

右足で何秒間，片足立ちができましたか（　）秒間
左足で何秒間，片足立ちができましたか（　）秒間

右足でも左足でも両方とも8秒間以上片足立ちができた場合「はい」に○をつけて下さい。 はい いいえ 5.2-4.7 GM

89. 白い紙をわたして人の絵を描かせて下さい。
方法：「ひと（男のひと，女のひと，男の子，女の子）の絵を描いて下さい」と言って下さい。描いている時に手助けしたり，欠けている部分を指摘したりしないで下さい。絵が描けた後，体のいくつの部分（頭，口，毛，体，鼻，目，足など）が描けているか数えて下さい。その際，目，腕，足，耳など対になっているものは一対を1部分として数えて下さい。なお，対になっているものが片方しか描けていない場合には体の部分として数えないで下さい。6部分以上描けていれば「はい」に○をつけて下さい。 はい いいえ 6.0-5.3 FMA

DENVERⅡ予備判定票

4〜6歳用

氏　名		記録日	年　月　日
記録者　氏　名		生年月日	年　月　日
記録者　続　柄		年月日齢	年　月　日

以下の質問に順番にお答え下さい。「はい」「いいえ」のどちらかに○をつけて下さい。「いいえ」が３つ以上になったら，それ以降の質問にお答えになる必要はありません。

75. あまり親しくない人にも，あなたのお子さんが話す内容がほぼ全部理解されていますか。あなたやお子さんの親しい人でないと理解できない場合は「いいえ」に○をつけて下さい。　はい　いいえ　4.0-3.5　L

76. 下の図（黄，緑，赤，青）を見せ，ひとつずつ指さして「これは何色？」と聞いて下さい。お子さんが違った答を言ってもあなたの顔色に出さないようにして４つとも聞いて下さい。４つとも正しく答えれば「はい」に○をつけて下さい。　はい　いいえ　4.0-3.6　L

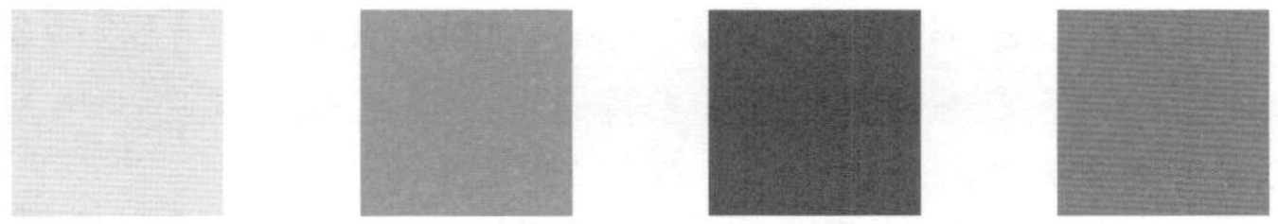

77. 以下の質問をお子さんにして下さい。質問をくりかえして言うのは構いませんが答える手助けをしないで下さい。それぞれの質問に対するお子さんの答えを下に書きこんで下さい。
「コップは何をするものですか？」（　　　　　　）
「椅子は何をするものですか？」（　　　　　　）
「鉛筆は何をするものですか？」（　　　　　　）
動詞（のむ，すわる，かく，など）で答えて，それが理屈に合っていれば結構です。２つ以上答えられた場合「はい」に○をつけて下さい。言葉でなく，身振り（ジェスチャー）で示した場合は「いいえ」に○をつけて下さい。　はい　いいえ　4.1-3.6　L

78. 数を１つ数えることができますか。
判定の方法：白い紙を一枚用意して，それを４つに切り分けてお子さんの前に置いて下さい。お子さんに「ひとつ（いちまい）ちょうだい」と言って下さい。お子さんが１枚以上あなたに渡した場合は「いいえ」に○をつけて下さい。1枚だけあなたに渡した時は，「私は何枚（いくつ）紙をもっていますか？」とたずねて下さい。お子さんが「ひとつ（いち，いっこ，いちまい）」と答えた時は「はい」に○をつけて下さい。それ以外の数字を答えた時は「いいえ」に○をつけて下さい。　はい　いいえ　4.1-3.6　L

79. 物につかまらないで，片足でケンケンして２回以上とべますか（片足交互のスキップではありません）。　はい　いいえ　4.2-3.7　GM

80. 下の図を見せて「これと同じものをかいて」と言って下さい。「十字（クロス）をかいて」と言ってはいけません。３回かかせて下さい。１回でもできれば結構です。判定の例は下に描いてある通りです。　はい　いいえ　4.2-3.8　FMA

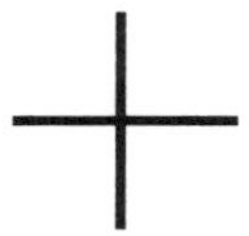

図：この場合は「はい」に○をつけて下さい。

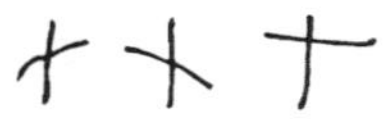

図：この場合は「いいえ」に○をつけて下さい。

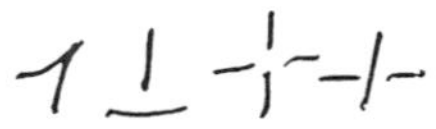

81. 下の図（２本の縦の線）をお子さんに見せて「長い方を指さして下さい」と言って下さい。（「大きい方を……」と言ってはいけません。）お子さんがどちらかを指さしたら，今度は上下さかさまにしてもう一度同じ質問をして下さい。それに答えたらさらにもう一度上下さかさま（最初と同じ向き）にして質問して下さい。途中でお子さんが間違えていても顔色に出したり訂正してはいけません。３回とも正しく指させたら「はい」に○をつけて下さい。　はい　いいえ　4.3-3.8　FMA

82. 下の絵をお子さんに見せて「飛ぶのはどれ？」「ニャーとなくのはどれ？」「お話するのはどれ？」「ほえるのはどれ？」「駆け足するのはどれ？」と聞いて下さい。聞く順番はどれから始めても結構です。4つ以上正しく指させたら「はい」に○をつけて下さい。　はい　いいえ　4.4-3.8　L

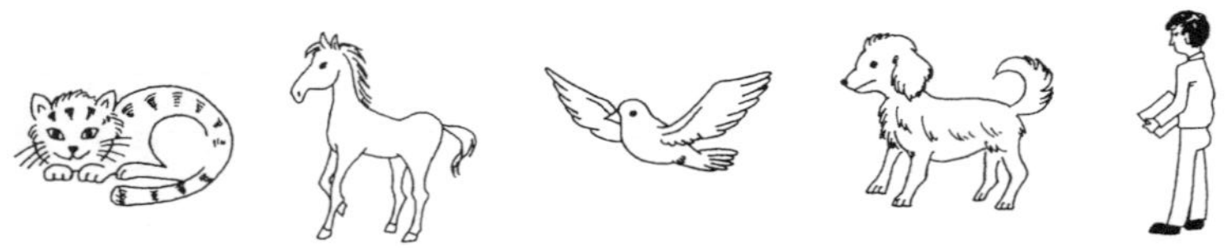

（原画　国立療養所広島病院小児科部長　下田浩子）

83. 以下の質問をお子さんにして下さい。質問をくりかえして言うのは構いませんが答える手助けをしないで下さい。それぞれの質問に対するお子さんの答えを下に書きこんで下さい。

「コップは何をするものですか？」（　　　　　）
「椅子は何をするものですか？」（　　　　　）
「鉛筆は何をするものですか？」（　　　　　）

動詞（のむ，すわる，かく，など）で答えて，それが理屈に合っていれば結構です。3つ全部答えられた場合だけ「はい」に○をつけて下さい。言葉でなく，身振り（ジェスチャー）で示した場合は「いいえ」に○をつけて下さい。　はい　いいえ　4.4-3.9　L

84. お子さんに小さい紙切れか小さい物を渡して以下のように指示して下さい。その時，あなたの指で方向を示したり眼でそちらを見たりしないで下さい。

「その紙（物）を椅子の下におきなさい」
「その紙（物）をあなたの後におきなさい」
「その紙（物）を椅子の上におきなさい」
「その紙（物）をあなたの前におきなさい」

4つとも正しくできたら「はい」に○をつけて下さい。　はい　いいえ　4.6-4.0　L

85. 手助けも指導もなく，自分一人で歯ブラシに練り歯磨きをつけて，歯の表側も裏側も磨けますか。　はい　いいえ　4.8-4.2　PS

86. 単語を5つ以上定義できますか。
判定の方法：以下の質問をお子さんにして下さい。質問をくりかえして言うのは構いませんが答える手助けをしないで下さい。それぞれの質問に対するお子さんの答えを下に書きこんで下さい。

「ボールとは何ですか？」（　　　　　）
「海とは何ですか？」（　　　　　）
「机とは何ですか？」（　　　　　）
「家とは何ですか？」（　　　　　）
「バナナとは何ですか？」（　　　　　）
「カーテンとは何ですか？」（　　　　　）
「窓とは何ですか？」（　　　　　）
「靴とは何ですか？」（　　　　　）

お子さんの答がそのものの用途，形，材料，分類（カテゴリー）に関するもので理屈に合っていれば結構です。5つ以上の答が正しければ「はい」に○をつけて下さい。　はい　いいえ　5.0-4.4　L

87. 以下の質問をお子さんにして下さい。質問をくりかえして言うのは構いませんが答える手助けをしないで下さい。それぞれの質問に対するお子さんの答えを下に書きこんで下さい。

「寒い時はどうしますか？」（　　　　　）
　答の例（震える，服を着る，家に入る，など）
「疲れた時はどうしますか？」（　　　　　）
　答の例（あくびをする，眠る，横になる，昼寝する）
「お腹がすいた時はどうしますか？」（　　　　　）
　答の例（食べる，食べるものを頼む，お昼を食べる）

答が理屈に合っていればこれ以外の答でも結構です。3つとも答えられた場合「はい」に○をつけて下さい。言葉でなく，身振り（ジェスチャー）で示した場合は「いいえ」に○をつけて下さい。　はい　いいえ　5.2-4.6　L

88. 片足立ちが8秒間以上できますか。
方法：物につかまらずに，一人で片足立ちさせて，何秒間バランスを保つことができるか測定します。あなたが見本をみせて下さい。お子さんにできるだけ長く片足立ちするように言って下さい。

右足で何秒間，片足立ちができましたか（　　）秒間
左足で何秒間，片足立ちができましたか（　　）秒間

右足でも左足でも両方とも8秒間以上片足立ちができた場合「はい」に○をつけて下さい。　はい　いいえ　5.2-4.7　GM

89. 白い紙をわたして人の絵を描かせて下さい。
方法：「ひと（男のひと，女のひと，男の子，女の子）の絵を描いて下さい」と言って下さい。描いている時に手助けしたり，欠けている部分を指摘したりしないで下さい。絵が描けた後，体のいくつの部分（頭，口，毛，体，鼻，目，足など）が描けているか数えて下さい。その際，目，腕，足，耳など対になっているものは一対を1部分として数えて下さい。なお，対になっているものが片方しか描けていない場合には体の部分として数えないで下さい。6部分以上描けていれば「はい」に○をつけて下さい。　はい　いいえ　6.0-5.3　FMA

DENVER II 予備判定票

4～6歳用

氏　名 ＿＿＿＿

記録者　氏　名 ＿＿＿＿
　　　　続　柄 ＿＿＿＿

記　録　日　　年　　月　　日
生 年 月 日　　年　　月　　日
年 月 日 齢　　年　　月　　日

以下の質問に順番にお答え下さい。「はい」「いいえ」のどちらかに○をつけて下さい。「いいえ」が３つ以上になったら，それ以降の質問にお答えになる必要はありません。

75. あまり親しくない人にも，あなたのお子さんが話す内容がほぼ全部理解されていますか。あなたやお子さんの親しい人でないと理解できない場合は「いいえ」に○をつけて下さい。　はい　いいえ　4.0-3.5　L

76. 下の図（黄，緑，赤，青）を見せ，ひとつずつ指さして「これは何色？」と聞いて下さい。お子さんが違った答を言ってもあなたの顔色に出さないようにして４つとも聞いて下さい。４つとも正しく答えれば「はい」に○をつけて下さい。　はい　いいえ　4.0-3.6　L

77. 以下の質問をお子さんにして下さい。質問をくりかえして言うのは構いませんが答える手助けをしないで下さい。それぞれの質問に対するお子さんの答えを下に書きこんで下さい。

「コップは何をするものですか？」(　　　　　)
「椅子は何をするものですか？」(　　　　　)
「鉛筆は何をするものですか？」(　　　　　)

動詞（のむ，すわる，かく，など）で答えて，それが理屈に合っていれば結構です。２つ以上答えられた場合「はい」に○をつけて下さい。言葉でなく，身振り（ジェスチャー）で示した場合は「いいえ」に○をつけて下さい。　はい　いいえ　4.1-3.6　L

78. 数を１つ数えることができますか。
判定の方法：白い紙を一枚用意して，それを４つに切り分けてお子さんの前に置いて下さい。お子さんに「ひとつ（いちまい）ちょうだい」と言って下さい。お子さんが１枚以上あなたに渡した場合は「いいえ」に○をつけて下さい。1枚だけあなたに渡した時は，「私は何枚（いくつ）紙をもっていますか？」とたずねて下さい。お子さんが「ひとつ（いち，いっこ，いちまい）」と答えた時は「はい」に○をつけて下さい。それ以外の数字を答えた時は「いいえ」に○をつけて下さい。　はい　いいえ　4.1-3.6　L

79. 物につかまらないで，片足でケンケンして２回以上とべますか（片足交互のスキップではありません）。　はい　いいえ　4.2-3.7　GM

80. 下の図を見せて「これと同じものをかいて」と言って下さい。「十字（クロス）をかいて」と言ってはいけません。３回かかせて下さい。１回でもできれば結構です。判定の例は下に描いてある通りです。　はい　いいえ　4.2-3.8　FMA

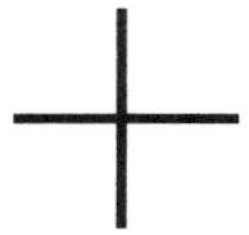

図：この場合は「はい」に○をつけて下さい。　　図：この場合は「いいえ」に○をつけて下さい。

81. 下の図（２本の縦の線）をお子さんに見せて「長い方を指さして下さい」と言って下さい。（「大きい方を……」と言ってはいけません。）お子さんがどちらかを指さしたら，今度は上下さかさまにしてもう一度同じ質問をして下さい。それに答えたらさらにもう一度上下さかさま（最初と同じ向き）にして質問して下さい。途中でお子さんが間違えていても顔色に出したり訂正してはいけません。３回とも正しく指させたら「はい」に○をつけて下さい。　はい　いいえ　4.3-3.8　FMA

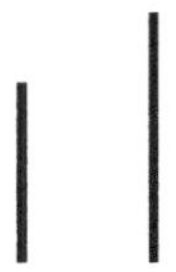

82. 下の絵をお子さんに見せて「飛ぶのはどれ？」「ニャーとなくのはどれ？」「お話するのはどれ？」「ほえるのはどれ？」「駆け足するのはどれ？」と聞いて下さい。聞く順番はどれから始めても結構です。4つ以上正しく指させたら「はい」に○をつけて下さい。 はい いいえ 4.4-3.8 L

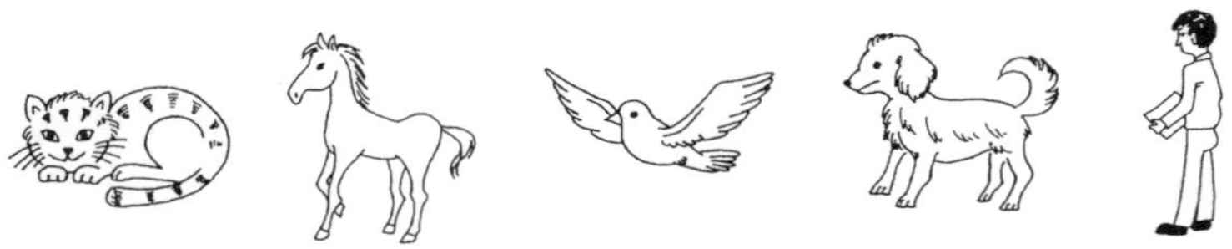

（原画 国立療養所広島病院小児科部長 下田浩子）

83. 以下の質問をお子さんにして下さい。質問をくりかえして言うのは構いませんが答える手助けをしないで下さい。それぞれの質問に対するお子さんの答えを下に書きこんで下さい。

「コップは何をするものですか？」（ ）
「椅子は何をするものですか？」（ ）
「鉛筆は何をするものですか？」（ ）

動詞（のむ，すわる，かく，など）で答えて，それが理屈に合っていれば結構です。3つ全部答えられた場合だけ「はい」に○をつけて下さい。言葉でなく，身振り（ジェスチャー）で示した場合は「いいえ」に○をつけて下さい。 はい いいえ 4.4-3.9 L

84. お子さんに小さい紙切れか小さい物を渡して以下のように指示して下さい。その時，あなたの指で方向を示したり眼でそちらを見たりしないで下さい。

「その紙（物）を椅子の下におきなさい」
「その紙（物）をあなたの後におきなさい」
「その紙（物）を椅子の上におきなさい」
「その紙（物）をあなたの前におきなさい」

4つとも正しくできたら「はい」に○をつけて下さい。 はい いいえ 4.6-4.0 L

85. 手助けも指導もなく，自分一人で歯ブラシに練り歯磨きをつけて，歯の表側も裏側も磨けますか。 はい いいえ 4.8-4.2 PS

86. 単語を5つ以上定義できますか。
判定の方法：以下の質問をお子さんにして下さい。質問をくりかえして言うのは構いませんが答える手助けをしないで下さい。それぞれの質問に対するお子さんの答えを下に書きこんで下さい。

「ボールとは何ですか？」（ ）
「海とは何ですか？」（ ）
「机とは何ですか？」（ ）
「家とは何ですか？」（ ）
「バナナとは何ですか？」（ ）
「カーテンとは何ですか？」（ ）
「窓とは何ですか？」（ ）
「靴とは何ですか？」（ ）

お子さんの答がそのものの用途，形，材料，分類（カテゴリー）に関するもので理屈に合っていれば結構です。5つ以上の答が正しければ「はい」に○をつけて下さい。 はい いいえ 5.0-4.4 L

87. 以下の質問をお子さんにして下さい。質問をくりかえして言うのは構いませんが答える手助けをしないで下さい。それぞれの質問に対するお子さんの答えを下に書きこんで下さい。

「寒い時はどうしますか？」（ ）
答の例（震える，服を着る，家に入る，など）
「疲れた時はどうしますか？」（ ）
答の例（あくびをする，眠る，横になる，昼寝する）
「お腹がすいた時はどうしますか？」（ ）
答の例（食べる，食べるものを頼む，お昼を食べる）

答が理屈に合っていればこれ以外の答でも結構です。3つとも答えられた場合「はい」に○をつけて下さい。言葉でなく，身振り（ジェスチャー）で示した場合は「いいえ」に○をつけて下さい。 はい いいえ 5.2-4.6 L

88. 片足立ちが8秒間以上できますか。
方法：物につかまらずに，一人で片足立ちさせて，何秒間バランスを保つことができるか測定します。あなたが見本をみせて下さい。お子さんにできるだけ長く片足立ちするように言って下さい。

右足で何秒間，片足立ちができましたか（ ）秒間
左足で何秒間，片足立ちができましたか（ ）秒間

右足でも左足でも両方とも8秒間以上片足立ちができた場合「はい」に○をつけて下さい。 はい いいえ 5.2-4.7 GM

89. 白い紙をわたして人の絵を描かせて下さい。
方法：「ひと（男のひと，女のひと，男の子，女の子）の絵を描いて下さい」と言って下さい。描いている時に手助けしたり，欠けている部分を指摘したりしないで下さい。絵が描けた後，体のいくつの部分（頭，口，毛，体，鼻，目，足など）が描けているか数えて下さい。その際，目，腕，足，耳など対になっているものは一対を1部分として数えて下さい。なお，対になっているものが片方しか描けていない場合には体の部分として数えないで下さい。6部分以上描けていれば「はい」に○をつけて下さい。 はい いいえ 6.0-5.3 FMA

DENVER II 予備判定票

4〜6歳用

氏名	
記録者 氏名	
記録者 続柄	
記録日	年　月　日
生年月日	年　月　日
年月日齢	年　月　日

以下の質問に順番にお答え下さい。「はい」「いいえ」のどちらかに○をつけて下さい。「いいえ」が３つ以上になったら，それ以降の質問にお答えになる必要はありません。

75. あまり親しくない人にも，あなたのお子さんが話す内容がほぼ全部理解されていますか。あなたやお子さんの親しい人でないと理解できない場合は「いいえ」に○をつけて下さい。　はい　いいえ　4.0-3.5　L

76. 下の図（黄，緑，赤，青）を見せ，ひとつずつ指さして「これは何色？」と聞いて下さい。お子さんが違った答を言ってもあなたの顔色に出さないようにして４つとも聞いて下さい。４つとも正しく答えれば「はい」に○をつけて下さい。　はい　いいえ　4.0-3.6　L

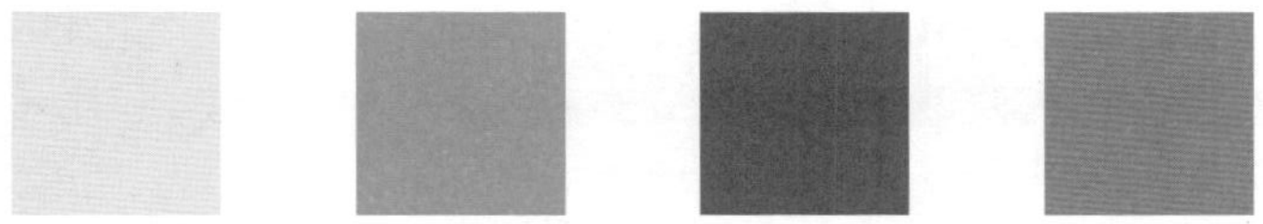

77. 以下の質問をお子さんにして下さい。質問をくりかえして言うのは構いませんが答える手助けをしないで下さい。それぞれの質問に対するお子さんの答えを下に書きこんで下さい。
「コップは何をするものですか？」（　　　　　　）
「椅子は何をするものですか？」　（　　　　　　）
「鉛筆は何をするものですか？」　（　　　　　　）
動詞（のむ，すわる，かく，など）で答えて，それが理屈に合っていれば結構です。２つ以上答えられた場合「はい」に○をつけて下さい。言葉でなく，身振り（ジェスチャー）で示した場合は「いいえ」に○をつけて下さい。　はい　いいえ　4.1-3.6　L

78. 数を１つ数えることができますか。
判定の方法：白い紙を一枚用意して，それを４つに切り分けてお子さんの前に置いて下さい。お子さんに「ひとつ（いちまい）ちょうだい」と言って下さい。お子さんが１枚以上あなたに渡した場合は「いいえ」に○をつけて下さい。1枚だけあなたに渡した時は，「私は何枚（いくつ）紙をもっていますか？」とたずねて下さい。お子さんが「ひとつ（いち，いっこ，いちまい）」と答えた時は「はい」に○をつけて下さい。それ以外の数字を答えた時は「いいえ」に○をつけて下さい。　はい　いいえ　4.1-3.6　L

79. 物につかまらないで，片足でケンケンして２回以上とべますか（片足交互のスキップではありません）。　はい　いいえ　4.2-3.7　GM

80. 下の図を見せて「これと同じものをかいて」と言って下さい。「十字（クロス）をかいて」と言ってはいけません。３回かかせて下さい。１回でもできれば結構です。判定の例は下に描いてある通りです。　はい　いいえ　4.2-3.8　FMA

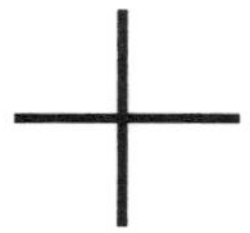

図：この場合は「はい」に○をつけて下さい。

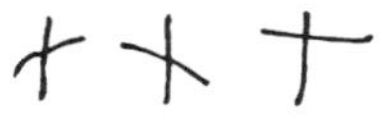

図：この場合は「いいえ」に○をつけて下さい。

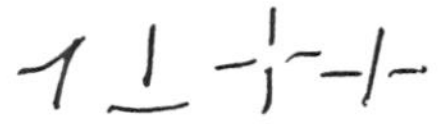

81. 下の図（２本の縦の線）をお子さんに見せて「長い方を指さして下さい」と言って下さい。（「大きい方を……」と言ってはいけません。）お子さんがどちらかを指さしたら，今度は上下さかさまにしてもう一度同じ質問をして下さい。それに答えたらさらにもう一度上下さかさま（最初と同じ向き）にして質問して下さい。途中でお子さんが間違えていても顔色に出したり訂正してはいけません。３回とも正しく指させたら「はい」に○をつけて下さい。　はい　いいえ　4.3-3.8　FMA

82. 下の絵をお子さんに見せて「飛ぶのはどれ？」「ニャーとなくのはどれ？」「お話するのはどれ？」「ほえるのはどれ？」「駆け足するのはどれ？」と聞いて下さい。聞く順番はどれから始めても結構です。4つ以上正しく指させたら「はい」に○をつけて下さい。 はい　いいえ　4.4-3.8　L

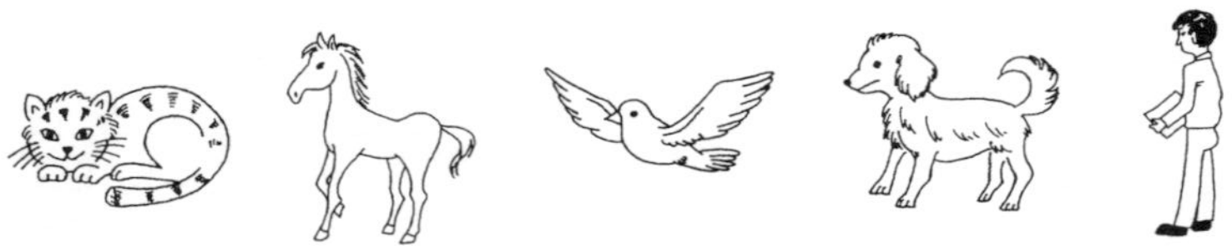

(原画　国立療養所広島病院小児科部長　下田浩子)

83. 以下の質問をお子さんにして下さい。質問をくりかえして言うのは構いませんが答える手助けをしないで下さい。それぞれの質問に対するお子さんの答えを下に書きこんで下さい。
「コップは何をするものですか？」（　　　　　）
「椅子は何をするものですか？」（　　　　　）
「鉛筆は何をするものですか？」（　　　　　）
動詞（のむ，すわる，かく，など）で答えて，それが理屈に合っていれば結構です。3つ全部答えられた場合だけ「はい」に○をつけて下さい。言葉でなく，身振り（ジェスチャー）で示した場合は「いいえ」に○をつけて下さい。 はい　いいえ　4.4-3.9　L

84. お子さんに小さい紙切れか小さい物を渡して以下のように指示して下さい。その時，あなたの指で方向を示したり眼でそちらを見たりしないで下さい。
「その紙（物）を椅子の下におきなさい」
「その紙（物）をあなたの後におきなさい」
「その紙（物）を椅子の上におきなさい」
「その紙（物）をあなたの前におきなさい」
4つとも正しくできたら「はい」に○をつけて下さい。 はい　いいえ　4.6-4.0　L

85. 手助けも指導もなく，自分一人で歯ブラシに練り歯磨きをつけて，歯の表側も裏側も磨けますか。 はい　いいえ　4.8-4.2　PS

86. 単語を5つ以上定義できますか。
判定の方法：以下の質問をお子さんにして下さい。質問をくりかえして言うのは構いませんが答える手助けをしないで下さい。それぞれの質問に対するお子さんの答えを下に書きこんで下さい。
「ボールとは何ですか？」（　　　　　）
「海とは何ですか？」（　　　　　）
「机とは何ですか？」（　　　　　）
「家とは何ですか？」（　　　　　）
「バナナとは何ですか？」（　　　　　）
「カーテンとは何ですか？」（　　　　　）
「窓とは何ですか？」（　　　　　）
「靴とは何ですか？」（　　　　　）
お子さんの答がそのものの用途，形，材料，分類（カテゴリー）に関するもので理屈に合っていれば結構です。5つ以上の答が正しければ「はい」に○をつけて下さい。 はい　いいえ　5.0-4.4　L

87. 以下の質問をお子さんにして下さい。質問をくりかえして言うのは構いませんが答える手助けをしないで下さい。それぞれの質問に対するお子さんの答えを下に書きこんで下さい。
「寒い時はどうしますか？」（　　　　　）
答の例（震える，服を着る，家に入る，など）
「疲れた時はどうしますか？」（　　　　　）
答の例（あくびをする，眠る，横になる，昼寝する）
「お腹がすいた時はどうしますか？」（　　　　　）
答の例（食べる，食べるものを頼む，お昼を食べる）
答が理屈に合っていればこれ以外の答でも結構です。3つとも答えられた場合「はい」に○をつけて下さい。言葉でなく，身振り（ジェスチャー）で示した場合は「いいえ」に○をつけて下さい。 はい　いいえ　5.2-4.6　L

88. 片足立ちが8秒間以上できますか。
方法：物につかまらずに，一人で片足立ちさせて，何秒間バランスを保つことができるか測定します。あなたが見本をみせて下さい。お子さんにできるだけ長く片足立ちするように言って下さい。
右足で何秒間，片足立ちができましたか（　　）秒間
左足で何秒間，片足立ちができましたか（　　）秒間
右足でも左足でも両方とも8秒間以上片足立ちができた場合「はい」に○をつけて下さい。 はい　いいえ　5.2-4.7　GM

89. 白い紙をわたして人の絵を描かせて下さい。
方法：「ひと（男のひと，女のひと，男の子，女の子）の絵を描いて下さい」と言って下さい。描いている時に手助けしたり，欠けている部分を指摘したりしないで下さい。絵が描けた後，体のいくつの部分（頭，口，毛，体，鼻，目，足など）が描けているか数えて下さい。その際，目，腕，足，耳など対になっているものは一対を1部分として数えて下さい。なお，対になっているものが片方しか描けていない場合には体の部分として数えないで下さい。6部分以上描けていれば「はい」に○をつけて下さい。
はい　いいえ　6.0-5.3　FMA

4〜6歳用

DENVER II 予備判定票

氏　　　名

記録者　氏　　名

続　　柄

記　録　日　　年　　月　　日

生 年 月 日　　年　　月　　日

年 月 日 齢　　年　　月　　日

以下の質問に順番にお答え下さい。「はい」「いいえ」のどちらかに○をつけて下さい。「いいえ」が３つ以上になったら，それ以降の質問にお答えになる必要はありません。

75. あまり親しくない人にも，あなたのお子さんが話す内容がほぼ全部理解されていますか。あなたやお子さんの親しい人でないと理解できない場合は「いいえ」に○をつけて下さい。　はい　いいえ　4.0-3.5　L

76. 下の図（黄，緑，赤，青）を見せ，ひとつずつ指さして「これは何色？」と聞いて下さい。お子さんが違った答を言ってもあなたの顔色に出さないようにして４つとも聞いて下さい。４つとも正しく答えれば「はい」に○をつけて下さい。　はい　いいえ　4.0-3.6　L

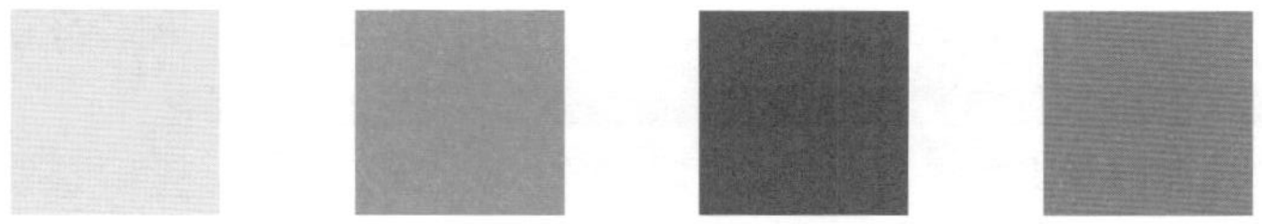

77. 以下の質問をお子さんにして下さい。質問をくりかえして言うのは構いませんが答える手助けをしないで下さい。それぞれの質問に対するお子さんの答えを下に書きこんで下さい。

「コップは何をするものですか？」（　　　　　　　）

「椅子は何をするものですか？」　（　　　　　　　）

「鉛筆は何をするものですか？」　（　　　　　　　）

動詞（のむ，すわる，かく，など）で答えて，それが理屈に合っていれば結構です。２つ以上答えられた場合「はい」に○をつけて下さい。言葉でなく，身振り（ジェスチャー）で示した場合は「いいえ」に○をつけて下さい。　はい　いいえ　4.1-3.6　L

78. 数を１つ数えることができますか。

判定の方法：白い紙を一枚用意して，それを４つに切り分けてお子さんの前に置いて下さい。お子さんに「ひとつ（いちまい）ちょうだい」と言って下さい。お子さんが１枚以上あなたに渡した場合は「いいえ」に○をつけて下さい。1枚だけあなたに渡した時は，「私は何枚（いくつ）紙をもっていますか？」とたずねて下さい。お子さんが「ひとつ（いち，いっこ，いちまい）」と答えた時は「はい」に○をつけて下さい。それ以外の数字を答えた時は「いいえ」に○をつけて下さい。　はい　いいえ　4.1-3.6　L

79. 物につかまらないで，片足でケンケンして２回以上とべますか（片足交互のスキップではありません）。　はい　いいえ　4.2-3.7　GM

80. 下の図を見せて「これと同じものをかいて」と言って下さい。「十字（クロス）をかいて」と言ってはいけません。３回かかせて下さい。１回でもできれば結構です。判定の例は下に描いてある通りです。　はい　いいえ　4.2-3.8　FMA

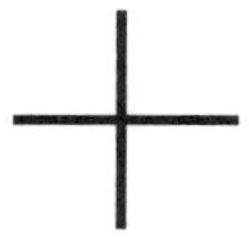

図：この場合は「はい」に○をつけて下さい。

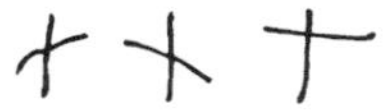

図：この場合は「いいえ」に○をつけて下さい。

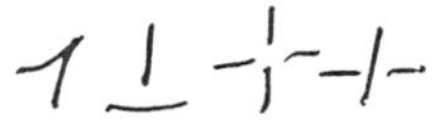

81. 下の図（２本の縦の線）をお子さんに見せて「長い方を指さして下さい」と言って下さい。（「大きい方を……」と言ってはいけません。）お子さんがどちらかを指さしたら，今度は上下さかさまにしてもう一度同じ質問をして下さい。それに答えたらさらにもう一度上下さかさま（最初と同じ向き）にして質問して下さい。途中でお子さんが間違えていても顔色に出したり訂正してはいけません。３回とも正しく指させたら「はい」に○をつけて下さい。　はい　いいえ　4.3-3.8　FMA

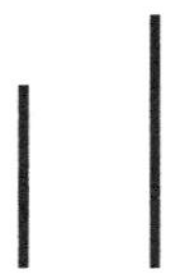

82. 下の絵をお子さんに見せて「飛ぶのはどれ？」「ニャーとなくのはどれ？」「お話するのはどれ？」「ほえるのはどれ？」「駆け足するのはどれ？」と聞いて下さい。聞く順番はどれから始めても結構です。4つ以上正しく指させたら「はい」に○をつけて下さい。 はい　いいえ　4.4-3.8　L

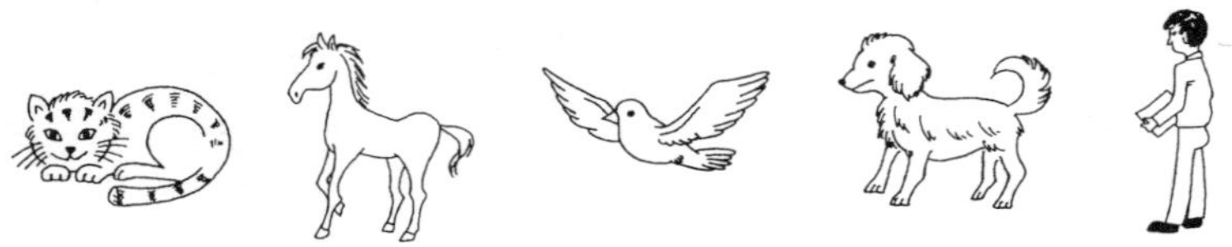

（原画　国立療養所広島病院小児科部長　下田浩子）

83. 以下の質問をお子さんにして下さい。質問をくりかえして言うのは構いませんが答える手助けをしないで下さい。それぞれの質問に対するお子さんの答えを下に書きこんで下さい。

「コップは何をするものですか？」（　　　　）
「椅子は何をするものですか？」（　　　　）
「鉛筆は何をするものですか？」（　　　　）

動詞（のむ，すわる，かく，など）で答えて，それが理屈に合っていれば結構です。3つ全部答えられた場合だけ「はい」に○をつけて下さい。言葉でなく，身振り（ジェスチャー）で示した場合は「いいえ」に○をつけて下さい。 はい　いいえ　4.4-3.9　L

84. お子さんに小さい紙切れか小さい物を渡して以下のように指示して下さい。その時，あなたの指で方向を示したり眼でそちらを見たりしないで下さい。

「その紙（物）を椅子の下におきなさい」
「その紙（物）をあなたの後におきなさい」
「その紙（物）を椅子の上におきなさい」
「その紙（物）をあなたの前におきなさい」

4つとも正しくできたら「はい」に○をつけて下さい。 はい　いいえ　4.6-4.0　L

85. 手助けも指導もなく，自分一人で歯ブラシに練り歯磨きをつけて，歯の表側も裏側も磨けますか。 はい　いいえ　4.8-4.2　PS

86. 単語を5つ以上定義できますか。
判定の方法：以下の質問をお子さんにして下さい。質問をくりかえして言うのは構いませんが答える手助けをしないで下さい。それぞれの質問に対するお子さんの答えを下に書きこんで下さい。

「ボールとは何ですか？」（　　　　）
「海とは何ですか？」（　　　　）
「机とは何ですか？」（　　　　）
「家とは何ですか？」（　　　　）
「バナナとは何ですか？」（　　　　）
「カーテンとは何ですか？」（　　　　）
「窓とは何ですか？」（　　　　）
「靴とは何ですか？」（　　　　）

お子さんの答がそのものの用途，形，材料，分類（カテゴリー）に関するもので理屈に合っていれば結構です。5つ以上の答が正しければ「はい」に○をつけて下さい。 はい　いいえ　5.0-4.4　L

87. 以下の質問をお子さんにして下さい。質問をくりかえして言うのは構いませんが答える手助けをしないで下さい。それぞれの質問に対するお子さんの答えを下に書きこんで下さい。

「寒い時はどうしますか？」（　　　　）
答の例（震える，服を着る，家に入る，など）
「疲れた時はどうしますか？」（　　　　）
答の例（あくびをする，眠る，横になる，昼寝する）
「お腹がすいた時はどうしますか？」（　　　　）
答の例（食べる，食べるものを頼む，お昼を食べる）

答が理屈に合っていればこれ以外の答でも結構です。3つとも答えられた場合「はい」に○をつけて下さい。言葉でなく，身振り（ジェスチャー）で示した場合は「いいえ」に○をつけて下さい。 はい　いいえ　5.2-4.6　L

88. 片足立ちが8秒間以上できますか。
方法：物につかまらずに，一人で片足立ちさせて，何秒間バランスを保つことができるか測定します。あなたが見本をみせて下さい。お子さんにできるだけ長く片足立ちするように言って下さい。

右足で何秒間，片足立ちができましたか（　　）秒間
左足で何秒間，片足立ちができましたか（　　）秒間

右足でも左足でも両方とも8秒間以上片足立ちができた場合「はい」に○をつけて下さい。 はい　いいえ　5.2-4.7　GM

89. 白い紙をわたして人の絵を描かせて下さい。
方法：「ひと（男のひと，女のひと，男の子，女の子）の絵を描いて下さい」と言って下さい。描いている時に手助けしたり，欠けている部分を指摘したりしないで下さい。絵が描けた後，体のいくつの部分（頭，口，毛，体，鼻，目，足など）が描けているか数えて下さい。その際，目，腕，足，耳など対になっているものは一対を1部分として数えて下さい。なお，対になっているものが片方しか描けていない場合には体の部分として数えないで下さい。6部分以上描けていれば「はい」に○をつけて下さい。 はい　いいえ　6.0-5.3　FMA

DENVER II 予備判定票

4〜6歳用

氏　　名 ＿＿＿＿

記録者　氏　　名 ＿＿＿＿
　　　　続　　柄 ＿＿＿＿

記　録　日　　年　　月　　日
生 年 月 日　　年　　月　　日
年 月 日 齢　　年　　月　　日

以下の質問に順番にお答え下さい。「はい」「いいえ」のどちらかに○をつけて下さい。「いいえ」が３つ以上になったら，それ以降の質問にお答えになる必要はありません。

75. あまり親しくない人にも，あなたのお子さんが話す内容がほぼ全部理解されていますか。あなたやお子さんの親しい人でないと理解できない場合は「いいえ」に○をつけて下さい。　はい　いいえ　4.0-3.5　L

76. 下の図（黄，緑，赤，青）を見せ，ひとつずつ指さして「これは何色？」と聞いて下さい。お子さんが違った答を言ってもあなたの顔色に出さないようにして４つとも聞いて下さい。４つとも正しく答えれば「はい」に○をつけて下さい。　はい　いいえ　4.0-3.6　L

77. 以下の質問をお子さんにして下さい。質問をくりかえして言うのは構いませんが答える手助けをしないで下さい。それぞれの質問に対するお子さんの答えを下に書きこんで下さい。

「コップは何をするものですか？」（　　　　　）
「椅子は何をするものですか？」（　　　　　）
「鉛筆は何をするものですか？」（　　　　　）

動詞（のむ，すわる，かく，など）で答えて，それが理屈に合っていれば結構です。２つ以上答えられた場合「はい」に○をつけて下さい。言葉でなく，身振り（ジェスチャー）で示した場合は「いいえ」に○をつけて下さい。　はい　いいえ　4.1-3.6　L

78. 数を１つ数えることができますか。
判定の方法：白い紙を一枚用意して，それを４つに切り分けてお子さんの前に置いて下さい。お子さんに「ひとつ（いちまい）ちょうだい」と言って下さい。お子さんが１枚以上あなたに渡した場合は「いいえ」に○をつけて下さい。1枚だけあなたに渡した時は，「私は何枚（いくつ）紙をもっていますか？」とたずねて下さい。お子さんが「ひとつ（いち，いっこ，いちまい）」と答えた時は「はい」に○をつけて下さい。それ以外の数字を答えた時は「いいえ」に○をつけて下さい。　はい　いいえ　4.1-3.6　L

79. 物につかまらないで，片足でケンケンして２回以上とべますか（片足交互のスキップではありません）。　はい　いいえ　4.2-3.7　GM

80. 下の図を見せて「これと同じものをかいて」と言って下さい。「十字（クロス）をかいて」と言ってはいけません。３回かかせて下さい。１回でもできれば結構です。判定の例は下に描いてある通りです。　はい　いいえ　4.2-3.8　FMA

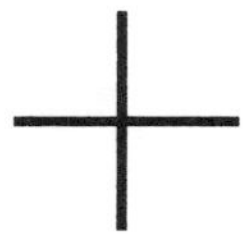

図：この場合は「はい」に○をつけて下さい。

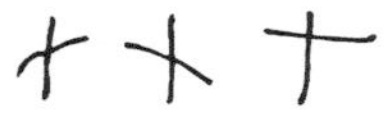

図：この場合は「いいえ」に○をつけて下さい。

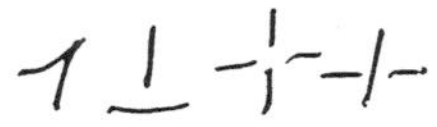

81. 下の図（２本の縦の線）をお子さんに見せて「長い方を指さして下さい」と言って下さい。（「大きい方を……」と言ってはいけません。）お子さんがどちらかを指さしたら，今度は上下さかさまにしてもう一度同じ質問をして下さい。それに答えたらさらにもう一度上下さかさま（最初と同じ向き）にして質問して下さい。途中でお子さんが間違えていても顔色に出したり訂正してはいけません。３回とも正しく指させたら「はい」に○をつけて下さい。　はい　いいえ　4.3-3.8　FMA

82. 下の絵をお子さんに見せて「飛ぶのはどれ？」「ニャーとなくのはどれ？」「お話するのはどれ？」「ほえるのはどれ？」「駆け足するのはどれ？」と聞いて下さい。聞く順番はどれから始めても結構です。4つ以上正しく指させたら「はい」に○をつけて下さい。　はい　いいえ　4.4-3.8　L

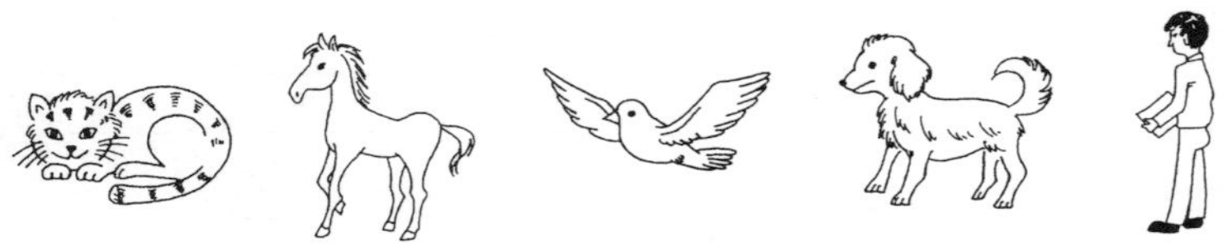

（原画　国立療養所広島病院小児科部長　下田浩子）

83. 以下の質問をお子さんにして下さい。質問をくりかえして言うのは構いませんが答える手助けをしないで下さい。それぞれの質問に対するお子さんの答えを下に書きこんで下さい。

「コップは何をするものですか？」（　　　）
「椅子は何をするものですか？」（　　　）
「鉛筆は何をするものですか？」（　　　）

動詞（のむ，すわる，かく，など）で答えて，それが理屈に合っていれば結構です。3つ全部答えられた場合だけ「はい」に○をつけて下さい。言葉でなく，身振り（ジェスチャー）で示した場合は「いいえ」に○をつけて下さい。　はい　いいえ　4.4-3.9　L

84. お子さんに小さい紙切れか小さい物を渡して以下のように指示して下さい。その時，あなたの指で方向を示したり眼でそちらを見たりしないで下さい。

「その紙（物）を椅子の下におきなさい」
「その紙（物）をあなたの後におきなさい」
「その紙（物）を椅子の上におきなさい」
「その紙（物）をあなたの前におきなさい」

4つとも正しくできたら「はい」に○をつけて下さい。　はい　いいえ　4.6-4.0　L

85. 手助けも指導もなく，自分一人で歯ブラシに練り歯磨きをつけて，歯の表側も裏側も磨けますか。　はい　いいえ　4.8-4.2　PS

86. 単語を5つ以上定義できますか。
判定の方法：以下の質問をお子さんにして下さい。質問をくりかえして言うのは構いませんが答える手助けをしないで下さい。それぞれの質問に対するお子さんの答えを下に書きこんで下さい。

「ボールとは何ですか？」（　　　）
「海とは何ですか？」（　　　）
「机とは何ですか？」（　　　）
「家とは何ですか？」（　　　）
「バナナとは何ですか？」（　　　）
「カーテンとは何ですか？」（　　　）
「窓とは何ですか？」（　　　）
「靴とは何ですか？」（　　　）

お子さんの答がそのものの用途，形，材料，分類（カテゴリー）に関するもので理屈に合っていれば結構です。5つ以上の答が正しければ「はい」に○をつけて下さい。　はい　いいえ　5.0-4.4　L

87. 以下の質問をお子さんにして下さい。質問をくりかえして言うのは構いませんが答える手助けをしないで下さい。それぞれの質問に対するお子さんの答えを下に書きこんで下さい。

「寒い時はどうしますか？」（　　　）
答の例（震える，服を着る，家に入る，など）
「疲れた時はどうしますか？」（　　　）
答の例（あくびをする，眠る，横になる，昼寝する）
「お腹がすいた時はどうしますか？」（　　　）
答の例（食べる，食べるものを頼む，お昼を食べる）

答が理屈に合っていればこれ以外の答でも結構です。3つとも答えられた場合「はい」に○をつけて下さい。言葉でなく，身振り（ジェスチャー）で示した場合は「いいえ」に○をつけて下さい。　はい　いいえ　5.2-4.6　L

88. 片足立ちが8秒間以上できますか。
方法：物につかまらずに，一人で片足立ちさせて，何秒間バランスを保つことができるか測定します。あなたが見本をみせて下さい。お子さんにできるだけ長く片足立ちするように言って下さい。

右足で何秒間，片足立ちができましたか（　）秒間
左足で何秒間，片足立ちができましたか（　）秒間

右足でも左足でも両方とも8秒間以上片足立ちができた場合「はい」に○をつけて下さい。　はい　いいえ　5.2-4.7　GM

89. 白い紙をわたして人の絵を描かせて下さい。
方法：「ひと（男のひと，女のひと，男の子，女の子）の絵を描いて下さい」と言って下さい。描いている時に手助けしたり，欠けている部分を指摘したりしないで下さい。絵が描けた後，体のいくつの部分（頭，口，毛，体，鼻，目，足など）が描けているか数えて下さい。その際，目，腕，足，耳など対になっているものは一対を1部分として数えて下さい。なお，対になっているものが片方しか描けていない場合には体の部分として数えないで下さい。6部分以上描けていれば「はい」に○をつけて下さい。　はい　いいえ　6.0-5.3　FMA

DENVER Ⅱ 予備判定票

4〜6歳用

氏　名 ＿＿＿＿

記録者　氏　名 ＿＿＿＿
　　　　続　柄 ＿＿＿＿

記　録　日 　　年　　月　　日
生 年 月 日 　　年　　月　　日
年 月 日 齢 　　年　　月　　日

以下の質問に順番にお答え下さい。「はい」「いいえ」のどちらかに○をつけて下さい。「いいえ」が３つ以上になったら，それ以降の質問にお答えになる必要はありません。

75. あまり親しくない人にも，あなたのお子さんが話す内容がほぼ全部理解されていますか。あなたやお子さんの親しい人でないと理解できない場合は「いいえ」に○をつけて下さい。　はい　いいえ　4.0-3.5　L

76. 下の図（黄，緑，赤，青）を見せ，ひとつずつ指さして「これは何色？」と聞いて下さい。お子さんが違った答を言ってもあなたの顔色に出さないようにして４つとも聞いて下さい。４つとも正しく答えれば「はい」に○をつけて下さい。　はい　いいえ　4.0-3.6　L

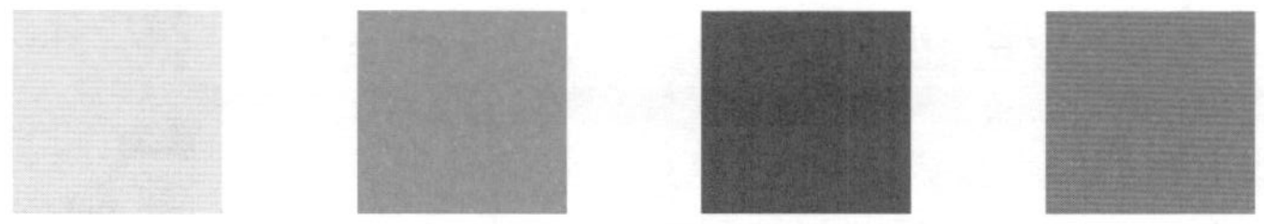

77. 以下の質問をお子さんにして下さい。質問をくりかえして言うのは構いませんが答える手助けをしないで下さい。それぞれの質問に対するお子さんの答えを下に書きこんで下さい。

「コップは何をするものですか？」（　　　　　　　）
「椅子は何をするものですか？」　（　　　　　　　）
「鉛筆は何をするものですか？」　（　　　　　　　）

動詞（のむ，すわる，かく，など）で答えて，それが理屈に合っていれば結構です。２つ以上答えられた場合「はい」に○をつけて下さい。言葉でなく，身振り（ジェスチャー）で示した場合は「いいえ」に○をつけて下さい。　はい　いいえ　4.1-3.6　L

78. 数を１つ数えることができますか。
判定の方法：白い紙を一枚用意して，それを４つに切り分けてお子さんの前に置いて下さい。お子さんに「ひとつ（いちまい）ちょうだい」と言って下さい。お子さんが１枚以上あなたに渡した場合は「いいえ」に○をつけて下さい。1枚だけあなたに渡した時は，「私は何枚（いくつ）紙をもっていますか？」とたずねて下さい。お子さんが「ひとつ（いち，いっこ，いちまい）」と答えた時は「はい」に○をつけて下さい。それ以外の数字を答えた時は「いいえ」に○をつけて下さい。　はい　いいえ　4.1-3.6　L

79. 物につかまらないで，片足でケンケンして２回以上とべますか（片足交互のスキップではありません）。　はい　いいえ　4.2-3.7　GM

80. 下の図を見せて「これと同じものをかいて」と言って下さい。「十字（クロス）をかいて」と言ってはいけません。３回かかせて下さい。１回でもできれば結構です。判定の例は下に描いてある通りです。　はい　いいえ　4.2-3.8　FMA

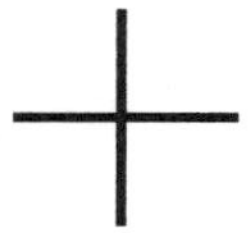

図：この場合は「はい」に○をつけて下さい。

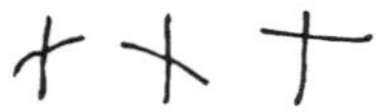

図：この場合は「いいえ」に○をつけて下さい。

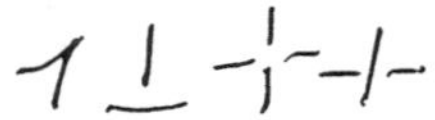

81. 下の図（２本の縦の線）をお子さんに見せて「長い方を指さして下さい」と言って下さい。（「大きい方を……」と言ってはいけません。）お子さんがどちらかを指さしたら，今度は上下さかさまにしてもう一度同じ質問をして下さい。それに答えたらさらにもう一度上下さかさま（最初と同じ向き）にして質問して下さい。途中でお子さんが間違えていても顔色に出したり訂正してはいけません。３回とも正しく指させたら「はい」に○をつけて下さい。　はい　いいえ　4.3-3.8　FMA

82. 下の絵をお子さんに見せて「飛ぶのはどれ？」「ニャーとなくのはどれ？」「お話するのはどれ？」「ほえるのはどれ？」「駆け足するのはどれ？」と聞いて下さい。聞く順番はどれから始めても結構です。４つ以上正しく指させたら「はい」に○をつけて下さい。　はい　いいえ　4.4-3.8　L

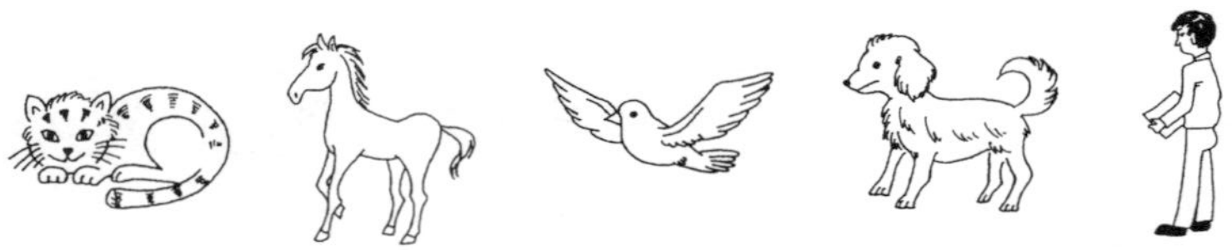

（原画　国立療養所広島病院小児科部長　下田浩子）

83. 以下の質問をお子さんにして下さい。質問をくりかえして言うのは構いませんが答える手助けをしないで下さい。それぞれの質問に対するお子さんの答えを下に書きこんで下さい。

「コップは何をするものですか？」（　　　　）
「椅子は何をするものですか？」（　　　　）
「鉛筆は何をするものですか？」（　　　　）

動詞（のむ，すわる，かく，など）で答えて，それが理屈に合っていれば結構です。３つ全部答えられた場合だけ「はい」に○をつけて下さい。言葉でなく，身振り（ジェスチャー）で示した場合は「いいえ」に○をつけて下さい。　はい　いいえ　4.4-3.9　L

84. お子さんに小さい紙切れか小さい物を渡して以下のように指示して下さい。その時，あなたの指で方向を示したり眼でそちらを見たりしないで下さい。

「その紙（物）を椅子の下におきなさい」
「その紙（物）をあなたの後におきなさい」
「その紙（物）を椅子の上におきなさい」
「その紙（物）をあなたの前におきなさい」

４つとも正しくできたら「はい」に○をつけて下さい。　はい　いいえ　4.6-4.0　L

85. 手助けも指導もなく，自分一人で歯ブラシに練り歯磨きをつけて，歯の表側も裏側も磨けますか。　はい　いいえ　4.8-4.2　PS

86. 単語を５つ以上定義できますか。
判定の方法：以下の質問をお子さんにして下さい。質問をくりかえして言うのは構いませんが答える手助けをしないで下さい。それぞれの質問に対するお子さんの答えを下に書きこんで下さい。

「ボールとは何ですか？」（　　　　）
「海とは何ですか？」（　　　　）
「机とは何ですか？」（　　　　）
「家とは何ですか？」（　　　　）
「バナナとは何ですか？」（　　　　）
「カーテンとは何ですか？」（　　　　）
「窓とは何ですか？」（　　　　）
「靴とは何ですか？」（　　　　）

お子さんの答がそのものの用途，形，材料，分類（カテゴリー）に関するもので理屈に合っていれば結構です。５つ以上の答が正しければ「はい」に○をつけて下さい。　はい　いいえ　5.0-4.4　L

87. 以下の質問をお子さんにして下さい。質問をくりかえして言うのは構いませんが答える手助けをしないで下さい。それぞれの質問に対するお子さんの答えを下に書きこんで下さい。

「寒い時はどうしますか？」（　　　　）
答の例（震える，服を着る，家に入る，など）
「疲れた時はどうしますか？」（　　　　）
答の例（あくびをする，眠る，横になる，昼寝する）
「お腹がすいた時はどうしますか？」（　　　　）
答の例（食べる，食べるものを頼む，お昼を食べる）

答が理屈に合っていればこれ以外の答でも結構です。３つとも答えられた場合「はい」に○をつけて下さい。言葉でなく，身振り（ジェスチャー）で示した場合は「いいえ」に○をつけて下さい。　はい　いいえ　5.2-4.6　L

88. 片足立ちが８秒間以上できますか。
方法：物につかまらずに，一人で片足立ちさせて，何秒間バランスを保つことができるか測定します。あなたが見本をみせて下さい。お子さんにできるだけ長く片足立ちするように言って下さい。

右足で何秒間，片足立ちができましたか（　　）秒間
左足で何秒間，片足立ちができましたか（　　）秒間

右足でも左足でも両方とも８秒間以上片足立ちができた場合「はい」に○をつけて下さい。　はい　いいえ　5.2-4.7　GM

89. 白い紙をわたして人の絵を描かせて下さい。
方法：「ひと（男のひと，女のひと，男の子，女の子）の絵を描いて下さい」と言って下さい。描いている時に手助けしたり，欠けている部分を指摘したりしないで下さい。絵が描けた後，体のいくつの部分（頭，口，毛，体，鼻，目，足など）が描けているか数えて下さい。その際，目，腕，足，耳など対になっているものは一対を１部分として数えて下さい。なお，対になっているものが片方しか描けていない場合には体の部分として数えないで下さい。６部分以上描けていれば「はい」に○をつけて下さい。　はい　いいえ　6.0-5.3　FMA

4〜6歳用

DENVERⅡ予備判定票

氏　　名 ＿＿＿＿＿＿
記録者　氏　名 ＿＿＿＿＿＿
　　　　続　柄 ＿＿＿＿＿＿

記　録　日 　年　月　日
生 年 月 日 　年　月　日
年 月 日 齢 　年　月　日

以下の質問に順番にお答え下さい。「はい」「いいえ」のどちらかに○をつけて下さい。「いいえ」が３つ以上になったら，それ以降の質問にお答えになる必要はありません。

75. あまり親しくない人にも，あなたのお子さんが話す内容がほぼ全部理解されていますか。あなたやお子さんの親しい人でないと理解できない場合は「いいえ」に○をつけて下さい。　はい　いいえ　4.0-3.5　L

76. 下の図（黄，緑，赤，青）を見せ，ひとつずつ指さして「これは何色？」と聞いて下さい。お子さんが違った答を言ってもあなたの顔色に出さないようにして４つとも聞いて下さい。４つとも正しく答えれば「はい」に○をつけて下さい。　はい　いいえ　4.0-3.6　L

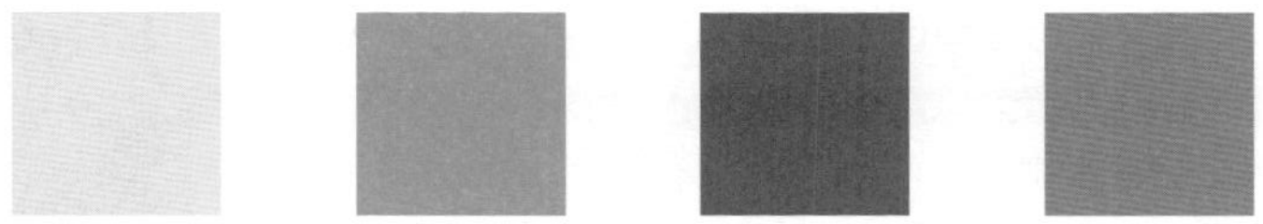

77. 以下の質問をお子さんにして下さい。質問をくりかえして言うのは構いませんが答える手助けをしないで下さい。それぞれの質問に対するお子さんの答えを下に書きこんで下さい。
「コップは何をするものですか？」（　　　　　　）
「椅子は何をするものですか？」　（　　　　　　）
「鉛筆は何をするものですか？」　（　　　　　　）
動詞（のむ，すわる，かく，など）で答えて，それが理屈に合っていれば結構です。２つ以上答えられた場合「はい」に○をつけて下さい。言葉でなく，身振り（ジェスチャー）で示した場合は「いいえ」に○をつけて下さい。　はい　いいえ　4.1-3.6　L

78. 数を１つ数えることができますか。
判定の方法：白い紙を一枚用意して，それを４つに切り分けてお子さんの前に置いて下さい。お子さんに「ひとつ（いちまい）ちょうだい」と言って下さい。お子さんが１枚以上あなたに渡した場合は「いいえ」に○をつけて下さい。1枚だけあなたに渡した時は，「私は何枚（いくつ）紙をもっていますか？」とたずねて下さい。お子さんが「ひとつ（いち，いっこ，いちまい）」と答えた時は「はい」に○をつけて下さい。それ以外の数字を答えた時は「いいえ」に○をつけて下さい。　はい　いいえ　4.1-3.6　L

79. 物につかまらないで，片足でケンケンして２回以上とべますか（片足交互のスキップではありません）。　はい　いいえ　4.2-3.7　GM

80. 下の図を見せて「これと同じものをかいて」と言って下さい。「十字（クロス）をかいて」と言ってはいけません。３回かかせて下さい。１回でもできれば結構です。判定の例は下に描いてある通りです。　はい　いいえ　4.2-3.8　FMA

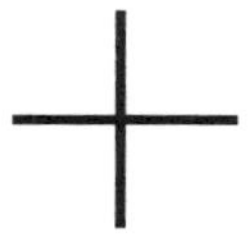

図：この場合は「はい」に○をつけて下さい。

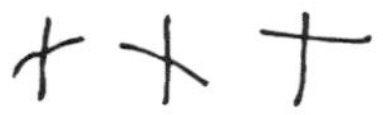

図：この場合は「いいえ」に○をつけて下さい。

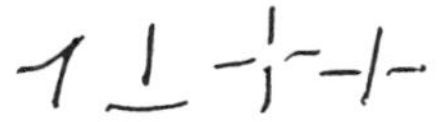

81. 下の図（２本の縦の線）をお子さんに見せて「長い方を指さして下さい」と言って下さい。（「大きい方を……」と言ってはいけません。）お子さんがどちらかを指さしたら，今度は上下さかさまにしてもう一度同じ質問をして下さい。それに答えたらさらにもう一度上下さかさま（最初と同じ向き）にして質問して下さい。途中でお子さんが間違えていても顔色に出したり訂正してはいけません。３回とも正しく指させたら「はい」に○をつけて下さい。　はい　いいえ　4.3-3.8　FMA

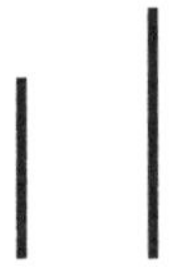

82. 下の絵をお子さんに見せて「飛ぶのはどれ？」「ニャーとなくのはどれ？」「お話するのはどれ？」「ほえるのはどれ？」「駆け足するのはどれ？」と聞いて下さい。聞く順番はどれから始めても結構です。4つ以上正しく指させたら「はい」に○をつけて下さい。 はい　いいえ　4.4-3.8　L

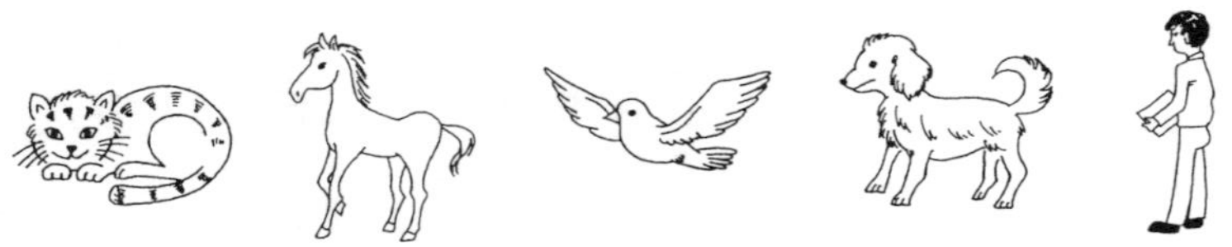

（原画　国立療養所広島病院小児科部長　下田浩子）

83. 以下の質問をお子さんにして下さい。質問をくりかえして言うのは構いませんが答える手助けをしないで下さい。それぞれの質問に対するお子さんの答えを下に書きこんで下さい。

「コップは何をするものですか？」（　　　　　）
「椅子は何をするものですか？」（　　　　　）
「鉛筆は何をするものですか？」（　　　　　）

動詞（のむ，すわる，かく，など）で答えて，それが理屈に合っていれば結構です。3つ全部答えられた場合だけ「はい」に○をつけて下さい。言葉でなく，身振り（ジェスチャー）で示した場合は「いいえ」に○をつけて下さい。 はい　いいえ　4.4-3.9　L

84. お子さんに小さい紙切れか小さい物を渡して以下のように指示して下さい。その時，あなたの指で方向を示したり眼でそちらを見たりしないで下さい。

「その紙（物）を椅子の下におきなさい」
「その紙（物）をあなたの後におきなさい」
「その紙（物）を椅子の上におきなさい」
「その紙（物）をあなたの前におきなさい」

4つとも正しくできたら「はい」に○をつけて下さい。 はい　いいえ　4.6-4.0　L

85. 手助けも指導もなく，自分一人で歯ブラシに練り歯磨きをつけて，歯の表側も裏側も磨けますか。 はい　いいえ　4.8-4.2　PS

86. 単語を5つ以上定義できますか。
判定の方法：以下の質問をお子さんにして下さい。質問をくりかえして言うのは構いませんが答える手助けをしないで下さい。それぞれの質問に対するお子さんの答えを下に書きこんで下さい。

「ボールとは何ですか？」（　　　　　）
「海とは何ですか？」（　　　　　）
「机とは何ですか？」（　　　　　）
「家とは何ですか？」（　　　　　）
「バナナとは何ですか？」（　　　　　）
「カーテンとは何ですか？」（　　　　　）
「窓とは何ですか？」（　　　　　）
「靴とは何ですか？」（　　　　　）

お子さんの答がそのものの用途，形，材料，分類（カテゴリー）に関するもので理屈に合っていれば結構です。5つ以上の答が正しければ「はい」に○をつけて下さい。 はい　いいえ　5.0-4.4　L

87. 以下の質問をお子さんにして下さい。質問をくりかえして言うのは構いませんが答える手助けをしないで下さい。それぞれの質問に対するお子さんの答えを下に書きこんで下さい。

「寒い時はどうしますか？」（　　　　　）
　答の例（震える，服を着る，家に入る，など）
「疲れた時はどうしますか？」（　　　　　）
　答の例（あくびをする，眠る，横になる，昼寝する）
「お腹がすいた時はどうしますか？」（　　　　　）
　答の例（食べる，食べるものを頼む，お昼を食べる）

答が理屈に合っていればこれ以外の答でも結構です。3つとも答えられた場合「はい」に○をつけて下さい。言葉でなく，身振り（ジェスチャー）で示した場合は「いいえ」に○をつけて下さい。 はい　いいえ　5.2-4.6　L

88. 片足立ちが8秒間以上できますか。
方法：物につかまらずに，一人で片足立ちさせて，何秒間バランスを保つことができるか測定します。あなたが見本をみせて下さい。お子さんにできるだけ長く片足立ちするように言って下さい。

右足で何秒間，片足立ちができましたか（　　）秒間
左足で何秒間，片足立ちができましたか（　　）秒間

右足でも左足でも両方とも8秒間以上片足立ちができた場合「はい」に○をつけて下さい。 はい　いいえ　5.2-4.7　GM

89. 白い紙をわたして人の絵を描かせて下さい。
方法：「ひと（男のひと，女のひと，男の子，女の子）の絵を描いて下さい」と言って下さい。描いている時に手助けしたり，欠けている部分を指摘したりしないで下さい。絵が描けた後，体のいくつの部分（頭，口，毛，体，鼻，目，足など）が描けているか数えて下さい。その際，目，腕，足，耳など対になっているものは一対を1部分として数えて下さい。なお，対になっているものが片方しか描けていない場合には体の部分として数えないで下さい。6部分以上描けていれば「はい」に○をつけて下さい。 はい　いいえ　6.0-5.3　FMA

4〜6歳用

DENVERⅡ予備判定票

氏　名 ＿＿＿＿

記録者　氏　名 ＿＿＿＿
　　　　続　柄 ＿＿＿＿

記　録　日　　年　　月　　日
生 年 月 日　　年　　月　　日
年 月 日 齢　　年　　月　　日

以下の質問に順番にお答え下さい。「はい」「いいえ」のどちらかに○をつけて下さい。「いいえ」が３つ以上になったら，それ以降の質問にお答えになる必要はありません。

75. あまり親しくない人にも，あなたのお子さんが話す内容がほぼ全部理解されていますか。あなたやお子さんの親しい人でないと理解できない場合は「いいえ」に○をつけて下さい。　はい　いいえ　4.0-3.5　L

76. 下の図（黄，緑，赤，青）を見せ，ひとつずつ指さして「これは何色？」と聞いて下さい。お子さんが違った答を言ってもあなたの顔色に出さないようにして４つとも聞いて下さい。４つとも正しく答えれば「はい」に○をつけて下さい。　はい　いいえ　4.0-3.6　L

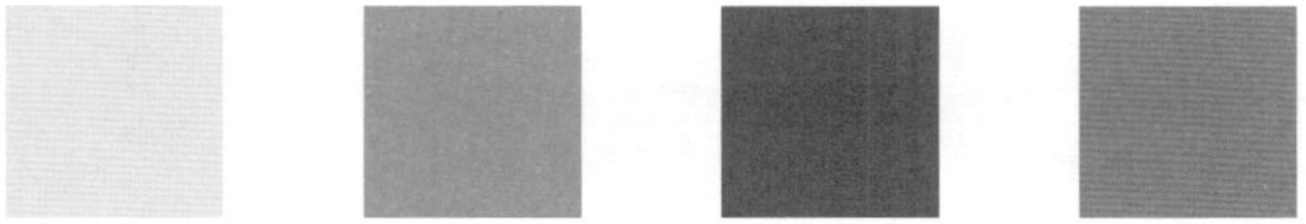

77. 以下の質問をお子さんにして下さい。質問をくりかえして言うのは構いませんが答える手助けをしないで下さい。それぞれの質問に対するお子さんの答えを下に書きこんで下さい。

「コップは何をするものですか？」（　　　　　　）
「椅子は何をするものですか？」（　　　　　　）
「鉛筆は何をするものですか？」（　　　　　　）

動詞（のむ，すわる，かく，など）で答えて，それが理屈に合っていれば結構です。２つ以上答えられた場合「はい」に○をつけて下さい。言葉でなく，身振り（ジェスチャー）で示した場合は「いいえ」に○をつけて下さい。　はい　いいえ　4.1-3.6　L

78. 数を１つ数えることができますか。
判定の方法：白い紙を一枚用意して，それを４つに切り分けてお子さんの前に置いて下さい。お子さんに「ひとつ（いちまい）ちょうだい」と言って下さい。お子さんが１枚以上あなたに渡した場合は「いいえ」に○をつけて下さい。1枚だけあなたに渡した時は，「私は何枚（いくつ）紙をもっていますか？」とたずねて下さい。お子さんが「ひとつ（いち，いっこ，いちまい）」と答えた時は「はい」に○をつけて下さい。それ以外の数字を答えた時は「いいえ」に○をつけて下さい。　はい　いいえ　4.1-3.6　L

79. 物につかまらないで，片足でケンケンして２回以上とべますか（片足交互のスキップではありません）。　はい　いいえ　4.2-3.7　GM

80. 下の図を見せて「これと同じものをかいて」と言って下さい。「十字（クロス）をかいて」と言ってはいけません。３回かかせて下さい。１回でもできれば結構です。判定の例は下に描いてある通りです。　はい　いいえ　4.2-3.8　FMA

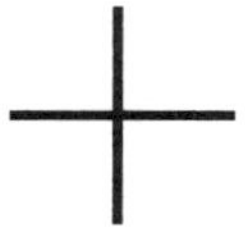

図：この場合は「はい」に○をつけて下さい。

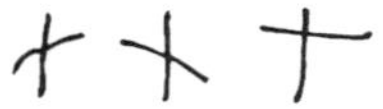

図：この場合は「いいえ」に○をつけて下さい。

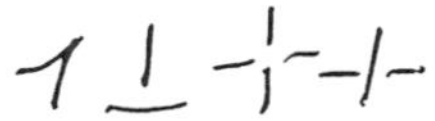

81. 下の図（２本の縦の線）をお子さんに見せて「長い方を指さして下さい」と言って下さい。（「大きい方を……」と言ってはいけません。）お子さんがどちらかを指さしたら，今度は上下さかさまにしてもう一度同じ質問をして下さい。それに答えたらさらにもう一度上下さかさま（最初と同じ向き）にして質問して下さい。途中でお子さんが間違えていても顔色に出したり訂正してはいけません。３回とも正しく指させたら「はい」に○をつけて下さい。　はい　いいえ　4.3-3.8　FMA

82. 下の絵をお子さんに見せて「飛ぶのはどれ？」「ニャーとなくのはどれ？」「お話するのはどれ？」「ほえるのはどれ？」「駆け足するのはどれ？」と聞いて下さい。聞く順番はどれから始めても結構です。4つ以上正しく指させたら「はい」に○をつけて下さい。　はい　いいえ　4.4-3.8　L

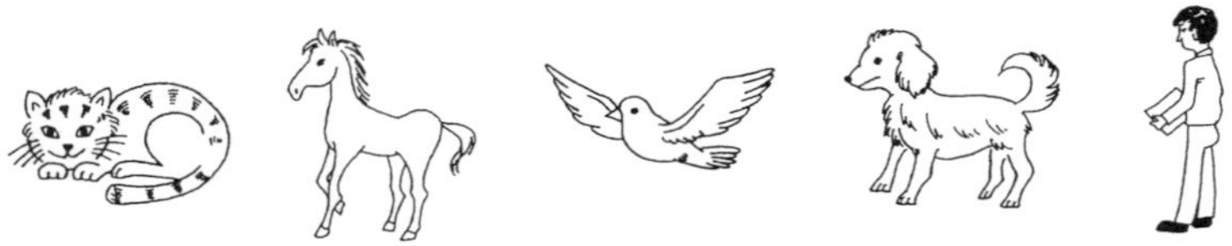

（原画　国立療養所広島病院小児科部長　下田浩子）

83. 以下の質問をお子さんにして下さい。質問をくりかえして言うのは構いませんが答える手助けをしないで下さい。それぞれの質問に対するお子さんの答えを下に書きこんで下さい。

「コップは何をするものですか？」（　　　　　）
「椅子は何をするものですか？」（　　　　　）
「鉛筆は何をするものですか？」（　　　　　）

動詞（のむ，すわる，かく，など）で答えて，それが理屈に合っていれば結構です。3つ全部答えられた場合だけ「はい」に○をつけて下さい。言葉でなく，身振り（ジェスチャー）で示した場合は「いいえ」に○をつけて下さい。　はい　いいえ　4.4-3.9　L

84. お子さんに小さい紙切れか小さい物を渡して以下のように指示して下さい。その時，あなたの指で方向を示したり眼でそちらを見たりしないで下さい。

「その紙（物）を椅子の下におきなさい」
「その紙（物）をあなたの後におきなさい」
「その紙（物）を椅子の上におきなさい」
「その紙（物）をあなたの前におきなさい」

4つとも正しくできたら「はい」に○をつけて下さい。　はい　いいえ　4.6-4.0　L

85. 手助けも指導もなく，自分一人で歯ブラシに練り歯磨きをつけて，歯の表側も裏側も磨けますか。　はい　いいえ　4.8-4.2　PS

86. 単語を5つ以上定義できますか。
判定の方法：以下の質問をお子さんにして下さい。質問をくりかえして言うのは構いませんが答える手助けをしないで下さい。それぞれの質問に対するお子さんの答えを下に書きこんで下さい。

「ボールとは何ですか？」（　　　　　）
「海とは何ですか？」（　　　　　）
「机とは何ですか？」（　　　　　）
「家とは何ですか？」（　　　　　）
「バナナとは何ですか？」（　　　　　）
「カーテンとは何ですか？」（　　　　　）
「窓とは何ですか？」（　　　　　）
「靴とは何ですか？」（　　　　　）

お子さんの答がそのものの用途，形，材料，分類（カテゴリー）に関するもので理屈に合っていれば結構です。5つ以上の答が正しければ「はい」に○をつけて下さい。　はい　いいえ　5.0-4.4　L

87. 以下の質問をお子さんにして下さい。質問をくりかえして言うのは構いませんが答える手助けをしないで下さい。それぞれの質問に対するお子さんの答えを下に書きこんで下さい。

「寒い時はどうしますか？」（　　　　　）
　答の例（震える，服を着る，家に入る，など）
「疲れた時はどうしますか？」（　　　　　）
　答の例（あくびをする，眠る，横になる，昼寝する）
「お腹がすいた時はどうしますか？」（　　　　　）
　答の例（食べる，食べるものを頼む，お昼を食べる）

答が理屈に合っていればこれ以外の答でも結構です。3つとも答えられた場合「はい」に○をつけて下さい。言葉でなく，身振り（ジェスチャー）で示した場合は「いいえ」に○をつけて下さい。　はい　いいえ　5.2-4.6　L

88. 片足立ちが8秒間以上できますか。
方法：物につかまらずに，一人で片足立ちさせて，何秒間バランスを保つことができるか測定します。あなたが見本をみせて下さい。お子さんにできるだけ長く片足立ちするように言って下さい。

右足で何秒間，片足立ちができましたか（　　）秒間
左足で何秒間，片足立ちができましたか（　　）秒間

右足でも左足でも両方とも8秒間以上片足立ちができた場合「はい」に○をつけて下さい。　はい　いいえ　5.2-4.7　GM

89. 白い紙をわたして人の絵を描かせて下さい。
方法：「ひと（男のひと，女のひと，男の子，女の子）の絵を描いて下さい」と言って下さい。描いている時に手助けしたり，欠けている部分を指摘したりしないで下さい。絵が描けた後，体のいくつの部分（頭，口，毛，体，鼻，目，足など）が描けているか数えて下さい。その際，目，腕，足，耳など対になっているものは一対を1部分として数えて下さい。なお，対になっているものが片方しか描けていない場合には体の部分として数えないで下さい。6部分以上描けていれば「はい」に○をつけて下さい。　はい　いいえ　6.0-5.3　FMA

4～6歳用

DENVER II 予備判定票

氏　名

記録者　氏　名
続　柄

記　録　日　　年　　月　　日
生 年 月 日　　年　　月　　日
年 月 日 齢　　年　　月　　日

以下の質問に順番にお答え下さい。「はい」「いいえ」のどちらかに○をつけて下さい。「いいえ」が３つ以上になったら，それ以降の質問にお答えになる必要はありません。

75. あまり親しくない人にも，あなたのお子さんが話す内容がほぼ全部理解されていますか。あなたやお子さんの親しい人でないと理解できない場合は「いいえ」に○をつけて下さい。　はい　いいえ　4.0-3.5　L

76. 下の図（黄，緑，赤，青）を見せ，ひとつずつ指さして「これは何色？」と聞いて下さい。お子さんが違った答を言ってもあなたの顔色に出さないようにして４つとも聞いて下さい。４つとも正しく答えれば「はい」に○をつけて下さい。　はい　いいえ　4.0-3.6　L

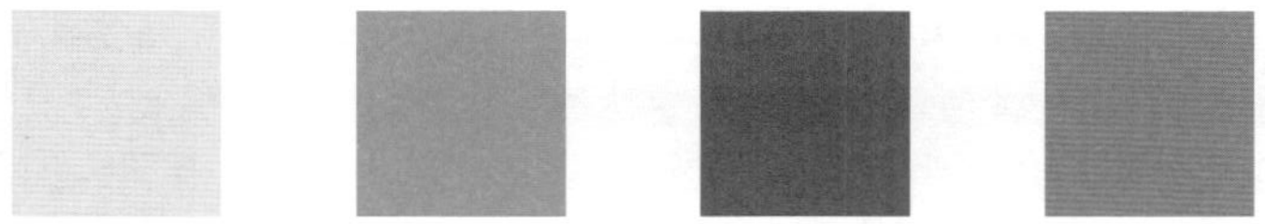

77. 以下の質問をお子さんにして下さい。質問をくりかえして言うのは構いませんが答える手助けをしないで下さい。それぞれの質問に対するお子さんの答えを下に書きこんで下さい。

「コップは何をするものですか？」(　　　　　　　　)
「椅子は何をするものですか？」　(　　　　　　　　)
「鉛筆は何をするものですか？」　(　　　　　　　　)

動詞（のむ，すわる，かく，など）で答えて，それが理屈に合っていれば結構です。２つ以上答えられた場合「はい」に○をつけて下さい。言葉でなく，身振り（ジェスチャー）で示した場合は「いいえ」に○をつけて下さい。　はい　いいえ　4.1-3.6　L

78. 数を１つ数えることができますか。
判定の方法：白い紙を一枚用意して，それを４つに切り分けてお子さんの前に置いて下さい。お子さんに「ひとつ（いちまい）ちょうだい」と言って下さい。お子さんが１枚以上あなたに渡した場合は「いいえ」に○をつけて下さい。1枚だけあなたに渡した時は，「私は何枚（いくつ）紙をもっていますか？」とたずねて下さい。お子さんが「ひとつ（いち，いっこ，いちまい）」と答えた時は「はい」に○をつけて下さい。それ以外の数字を答えた時は「いいえ」に○をつけて下さい。　はい　いいえ　4.1-3.6　L

79. 物につかまらないで，片足でケンケンして２回以上とべますか（片足交互のスキップではありません）。　はい　いいえ　4.2-3.7　GM

80. 下の図を見せて「これと同じものをかいて」と言って下さい。「十字（クロス）をかいて」と言ってはいけません。３回かかせて下さい。１回でもできれば結構です。判定の例は下に描いてある通りです。　はい　いいえ　4.2-3.8　FMA

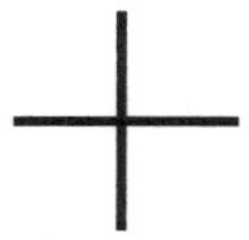

図：この場合は「はい」に○をつけて下さい。

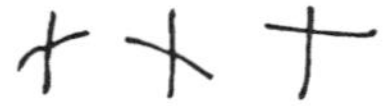

図：この場合は「いいえ」に○をつけて下さい。

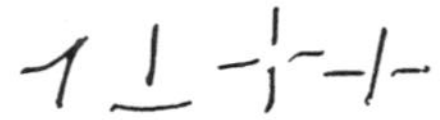

81. 下の図（２本の縦の線）をお子さんに見せて「長い方を指さして下さい」と言って下さい。（「大きい方を……」と言ってはいけません。）お子さんがどちらかを指さしたら，今度は上下さかさまにしてもう一度同じ質問をして下さい。それに答えたらさらにもう一度上下さかさま（最初と同じ向き）にして質問して下さい。途中でお子さんが間違えていても顔色に出したり訂正してはいけません。３回とも正しく指させたら「はい」に○をつけて下さい。　はい　いいえ　4.3-3.8　FMA

82. 下の絵をお子さんに見せて「飛ぶのはどれ？」「ニャーとなくのはどれ？」「お話するのはどれ？」「ほえるのはどれ？」「駆け足するのはどれ？」と聞いて下さい。聞く順番はどれから始めても結構です。4つ以上正しく指させたら「はい」に○をつけて下さい。 はい いいえ 4.4-3.8 L

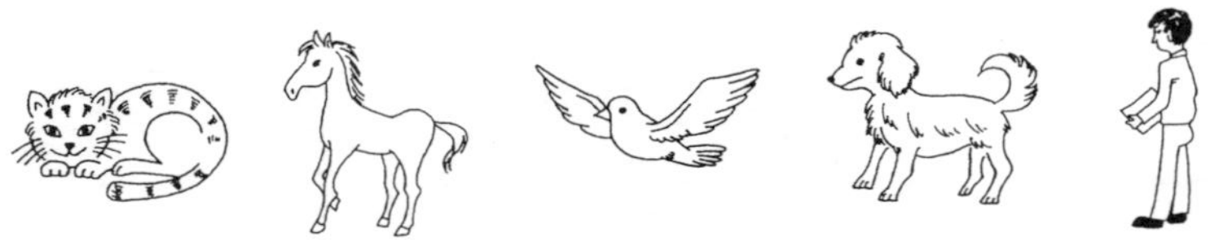

（原画 国立療養所広島病院小児科部長 下田浩子）

83. 以下の質問をお子さんにして下さい。質問をくりかえして言うのは構いませんが答える手助けをしないで下さい。それぞれの質問に対するお子さんの答えを下に書きこんで下さい。

「コップは何をするものですか？」（ ）
「椅子は何をするものですか？」（ ）
「鉛筆は何をするものですか？」（ ）

動詞（のむ，すわる，かく，など）で答えて，それが理屈に合っていれば結構です。3つ全部答えられた場合だけ「はい」に○をつけて下さい。言葉でなく，身振り（ジェスチャー）で示した場合は「いいえ」に○をつけて下さい。 はい いいえ 4.4-3.9 L

84. お子さんに小さい紙切れか小さい物を渡して以下のように指示して下さい。その時，あなたの指で方向を示したり眼でそちらを見たりしないで下さい。

「その紙（物）を椅子の下におきなさい」
「その紙（物）をあなたの後におきなさい」
「その紙（物）を椅子の上におきなさい」
「その紙（物）をあなたの前におきなさい」

4つとも正しくできたら「はい」に○をつけて下さい。 はい いいえ 4.6-4.0 L

85. 手助けも指導もなく，自分一人で歯ブラシに練り歯磨きをつけて，歯の表側も裏側も磨けますか。 はい いいえ 4.8-4.2 PS

86. 単語を5つ以上定義できますか。
判定の方法：以下の質問をお子さんにして下さい。質問をくりかえして言うのは構いませんが答える手助けをしないで下さい。それぞれの質問に対するお子さんの答えを下に書きこんで下さい。

「ボールとは何ですか？」（ ）
「海とは何ですか？」（ ）
「机とは何ですか？」（ ）
「家とは何ですか？」（ ）
「バナナとは何ですか？」（ ）
「カーテンとは何ですか？」（ ）
「窓とは何ですか？」（ ）
「靴とは何ですか？」（ ）

お子さんの答がそのものの用途，形，材料，分類（カテゴリー）に関するもので理屈に合っていれば結構です。5つ以上の答が正しければ「はい」に○をつけて下さい。 はい いいえ 5.0-4.4 L

87. 以下の質問をお子さんにして下さい。質問をくりかえして言うのは構いませんが答える手助けをしないで下さい。それぞれの質問に対するお子さんの答えを下に書きこんで下さい。

「寒い時はどうしますか？」（ ）
答の例（震える，服を着る，家に入る，など）
「疲れた時はどうしますか？」（ ）
答の例（あくびをする，眠る，横になる，昼寝する）
「お腹がすいた時はどうしますか？」（ ）
答の例（食べる，食べるものを頼む，お昼を食べる）

答が理屈に合っていればこれ以外の答でも結構です。3つとも答えられた場合「はい」に○をつけて下さい。言葉でなく，身振り（ジェスチャー）で示した場合は「いいえ」に○をつけて下さい。 はい いいえ 5.2-4.6 L

88. 片足立ちが8秒間以上できますか。
方法：物につかまらずに，一人で片足立ちさせて，何秒間バランスを保つことができるか測定します。あなたが見本をみせて下さい。お子さんにできるだけ長く片足立ちするように言って下さい。

右足で何秒間，片足立ちができましたか（ ）秒間
左足で何秒間，片足立ちができましたか（ ）秒間

右足でも左足でも両方とも8秒間以上片足立ちができた場合「はい」に○をつけて下さい。 はい いいえ 5.2-4.7 GM

89. 白い紙をわたして人の絵を描かせて下さい。
方法：「ひと（男のひと，女のひと，男の子，女の子）の絵を描いて下さい」と言って下さい。描いている時に手助けしたり，欠けている部分を指摘したりしないで下さい。絵が描けた後，体のいくつの部分（頭，口，毛，体，鼻，目，足など）が描けているか数えて下さい。その際，目，腕，足，耳など対になっているものは一対を1部分として数えて下さい。なお，対になっているものが片方しか描けていない場合には体の部分として数えないで下さい。6部分以上描けていれば「はい」に○をつけて下さい。 はい いいえ 6.0-5.3 FMA

4〜6歳用

DENVERⅡ予備判定票

氏　名		記録日	年　月　日
記録者　氏　名		生年月日	年　月　日
続　柄		年月日齢	年　月　日

以下の質問に順番にお答え下さい。「はい」「いいえ」のどちらかに○をつけて下さい。「いいえ」が3つ以上になったら，それ以降の質問にお答えになる必要はありません。

75. あまり親しくない人にも，あなたのお子さんが話す内容がほぼ全部理解されていますか。あなたやお子さんの親しい人でないと理解できない場合は「いいえ」に○をつけて下さい。　はい　いいえ　4.0-3.5　L

76. 下の図（黄，緑，赤，青）を見せ，ひとつずつ指さして「これは何色？」と聞いて下さい。お子さんが違った答を言ってもあなたの顔色に出さないようにして4つとも聞いて下さい。4つとも正しく答えれば「はい」に○をつけて下さい。　はい　いいえ　4.0-3.6　L

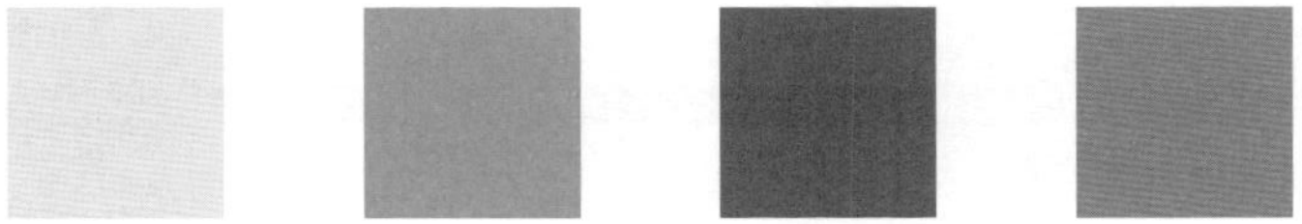

77. 以下の質問をお子さんにして下さい。質問をくりかえして言うのは構いませんが答える手助けをしないで下さい。それぞれの質問に対するお子さんの答えを下に書きこんで下さい。
「コップは何をするものですか？」（　　　　　）
「椅子は何をするものですか？」（　　　　　）
「鉛筆は何をするものですか？」（　　　　　）
動詞（のむ，すわる，かく，など）で答えて，それが理屈に合っていれば結構です。2つ以上答えられた場合「はい」に○をつけて下さい。言葉でなく，身振り（ジェスチャー）で示した場合は「いいえ」に○をつけて下さい。　はい　いいえ　4.1-3.6　L

78. 数を1つ数えることができますか。
判定の方法：白い紙を一枚用意して，それを4つに切り分けてお子さんの前に置いて下さい。お子さんに「ひとつ（いちまい）ちょうだい」と言って下さい。お子さんが1枚以上あなたに渡した場合は「いいえ」に○をつけて下さい。1枚だけあなたに渡した時は，「私は何枚（いくつ）紙をもっていますか？」とたずねて下さい。お子さんが「ひとつ（いち，いっこ，いちまい）」と答えた時は「はい」に○をつけて下さい。それ以外の数字を答えた時は「いいえ」に○をつけて下さい。　はい　いいえ　4.1-3.6　L

79. 物につかまらないで，片足でケンケンして2回以上とべますか（片足交互のスキップではありません）。　はい　いいえ　4.2-3.7　GM

80. 下の図を見せて「これと同じものをかいて」と言って下さい。「十字（クロス）をかいて」と言ってはいけません。3回かかせて下さい。1回でもできれば結構です。判定の例は下に描いてある通りです。　はい　いいえ　4.2-3.8　FMA

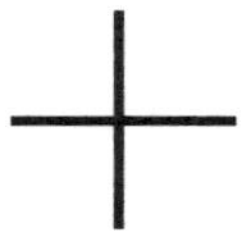

図：この場合は「はい」に○をつけて下さい。

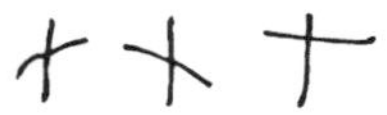

図：この場合は「いいえ」に○をつけて下さい。

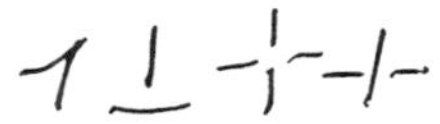

81. 下の図（2本の縦の線）をお子さんに見せて「長い方を指さして下さい」と言って下さい。（「大きい方を……」と言ってはいけません。）お子さんがどちらかを指さしたら，今度は上下さかさまにしてもう一度同じ質問をして下さい。それに答えたらさらにもう一度上下さかさま（最初と同じ向き）にして質問して下さい。途中でお子さんが間違えていても顔色に出したり訂正してはいけません。3回とも正しく指させたら「はい」に○をつけて下さい。　はい　いいえ　4.3-3.8　FMA

82. 下の絵をお子さんに見せて「飛ぶのはどれ？」「ニャーとなくのはどれ？」「お話するのはどれ？」「ほえるのはどれ？」「駆け足するのはどれ？」と聞いて下さい。聞く順番はどれから始めても結構です。4つ以上正しく指させたら「はい」に○をつけて下さい。　はい　いいえ　4.4-3.8　L

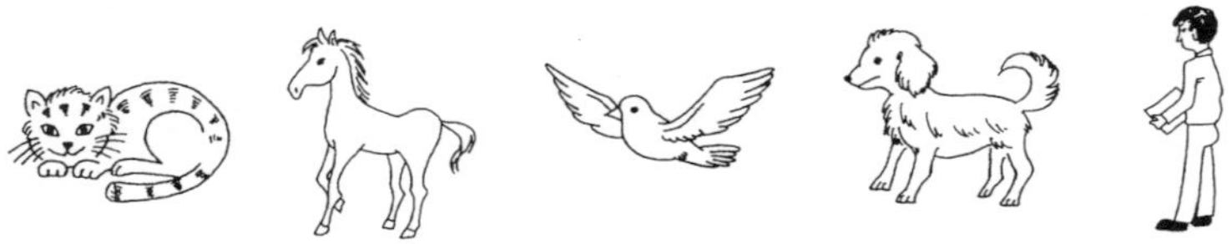

（原画　国立療養所広島病院小児科部長　下田浩子）

83. 以下の質問をお子さんにして下さい。質問をくりかえして言うのは構いませんが答える手助けをしないで下さい。それぞれの質問に対するお子さんの答えを下に書きこんで下さい。
「コップは何をするものですか？」（　　）
「椅子は何をするものですか？」（　　）
「鉛筆は何をするものですか？」（　　）
動詞（のむ，すわる，かく，など）で答えて，それが理屈に合っていれば結構です。3つ全部答えられた場合だけ「はい」に○をつけて下さい。言葉でなく，身振り（ジェスチャー）で示した場合は「いいえ」に○をつけて下さい。　はい　いいえ　4.4-3.9　L

84. お子さんに小さい紙切れか小さい物を渡して以下のように指示して下さい。その時，あなたの指で方向を示したり眼でそちらを見たりしないで下さい。
「その紙（物）を椅子の下におきなさい」
「その紙（物）をあなたの後におきなさい」
「その紙（物）を椅子の上におきなさい」
「その紙（物）をあなたの前におきなさい」
4つとも正しくできたら「はい」に○をつけて下さい。　はい　いいえ　4.6-4.0　L

85. 手助けも指導もなく，自分一人で歯ブラシに練り歯磨きをつけて，歯の表側も裏側も磨けますか。　はい　いいえ　4.8-4.2　PS

86. 単語を5つ以上定義できますか。
判定の方法：以下の質問をお子さんにして下さい。質問をくりかえして言うのは構いませんが答える手助けをしないで下さい。それぞれの質問に対するお子さんの答えを下に書きこんで下さい。
「ボールとは何ですか？」（　　）
「海とは何ですか？」（　　）
「机とは何ですか？」（　　）
「家とは何ですか？」（　　）
「バナナとは何ですか？」（　　）
「カーテンとは何ですか？」（　　）
「窓とは何ですか？」（　　）
「靴とは何ですか？」（　　）
お子さんの答がそのものの用途，形，材料，分類（カテゴリー）に関するもので理屈に合っていれば結構です。5つ以上の答が正しければ「はい」に○をつけて下さい。　はい　いいえ　5.0-4.4　L

87. 以下の質問をお子さんにして下さい。質問をくりかえして言うのは構いませんが答える手助けをしないで下さい。それぞれの質問に対するお子さんの答えを下に書きこんで下さい。
「寒い時はどうしますか？」（　　）
答の例（震える，服を着る，家に入る，など）
「疲れた時はどうしますか？」（　　）
答の例（あくびをする，眠る，横になる，昼寝する）
「お腹がすいた時はどうしますか？」（　　）
答の例（食べる，食べるものを頼む，お昼を食べる）
答が理屈に合っていればこれ以外の答でも結構です。3つとも答えられた場合「はい」に○をつけて下さい。言葉でなく，身振り（ジェスチャー）で示した場合は「いいえ」に○をつけて下さい。　はい　いいえ　5.2-4.6　L

88. 片足立ちが8秒間以上できますか。
方法：物につかまらずに，一人で片足立ちさせて，何秒間バランスを保つことができるか測定します。あなたが見本をみせて下さい。お子さんにできるだけ長く片足立ちするように言って下さい。
右足で何秒間，片足立ちができましたか（　）秒間
左足で何秒間，片足立ちができましたか（　）秒間
右足でも左足でも両方とも8秒間以上片足立ちができた場合「はい」に○をつけて下さい。　はい　いいえ　5.2-4.7　GM

89. 白い紙をわたして人の絵を描かせて下さい。
方法：「ひと（男のひと，女のひと，男の子，女の子）の絵を描いて下さい」と言って下さい。描いている時に手助けしたり，欠けている部分を指摘したりしないで下さい。絵が描けた後，体のいくつの部分（頭，口，毛，体，鼻，目，足など）が描けているか数えて下さい。その際，目，腕，足，耳など対になっているものは一対を1部分として数えて下さい。なお，対になっているものが片方しか描けていない場合には体の部分として数えないで下さい。6部分以上描けていれば「はい」に○をつけて下さい。　はい　いいえ　6.0-5.3　FMA

DENVER Ⅱ 予備判定票

4〜6歳用

氏　名 ＿＿＿＿
記録者　氏　名 ＿＿＿＿
続　柄 ＿＿＿＿

記　録　日　　年　　月　　日
生年月日　　年　　月　　日
年月日齢　　年　　月　　日

以下の質問に順番にお答え下さい。「はい」「いいえ」のどちらかに○をつけて下さい。「いいえ」が３つ以上になったら，それ以降の質問にお答えになる必要はありません。

75. あまり親しくない人にも，あなたのお子さんが話す内容がほぼ全部理解されていますか。あなたやお子さんの親しい人でないと理解できない場合は「いいえ」に○をつけて下さい。　はい　いいえ　4.0-3.5　L

76. 下の図（黄，緑，赤，青）を見せ，ひとつずつ指さして「これは何色？」と聞いて下さい。お子さんが違った答を言ってもあなたの顔色に出さないようにして４つとも聞いて下さい。４つとも正しく答えれば「はい」に○をつけて下さい。　はい　いいえ　4.0-3.6　L

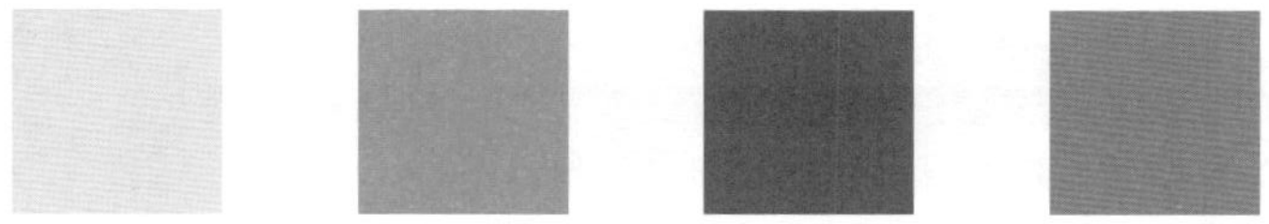

77. 以下の質問をお子さんにして下さい。質問をくりかえして言うのは構いませんが答える手助けをしないで下さい。それぞれの質問に対するお子さんの答えを下に書きこんで下さい。

「コップは何をするものですか？」（　　　　）
「椅子は何をするものですか？」（　　　　）
「鉛筆は何をするものですか？」（　　　　）

動詞（のむ，すわる，かく，など）で答えて，それが理屈に合っていれば結構です。２つ以上答えられた場合「はい」に○をつけて下さい。言葉でなく，身振り（ジェスチャー）で示した場合は「いいえ」に○をつけて下さい。　はい　いいえ　4.1-3.6　L

78. 数を１つ数えることができますか。
判定の方法：白い紙を一枚用意して，それを４つに切り分けてお子さんの前に置いて下さい。お子さんに「ひとつ（いちまい）ちょうだい」と言って下さい。お子さんが１枚以上あなたに渡した場合は「いいえ」に○をつけて下さい。１枚だけあなたに渡した時は，「私は何枚（いくつ）紙をもっていますか？」とたずねて下さい。お子さんが「ひとつ（いち，いっこ，いちまい）」と答えた時は「はい」に○をつけて下さい。それ以外の数字を答えた時は「いいえ」に○をつけて下さい。　はい　いいえ　4.1-3.6　L

79. 物につかまらないで，片足でケンケンして２回以上とべますか（片足交互のスキップではありません）。　はい　いいえ　4.2-3.7　GM

80. 下の図を見せて「これと同じものをかいて」と言って下さい。「十字（クロス）をかいて」と言ってはいけません。３回かかせて下さい。１回でもできれば結構です。判定の例は下に描いてある通りです。　はい　いいえ　4.2-3.8　FMA

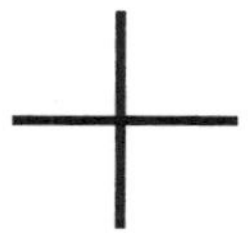

図：この場合は「はい」に○をつけて下さい。

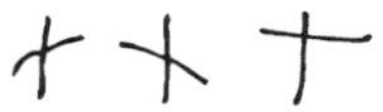

図：この場合は「いいえ」に○をつけて下さい。

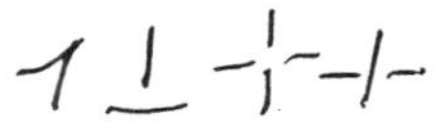

81. 下の図（２本の縦の線）をお子さんに見せて「長い方を指さして下さい」と言って下さい。（「大きい方を……」と言ってはいけません。）お子さんがどちらかを指さしたら，今度は上下さかさまにしてもう一度同じ質問をして下さい。それに答えたらさらにもう一度上下さかさま（最初と同じ向き）にして質問して下さい。途中でお子さんが間違えていても顔色に出したり訂正してはいけません。３回とも正しく指させたら「はい」に○をつけて下さい。　はい　いいえ　4.3-3.8　FMA

82. 下の絵をお子さんに見せて「飛ぶのはどれ？」「ニャーとなくのはどれ？」「お話するのはどれ？」「ほえるのはどれ？」「駆け足するのはどれ？」と聞いて下さい。聞く順番はどれから始めても結構です。4つ以上正しく指させたら「はい」に○をつけて下さい。　はい　いいえ　4.4-3.8　L

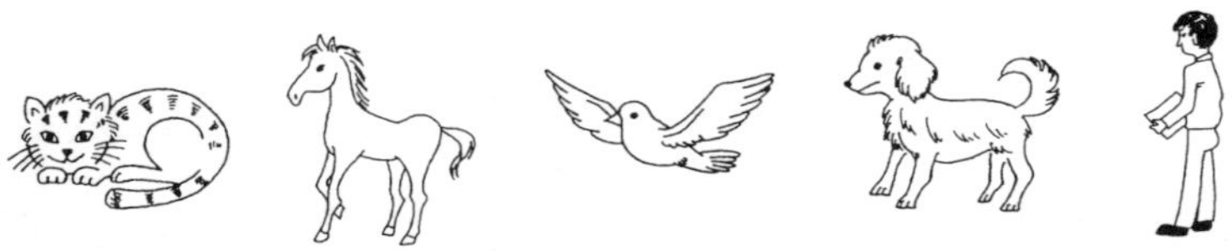

（原画　国立療養所広島病院小児科部長　下田浩子）

83. 以下の質問をお子さんにして下さい。質問をくりかえして言うのは構いませんが答える手助けをしないで下さい。それぞれの質問に対するお子さんの答えを下に書きこんで下さい。

「コップは何をするものですか？」（　　　　）
「椅子は何をするものですか？」（　　　　）
「鉛筆は何をするものですか？」（　　　　）

動詞（のむ，すわる，かく，など）で答えて，それが理屈に合っていれば結構です。3つ全部答えられた場合だけ「はい」に○をつけて下さい。言葉でなく，身振り（ジェスチャー）で示した場合は「いいえ」に○をつけて下さい。　はい　いいえ　4.4-3.9　L

84. お子さんに小さい紙切れか小さい物を渡して以下のように指示して下さい。その時，あなたの指で方向を示したり眼でそちらを見たりしないで下さい。

「その紙（物）を椅子の下におきなさい」
「その紙（物）をあなたの後におきなさい」
「その紙（物）を椅子の上におきなさい」
「その紙（物）をあなたの前におきなさい」

4つとも正しくできたら「はい」に○をつけて下さい。　はい　いいえ　4.6-4.0　L

85. 手助けも指導もなく，自分一人で歯ブラシに練り歯磨きをつけて，歯の表側も裏側も磨けますか。　はい　いいえ　4.8-4.2　PS

86. 単語を5つ以上定義できますか。
判定の方法：以下の質問をお子さんにして下さい。質問をくりかえして言うのは構いませんが答える手助けをしないで下さい。それぞれの質問に対するお子さんの答えを下に書きこんで下さい。

「ボールとは何ですか？」（　　　　）
「海とは何ですか？」（　　　　）
「机とは何ですか？」（　　　　）
「家とは何ですか？」（　　　　）
「バナナとは何ですか？」（　　　　）
「カーテンとは何ですか？」（　　　　）
「窓とは何ですか？」（　　　　）
「靴とは何ですか？」（　　　　）

お子さんの答がそのものの用途，形，材料，分類（カテゴリー）に関するもので理屈に合っていれば結構です。5つ以上の答が正しければ「はい」に○をつけて下さい。　はい　いいえ　5.0-4.4　L

87. 以下の質問をお子さんにして下さい。質問をくりかえして言うのは構いませんが答える手助けをしないで下さい。それぞれの質問に対するお子さんの答えを下に書きこんで下さい。

「寒い時はどうしますか？」（　　　　）
答の例（震える，服を着る，家に入る，など）
「疲れた時はどうしますか？」（　　　　）
答の例（あくびをする，眠る，横になる，昼寝する）
「お腹がすいた時はどうしますか？」（　　　　）
答の例（食べる，食べるものを頼む，お昼を食べる）

答が理屈に合っていればこれ以外の答でも結構です。3つとも答えられた場合「はい」に○をつけて下さい。言葉でなく，身振り（ジェスチャー）で示した場合は「いいえ」に○をつけて下さい。　はい　いいえ　5.2-4.6　L

88. 片足立ちが8秒間以上できますか。
方法：物につかまらずに，一人で片足立ちさせて，何秒間バランスを保つことができるか測定します。あなたが見本をみせて下さい。お子さんにできるだけ長く片足立ちするように言って下さい。

右足で何秒間，片足立ちができましたか（　　）秒間
左足で何秒間，片足立ちができましたか（　　）秒間

右足でも左足でも両方とも8秒間以上片足立ちができた場合「はい」に○をつけて下さい。　はい　いいえ　5.2-4.7　GM

89. 白い紙をわたして人の絵を描かせて下さい。
方法：「ひと（男のひと，女のひと，男の子，女の子）の絵を描いて下さい」と言って下さい。描いている時に手助けしたり，欠けている部分を指摘したりしないで下さい。絵が描けた後，体のいくつの部分（頭，口，毛，体，鼻，目，足など）が描けているか数えて下さい。その際，目，腕，足，耳など対になっているものは一対を1部分として数えて下さい。なお，対になっているものが片方しか描けていない場合には体の部分として数えないで下さい。6部分以上描けていれば「はい」に○をつけて下さい。
はい　いいえ　6.0-5.3　FMA

4〜6歳用

DENVER II 予備判定票

氏　　　名

記録者　氏　名
　　　　続　柄

記　録　日　　　年　　　月　　　日
生　年　月　日　　　年　　　月　　　日
年　月　日　齢　　　年　　　月　　　日

以下の質問に順番にお答え下さい。「はい」「いいえ」のどちらかに○をつけて下さい。「いいえ」が３つ以上になったら，それ以降の質問にお答えになる必要はありません。

75. あまり親しくない人にも，あなたのお子さんが話す内容がほぼ全部理解されていますか。あなたやお子さんの親しい人でないと理解できない場合は「いいえ」に○をつけて下さい。　はい　いいえ　4.0-3.5　L

76. 下の図（黄，緑，赤，青）を見せ，ひとつずつ指さして「これは何色？」と聞いて下さい。お子さんが違った答を言ってもあなたの顔色に出さないようにして４つとも聞いて下さい。４つとも正しく答えれば「はい」に○をつけて下さい。　はい　いいえ　4.0-3.6　L

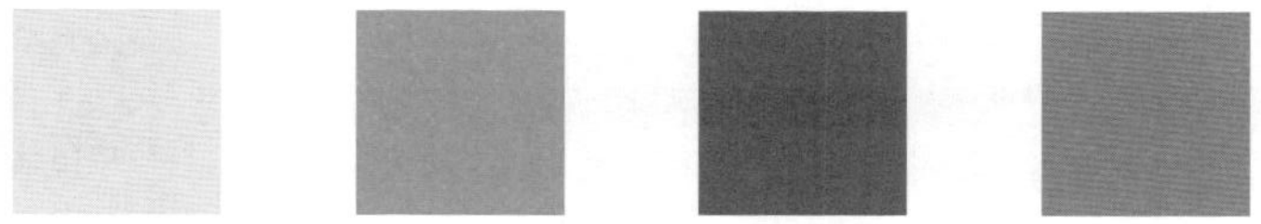

77. 以下の質問をお子さんにして下さい。質問をくりかえして言うのは構いませんが答える手助けをしないで下さい。それぞれの質問に対するお子さんの答えを下に書きこんで下さい。
　「コップは何をするものですか？」（　　　　　　　）
　「椅子は何をするものですか？」　（　　　　　　　）
　「鉛筆は何をするものですか？」　（　　　　　　　）
動詞（のむ，すわる，かく，など）で答えて，それが理屈に合っていれば結構です。２つ以上答えられた場合「はい」に○をつけて下さい。言葉でなく，身振り（ジェスチャー）で示した場合は「いいえ」に○をつけて下さい。　はい　いいえ　4.1-3.6　L

78. 数を１つ数えることができますか。
判定の方法：白い紙を一枚用意して，それを４つに切り分けてお子さんの前に置いて下さい。お子さんに「ひとつ（いちまい）ちょうだい」と言って下さい。お子さんが１枚以上あなたに渡した場合は「いいえ」に○をつけて下さい。1枚だけあなたに渡した時は，「私は何枚（いくつ）紙をもっていますか？」とたずねて下さい。お子さんが「ひとつ（いち，いっこ，いちまい）」と答えた時は「はい」に○をつけて下さい。それ以外の数字を答えた時は「いいえ」に○をつけて下さい。　はい　いいえ　4.1-3.6　L

79. 物につかまらないで，片足でケンケンして２回以上とべますか（片足交互のスキップではありません）。　はい　いいえ　4.2-3.7　GM

80. 下の図を見せて「これと同じものをかいて」と言って下さい。「十字（クロス）をかいて」と言ってはいけません。３回かかせて下さい。１回でもできれば結構です。判定の例は下に描いてある通りです。　はい　いいえ　4.2-3.8　FMA

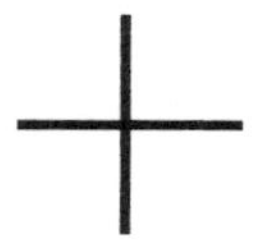

図：この場合は「はい」に○をつけて下さい。

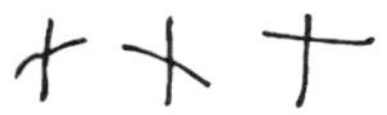

図：この場合は「いいえ」に○をつけて下さい。

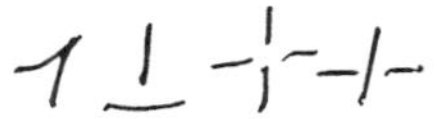

81. 下の図（２本の縦の線）をお子さんに見せて「長い方を指さして下さい」と言って下さい。（「大きい方を……」と言ってはいけません。）お子さんがどちらかを指さしたら，今度は上下さかさまにしてもう一度同じ質問をして下さい。それに答えたらさらにもう一度上下さかさま（最初と同じ向き）にして質問して下さい。途中でお子さんが間違えていても顔色に出したり訂正してはいけません。３回とも正しく指させたら「はい」に○をつけて下さい。　はい　いいえ　4.3-3.8　FMA

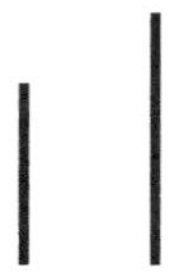

82. 下の絵をお子さんに見せて「飛ぶのはどれ？」「ニャーとなくのはどれ？」「お話するのはどれ？」「ほえるのはどれ？」「駆け足するのはどれ？」と聞いて下さい。聞く順番はどれから始めても結構です。4つ以上正しく指させたら「はい」に○をつけて下さい。　はい　いいえ　4.4-3.8　L

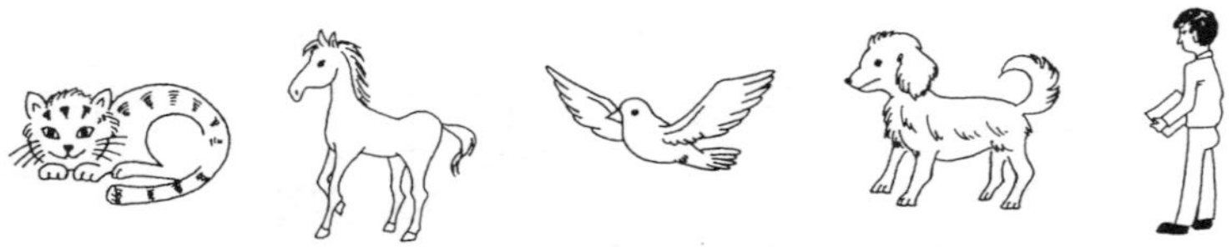

（原画　国立療養所広島病院小児科部長　下田浩子）

83. 以下の質問をお子さんにして下さい。質問をくりかえして言うのは構いませんが答える手助けをしないで下さい。それぞれの質問に対するお子さんの答えを下に書きこんで下さい。

「コップは何をするものですか？」（　　　）
「椅子は何をするものですか？」（　　　）
「鉛筆は何をするものですか？」（　　　）

動詞（のむ，すわる，かく，など）で答えて，それが理屈に合っていれば結構です。3つ全部答えられた場合だけ「はい」に○をつけて下さい。言葉でなく，身振り（ジェスチャー）で示した場合は「いいえ」に○をつけて下さい。　はい　いいえ　4.4-3.9　L

84. お子さんに小さい紙切れか小さい物を渡して以下のように指示して下さい。その時，あなたの指で方向を示したり眼でそちらを見たりしないで下さい。

「その紙（物）を椅子の下におきなさい」
「その紙（物）をあなたの後におきなさい」
「その紙（物）を椅子の上におきなさい」
「その紙（物）をあなたの前におきなさい」

4つとも正しくできたら「はい」に○をつけて下さい。　はい　いいえ　4.6-4.0　L

85. 手助けも指導もなく，自分一人で歯ブラシに練り歯磨きをつけて，歯の表側も裏側も磨けますか。　はい　いいえ　4.8-4.2　PS

86. 単語を5つ以上定義できますか。
判定の方法：以下の質問をお子さんにして下さい。質問をくりかえして言うのは構いませんが答える手助けをしないで下さい。それぞれの質問に対するお子さんの答えを下に書きこんで下さい。

「ボールとは何ですか？」（　　　）
「海とは何ですか？」（　　　）
「机とは何ですか？」（　　　）
「家とは何ですか？」（　　　）
「バナナとは何ですか？」（　　　）
「カーテンとは何ですか？」（　　　）
「窓とは何ですか？」（　　　）
「靴とは何ですか？」（　　　）

お子さんの答がそのものの用途，形，材料，分類（カテゴリー）に関するもので理屈に合っていれば結構です。5つ以上の答が正しければ「はい」に○をつけて下さい。　はい　いいえ　5.0-4.4　L

87. 以下の質問をお子さんにして下さい。質問をくりかえして言うのは構いませんが答える手助けをしないで下さい。それぞれの質問に対するお子さんの答えを下に書きこんで下さい。

「寒い時はどうしますか？」（　　　）
　答の例（震える，服を着る，家に入る，など）
「疲れた時はどうしますか？」（　　　）
　答の例（あくびをする，眠る，横になる，昼寝する）
「お腹がすいた時はどうしますか？」（　　　）
　答の例（食べる，食べるものを頼む，お昼を食べる）

答が理屈に合っていればこれ以外の答でも結構です。3つとも答えられた場合「はい」に○をつけて下さい。言葉でなく，身振り（ジェスチャー）で示した場合は「いいえ」に○をつけて下さい。　はい　いいえ　5.2-4.6　L

88. 片足立ちが8秒間以上できますか。
方法：物につかまらずに，一人で片足立ちさせて，何秒間バランスを保つことができるか測定します。あなたが見本をみせて下さい。お子さんにできるだけ長く片足立ちするように言って下さい。

右足で何秒間，片足立ちができましたか（　　）秒間
左足で何秒間，片足立ちができましたか（　　）秒間

右足でも左足でも両方とも8秒間以上片足立ちができた場合「はい」に○をつけて下さい。　はい　いいえ　5.2-4.7　GM

89. 白い紙をわたして人の絵を描かせて下さい。
方法：「ひと（男のひと，女のひと，男の子，女の子）の絵を描いて下さい」と言って下さい。描いている時に手助けしたり，欠けている部分を指摘したりしないで下さい。絵が描けた後，体のいくつの部分（頭，口，毛，体，鼻，目，足など）が描けているか数えて下さい。その際，目，腕，足，耳など対になっているものは一対を1部分として数えて下さい。なお，対になっているものが片方しか描けていない場合には体の部分として数えないで下さい。6部分以上描けていれば「はい」に○をつけて下さい。　はい　いいえ　6.0-5.3　FMA

DENVER II 予備判定票

4〜6歳用

氏　名 ＿＿＿＿

記録者　氏　名 ＿＿＿＿　続　柄 ＿＿＿＿

記録日　　年　　月　　日
生年月日　　年　　月　　日
年月日齢　　年　　月　　日

以下の質問に順番にお答え下さい。「はい」「いいえ」のどちらかに○をつけて下さい。「いいえ」が３つ以上になったら，それ以降の質問にお答えになる必要はありません。

75. あまり親しくない人にも，あなたのお子さんが話す内容がほぼ全部理解されていますか。あなたやお子さんの親しい人でないと理解できない場合は「いいえ」に○をつけて下さい。　はい　いいえ　4.0-3.5　L

76. 下の図（黄，緑，赤，青）を見せ，ひとつずつ指さして「これは何色？」と聞いて下さい。お子さんが違った答を言ってもあなたの顔色に出さないようにして４つとも聞いて下さい。４つとも正しく答えれば「はい」に○をつけて下さい。　はい　いいえ　4.0-3.6　L

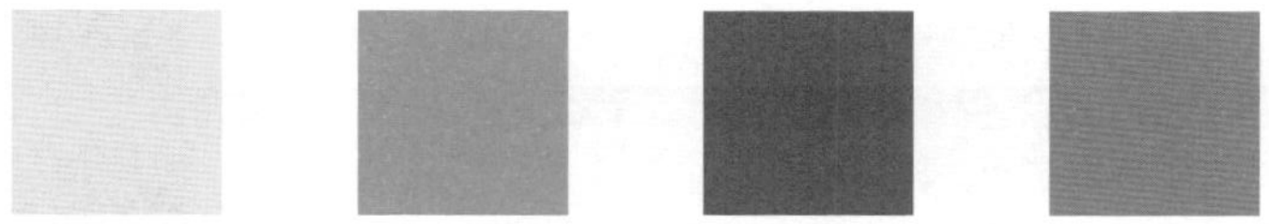

77. 以下の質問をお子さんにして下さい。質問をくりかえして言うのは構いませんが答える手助けをしないで下さい。それぞれの質問に対するお子さんの答えを下に書きこんで下さい。

「コップは何をするものですか？」(　　　　　　)
「椅子は何をするものですか？」　(　　　　　　)
「鉛筆は何をするものですか？」　(　　　　　　)

動詞（のむ，すわる，かく，など）で答えて，それが理屈に合っていれば結構です。２つ以上答えられた場合「はい」に○をつけて下さい。言葉でなく，身振り（ジェスチャー）で示した場合は「いいえ」に○をつけて下さい。　はい　いいえ　4.1-3.6　L

78. 数を１つ数えることができますか。
判定の方法：白い紙を一枚用意して，それを４つに切り分けてお子さんの前に置いて下さい。お子さんに「ひとつ（いちまい）ちょうだい」と言って下さい。お子さんが１枚以上あなたに渡した場合は「いいえ」に○をつけて下さい。1枚だけあなたに渡した時は，「私は何枚（いくつ）紙をもっていますか？」とたずねて下さい。お子さんが「ひとつ（いち，いっこ，いちまい）」と答えた時は「はい」に○をつけて下さい。それ以外の数字を答えた時は「いいえ」に○をつけて下さい。　はい　いいえ　4.1-3.6　L

79. 物につかまらないで，片足でケンケンして２回以上とべますか（片足交互のスキップではありません）。　はい　いいえ　4.2-3.7　GM

80. 下の図を見せて「これと同じものをかいて」と言って下さい。「十字（クロス）をかいて」と言ってはいけません。３回かかせて下さい。１回でもできれば結構です。判定の例は下に描いてある通りです。　はい　いいえ　4.2-3.8　FMA

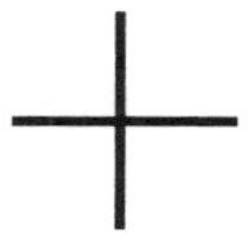

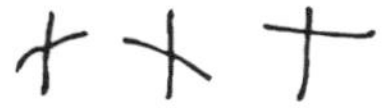
図：この場合は「はい」に○をつけて下さい。

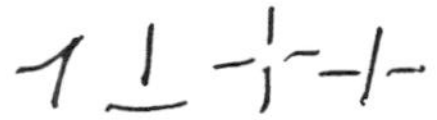
図：この場合は「いいえ」に○をつけて下さい。

81. 下の図（２本の縦の線）をお子さんに見せて「長い方を指さして下さい」と言って下さい。（「大きい方を……」と言ってはいけません。）お子さんがどちらかを指さしたら，今度は上下さかさまにしてもう一度同じ質問をして下さい。それに答えたらさらにもう一度上下さかさま（最初と同じ向き）にして質問して下さい。途中でお子さんが間違えていても顔色に出したり訂正してはいけません。３回とも正しく指させたら「はい」に○をつけて下さい。　はい　いいえ　4.3-3.8　FMA

82. 下の絵をお子さんに見せて「飛ぶのはどれ？」「ニャーとなくのはどれ？」「お話するのはどれ？」「ほえるのはどれ？」「駆け足するのはどれ？」と聞いて下さい。聞く順番はどれから始めても結構です。4つ以上正しく指させたら「はい」に○をつけて下さい。　はい　いいえ　4.4-3.8　L

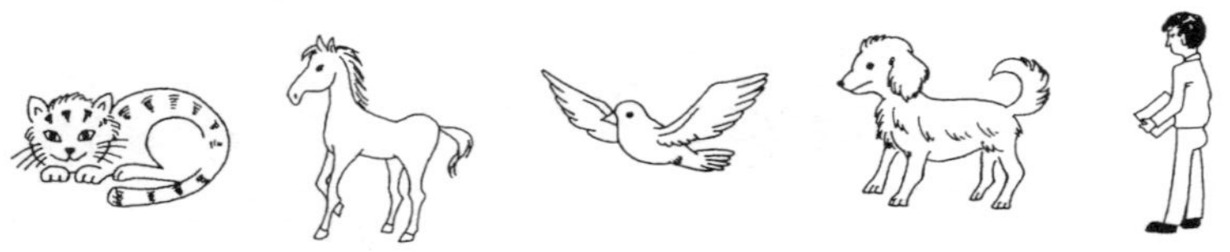

（原画　国立療養所広島病院小児科部長　下田浩子）

83. 以下の質問をお子さんにして下さい。質問をくりかえして言うのは構いませんが答える手助けをしないで下さい。それぞれの質問に対するお子さんの答えを下に書きこんで下さい。

「コップは何をするものですか？」（　　　）
「椅子は何をするものですか？」（　　　）
「鉛筆は何をするものですか？」（　　　）

動詞（のむ，すわる，かく，など）で答えて，それが理屈に合っていれば結構です。3つ全部答えられた場合だけ「はい」に○をつけて下さい。言葉でなく，身振り（ジェスチャー）で示した場合は「いいえ」に○をつけて下さい。　はい　いいえ　4.4-3.9　L

84. お子さんに小さい紙切れか小さい物を渡して以下のように指示して下さい。その時，あなたの指で方向を示したり眼でそちらを見たりしないで下さい。

「その紙（物）を椅子の下におきなさい」
「その紙（物）をあなたの後におきなさい」
「その紙（物）を椅子の上におきなさい」
「その紙（物）をあなたの前におきなさい」

4つとも正しくできたら「はい」に○をつけて下さい。　はい　いいえ　4.6-4.0　L

85. 手助けも指導もなく，自分一人で歯ブラシに練り歯磨きをつけて，歯の表側も裏側も磨けますか。　はい　いいえ　4.8-4.2　PS

86. 単語を5つ以上定義できますか。
判定の方法：以下の質問をお子さんにして下さい。質問をくりかえして言うのは構いませんが答える手助けをしないで下さい。それぞれの質問に対するお子さんの答えを下に書きこんで下さい。

「ボールとは何ですか？」（　　　）
「海とは何ですか？」（　　　）
「机とは何ですか？」（　　　）
「家とは何ですか？」（　　　）
「バナナとは何ですか？」（　　　）
「カーテンとは何ですか？」（　　　）
「窓とは何ですか？」（　　　）
「靴とは何ですか？」（　　　）

お子さんの答がそのものの用途，形，材料，分類（カテゴリー）に関するもので理屈に合っていれば結構です。5つ以上の答が正しければ「はい」に○をつけて下さい。　はい　いいえ　5.0-4.4　L

87. 以下の質問をお子さんにして下さい。質問をくりかえして言うのは構いませんが答える手助けをしないで下さい。それぞれの質問に対するお子さんの答えを下に書きこんで下さい。

「寒い時はどうしますか？」（　　　）
答の例（震える，服を着る，家に入る，など）
「疲れた時はどうしますか？」（　　　）
答の例（あくびをする，眠る，横になる，昼寝する）
「お腹がすいた時はどうしますか？」（　　　）
答の例（食べる，食べるものを頼む，お昼を食べる）

答が理屈に合っていればこれ以外の答でも結構です。3つとも答えられた場合「はい」に○をつけて下さい。言葉でなく，身振り（ジェスチャー）で示した場合は「いいえ」に○をつけて下さい。　はい　いいえ　5.2-4.6　L

88. 片足立ちが8秒間以上できますか。
方法：物につかまらずに，一人で片足立ちさせて，何秒間バランスを保つことができるか測定します。あなたが見本をみせて下さい。お子さんにできるだけ長く片足立ちするように言って下さい。

右足で何秒間，片足立ちができましたか（　）秒間
左足で何秒間，片足立ちができましたか（　）秒間

右足でも左足でも両方とも8秒間以上片足立ちができた場合「はい」に○をつけて下さい。　はい　いいえ　5.2-4.7　GM

89. 白い紙をわたして人の絵を描かせて下さい。
方法：「ひと（男のひと，女のひと，男の子，女の子）の絵を描いて下さい」と言って下さい。描いている時に手助けしたり，欠けている部分を指摘したりしないで下さい。絵が描けた後，体のいくつの部分（頭，口，毛，体，鼻，目，足など）が描けているか数えて下さい。その際，目，腕，足，耳など対になっているものは一対を1部分として数えて下さい。なお，対になっているものが片方しか描けていない場合には体の部分として数えないで下さい。6部分以上描けていれば「はい」に○をつけて下さい。　はい　いいえ　6.0-5.3　FMA

4～6歳用

DENVERⅡ予備判定票

氏　名

記録者　氏　名
続　柄

記　録　日　　年　　月　　日
生 年 月 日　　年　　月　　日
年 月 日 齢　　年　　月　　日

以下の質問に順番にお答え下さい。「はい」「いいえ」のどちらかに○をつけて下さい。「いいえ」が３つ以上になったら，それ以降の質問にお答えになる必要はありません。

75. あまり親しくない人にも，あなたのお子さんが話す内容がほぼ全部理解されていますか。あなたやお子さんの親しい人でないと理解できない場合は「いいえ」に○をつけて下さい。　はい　いいえ　4.0-3.5　L

76. 下の図（黄，緑，赤，青）を見せ，ひとつずつ指さして「これは何色？」と聞いて下さい。お子さんが違った答を言ってもあなたの顔色に出さないようにして４つとも聞いて下さい。４つとも正しく答えれば「はい」に○をつけて下さい。　はい　いいえ　4.0-3.6　L

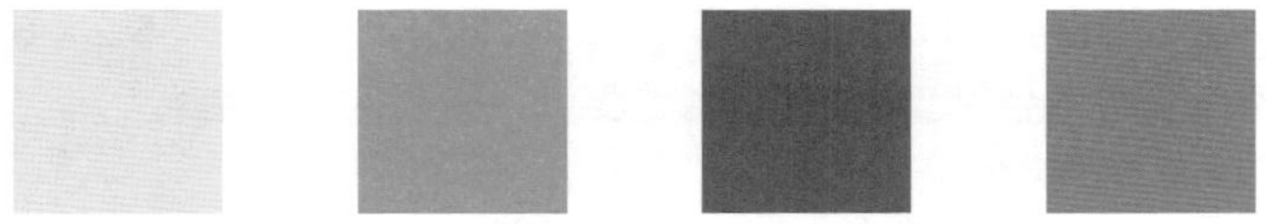

77. 以下の質問をお子さんにして下さい。質問をくりかえして言うのは構いませんが答える手助けをしないで下さい。それぞれの質問に対するお子さんの答えを下に書きこんで下さい。

「コップは何をするものですか？」（　　　）
「椅子は何をするものですか？」（　　　）
「鉛筆は何をするものですか？」（　　　）

動詞（のむ，すわる，かく，など）で答えて，それが理屈に合っていれば結構です。２つ以上答えられた場合「はい」に○をつけて下さい。言葉でなく，身振り（ジェスチャー）で示した場合は「いいえ」に○をつけて下さい。　はい　いいえ　4.1-3.6　L

78. 数を１つ数えることができますか。
判定の方法：白い紙を一枚用意して，それを４つに切り分けてお子さんの前に置いて下さい。お子さんに「ひとつ（いちまい）ちょうだい」と言って下さい。お子さんが１枚以上あなたに渡した場合は「いいえ」に○をつけて下さい。1枚だけあなたに渡した時は，「私は何枚（いくつ）紙をもっていますか？」とたずねて下さい。お子さんが「ひとつ（いち，いっこ，いちまい）」と答えた時は「はい」に○をつけて下さい。それ以外の数字を答えた時は「いいえ」に○をつけて下さい。　はい　いいえ　4.1-3.6　L

79. 物につかまらないで，片足でケンケンして２回以上とべますか（片足交互のスキップではありません）。　はい　いいえ　4.2-3.7　GM

80. 下の図を見せて「これと同じものをかいて」と言って下さい。「十字（クロス）をかいて」と言ってはいけません。３回かかせて下さい。１回でもできれば結構です。判定の例は下に描いてある通りです。　はい　いいえ　4.2-3.8　FMA

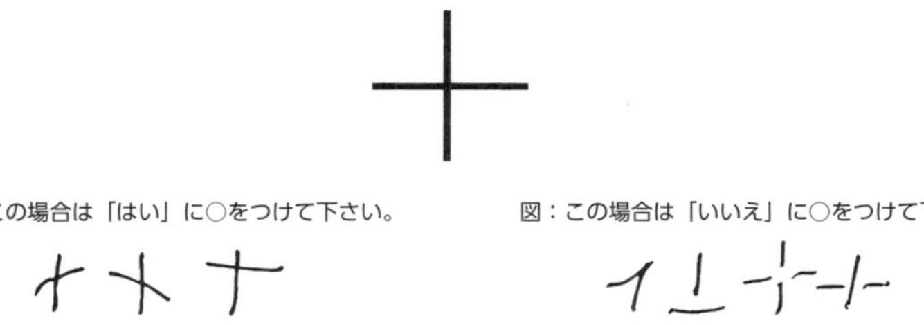

図：この場合は「はい」に○をつけて下さい。

図：この場合は「いいえ」に○をつけて下さい。

81. 下の図（２本の縦の線）をお子さんに見せて「長い方を指さして下さい」と言って下さい。（「大きい方を……」と言ってはいけません。）お子さんがどちらかを指さしたら，今度は上下さかさまにしてもう一度同じ質問をして下さい。それに答えたらさらにもう一度上下さかさま（最初と同じ向き）にして質問して下さい。途中でお子さんが間違えていても顔色に出したり訂正してはいけません。３回とも正しく指させたら「はい」に○をつけて下さい。　はい　いいえ　4.3-3.8　FMA

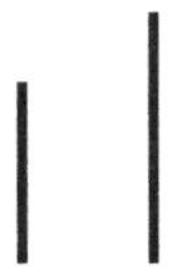

82. 下の絵をお子さんに見せて「飛ぶのはどれ？」「ニャーとなくのはどれ？」「お話するのはどれ？」「ほえるのはどれ？」「駆け足するのはどれ？」と聞いて下さい。聞く順番はどれから始めても結構です。４つ以上正しく指させたら「はい」に○をつけて下さい。　はい　いいえ　4.4-3.8　L

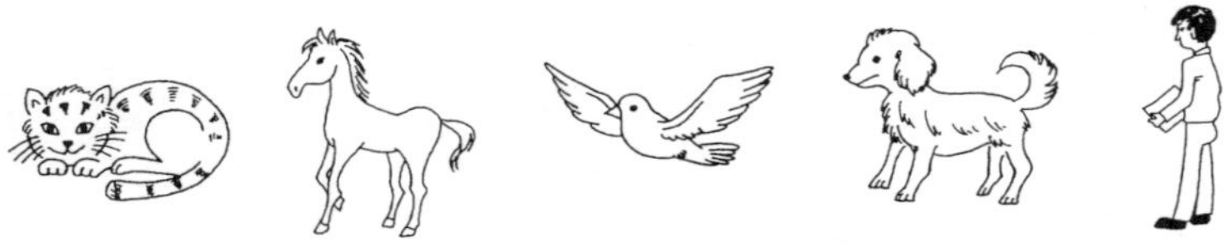

（原画　国立療養所広島病院小児科部長　下田浩子）

83. 以下の質問をお子さんにして下さい。質問をくりかえして言うのは構いませんが答える手助けをしないで下さい。それぞれの質問に対するお子さんの答えを下に書きこんで下さい。
「コップは何をするものですか？」（　　　　）
「椅子は何をするものですか？」（　　　　）
「鉛筆は何をするものですか？」（　　　　）
動詞（のむ，すわる，かく，など）で答えて，それが理屈に合っていれば結構です。３つ全部答えられた場合だけ「はい」に○をつけて下さい。言葉でなく，身振り（ジェスチャー）で示した場合は「いいえ」に○をつけて下さい。　はい　いいえ　4.4-3.9　L

84. お子さんに小さい紙切れか小さい物を渡して以下のように指示して下さい。その時，あなたの指で方向を示したり眼でそちらを見たりしないで下さい。
「その紙（物）を椅子の下におきなさい」
「その紙（物）をあなたの後におきなさい」
「その紙（物）を椅子の上におきなさい」
「その紙（物）をあなたの前におきなさい」
４つとも正しくできたら「はい」に○をつけて下さい。　はい　いいえ　4.6-4.0　L

85. 手助けも指導もなく，自分一人で歯ブラシに練り歯磨きをつけて，歯の表側も裏側も磨けますか。　はい　いいえ　4.8-4.2　PS

86. 単語を５つ以上定義できますか。
判定の方法：以下の質問をお子さんにして下さい。質問をくりかえして言うのは構いませんが答える手助けをしないで下さい。それぞれの質問に対するお子さんの答えを下に書きこんで下さい。
「ボールとは何ですか？」（　　　　）
「海とは何ですか？」（　　　　）
「机とは何ですか？」（　　　　）
「家とは何ですか？」（　　　　）
「バナナとは何ですか？」（　　　　）
「カーテンとは何ですか？」（　　　　）
「窓とは何ですか？」（　　　　）
「靴とは何ですか？」（　　　　）
お子さんの答がそのものの用途，形，材料，分類（カテゴリー）に関するもので理屈に合っていれば結構です。５つ以上の答が正しければ「はい」に○をつけて下さい。　はい　いいえ　5.0-4.4　L

87. 以下の質問をお子さんにして下さい。質問をくりかえして言うのは構いませんが答える手助けをしないで下さい。それぞれの質問に対するお子さんの答えを下に書きこんで下さい。
「寒い時はどうしますか？」（　　　　）
答の例（震える，服を着る，家に入る，など）
「疲れた時はどうしますか？」（　　　　）
答の例（あくびをする，眠る，横になる，昼寝する）
「お腹がすいた時はどうしますか？」（　　　　）
答の例（食べる，食べるものを頼む，お昼を食べる）
答が理屈に合っていればこれ以外の答でも結構です。３つとも答えられた場合「はい」に○をつけて下さい。言葉でなく，身振り（ジェスチャー）で示した場合は「いいえ」に○をつけて下さい。　はい　いいえ　5.2-4.6　L

88. 片足立ちが８秒間以上できますか。
方法：物につかまらずに，一人で片足立ちさせて，何秒間バランスを保つことができるか測定します。あなたが見本をみせて下さい。お子さんにできるだけ長く片足立ちするように言って下さい。
右足で何秒間，片足立ちができましたか（　　）秒間
左足で何秒間，片足立ちができましたか（　　）秒間
右足でも左足でも両方とも８秒間以上片足立ちができた場合「はい」に○をつけて下さい。　はい　いいえ　5.2-4.7　GM

89. 白い紙をわたして人の絵を描かせて下さい。
方法：「ひと（男のひと，女のひと，男の子，女の子）の絵を描いて下さい」と言って下さい。描いている時に手助けしたり，欠けている部分を指摘したりしないで下さい。絵が描けた後，体のいくつの部分（頭，口，毛，体，鼻，目，足など）が描けているか数えて下さい。その際，目，腕，足，耳など対になっているものは一対を１部分として数えて下さい。なお，対になっているものが片方しか描けていない場合には体の部分として数えないで下さい。６部分以上描けていれば「はい」に○をつけて下さい。
はい　いいえ　6.0-5.3　FMA

4～6歳用

DENVER Ⅱ 予備判定票

氏　名 ＿＿＿＿＿＿

記録者　氏　名 ＿＿＿＿＿＿
　　　　続　柄 ＿＿＿＿＿＿

記　録　日　　年　　月　　日
生　年　月　日　　年　　月　　日
年　月　日　齢　　年　　月　　日

以下の質問に順番にお答え下さい。「はい」「いいえ」のどちらかに○をつけて下さい。「いいえ」が３つ以上になったら，それ以降の質問にお答えになる必要はありません。

75. あまり親しくない人にも，あなたのお子さんが話す内容がほぼ全部理解されていますか。あなたやお子さんの親しい人でないと理解できない場合は「いいえ」に○をつけて下さい。　はい　いいえ　4.0-3.5　L

76. 下の図（黄，緑，赤，青）を見せ，ひとつずつ指さして「これは何色？」と聞いて下さい。お子さんが違った答を言ってもあなたの顔色に出さないようにして４つとも聞いて下さい。４つとも正しく答えれば「はい」に○をつけて下さい。　はい　いいえ　4.0-3.6　L

77. 以下の質問をお子さんにして下さい。質問をくりかえして言うのは構いませんが答える手助けをしないで下さい。それぞれの質問に対するお子さんの答えを下に書きこんで下さい。

「コップは何をするものですか？」（　　　　　　）
「椅子は何をするものですか？」（　　　　　　）
「鉛筆は何をするものですか？」（　　　　　　）

動詞（のむ，すわる，かく，など）で答えて，それが理屈に合っていれば結構です。２つ以上答えられた場合「はい」に○をつけて下さい。言葉でなく，身振り（ジェスチャー）で示した場合は「いいえ」に○をつけて下さい。　はい　いいえ　4.1-3.6　L

78. 数を１つ数えることができますか。
判定の方法：白い紙を一枚用意して，それを４つに切り分けてお子さんの前に置いて下さい。お子さんに「ひとつ（いちまい）ちょうだい」と言って下さい。お子さんが１枚以上あなたに渡した場合は「いいえ」に○をつけて下さい。1枚だけあなたに渡した時は，「私は何枚（いくつ）紙をもっていますか？」とたずねて下さい。お子さんが「ひとつ（いち，いっこ，いちまい）」と答えた時は「はい」に○をつけて下さい。それ以外の数字を答えた時は「いいえ」に○をつけて下さい。　はい　いいえ　4.1-3.6　L

79. 物につかまらないで，片足でケンケンして２回以上とべますか（片足交互のスキップではありません）。　はい　いいえ　4.2-3.7　GM

80. 下の図を見せて「これと同じものをかいて」と言って下さい。「十字（クロス）をかいて」と言ってはいけません。３回かかせて下さい。１回でもできれば結構です。判定の例は下に描いてある通りです。　はい　いいえ　4.2-3.8　FMA

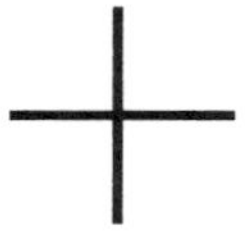

図：この場合は「はい」に○をつけて下さい。

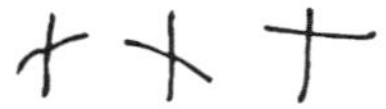

図：この場合は「いいえ」に○をつけて下さい。

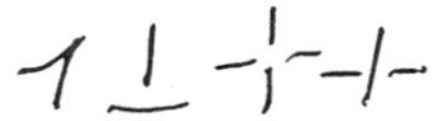

81. 下の図（２本の縦の線）をお子さんに見せて「長い方を指さして下さい」と言って下さい。（「大きい方を……」と言ってはいけません。）お子さんがどちらかを指さしたら，今度は上下さかさまにしてもう一度同じ質問をして下さい。それに答えたらさらにもう一度上下さかさま（最初と同じ向き）にして質問して下さい。途中でお子さんが間違えていても顔色に出したり訂正してはいけません。３回とも正しく指させたら「はい」に○をつけて下さい。　はい　いいえ　4.3-3.8　FMA

82. 下の絵をお子さんに見せて「飛ぶのはどれ？」「ニャーとなくのはどれ？」「お話するのはどれ？」「ほえるのはどれ？」「駆け足するのはどれ？」と聞いて下さい。聞く順番はどれから始めても結構です。4つ以上正しく指させたら「はい」に○をつけて下さい。　はい　いいえ　4.4-3.8　L

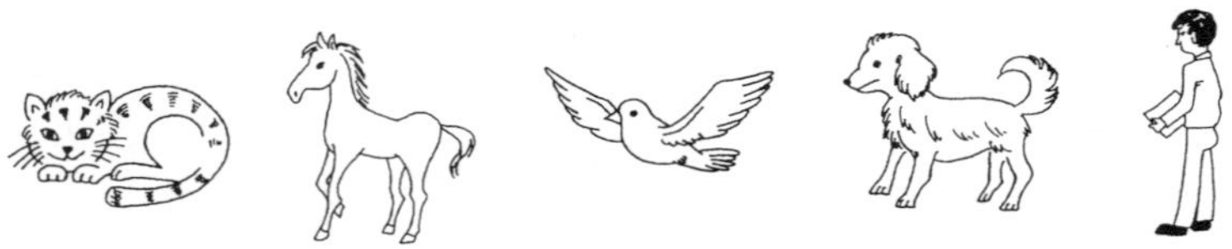

（原画　国立療養所広島病院小児科部長　下田浩子）

83. 以下の質問をお子さんにして下さい。質問をくりかえして言うのは構いませんが答える手助けをしないで下さい。それぞれの質問に対するお子さんの答えを下に書きこんで下さい。

「コップは何をするものですか？」（　　　　　）
「椅子は何をするものですか？」（　　　　　）
「鉛筆は何をするものですか？」（　　　　　）

動詞（のむ，すわる，かく，など）で答えて，それが理屈に合っていれば結構です。3つ全部答えられた場合だけ「はい」に○をつけて下さい。言葉でなく，身振り（ジェスチャー）で示した場合は「いいえ」に○をつけて下さい。　はい　いいえ　4.4-3.9　L

84. お子さんに小さい紙切れか小さい物を渡して以下のように指示して下さい。その時，あなたの指で方向を示したり眼でそちらを見たりしないで下さい。

「その紙（物）を椅子の下におきなさい」
「その紙（物）をあなたの後におきなさい」
「その紙（物）を椅子の上におきなさい」
「その紙（物）をあなたの前におきなさい」

4つとも正しくできたら「はい」に○をつけて下さい。　はい　いいえ　4.6-4.0　L

85. 手助けも指導もなく，自分一人で歯ブラシに練り歯磨きをつけて，歯の表側も裏側も磨けますか。　はい　いいえ　4.8-4.2　PS

86. 単語を5つ以上定義できますか。

判定の方法：以下の質問をお子さんにして下さい。質問をくりかえして言うのは構いませんが答える手助けをしないで下さい。それぞれの質問に対するお子さんの答えを下に書きこんで下さい。

「ボールとは何ですか？」（　　　　　）
「海とは何ですか？」（　　　　　）
「机とは何ですか？」（　　　　　）
「家とは何ですか？」（　　　　　）
「バナナとは何ですか？」（　　　　　）
「カーテンとは何ですか？」（　　　　　）
「窓とは何ですか？」（　　　　　）
「靴とは何ですか？」（　　　　　）

お子さんの答がそのものの用途，形，材料，分類（カテゴリー）に関するもので理屈に合っていれば結構です。5つ以上の答が正しければ「はい」に○をつけて下さい。　はい　いいえ　5.0-4.4　L

87. 以下の質問をお子さんにして下さい。質問をくりかえして言うのは構いませんが答える手助けをしないで下さい。それぞれの質問に対するお子さんの答えを下に書きこんで下さい。

「寒い時はどうしますか？」（　　　　　）
答の例（震える，服を着る，家に入る，など）
「疲れた時はどうしますか？」（　　　　　）
答の例（あくびをする，眠る，横になる，昼寝する）
「お腹がすいた時はどうしますか？」（　　　　　）
答の例（食べる，食べるものを頼む，お昼を食べる）

答が理屈に合っていればこれ以外の答でも結構です。3つとも答えられた場合「はい」に○をつけて下さい。言葉でなく，身振り（ジェスチャー）で示した場合は「いいえ」に○をつけて下さい。　はい　いいえ　5.2-4.6　L

88. 片足立ちが8秒間以上できますか。

方法：物につかまらずに，一人で片足立ちさせて，何秒間バランスを保つことができるか測定します。あなたが見本をみせて下さい。お子さんにできるだけ長く片足立ちするように言って下さい。

右足で何秒間，片足立ちができましたか（　　）秒間
左足で何秒間，片足立ちができましたか（　　）秒間

右足でも左足でも両方とも8秒間以上片足立ちができた場合「はい」に○をつけて下さい。　はい　いいえ　5.2-4.7　GM

89. 白い紙をわたして人の絵を描かせて下さい。

方法：「ひと（男のひと，女のひと，男の子，女の子）の絵を描いて下さい」と言って下さい。描いている時に手助けしたり，欠けている部分を指摘したりしないで下さい。絵が描けた後，体のいくつの部分（頭，口，毛，体，鼻，目，足など）が描けているか数えて下さい。その際，目，腕，足，耳など対になっているものは一対を1部分として数えて下さい。なお，対になっているものが片方しか描けていない場合には体の部分として数えないで下さい。6部分以上描けていれば「はい」に○をつけて下さい。　はい　いいえ　6.0-5.3　FMA

DENVER Ⅱ 予備判定票

4～6歳用

氏　名

記録者　氏　名

続　柄

記　録　日　　年　　月　　日
生　年　月　日　　年　　月　　日
年　月　日　齢　　年　　月　　日

以下の質問に順番にお答え下さい。「はい」「いいえ」のどちらかに○をつけて下さい。「いいえ」が３つ以上になったら，それ以降の質問にお答えになる必要はありません。

75. あまり親しくない人にも，あなたのお子さんが話す内容がほぼ全部理解されていますか。あなたやお子さんの親しい人でないと理解できない場合は「いいえ」に○をつけて下さい。　はい　いいえ　4.0-3.5　L

76. 下の図（黄，緑，赤，青）を見せ，ひとつずつ指さして「これは何色？」と聞いて下さい。お子さんが違った答を言ってもあなたの顔色に出さないようにして４つとも聞いて下さい。４つとも正しく答えれば「はい」に○をつけて下さい。　はい　いいえ　4.0-3.6　L

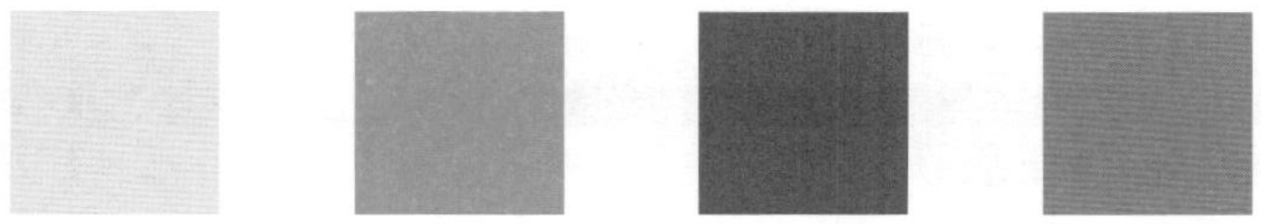

77. 以下の質問をお子さんにして下さい。質問をくりかえして言うのは構いませんが答える手助けをしないで下さい。それぞれの質問に対するお子さんの答えを下に書きこんで下さい。

「コップは何をするものですか？」(　　　　　　)
「椅子は何をするものですか？」　(　　　　　　)
「鉛筆は何をするものですか？」　(　　　　　　)

動詞（のむ，すわる，かく，など）で答えて，それが理屈に合っていれば結構です。２つ以上答えられた場合「はい」に○をつけて下さい。言葉でなく，身振り（ジェスチャー）で示した場合は「いいえ」に○をつけて下さい。　はい　いいえ　4.1-3.6　L

78. 数を１つ数えることができますか。
判定の方法：白い紙を一枚用意して，それを４つに切り分けてお子さんの前に置いて下さい。お子さんに「ひとつ（いちまい）ちょうだい」と言って下さい。お子さんが１枚以上あなたに渡した場合は「いいえ」に○をつけて下さい。1枚だけあなたに渡した時は，「私は何枚（いくつ）紙をもっていますか？」とたずねて下さい。お子さんが「ひとつ（いち，いっこ，いちまい）」と答えた時は「はい」に○をつけて下さい。それ以外の数字を答えた時は「いいえ」に○をつけて下さい。　はい　いいえ　4.1-3.6　L

79. 物につかまらないで，片足でケンケンして２回以上とべますか（片足交互のスキップではありません）。　はい　いいえ　4.2-3.7　GM

80. 下の図を見せて「これと同じものをかいて」と言って下さい。「十字（クロス）をかいて」と言ってはいけません。３回かかせて下さい。１回でもできれば結構です。判定の例は下に描いてある通りです。　はい　いいえ　4.2-3.8　FMA

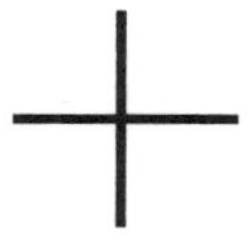

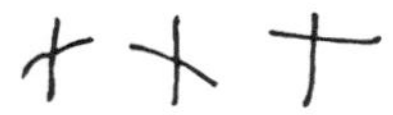

図：この場合は「はい」に○をつけて下さい。

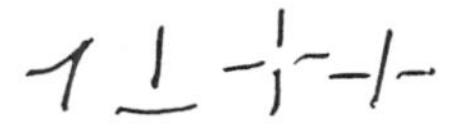

図：この場合は「いいえ」に○をつけて下さい。

81. 下の図（２本の縦の線）をお子さんに見せて「長い方を指さして下さい」と言って下さい。（「大きい方を……」と言ってはいけません。）お子さんがどちらかを指さしたら，今度は上下さかさまにしてもう一度同じ質問をして下さい。それに答えたらさらにもう一度上下さかさま（最初と同じ向き）にして質問して下さい。途中でお子さんが間違えていても顔色に出したり訂正してはいけません。３回とも正しく指させたら「はい」に○をつけて下さい。　はい　いいえ　4.3-3.8　FMA

82. 下の絵をお子さんに見せて「飛ぶのはどれ？」「ニャーとなくのはどれ？」「お話するのはどれ？」「ほえるのはどれ？」「駆け足するのはどれ？」と聞いて下さい。聞く順番はどれから始めても結構です。４つ以上正しく指させたら「はい」に○をつけて下さい。　はい　いいえ　4.4-3.8　L

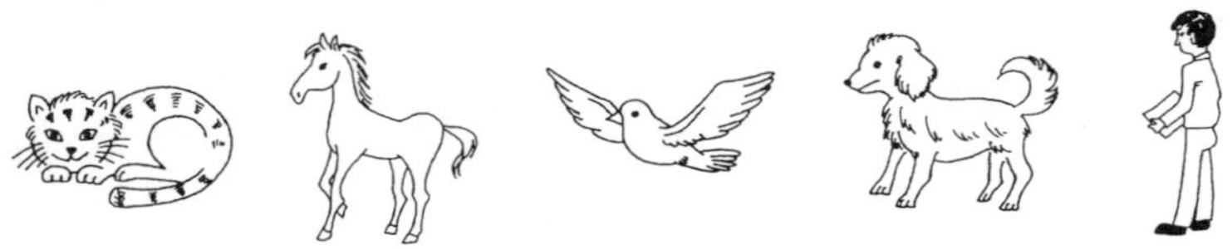

（原画　国立療養所広島病院小児科部長　下田浩子）

83. 以下の質問をお子さんにして下さい。質問をくりかえして言うのは構いませんが答える手助けをしないで下さい。それぞれの質問に対するお子さんの答えを下に書きこんで下さい。
「コップは何をするものですか？」（　　　）
「椅子は何をするものですか？」（　　　）
「鉛筆は何をするものですか？」（　　　）
動詞（のむ，すわる，かく，など）で答えて，それが理屈に合っていれば結構です。３つ全部答えられた場合だけ「はい」に○をつけて下さい。言葉でなく，身振り（ジェスチャー）で示した場合は「いいえ」に○をつけて下さい。　はい　いいえ　4.4-3.9　L

84. お子さんに小さい紙切れか小さい物を渡して以下のように指示して下さい。その時，あなたの指で方向を示したり眼でそちらを見たりしないで下さい。
「その紙（物）を椅子の下におきなさい」
「その紙（物）をあなたの後におきなさい」
「その紙（物）を椅子の上におきなさい」
「その紙（物）をあなたの前におきなさい」
４つとも正しくできたら「はい」に○をつけて下さい。　はい　いいえ　4.6-4.0　L

85. 手助けも指導もなく，自分一人で歯ブラシに練り歯磨きをつけて，歯の表側も裏側も磨けますか。　はい　いいえ　4.8-4.2　PS

86. 単語を５つ以上定義できますか。
判定の方法：以下の質問をお子さんにして下さい。質問をくりかえして言うのは構いませんが答える手助けをしないで下さい。それぞれの質問に対するお子さんの答えを下に書きこんで下さい。
「ボールとは何ですか？」（　　　）
「海とは何ですか？」（　　　）
「机とは何ですか？」（　　　）
「家とは何ですか？」（　　　）
「バナナとは何ですか？」（　　　）
「カーテンとは何ですか？」（　　　）
「窓とは何ですか？」（　　　）
「靴とは何ですか？」（　　　）
お子さんの答がそのものの用途，形，材料，分類（カテゴリー）に関するもので理屈に合っていれば結構です。５つ以上の答が正しければ「はい」に○をつけて下さい。　はい　いいえ　5.0-4.4　L

87. 以下の質問をお子さんにして下さい。質問をくりかえして言うのは構いませんが答える手助けをしないで下さい。それぞれの質問に対するお子さんの答えを下に書きこんで下さい。
「寒い時はどうしますか？」（　　　）
答の例（震える，服を着る，家に入る，など）
「疲れた時はどうしますか？」（　　　）
答の例（あくびをする，眠る，横になる，昼寝する）
「お腹がすいた時はどうしますか？」（　　　）
答の例（食べる，食べるものを頼む，お昼を食べる）
答が理屈に合っていればこれ以外の答でも結構です。３つとも答えられた場合「はい」に○をつけて下さい。言葉でなく，身振り（ジェスチャー）で示した場合は「いいえ」に○をつけて下さい。　はい　いいえ　5.2-4.6　L

88. 片足立ちが８秒間以上できますか。
方法：物につかまらずに，一人で片足立ちさせて，何秒間バランスを保つことができるか測定します。あなたが見本をみせて下さい。お子さんにできるだけ長く片足立ちするように言って下さい。
右足で何秒間，片足立ちができましたか（　）秒間
左足で何秒間，片足立ちができましたか（　）秒間
右足でも左足でも両方とも８秒間以上片足立ちができた場合「はい」に○をつけて下さい。　はい　いいえ　5.2-4.7　GM

89. 白い紙をわたして人の絵を描かせて下さい。
方法：「ひと（男のひと，女のひと，男の子，女の子）の絵を描いて下さい」と言って下さい。描いている時に手助けしたり，欠けている部分を指摘したりしないで下さい。絵が描けた後，体のいくつの部分（頭，口，毛，体，鼻，目，足など）が描けているか数えて下さい。その際，目，腕，足，耳など対になっているものは一対を１部分として数えて下さい。なお，対になっているものが片方しか描けていない場合には体の部分として数えないで下さい。６部分以上描けていれば「はい」に○をつけて下さい。　はい　いいえ　6.0-5.3　FMA

DENVERⅡ予備判定票

4～6歳用

氏　名		
記録者	氏　名	
	続　柄	

記　録　日	年	月	日
生　年　月　日	年	月	日
年　月　日　齢	年	月	日

以下の質問に順番にお答え下さい。「はい」「いいえ」のどちらかに○をつけて下さい。「いいえ」が３つ以上になったら，それ以降の質問にお答えになる必要はありません。

75. あまり親しくない人にも，あなたのお子さんが話す内容がほぼ全部理解されていますか。あなたやお子さんの親しい人でないと理解できない場合は「いいえ」に○をつけて下さい。　はい　いいえ　4.0-3.5　L

76. 下の図（黄，緑，赤，青）を見せ，ひとつずつ指さして「これは何色？」と聞いて下さい。お子さんが違った答を言ってもあなたの顔色に出さないようにして４つとも聞いて下さい。４つとも正しく答えれば「はい」に○をつけて下さい。　はい　いいえ　4.0-3.6　L

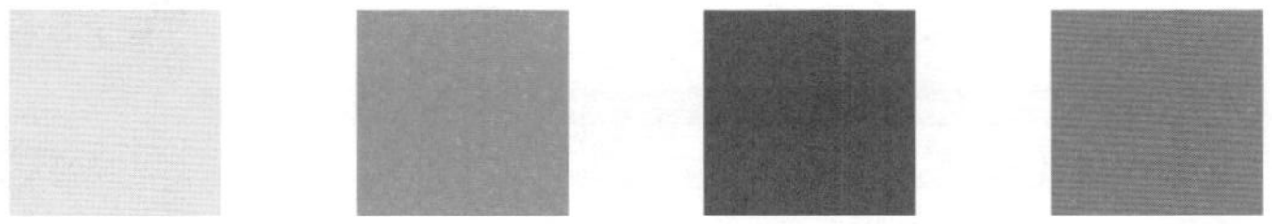

77. 以下の質問をお子さんにして下さい。質問をくりかえして言うのは構いませんが答える手助けをしないで下さい。それぞれの質問に対するお子さんの答えを下に書きこんで下さい。
「コップは何をするものですか？」（　　　　　　　）
「椅子は何をするものですか？」　（　　　　　　　）
「鉛筆は何をするものですか？」　（　　　　　　　）
動詞（のむ，すわる，かく，など）で答えて，それが理屈に合っていれば結構です。２つ以上答えられた場合「はい」に○をつけて下さい。言葉でなく，身振り（ジェスチャー）で示した場合は「いいえ」に○をつけて下さい。　はい　いいえ　4.1-3.6　L

78. 数を１つ数えることができますか。
判定の方法：白い紙を一枚用意して，それを４つに切り分けてお子さんの前に置いて下さい。お子さんに「ひとつ（いちまい）ちょうだい」と言って下さい。お子さんが１枚以上あなたに渡した場合は「いいえ」に○をつけて下さい。1枚だけあなたに渡した時は，「私は何枚（いくつ）紙をもっていますか？」とたずねて下さい。お子さんが「ひとつ（いち，いっこ，いちまい）」と答えた時は「はい」に○をつけて下さい。それ以外の数字を答えた時は「いいえ」に○をつけて下さい。　はい　いいえ　4.1-3.6　L

79. 物につかまらないで，片足でケンケンして２回以上とべますか（片足交互のスキップではありません）。　はい　いいえ　4.2-3.7　GM

80. 下の図を見せて「これと同じものをかいて」と言って下さい。「十字（クロス）をかいて」と言ってはいけません。３回かかせて下さい。１回でもできれば結構です。判定の例は下に描いてある通りです。　はい　いいえ　4.2-3.8　FMA

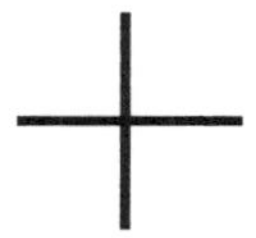

図：この場合は「はい」に○をつけて下さい。

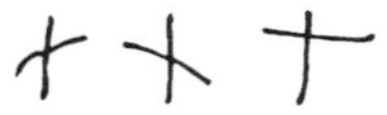

図：この場合は「いいえ」に○をつけて下さい。

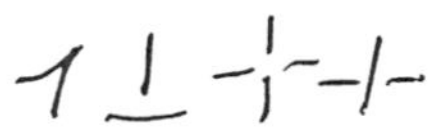

81. 下の図（２本の縦の線）をお子さんに見せて「長い方を指さして下さい」と言って下さい。（「大きい方を……」と言ってはいけません。）お子さんがどちらかを指さしたら，今度は上下さかさまにしてもう一度同じ質問をして下さい。それに答えたらさらにもう一度上下さかさま（最初と同じ向き）にして質問して下さい。途中でお子さんが間違えていても顔色に出したり訂正してはいけません。３回とも正しく指させたら「はい」に○をつけて下さい。　はい　いいえ　4.3-3.8　FMA

82. 下の絵をお子さんに見せて「飛ぶのはどれ？」「ニャーとなくのはどれ？」「お話するのはどれ？」「ほえるのはどれ？」「駆け足するのはどれ？」と聞いて下さい。聞く順番はどれから始めても結構です。4つ以上正しく指させたら「はい」に○をつけて下さい。　はい　いいえ　4.4-3.8　L

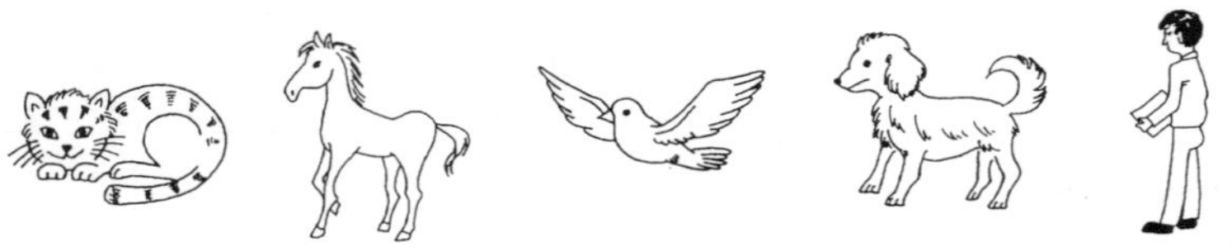

（原画　国立療養所広島病院小児科部長　下田浩子）

83. 以下の質問をお子さんにして下さい。質問をくりかえして言うのは構いませんが答える手助けをしないで下さい。それぞれの質問に対するお子さんの答えを下に書きこんで下さい。

「コップは何をするものですか？」（　　　　　）
「椅子は何をするものですか？」（　　　　　）
「鉛筆は何をするものですか？」（　　　　　）

動詞（のむ，すわる，かく，など）で答えて，それが理屈に合っていれば結構です。3つ全部答えられた場合だけ「はい」に○をつけて下さい。言葉でなく，身振り（ジェスチャー）で示した場合は「いいえ」に○をつけて下さい。　はい　いいえ　4.4-3.9　L

84. お子さんに小さい紙切れか小さい物を渡して以下のように指示して下さい。その時，あなたの指で方向を示したり眼でそちらを見たりしないで下さい。

「その紙（物）を椅子の下におきなさい」
「その紙（物）をあなたの後におきなさい」
「その紙（物）を椅子の上におきなさい」
「その紙（物）をあなたの前におきなさい」

4つとも正しくできたら「はい」に○をつけて下さい。　はい　いいえ　4.6-4.0　L

85. 手助けも指導もなく，自分一人で歯ブラシに練り歯磨きをつけて，歯の表側も裏側も磨けますか。　はい　いいえ　4.8-4.2　PS

86. 単語を5つ以上定義できますか。
判定の方法：以下の質問をお子さんにして下さい。質問をくりかえして言うのは構いませんが答える手助けをしないで下さい。それぞれの質問に対するお子さんの答えを下に書きこんで下さい。

「ボールとは何ですか？」（　　　　　）
「海とは何ですか？」（　　　　　）
「机とは何ですか？」（　　　　　）
「家とは何ですか？」（　　　　　）
「バナナとは何ですか？」（　　　　　）
「カーテンとは何ですか？」（　　　　　）
「窓とは何ですか？」（　　　　　）
「靴とは何ですか？」（　　　　　）

お子さんの答がそのものの用途，形，材料，分類（カテゴリー）に関するもので理屈に合っていれば結構です。5つ以上の答が正しければ「はい」に○をつけて下さい。　はい　いいえ　5.0-4.4　L

87. 以下の質問をお子さんにして下さい。質問をくりかえして言うのは構いませんが答える手助けをしないで下さい。それぞれの質問に対するお子さんの答えを下に書きこんで下さい。

「寒い時はどうしますか？」（　　　　　）
答の例（震える，服を着る，家に入る，など）
「疲れた時はどうしますか？」（　　　　　）
答の例（あくびをする，眠る，横になる，昼寝する）
「お腹がすいた時はどうしますか？」（　　　　　）
答の例（食べる，食べるものを頼む，お昼を食べる）

答が理屈に合っていればこれ以外の答でも結構です。3つとも答えられた場合「はい」に○をつけて下さい。言葉でなく，身振り（ジェスチャー）で示した場合は「いいえ」に○をつけて下さい。　はい　いいえ　5.2-4.6　L

88. 片足立ちが8秒間以上できますか。
方法：物につかまらずに，一人で片足立ちさせて，何秒間バランスを保つことができるか測定します。あなたが見本をみせて下さい。お子さんにできるだけ長く片足立ちするように言って下さい。

右足で何秒間，片足立ちができましたか（　　）秒間
左足で何秒間，片足立ちができましたか（　　）秒間

右足でも左足でも両方とも8秒間以上片足立ちができた場合「はい」に○をつけて下さい。　はい　いいえ　5.2-4.7　GM

89. 白い紙をわたして人の絵を描かせて下さい。
方法：「ひと（男のひと，女のひと，男の子，女の子）の絵を描いて下さい」と言って下さい。描いている時に手助けしたり，欠けている部分を指摘したりしないで下さい。絵が描けた後，体のいくつの部分（頭，口，毛，体，鼻，目，足など）が描けているか数えて下さい。その際，目，腕，足，耳など対になっているものは一対を1部分として数えて下さい。なお，対になっているものが片方しか描けていない場合には体の部分として数えないで下さい。6部分以上描けていれば「はい」に○をつけて下さい。　はい　いいえ　6.0-5.3　FMA

4～6歳用

DENVERⅡ予備判定票

氏　　名

記録者　氏　　名
　　　　続　　柄

記　録　日　　年　　月　　日
生 年 月 日　　年　　月　　日
年 月 日 齢　　年　　月　　日

以下の質問に順番にお答え下さい。「はい」「いいえ」のどちらかに○をつけて下さい。「いいえ」が３つ以上になったら，それ以降の質問にお答えになる必要はありません。

75. あまり親しくない人にも，あなたのお子さんが話す内容がほぼ全部理解されていますか。あなたやお子さんの親しい人でないと理解できない場合は「いいえ」に○をつけて下さい。　はい　いいえ　4.0-3.5　L

76. 下の図（黄，緑，赤，青）を見せ，ひとつずつ指さして「これは何色？」と聞いて下さい。お子さんが違った答を言ってもあなたの顔色に出さないようにして４つとも聞いて下さい。４つとも正しく答えれば「はい」に○をつけて下さい。　はい　いいえ　4.0-3.6　L

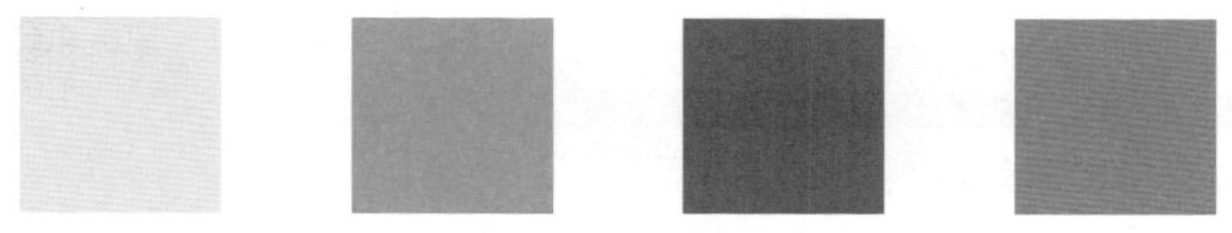

77. 以下の質問をお子さんにして下さい。質問をくりかえして言うのは構いませんが答える手助けをしないで下さい。それぞれの質問に対するお子さんの答えを下に書きこんで下さい。

「コップは何をするものですか？」（　　　　　　）
「椅子は何をするものですか？」（　　　　　　）
「鉛筆は何をするものですか？」（　　　　　　）

動詞（のむ，すわる，かく，など）で答えて，それが理屈に合っていれば結構です。２つ以上答えられた場合「はい」に○をつけて下さい。言葉でなく，身振り（ジェスチャー）で示した場合は「いいえ」に○をつけて下さい。　はい　いいえ　4.1-3.6　L

78. 数を１つ数えることができますか。

判定の方法：白い紙を一枚用意して，それを４つに切り分けてお子さんの前に置いて下さい。お子さんに「ひとつ（いちまい）ちょうだい」と言って下さい。お子さんが１枚以上あなたに渡した場合は「いいえ」に○をつけて下さい。1枚だけあなたに渡した時は，「私は何枚（いくつ）紙をもっていますか？」とたずねて下さい。お子さんが「ひとつ（いち，いっこ，いちまい）」と答えた時は「はい」に○をつけて下さい。それ以外の数字を答えた時は「いいえ」に○をつけて下さい。　はい　いいえ　4.1-3.6　L

79. 物につかまらないで，片足でケンケンして２回以上とべますか（片足交互のスキップではありません）。　はい　いいえ　4.2-3.7　GM

80. 下の図を見せて「これと同じものをかいて」と言って下さい。「十字（クロス）をかいて」と言ってはいけません。３回かかせて下さい。１回でもできれば結構です。判定の例は下に描いてある通りです。　はい　いいえ　4.2-3.8　FMA

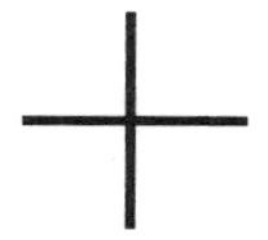

図：この場合は「はい」に○をつけて下さい。

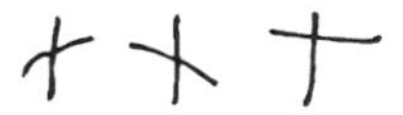

図：この場合は「いいえ」に○をつけて下さい。

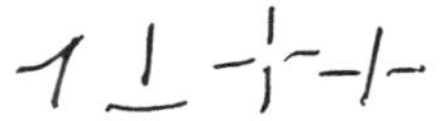

81. 下の図（２本の縦の線）をお子さんに見せて「長い方を指さして下さい」と言って下さい。（「大きい方を……」と言ってはいけません。）お子さんがどちらかを指さしたら，今度は上下さかさまにしてもう一度同じ質問をして下さい。それに答えたらさらにもう一度上下さかさま（最初と同じ向き）にして質問して下さい。途中でお子さんが間違えていても顔色に出したり訂正してはいけません。３回とも正しく指させたら「はい」に○をつけて下さい。　はい　いいえ　4.3-3.8　FMA

82. 下の絵をお子さんに見せて「飛ぶのはどれ？」「ニャーとなくのはどれ？」「お話するのはどれ？」「ほえるのはどれ？」「駆け足するのはどれ？」と聞いて下さい。聞く順番はどれから始めても結構です。4つ以上正しく指させたら「はい」に○をつけて下さい。　はい　いいえ　4.4-3.8　L

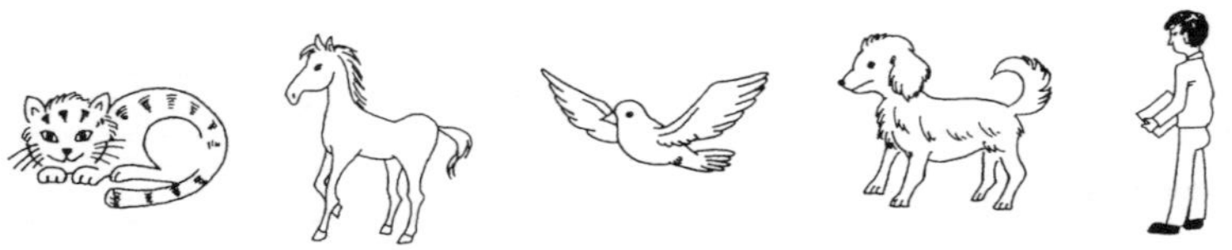

（原画　国立療養所広島病院小児科部長　下田浩子）

83. 以下の質問をお子さんにして下さい。質問をくりかえして言うのは構いませんが答える手助けをしないで下さい。それぞれの質問に対するお子さんの答えを下に書きこんで下さい。
「コップは何をするものですか？」（　　　　）
「椅子は何をするものですか？」（　　　　）
「鉛筆は何をするものですか？」（　　　　）
動詞（のむ，すわる，かく，など）で答えて，それが理屈に合っていれば結構です。3つ全部答えられた場合だけ「はい」に○をつけて下さい。言葉でなく，身振り（ジェスチャー）で示した場合は「いいえ」に○をつけて下さい。　はい　いいえ　4.4-3.9　L

84. お子さんに小さい紙切れか小さい物を渡して以下のように指示して下さい。その時，あなたの指で方向を示したり眼でそちらを見たりしないで下さい。
「その紙（物）を椅子の下におきなさい」
「その紙（物）をあなたの後におきなさい」
「その紙（物）を椅子の上におきなさい」
「その紙（物）をあなたの前におきなさい」
4つとも正しくできたら「はい」に○をつけて下さい。　はい　いいえ　4.6-4.0　L

85. 手助けも指導もなく，自分一人で歯ブラシに練り歯磨きをつけて，歯の表側も裏側も磨けますか。　はい　いいえ　4.8-4.2　PS

86. 単語を5つ以上定義できますか。
判定の方法：以下の質問をお子さんにして下さい。質問をくりかえして言うのは構いませんが答える手助けをしないで下さい。それぞれの質問に対するお子さんの答えを下に書きこんで下さい。
「ボールとは何ですか？」（　　　　）
「海とは何ですか？」（　　　　）
「机とは何ですか？」（　　　　）
「家とは何ですか？」（　　　　）
「バナナとは何ですか？」（　　　　）
「カーテンとは何ですか？」（　　　　）
「窓とは何ですか？」（　　　　）
「靴とは何ですか？」（　　　　）
お子さんの答がそのものの用途，形，材料，分類（カテゴリー）に関するもので理屈に合っていれば結構です。5つ以上の答が正しければ「はい」に○をつけて下さい。　はい　いいえ　5.0-4.4　L

87. 以下の質問をお子さんにして下さい。質問をくりかえして言うのは構いませんが答える手助けをしないで下さい。それぞれの質問に対するお子さんの答えを下に書きこんで下さい。
「寒い時はどうしますか？」（　　　　）
答の例（震える，服を着る，家に入る，など）
「疲れた時はどうしますか？」（　　　　）
答の例（あくびをする，眠る，横になる，昼寝する）
「お腹がすいた時はどうしますか？」（　　　　）
答の例（食べる，食べるものを頼む，お昼を食べる）
答が理屈に合っていればこれ以外の答でも結構です。3つとも答えられた場合「はい」に○をつけて下さい。言葉でなく，身振り（ジェスチャー）で示した場合は「いいえ」に○をつけて下さい。　はい　いいえ　5.2-4.6　L

88. 片足立ちが8秒間以上できますか。
方法：物につかまらずに，一人で片足立ちさせて，何秒間バランスを保つことができるか測定します。あなたが見本をみせて下さい。お子さんにできるだけ長く片足立ちするように言って下さい。
右足で何秒間，片足立ちができましたか（　　）秒間
左足で何秒間，片足立ちができましたか（　　）秒間
右足でも左足でも両方とも8秒間以上片足立ちができた場合「はい」に○をつけて下さい。　はい　いいえ　5.2-4.7　GM

89. 白い紙をわたして人の絵を描かせて下さい。
方法：「ひと（男のひと，女のひと，男の子，女の子）の絵を描いて下さい」と言って下さい。描いている時に手助けしたり，欠けている部分を指摘したりしないで下さい。絵が描けた後，体のいくつの部分（頭，口，毛，体，鼻，目，足など）が描けているか数えて下さい。その際，目，腕，足，耳など対になっているものは一対を1部分として数えて下さい。なお，対になっているものが片方しか描けていない場合には体の部分として数えないで下さい。6部分以上描けていれば「はい」に○をつけて下さい。　はい　いいえ　6.0-5.3　FMA

4～6歳用

DENVER Ⅱ 予備判定票

氏　　名 ＿＿＿＿

記録者　氏　　名 ＿＿＿＿
　　　　続　　柄 ＿＿＿＿

記　録　日 　　年　　月　　日
生　年　月　日 　　年　　月　　日
年　月　日　齢 　　年　　月　　日

以下の質問に順番にお答え下さい。「はい」「いいえ」のどちらかに○をつけて下さい。「いいえ」が３つ以上になったら，それ以降の質問にお答えになる必要はありません。

75. あまり親しくない人にも，あなたのお子さんが話す内容がほぼ全部理解されていますか。あなたやお子さんの親しい人でないと理解できない場合は「いいえ」に○をつけて下さい。　はい　いいえ　4.0-3.5　L

76. 下の図（黄，緑，赤，青）を見せ，ひとつずつ指さして「これは何色？」と聞いて下さい。お子さんが違った答を言ってもあなたの顔色に出さないようにして４つとも聞いて下さい。４つとも正しく答えれば「はい」に○をつけて下さい。　はい　いいえ　4.0-3.6　L

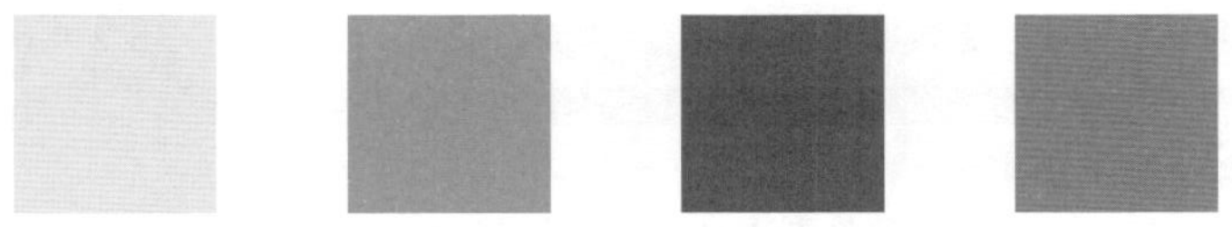

77. 以下の質問をお子さんにして下さい。質問をくりかえして言うのは構いませんが答える手助けをしないで下さい。それぞれの質問に対するお子さんの答えを下に書きこんで下さい。

「コップは何をするものですか？」（　　　　　）
「椅子は何をするものですか？」（　　　　　）
「鉛筆は何をするものですか？」（　　　　　）

動詞（のむ，すわる，かく，など）で答えて，それが理屈に合っていれば結構です。２つ以上答えられた場合「はい」に○をつけて下さい。言葉でなく，身振り（ジェスチャー）で示した場合は「いいえ」に○をつけて下さい。　はい　いいえ　4.1-3.6　L

78. 数を１つ数えることができますか。
判定の方法：白い紙を一枚用意して，それを４つに切り分けてお子さんの前に置いて下さい。お子さんに「ひとつ（いちまい）ちょうだい」と言って下さい。お子さんが１枚以上あなたに渡した場合は「いいえ」に○をつけて下さい。１枚だけあなたに渡した時は，「私は何枚（いくつ）紙をもっていますか？」とたずねて下さい。お子さんが「ひとつ（いち，いっこ，いちまい）」と答えた時は「はい」に○をつけて下さい。それ以外の数字を答えた時は「いいえ」に○をつけて下さい。　はい　いいえ　4.1-3.6　L

79. 物につかまらないで，片足でケンケンして２回以上とべますか（片足交互のスキップではありません）。　はい　いいえ　4.2-3.7　GM

80. 下の図を見せて「これと同じものをかいて」と言って下さい。「十字（クロス）をかいて」と言ってはいけません。３回かかせて下さい。１回でもできれば結構です。判定の例は下に描いてある通りです。　はい　いいえ　4.2-3.8　FMA

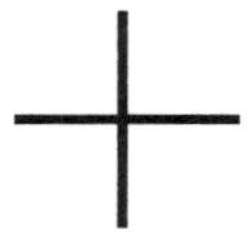

図：この場合は「はい」に○をつけて下さい。

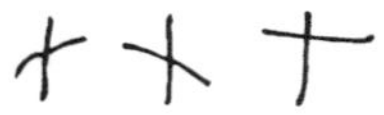

図：この場合は「いいえ」に○をつけて下さい。

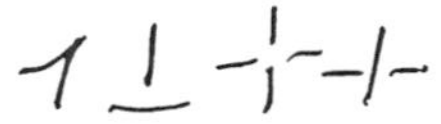

81. 下の図（２本の縦の線）をお子さんに見せて「長い方を指さして下さい」と言って下さい。（「大きい方を……」と言ってはいけません。）お子さんがどちらかを指さしたら，今度は上下さかさまにしてもう一度同じ質問をして下さい。それに答えたらさらにもう一度上下さかさま（最初と同じ向き）にして質問して下さい。途中でお子さんが間違えていても顔色に出したり訂正してはいけません。３回とも正しく指させたら「はい」に○をつけて下さい。　はい　いいえ　4.3-3.8　FMA

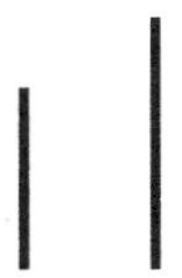

82. 下の絵をお子さんに見せて「飛ぶのはどれ？」「ニャーとなくのはどれ？」「お話するのはどれ？」「ほえるのはどれ？」「駆け足するのはどれ？」と聞いて下さい。聞く順番はどれから始めても結構です。4つ以上正しく指させたら「はい」に○をつけて下さい。　はい　いいえ　4.4-3.8　L

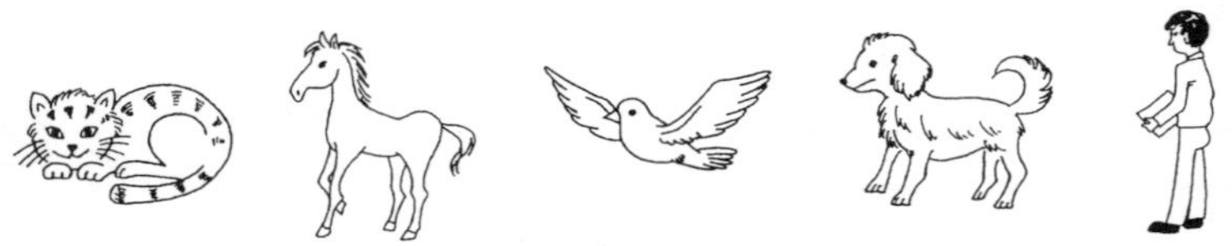

（原画　国立療養所広島病院小児科部長　下田浩子）

83. 以下の質問をお子さんにして下さい。質問をくりかえして言うのは構いませんが答える手助けをしないで下さい。それぞれの質問に対するお子さんの答えを下に書きこんで下さい。

「コップは何をするものですか？」（　　　　）

「椅子は何をするものですか？」（　　　　）

「鉛筆は何をするものですか？」（　　　　）

動詞（のむ，すわる，かく，など）で答えて，それが理屈に合っていれば結構です。3つ全部答えられた場合だけ「はい」に○をつけて下さい。言葉でなく，身振り（ジェスチャー）で示した場合は「いいえ」に○をつけて下さい。　はい　いいえ　4.4-3.9　L

84. お子さんに小さい紙切れか小さい物を渡して以下のように指示して下さい。その時，あなたの指で方向を示したり眼でそちらを見たりしないで下さい。

「その紙（物）を椅子の下におきなさい」

「その紙（物）をあなたの後におきなさい」

「その紙（物）を椅子の上におきなさい」

「その紙（物）をあなたの前におきなさい」

4つとも正しくできたら「はい」に○をつけて下さい。　はい　いいえ　4.6-4.0　L

85. 手助けも指導もなく，自分一人で歯ブラシに練り歯磨きをつけて，歯の表側も裏側も磨けますか。　はい　いいえ　4.8-4.2　PS

86. 単語を5つ以上定義できますか。

判定の方法：以下の質問をお子さんにして下さい。質問をくりかえして言うのは構いませんが答える手助けをしないで下さい。それぞれの質問に対するお子さんの答えを下に書きこんで下さい。

「ボールとは何ですか？」（　　　　）

「海とは何ですか？」（　　　　）

「机とは何ですか？」（　　　　）

「家とは何ですか？」（　　　　）

「バナナとは何ですか？」（　　　　）

「カーテンとは何ですか？」（　　　　）

「窓とは何ですか？」（　　　　）

「靴とは何ですか？」（　　　　）

お子さんの答がそのものの用途，形，材料，分類（カテゴリー）に関するもので理屈に合っていれば結構です。5つ以上の答が正しければ「はい」に○をつけて下さい。　はい　いいえ　5.0-4.4　L

87. 以下の質問をお子さんにして下さい。質問をくりかえして言うのは構いませんが答える手助けをしないで下さい。それぞれの質問に対するお子さんの答えを下に書きこんで下さい。

「寒い時はどうしますか？」（　　　　）

答の例（震える，服を着る，家に入る，など）

「疲れた時はどうしますか？」（　　　　）

答の例（あくびをする，眠る，横になる，昼寝する）

「お腹がすいた時はどうしますか？」（　　　　）

答の例（食べる，食べるものを頼む，お昼を食べる）

答が理屈に合っていればこれ以外の答でも結構です。3つとも答えられた場合「はい」に○をつけて下さい。言葉でなく，身振り（ジェスチャー）で示した場合は「いいえ」に○をつけて下さい。　はい　いいえ　5.2-4.6　L

88. 片足立ちが8秒間以上できますか。

方法：物につかまらずに，一人で片足立ちさせて，何秒間バランスを保つことができるか測定します。あなたが見本をみせて下さい。お子さんにできるだけ長く片足立ちするように言って下さい。

右足で何秒間，片足立ちができましたか（　　）秒間

左足で何秒間，片足立ちができましたか（　　）秒間

右足でも左足でも両方とも8秒間以上片足立ちができた場合「はい」に○をつけて下さい。　はい　いいえ　5.2-4.7　GM

89. 白い紙をわたして人の絵を描かせて下さい。

方法：「ひと（男のひと，女のひと，男の子，女の子）の絵を描いて下さい」と言って下さい。描いている時に手助けしたり，欠けている部分を指摘したりしないで下さい。絵が描けた後，体のいくつの部分（頭，口，毛，体，鼻，目，足など）が描けているか数えて下さい。その際，目，腕，足，耳など対になっているものは一対を1部分として数えて下さい。なお，対になっているものが片方しか描けていない場合には体の部分として数えないで下さい。6部分以上描けていれば「はい」に○をつけて下さい。　はい　いいえ　6.0-5.3　FMA

4〜6歳用

DENVER II 予備判定票

氏　　　名 ＿＿＿＿＿＿

記録者　氏　　名 ＿＿＿＿＿＿
　　　　続　　柄 ＿＿＿＿＿＿

記　録　日　　年　　月　　日
生 年 月 日　　年　　月　　日
年 月 日 齢　　年　　月　　日

以下の質問に順番にお答え下さい。「はい」「いいえ」のどちらかに○をつけて下さい。「いいえ」が３つ以上になったら，それ以降の質問にお答えになる必要はありません。

75. あまり親しくない人にも，あなたのお子さんが話す内容がほぼ全部理解されていますか。あなたやお子さんの親しい人でないと理解できない場合は「いいえ」に○をつけて下さい。　はい　いいえ　4.0-3.5　L

76. 下の図（黄，緑，赤，青）を見せ，ひとつずつ指さして「これは何色？」と聞いて下さい。お子さんが違った答を言ってもあなたの顔色に出さないようにして４つとも聞いて下さい。４つとも正しく答えれば「はい」に○をつけて下さい。　はい　いいえ　4.0-3.6　L

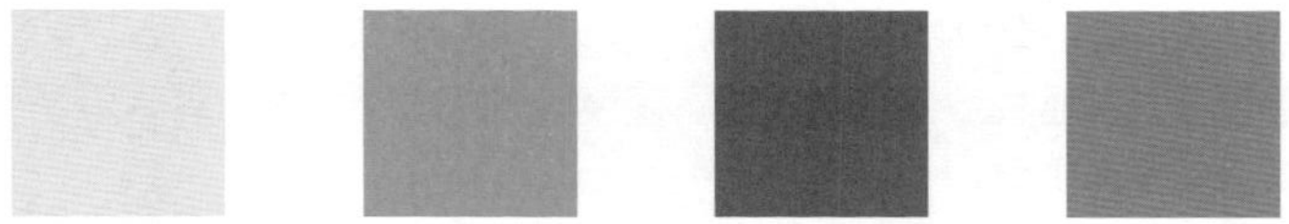

77. 以下の質問をお子さんにして下さい。質問をくりかえして言うのは構いませんが答える手助けをしないで下さい。それぞれの質問に対するお子さんの答えを下に書きこんで下さい。
「コップは何をするものですか？」(　　　　　　)
「椅子は何をするものですか？」　(　　　　　　)
「鉛筆は何をするものですか？」　(　　　　　　)
動詞（のむ，すわる，かく，など）で答えて，それが理屈に合っていれば結構です。２つ以上答えられた場合「はい」に○をつけて下さい。言葉でなく，身振り（ジェスチャー）で示した場合は「いいえ」に○をつけて下さい。　はい　いいえ　4.1-3.6　L

78. 数を１つ数えることができますか。
判定の方法：白い紙を一枚用意して，それを４つに切り分けてお子さんの前に置いて下さい。お子さんに「ひとつ（いちまい）ちょうだい」と言って下さい。お子さんが１枚以上あなたに渡した場合は「いいえ」に○をつけて下さい。1枚だけあなたに渡した時は，「私は何枚（いくつ）紙をもっていますか？」とたずねて下さい。お子さんが「ひとつ（いち，いっこ，いちまい）」と答えた時は「はい」に○をつけて下さい。それ以外の数字を答えた時は「いいえ」に○をつけて下さい。　はい　いいえ　4.1-3.6　L

79. 物につかまらないで，片足でケンケンして２回以上とべますか（片足交互のスキップではありません）。　はい　いいえ　4.2-3.7　GM

80. 下の図を見せて「これと同じものをかいて」と言って下さい。「十字（クロス）をかいて」と言ってはいけません。３回かかせて下さい。１回でもできれば結構です。判定の例は下に描いてある通りです。　はい　いいえ　4.2-3.8　FMA

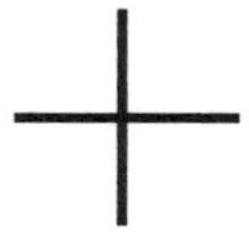

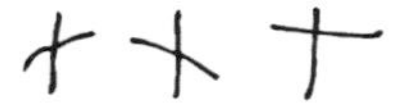

図：この場合は「はい」に○をつけて下さい。

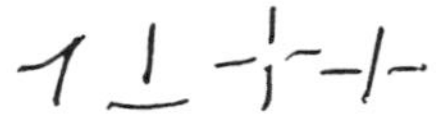

図：この場合は「いいえ」に○をつけて下さい。

81. 下の図（２本の縦の線）をお子さんに見せて「長い方を指さして下さい」と言って下さい。（「大きい方を……」と言ってはいけません。）お子さんがどちらかを指さしたら，今度は上下さかさまにしてもう一度同じ質問をして下さい。それに答えたらさらにもう一度上下さかさま（最初と同じ向き）にして質問して下さい。途中でお子さんが間違えていても顔色に出したり訂正してはいけません。３回とも正しく指させたら「はい」に○をつけて下さい。　はい　いいえ　4.3-3.8　FMA

82. 下の絵をお子さんに見せて「飛ぶのはどれ？」「ニャーとなくのはどれ？」「お話するのはどれ？」「ほえるのはどれ？」「駆け足するのはどれ？」と聞いて下さい。聞く順番はどれから始めても結構です。4つ以上正しく指させたら「はい」に○をつけて下さい。　はい　いいえ　4.4-3.8　L

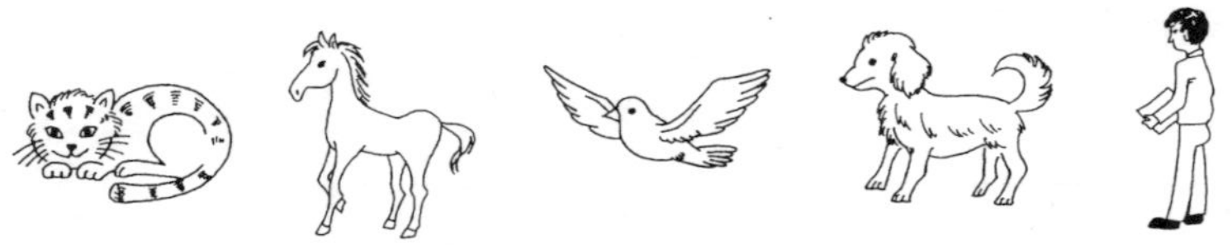

（原画　国立療養所広島病院小児科部長　下田浩子）

83. 以下の質問をお子さんにして下さい。質問をくりかえして言うのは構いませんが答える手助けをしないで下さい。それぞれの質問に対するお子さんの答えを下に書きこんで下さい。

「コップは何をするものですか？」（　　　　）
「椅子は何をするものですか？」（　　　　）
「鉛筆は何をするものですか？」（　　　　）

動詞（のむ，すわる，かく，など）で答えて，それが理屈に合っていれば結構です。3つ全部答えられた場合だけ「はい」に○をつけて下さい。言葉でなく，身振り（ジェスチャー）で示した場合は「いいえ」に○をつけて下さい。　はい　いいえ　4.4-3.9　L

84. お子さんに小さい紙切れか小さい物を渡して以下のように指示して下さい。その時，あなたの指で方向を示したり眼でそちらを見たりしないで下さい。

「その紙（物）を椅子の下におきなさい」
「その紙（物）をあなたの後におきなさい」
「その紙（物）を椅子の上におきなさい」
「その紙（物）をあなたの前におきなさい」

4つとも正しくできたら「はい」に○をつけて下さい。　はい　いいえ　4.6-4.0　L

85. 手助けも指導もなく，自分一人で歯ブラシに練り歯磨きをつけて，歯の表側も裏側も磨けますか。　はい　いいえ　4.8-4.2　PS

86. 単語を5つ以上定義できますか。
判定の方法：以下の質問をお子さんにして下さい。質問をくりかえして言うのは構いませんが答える手助けをしないで下さい。それぞれの質問に対するお子さんの答えを下に書きこんで下さい。

「ボールとは何ですか？」（　　　　）
「海とは何ですか？」（　　　　）
「机とは何ですか？」（　　　　）
「家とは何ですか？」（　　　　）
「バナナとは何ですか？」（　　　　）
「カーテンとは何ですか？」（　　　　）
「窓とは何ですか？」（　　　　）
「靴とは何ですか？」（　　　　）

お子さんの答がそのものの用途，形，材料，分類（カテゴリー）に関するもので理屈に合っていれば結構です。5つ以上の答が正しければ「はい」に○をつけて下さい。　はい　いいえ　5.0-4.4　L

87. 以下の質問をお子さんにして下さい。質問をくりかえして言うのは構いませんが答える手助けをしないで下さい。それぞれの質問に対するお子さんの答えを下に書きこんで下さい。

「寒い時はどうしますか？」（　　　　）
　答の例（震える，服を着る，家に入る，など）
「疲れた時はどうしますか？」（　　　　）
　答の例（あくびをする，眠る，横になる，昼寝する）
「お腹がすいた時はどうしますか？」（　　　　）
　答の例（食べる，食べるものを頼む，お昼を食べる）

答が理屈に合っていればこれ以外の答でも結構です。3つとも答えられた場合「はい」に○をつけて下さい。言葉でなく，身振り（ジェスチャー）で示した場合は「いいえ」に○をつけて下さい。　はい　いいえ　5.2-4.6　L

88. 片足立ちが8秒間以上できますか。
方法：物につかまらずに，一人で片足立ちさせて，何秒間バランスを保つことができるか測定します。あなたが見本をみせて下さい。お子さんにできるだけ長く片足立ちするように言って下さい。

右足で何秒間，片足立ちができましたか（　　）秒間
左足で何秒間，片足立ちができましたか（　　）秒間

右足でも左足でも両方とも8秒間以上片足立ちができた場合「はい」に○をつけて下さい。　はい　いいえ　5.2-4.7　GM

89. 白い紙をわたして人の絵を描かせて下さい。
方法：「ひと（男のひと，女のひと，男の子，女の子）の絵を描いて下さい」と言って下さい。描いている時に手助けしたり，欠けている部分を指摘したりしないで下さい。絵が描けた後，体のいくつの部分（頭，口，毛，体，鼻，目，足など）が描けているか数えて下さい。その際，目，腕，足，耳など対になっているものは一対を1部分として数えて下さい。なお，対になっているものが片方しか描けていない場合には体の部分として数えないで下さい。6部分以上描けていれば「はい」に○をつけて下さい。
はい　いいえ　6.0-5.3　FMA

DENVER II 予備判定票

4〜6歳用

氏　名	
記録者　氏　名	
記録者　続　柄	

記　録　日	年	月	日
生 年 月 日	年	月	日
年 月 日 齢	年	月	日

以下の質問に順番にお答え下さい。「はい」「いいえ」のどちらかに○をつけて下さい。「いいえ」が３つ以上になったら，それ以降の質問にお答えになる必要はありません。

75. あまり親しくない人にも，あなたのお子さんが話す内容がほぼ全部理解されていますか。あなたやお子さんの親しい人でないと理解できない場合は「いいえ」に○をつけて下さい。　はい　いいえ　4.0-3.5　L

76. 下の図（黄，緑，赤，青）を見せ，ひとつずつ指さして「これは何色？」と聞いて下さい。お子さんが違った答を言ってもあなたの顔色に出さないようにして４つとも聞いて下さい。４つとも正しく答えれば「はい」に○をつけて下さい。　はい　いいえ　4.0-3.6　L

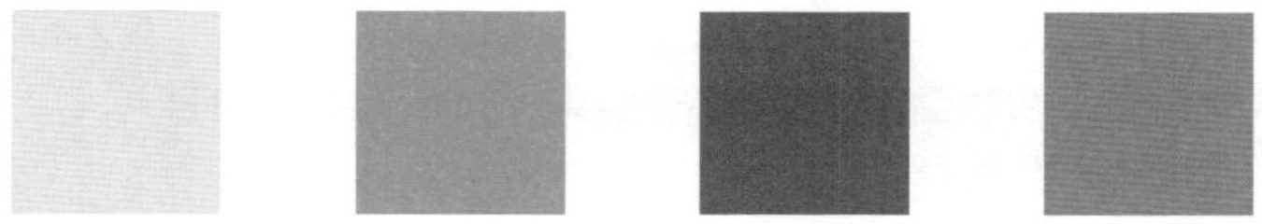

77. 以下の質問をお子さんにして下さい。質問をくりかえして言うのは構いませんが答える手助けをしないで下さい。それぞれの質問に対するお子さんの答えを下に書きこんで下さい。

「コップは何をするものですか？」（　　　　　）
「椅子は何をするものですか？」（　　　　　）
「鉛筆は何をするものですか？」（　　　　　）

動詞（のむ，すわる，かく，など）で答えて，それが理屈に合っていれば結構です。２つ以上答えられた場合「はい」に○をつけて下さい。言葉でなく，身振り（ジェスチャー）で示した場合は「いいえ」に○をつけて下さい。　はい　いいえ　4.1-3.6　L

78. 数を１つ数えることができますか。
判定の方法：白い紙を一枚用意して，それを４つに切り分けてお子さんの前に置いて下さい。お子さんに「ひとつ（いちまい）ちょうだい」と言って下さい。お子さんが１枚以上あなたに渡した場合は「いいえ」に○をつけて下さい。1枚だけあなたに渡した時は，「私は何枚（いくつ）紙をもっていますか？」とたずねて下さい。お子さんが「ひとつ（いち，いっこ，いちまい）」と答えた時は「はい」に○をつけて下さい。それ以外の数字を答えた時は「いいえ」に○をつけて下さい。　はい　いいえ　4.1-3.6　L

79. 物につかまらないで，片足でケンケンして２回以上とべますか（片足交互のスキップではありません）。　はい　いいえ　4.2-3.7　GM

80. 下の図を見せて「これと同じものをかいて」と言って下さい。「十字（クロス）をかいて」と言ってはいけません。３回かかせて下さい。１回でもできれば結構です。判定の例は下に描いてある通りです。　はい　いいえ　4.2-3.8　FMA

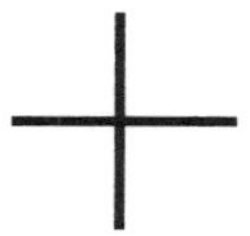

図：この場合は「はい」に○をつけて下さい。

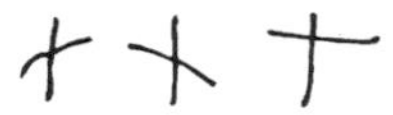

図：この場合は「いいえ」に○をつけて下さい。

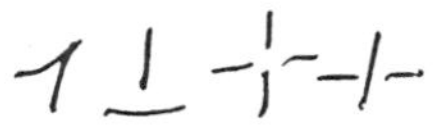

81. 下の図（２本の縦の線）をお子さんに見せて「長い方を指さして下さい」と言って下さい。（「大きい方を……」と言ってはいけません。）お子さんがどちらかを指さしたら，今度は上下さかさまにしてもう一度同じ質問をして下さい。それに答えたらさらにもう一度上下さかさま（最初と同じ向き）にして質問して下さい。途中でお子さんが間違えていても顔色に出したり訂正してはいけません。３回とも正しく指させたら「はい」に○をつけて下さい。　はい　いいえ　4.3-3.8　FMA

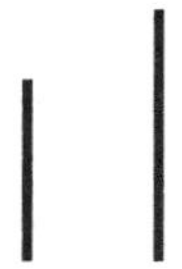

82. 下の絵をお子さんに見せて「飛ぶのはどれ？」「ニャーとなくのはどれ？」「お話するのはどれ？」「ほえるのはどれ？」「駆け足するのはどれ？」と聞いて下さい。聞く順番はどれから始めても結構です。4つ以上正しく指させたら「はい」に○をつけて下さい。　はい　いいえ　4.4-3.8　L

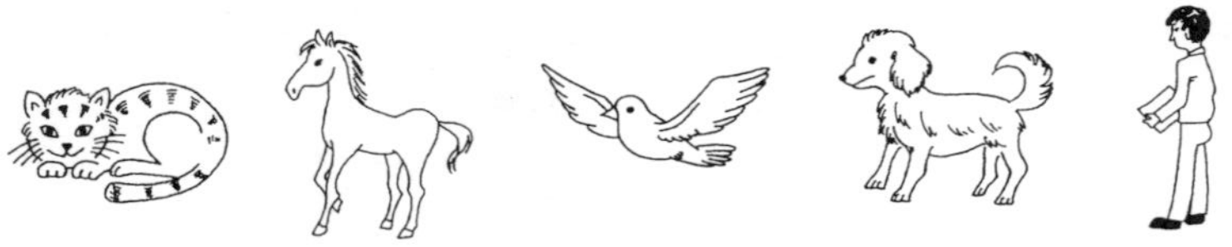

（原画　国立療養所広島病院小児科部長　下田浩子）

83. 以下の質問をお子さんにして下さい。質問をくりかえして言うのは構いませんが答える手助けをしないで下さい。それぞれの質問に対するお子さんの答えを下に書きこんで下さい。

「コップは何をするものですか？」（　　　　　　）

「椅子は何をするものですか？」（　　　　　　）

「鉛筆は何をするものですか？」（　　　　　　）

動詞（のむ，すわる，かく，など）で答えて，それが理屈に合っていれば結構です。3つ全部答えられた場合だけ「はい」に○をつけて下さい。言葉でなく，身振り（ジェスチャー）で示した場合は「いいえ」に○をつけて下さい。　はい　いいえ　4.4-3.9　L

84. お子さんに小さい紙切れか小さい物を渡して以下のように指示して下さい。その時，あなたの指で方向を示したり眼でそちらを見たりしないで下さい。

「その紙（物）を椅子の下におきなさい」

「その紙（物）をあなたの後におきなさい」

「その紙（物）を椅子の上におきなさい」

「その紙（物）をあなたの前におきなさい」

4つとも正しくできたら「はい」に○をつけて下さい。　はい　いいえ　4.6-4.0　L

85. 手助けも指導もなく，自分一人で歯ブラシに練り歯磨きをつけて，歯の表側も裏側も磨けますか。　はい　いいえ　4.8-4.2　PS

86. 単語を5つ以上定義できますか。

判定の方法：以下の質問をお子さんにして下さい。質問をくりかえして言うのは構いませんが答える手助けをしないで下さい。それぞれの質問に対するお子さんの答えを下に書きこんで下さい。

「ボールとは何ですか？」（　　　　　　）

「海とは何ですか？」（　　　　　　）

「机とは何ですか？」（　　　　　　）

「家とは何ですか？」（　　　　　　）

「バナナとは何ですか？」（　　　　　　）

「カーテンとは何ですか？」（　　　　　　）

「窓とは何ですか？」（　　　　　　）

「靴とは何ですか？」（　　　　　　）

お子さんの答がそのものの用途，形，材料，分類（カテゴリー）に関するもので理屈に合っていれば結構です。5つ以上の答が正しければ「はい」に○をつけて下さい。　はい　いいえ　5.0-4.4　L

87. 以下の質問をお子さんにして下さい。質問をくりかえして言うのは構いませんが答える手助けをしないで下さい。それぞれの質問に対するお子さんの答えを下に書きこんで下さい。

「寒い時はどうしますか？」（　　　　　　）

答の例（震える，服を着る，家に入る，など）

「疲れた時はどうしますか？」（　　　　　　）

答の例（あくびをする，眠る，横になる，昼寝する）

「お腹がすいた時はどうしますか？」（　　　　　　）

答の例（食べる，食べるものを頼む，お昼を食べる）

答が理屈に合っていればこれ以外の答でも結構です。3つとも答えられた場合「はい」に○をつけて下さい。言葉でなく，身振り（ジェスチャー）で示した場合は「いいえ」に○をつけて下さい。　はい　いいえ　5.2-4.6　L

88. 片足立ちが8秒間以上できますか。

方法：物につかまらずに，一人で片足立ちさせて，何秒間バランスを保つことができるか測定します。あなたが見本をみせて下さい。お子さんにできるだけ長く片足立ちするように言って下さい。

右足で何秒間，片足立ちができましたか（　　）秒間

左足で何秒間，片足立ちができましたか（　　）秒間

右足でも左足でも両方とも8秒間以上片足立ちができた場合「はい」に○をつけて下さい。　はい　いいえ　5.2-4.7　GM

89. 白い紙をわたして人の絵を描かせて下さい。

方法：「ひと（男のひと，女のひと，男の子，女の子）の絵を描いて下さい」と言って下さい。描いている時に手助けしたり，欠けている部分を指摘したりしないで下さい。絵が描けた後，体のいくつの部分（頭，口，毛，体，鼻，目，足など）が描けているか数えて下さい。その際，目，腕，足，耳など対になっているものは一対を1部分として数えて下さい。なお，対になっているものが片方しか描けていない場合には体の部分として数えないで下さい。6部分以上描けていれば「はい」に○をつけて下さい。　はい　いいえ　6.0-5.3　FMA

DENVER II 予備判定票

4～6歳用

氏　名 ＿＿＿＿

記録者　氏　名 ＿＿＿＿　続　柄 ＿＿＿＿

記　録　日 　年　月　日
生 年 月 日 　年　月　日
年 月 日 齢 　年　月　日

以下の質問に順番にお答え下さい。「はい」「いいえ」のどちらかに◯をつけて下さい。「いいえ」が３つ以上になったら，それ以降の質問にお答えになる必要はありません。

75. あまり親しくない人にも，あなたのお子さんが話す内容がほぼ全部理解されていますか。あなたやお子さんの親しい人でないと理解できない場合は「いいえ」に◯をつけて下さい。　はい　いいえ　4.0-3.5　L

76. 下の図（黄，緑，赤，青）を見せ，ひとつずつ指さして「これは何色？」と聞いて下さい。お子さんが違った答を言ってもあなたの顔色に出さないようにして４つとも聞いて下さい。４つとも正しく答えれば「はい」に◯をつけて下さい。　はい　いいえ　4.0-3.6　L

77. 以下の質問をお子さんにして下さい。質問をくりかえして言うのは構いませんが答える手助けをしないで下さい。それぞれの質問に対するお子さんの答えを下に書きこんで下さい。

「コップは何をするものですか？」（　　　　　）
「椅子は何をするものですか？」（　　　　　）
「鉛筆は何をするものですか？」（　　　　　）

動詞（のむ，すわる，かく，など）で答えて，それが理屈に合っていれば結構です。２つ以上答えられた場合「はい」に◯をつけて下さい。言葉でなく，身振り（ジェスチャー）で示した場合は「いいえ」に◯をつけて下さい。　はい　いいえ　4.1-3.6　L

78. 数を１つ数えることができますか。
判定の方法：白い紙を一枚用意して，それを４つに切り分けてお子さんの前に置いて下さい。お子さんに「ひとつ（いちまい）ちょうだい」と言って下さい。お子さんが１枚以上あなたに渡した場合は「いいえ」に◯をつけて下さい。1枚だけあなたに渡した時は，「私は何枚（いくつ）紙をもっていますか？」とたずねて下さい。お子さんが「ひとつ（いち，いっこ，いちまい）」と答えた時は「はい」に◯をつけて下さい。それ以外の数字を答えた時は「いいえ」に◯をつけて下さい。　はい　いいえ　4.1-3.6　L

79. 物につかまらないで，片足でケンケンして２回以上とべますか（片足交互のスキップではありません）。　はい　いいえ　4.2-3.7　GM

80. 下の図を見せて「これと同じものをかいて」と言って下さい。「十字（クロス）をかいて」と言ってはいけません。３回かかせて下さい。１回でもできれば結構です。判定の例は下に描いてある通りです。　はい　いいえ　4.2-3.8　FMA

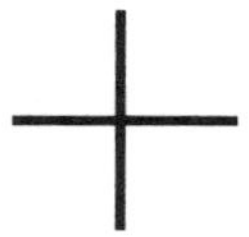

図：この場合は「はい」に◯をつけて下さい。

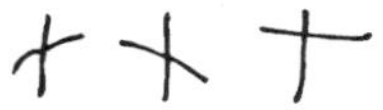

図：この場合は「いいえ」に◯をつけて下さい。

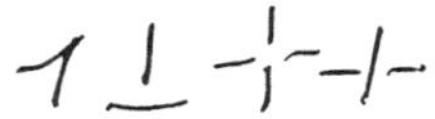

81. 下の図（２本の縦の線）をお子さんに見せて「長い方を指さして下さい」と言って下さい。（「大きい方を……」と言ってはいけません。）お子さんがどちらかを指さしたら，今度は上下さかさまにしてもう一度同じ質問をして下さい。それに答えたらさらにもう一度上下さかさま（最初と同じ向き）にして質問して下さい。途中でお子さんが間違えていても顔色に出したり訂正してはいけません。３回とも正しく指させたら「はい」に◯をつけて下さい。　はい　いいえ　4.3-3.8　FMA

82. 下の絵をお子さんに見せて「飛ぶのはどれ？」「ニャーとなくのはどれ？」「お話するのはどれ？」「ほえるのはどれ？」「駆け足するのはどれ？」と聞いて下さい。聞く順番はどれから始めても結構です。4つ以上正しく指させたら「はい」に○をつけて下さい。　はい　いいえ　4.4-3.8　L

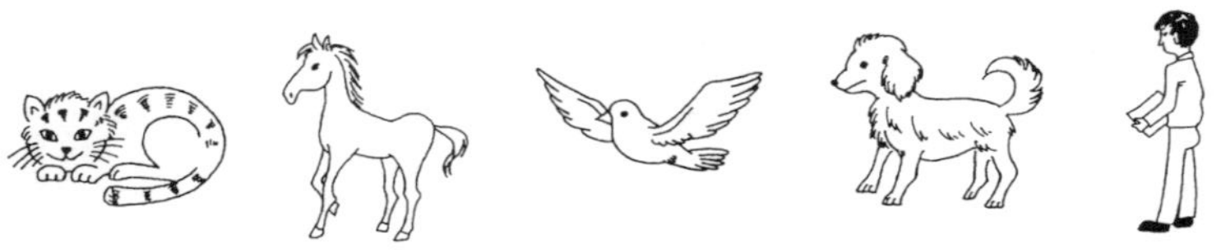

（原画　国立療養所広島病院小児科部長　下田浩子）

83. 以下の質問をお子さんにして下さい。質問をくりかえして言うのは構いませんが答える手助けをしないで下さい。それぞれの質問に対するお子さんの答えを下に書きこんで下さい。
「コップは何をするものですか？」（　　　　　）
「椅子は何をするものですか？」（　　　　　）
「鉛筆は何をするものですか？」（　　　　　）
動詞（のむ，すわる，かく，など）で答えて，それが理屈に合っていれば結構です。3つ全部答えられた場合だけ「はい」に○をつけて下さい。言葉でなく，身振り（ジェスチャー）で示した場合は「いいえ」に○をつけて下さい。　はい　いいえ　4.4-3.9　L

84. お子さんに小さい紙切れか小さい物を渡して以下のように指示して下さい。その時，あなたの指で方向を示したり眼でそちらを見たりしないで下さい。
「その紙（物）を椅子の下におきなさい」
「その紙（物）をあなたの後におきなさい」
「その紙（物）を椅子の上におきなさい」
「その紙（物）をあなたの前におきなさい」
4つとも正しくできたら「はい」に○をつけて下さい。　はい　いいえ　4.6-4.0　L

85. 手助けも指導もなく，自分一人で歯ブラシに練り歯磨きをつけて，歯の表側も裏側も磨けますか。　はい　いいえ　4.8-4.2　PS

86. 単語を5つ以上定義できますか。
判定の方法：以下の質問をお子さんにして下さい。質問をくりかえして言うのは構いませんが答える手助けをしないで下さい。それぞれの質問に対するお子さんの答えを下に書きこんで下さい。
「ボールとは何ですか？」（　　　　　）
「海とは何ですか？」（　　　　　）
「机とは何ですか？」（　　　　　）
「家とは何ですか？」（　　　　　）
「バナナとは何ですか？」（　　　　　）
「カーテンとは何ですか？」（　　　　　）
「窓とは何ですか？」（　　　　　）
「靴とは何ですか？」（　　　　　）
お子さんの答がそのものの用途，形，材料，分類（カテゴリー）に関するもので理屈に合っていれば結構です。5つ以上の答が正しければ「はい」に○をつけて下さい。　はい　いいえ　5.0-4.4　L

87. 以下の質問をお子さんにして下さい。質問をくりかえして言うのは構いませんが答える手助けをしないで下さい。それぞれの質問に対するお子さんの答えを下に書きこんで下さい。
「寒い時はどうしますか？」（　　　　　）
答の例（震える，服を着る，家に入る，など）
「疲れた時はどうしますか？」（　　　　　）
答の例（あくびをする，眠る，横になる，昼寝する）
「お腹がすいた時はどうしますか？」（　　　　　）
答の例（食べる，食べるものを頼む，お昼を食べる）
答が理屈に合っていればこれ以外の答でも結構です。3つとも答えられた場合「はい」に○をつけて下さい。言葉でなく，身振り（ジェスチャー）で示した場合は「いいえ」に○をつけて下さい。　はい　いいえ　5.2-4.6　L

88. 片足立ちが8秒間以上できますか。
方法：物につかまらずに，一人で片足立ちさせて，何秒間バランスを保つことができるか測定します。あなたが見本をみせて下さい。お子さんにできるだけ長く片足立ちするように言って下さい。
右足で何秒間，片足立ちができましたか（　　）秒間
左足で何秒間，片足立ちができましたか（　　）秒間
右足でも左足でも両方とも8秒間以上片足立ちができた場合「はい」に○をつけて下さい。　はい　いいえ　5.2-4.7　GM

89. 白い紙をわたして人の絵を描かせて下さい。
方法：「ひと（男のひと，女のひと，男の子，女の子）の絵を描いて下さい」と言って下さい。描いている時に手助けしたり，欠けている部分を指摘したりしないで下さい。絵が描けた後，体のいくつの部分（頭，口，毛，体，鼻，目，足など）が描けているか数えて下さい。その際，目，腕，足，耳など対になっているものは一対を1部分として数えて下さい。なお，対になっているものが片方しか描けていない場合には体の部分として数えないで下さい。6部分以上描けていれば「はい」に○をつけて下さい。
はい　いいえ　6.0-5.3　FMA

DENVERⅡ予備判定票

4〜6歳用

氏名		記録日	年　月　日
記録者　氏名		生年月日	年　月　日
記録者　続柄		年月日齢	年　月　日

以下の質問に順番にお答え下さい。「はい」「いいえ」のどちらかに○をつけて下さい。「いいえ」が３つ以上になったら，それ以降の質問にお答えになる必要はありません。

75. あまり親しくない人にも，あなたのお子さんが話す内容がほぼ全部理解されていますか。あなたやお子さんの親しい人でないと理解できない場合は「いいえ」に○をつけて下さい。　はい　いいえ　4.0-3.5　L

76. 下の図（黄，緑，赤，青）を見せ，ひとつずつ指さして「これは何色？」と聞いて下さい。お子さんが違った答を言ってもあなたの顔色に出さないようにして４つとも聞いて下さい。４つとも正しく答えれば「はい」に○をつけて下さい。　はい　いいえ　4.0-3.6　L

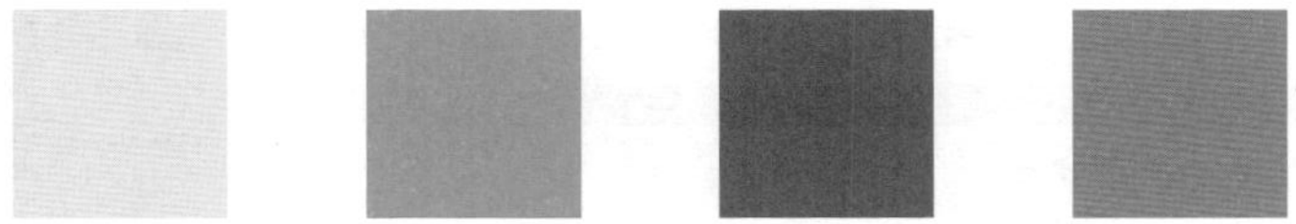

77. 以下の質問をお子さんにして下さい。質問をくりかえして言うのは構いませんが答える手助けをしないで下さい。それぞれの質問に対するお子さんの答えを下に書きこんで下さい。

「コップは何をするものですか？」(　　　　　　　)
「椅子は何をするものですか？」　(　　　　　　　)
「鉛筆は何をするものですか？」　(　　　　　　　)

動詞（のむ，すわる，かく，など）で答えて，それが理屈に合っていれば結構です。２つ以上答えられた場合「はい」に○をつけて下さい。言葉でなく，身振り（ジェスチャー）で示した場合は「いいえ」に○をつけて下さい。　はい　いいえ　4.1-3.6　L

78. 数を１つ数えることができますか。
判定の方法：白い紙を一枚用意して，それを４つに切り分けてお子さんの前に置いて下さい。お子さんに「ひとつ（いちまい）ちょうだい」と言って下さい。お子さんが１枚以上あなたに渡した場合は「いいえ」に○をつけて下さい。1枚だけあなたに渡した時は，「私は何枚（いくつ）紙をもっていますか？」とたずねて下さい。お子さんが「ひとつ（いち，いっこ，いちまい）」と答えた時は「はい」に○をつけて下さい。それ以外の数字を答えた時は「いいえ」に○をつけて下さい。　はい　いいえ　4.1-3.6　L

79. 物につかまらないで，片足でケンケンして２回以上とべますか（片足交互のスキップではありません）。　はい　いいえ　4.2-3.7　GM

80. 下の図を見せて「これと同じものをかいて」と言って下さい。「十字（クロス）をかいて」と言ってはいけません。３回かかせて下さい。１回でもできれば結構です。判定の例は下に描いてある通りです。　はい　いいえ　4.2-3.8　FMA

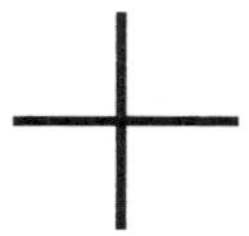

図：この場合は「はい」に○をつけて下さい。

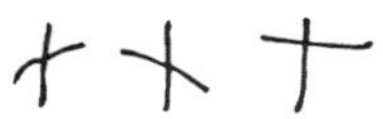

図：この場合は「いいえ」に○をつけて下さい。

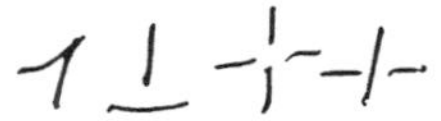

81. 下の図（２本の縦の線）をお子さんに見せて「長い方を指さして下さい」と言って下さい。（「大きい方を……」と言ってはいけません。）お子さんがどちらかを指さしたら，今度は上下さかさまにしてもう一度同じ質問をして下さい。それに答えたらさらにもう一度上下さかさま（最初と同じ向き）にして質問して下さい。途中でお子さんが間違えていても顔色に出したり訂正してはいけません。３回とも正しく指させたら「はい」に○をつけて下さい。　はい　いいえ　4.3-3.8　FMA

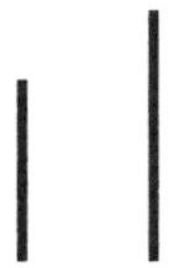

82. 下の絵をお子さんに見せて「飛ぶのはどれ？」「ニャーとなくのはどれ？」「お話するのはどれ？」「ほえるのはどれ？」「駆け足するのはどれ？」と聞いて下さい。聞く順番はどれから始めても結構です。4つ以上正しく指させたら「はい」に○をつけて下さい。　はい　いいえ　4.4-3.8　L

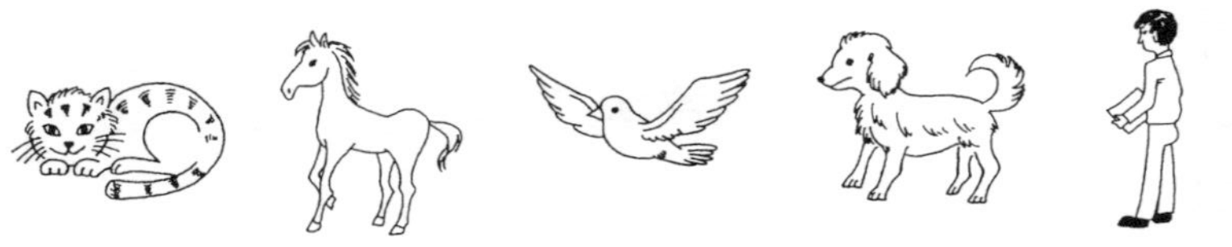

（原画　国立療養所広島病院小児科部長　下田浩子）

83. 以下の質問をお子さんにして下さい。質問をくりかえして言うのは構いませんが答える手助けをしないで下さい。それぞれの質問に対するお子さんの答えを下に書きこんで下さい。

「コップは何をするものですか？」（　　　　）
「椅子は何をするものですか？」（　　　　）
「鉛筆は何をするものですか？」（　　　　）

動詞（のむ，すわる，かく，など）で答えて，それが理屈に合っていれば結構です。3つ全部答えられた場合だけ「はい」に○をつけて下さい。言葉でなく，身振り（ジェスチャー）で示した場合は「いいえ」に○をつけて下さい。　はい　いいえ　4.4-3.9　L

84. お子さんに小さい紙切れか小さい物を渡して以下のように指示して下さい。その時，あなたの指で方向を示したり眼でそちらを見たりしないで下さい。

「その紙（物）を椅子の下におきなさい」
「その紙（物）をあなたの後におきなさい」
「その紙（物）を椅子の上におきなさい」
「その紙（物）をあなたの前におきなさい」

4つとも正しくできたら「はい」に○をつけて下さい。　はい　いいえ　4.6-4.0　L

85. 手助けも指導もなく，自分一人で歯ブラシに練り歯磨きをつけて，歯の表側も裏側も磨けますか。　はい　いいえ　4.8-4.2　PS

86. 単語を5つ以上定義できますか。
判定の方法：以下の質問をお子さんにして下さい。質問をくりかえして言うのは構いませんが答える手助けをしないで下さい。それぞれの質問に対するお子さんの答えを下に書きこんで下さい。

「ボールとは何ですか？」（　　　　）
「海とは何ですか？」（　　　　）
「机とは何ですか？」（　　　　）
「家とは何ですか？」（　　　　）
「バナナとは何ですか？」（　　　　）
「カーテンとは何ですか？」（　　　　）
「窓とは何ですか？」（　　　　）
「靴とは何ですか？」（　　　　）

お子さんの答がそのものの用途，形，材料，分類（カテゴリー）に関するもので理屈に合っていれば結構です。5つ以上の答が正しければ「はい」に○をつけて下さい。　はい　いいえ　5.0-4.4　L

87. 以下の質問をお子さんにして下さい。質問をくりかえして言うのは構いませんが答える手助けをしないで下さい。それぞれの質問に対するお子さんの答えを下に書きこんで下さい。

「寒い時はどうしますか？」（　　　　）
答の例（震える，服を着る，家に入る，など）
「疲れた時はどうしますか？」（　　　　）
答の例（あくびをする，眠る，横になる，昼寝する）
「お腹がすいた時はどうしますか？」（　　　　）
答の例（食べる，食べるものを頼む，お昼を食べる）

答が理屈に合っていればこれ以外の答でも結構です。3つとも答えられた場合「はい」に○をつけて下さい。言葉でなく，身振り（ジェスチャー）で示した場合は「いいえ」に○をつけて下さい。　はい　いいえ　5.2-4.6　L

88. 片足立ちが8秒間以上できますか。
方法：物につかまらずに，一人で片足立ちさせて，何秒間バランスを保つことができるか測定します。あなたが見本をみせて下さい。お子さんにできるだけ長く片足立ちするように言って下さい。

右足で何秒間，片足立ちができましたか（　）秒間
左足で何秒間，片足立ちができましたか（　）秒間

右足でも左足でも両方とも8秒間以上片足立ちができた場合「はい」に○をつけて下さい。　はい　いいえ　5.2-4.7　GM

89. 白い紙をわたして人の絵を描かせて下さい。
方法：「ひと（男のひと，女のひと，男の子，女の子）の絵を描いて下さい」と言って下さい。描いている時に手助けしたり，欠けている部分を指摘したりしないで下さい。絵が描けた後，体のいくつの部分（頭，口，毛，体，鼻，目，足など）が描けているか数えて下さい。その際，目，腕，足，耳など対になっているものは一対を1部分として数えて下さい。なお，対になっているものが片方しか描けていない場合には体の部分として数えないで下さい。6部分以上描けていれば「はい」に○をつけて下さい。　はい　いいえ　6.0-5.3　FMA

4～6歳用

DENVER II 予備判定票

氏　名		記録日	年　月　日
記録者　氏　名		生年月日	年　月　日
続　柄		年月日齢	年　月　日

以下の質問に順番にお答え下さい。「はい」「いいえ」のどちらかに○をつけて下さい。「いいえ」が３つ以上になったら，それ以降の質問にお答えになる必要はありません。

75. あまり親しくない人にも，あなたのお子さんが話す内容がほぼ全部理解されていますか。あなたやお子さんの親しい人でないと理解できない場合は「いいえ」に○をつけて下さい。　はい　いいえ　4.0-3.5　L

76. 下の図（黄，緑，赤，青）を見せ，ひとつずつ指さして「これは何色？」と聞いて下さい。お子さんが違った答を言ってもあなたの顔色に出さないようにして４つとも聞いて下さい。４つとも正しく答えれば「はい」に○をつけて下さい。　はい　いいえ　4.0-3.6　L

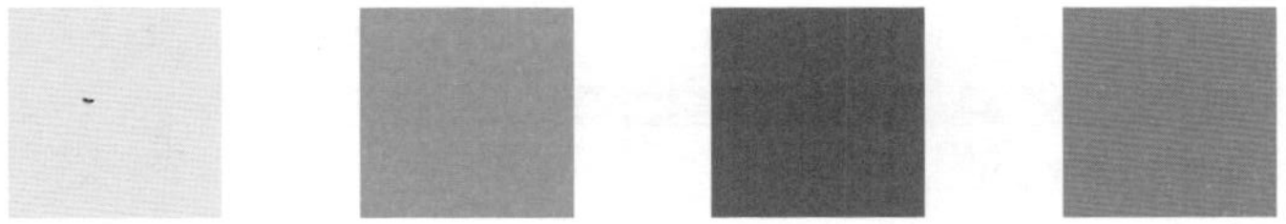

77. 以下の質問をお子さんにして下さい。質問をくりかえして言うのは構いませんが答える手助けをしないで下さい。それぞれの質問に対するお子さんの答えを下に書きこんで下さい。
「コップは何をするものですか？」(　　　　　　)
「椅子は何をするものですか？」(　　　　　　)
「鉛筆は何をするものですか？」(　　　　　　)
動詞（のむ，すわる，かく，など）で答えて，それが理屈に合っていれば結構です。２つ以上答えられた場合「はい」に○をつけて下さい。言葉でなく，身振り（ジェスチャー）で示した場合は「いいえ」に○をつけて下さい。　はい　いいえ　4.1-3.6　L

78. 数を１つ数えることができますか。
判定の方法：白い紙を一枚用意して，それを４つに切り分けてお子さんの前に置いて下さい。お子さんに「ひとつ（いちまい）ちょうだい」と言って下さい。お子さんが１枚以上あなたに渡した場合は「いいえ」に○をつけて下さい。1枚だけあなたに渡した時は，「私は何枚（いくつ）紙をもっていますか？」とたずねて下さい。お子さんが「ひとつ（いち，いっこ，いちまい）」と答えた時は「はい」に○をつけて下さい。それ以外の数字を答えた時は「いいえ」に○をつけて下さい。　はい　いいえ　4.1-3.6　L

79. 物につかまらないで，片足でケンケンして２回以上とべますか（片足交互のスキップではありません）。　はい　いいえ　4.2-3.7　GM

80. 下の図を見せて「これと同じものをかいて」と言って下さい。「十字（クロス）をかいて」と言ってはいけません。３回かかせて下さい。１回でもできれば結構です。判定の例は下に描いてある通りです。　はい　いいえ　4.2-3.8　FMA

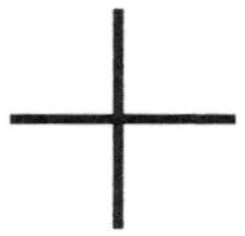

図：この場合は「はい」に○をつけて下さい。

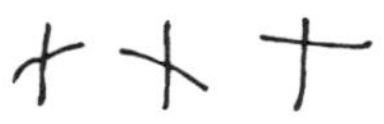

図：この場合は「いいえ」に○をつけて下さい。

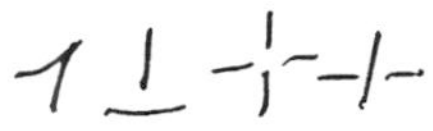

81. 下の図（２本の縦の線）をお子さんに見せて「長い方を指さして下さい」と言って下さい。（「大きい方を……」と言ってはいけません。）お子さんがどちらかを指さしたら，今度は上下さかさまにしてもう一度同じ質問をして下さい。それに答えたらさらにもう一度上下さかさま（最初と同じ向き）にして質問して下さい。途中でお子さんが間違えていても顔色に出したり訂正してはいけません。３回とも正しく指させたら「はい」に○をつけて下さい。　はい　いいえ　4.3-3.8　FMA

82. 下の絵をお子さんに見せて「飛ぶのはどれ？」「ニャーとなくのはどれ？」「お話するのはどれ？」「ほえるのはどれ？」「駆け足するのはどれ？」と聞いて下さい。聞く順番はどれから始めても結構です。4つ以上正しく指させたら「はい」に○をつけて下さい。　はい　いいえ　4.4-3.8　L

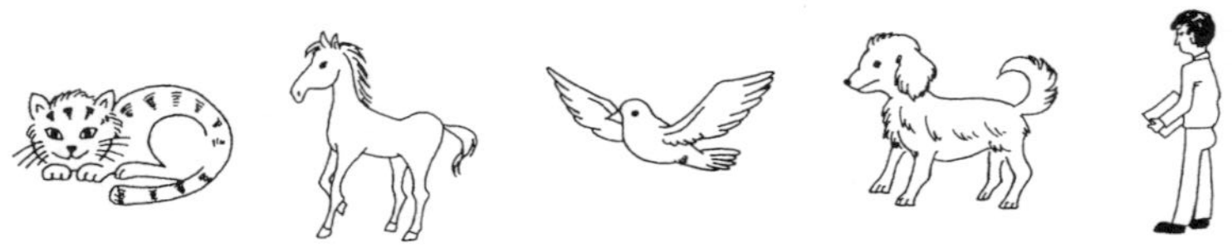

（原画　国立療養所広島病院小児科部長　下田浩子）

83. 以下の質問をお子さんにして下さい。質問をくりかえして言うのは構いませんが答える手助けをしないで下さい。それぞれの質問に対するお子さんの答えを下に書きこんで下さい。

「コップは何をするものですか？」（　　　）
「椅子は何をするものですか？」（　　　）
「鉛筆は何をするものですか？」（　　　）

動詞（のむ，すわる，かく，など）で答えて，それが理屈に合っていれば結構です。3つ全部答えられた場合だけ「はい」に○をつけて下さい。言葉でなく，身振り（ジェスチャー）で示した場合は「いいえ」に○をつけて下さい。　はい　いいえ　4.4-3.9　L

84. お子さんに小さい紙切れか小さい物を渡して以下のように指示して下さい。その時，あなたの指で方向を示したり眼でそちらを見たりしないで下さい。

「その紙（物）を椅子の下におきなさい」
「その紙（物）をあなたの後におきなさい」
「その紙（物）を椅子の上におきなさい」
「その紙（物）をあなたの前におきなさい」

4つとも正しくできたら「はい」に○をつけて下さい。　はい　いいえ　4.6-4.0　L

85. 手助けも指導もなく，自分一人で歯ブラシに練り歯磨きをつけて，歯の表側も裏側も磨けますか。　はい　いいえ　4.8-4.2　PS

86. 単語を5つ以上定義できますか。

判定の方法：以下の質問をお子さんにして下さい。質問をくりかえして言うのは構いませんが答える手助けをしないで下さい。それぞれの質問に対するお子さんの答えを下に書きこんで下さい。

「ボールとは何ですか？」（　　　）
「海とは何ですか？」（　　　）
「机とは何ですか？」（　　　）
「家とは何ですか？」（　　　）
「バナナとは何ですか？」（　　　）
「カーテンとは何ですか？」（　　　）
「窓とは何ですか？」（　　　）
「靴とは何ですか？」（　　　）

お子さんの答がそのものの用途，形，材料，分類（カテゴリー）に関するもので理屈に合っていれば結構です。5つ以上の答が正しければ「はい」に○をつけて下さい。　はい　いいえ　5.0-4.4　L

87. 以下の質問をお子さんにして下さい。質問をくりかえして言うのは構いませんが答える手助けをしないで下さい。それぞれの質問に対するお子さんの答えを下に書きこんで下さい。

「寒い時はどうしますか？」（　　　）
　答の例（震える，服を着る，家に入る，など）
「疲れた時はどうしますか？」（　　　）
　答の例（あくびをする，眠る，横になる，昼寝する）
「お腹がすいた時はどうしますか？」（　　　）
　答の例（食べる，食べるものを頼む，お昼を食べる）

答が理屈に合っていればこれ以外の答でも結構です。3つとも答えられた場合「はい」に○をつけて下さい。言葉でなく，身振り（ジェスチャー）で示した場合は「いいえ」に○をつけて下さい。　はい　いいえ　5.2-4.6　L

88. 片足立ちが8秒間以上できますか。

方法：物につかまらずに，一人で片足立ちさせて，何秒間バランスを保つことができるか測定します。あなたが見本をみせて下さい。お子さんにできるだけ長く片足立ちするように言って下さい。

右足で何秒間，片足立ちができましたか（　　）秒間
左足で何秒間，片足立ちができましたか（　　）秒間

右足でも左足でも両方とも8秒間以上片足立ちができた場合「はい」に○をつけて下さい。　はい　いいえ　5.2-4.7　GM

89. 白い紙をわたして人の絵を描かせて下さい。

方法：「ひと（男のひと，女のひと，男の子，女の子）の絵を描いて下さい」と言って下さい。描いている時に手助けしたり，欠けている部分を指摘したりしないで下さい。絵が描けた後，体のいくつの部分（頭，口，毛，体，鼻，目，足など）が描けているか数えて下さい。その際，目，腕，足，耳など対になっているものは一対を1部分として数えて下さい。なお，対になっているものが片方しか描けていない場合には体の部分として数えないで下さい。6部分以上描けていれば「はい」に○をつけて下さい。　はい　いいえ　6.0-5.3　FMA

4〜6歳用

DENVER Ⅱ 予備判定票

氏　名 ＿＿＿＿＿＿

記録者　氏　名 ＿＿＿＿＿＿
　　　　続　柄 ＿＿＿＿＿＿

記録日 ＿＿年＿＿月＿＿日
生年月日 ＿＿年＿＿月＿＿日
年月日齢 ＿＿年＿＿月＿＿日

以下の質問に順番にお答え下さい。「はい」「いいえ」のどちらかに○をつけて下さい。「いいえ」が3つ以上になったら，それ以降の質問にお答えになる必要はありません。

75. あまり親しくない人にも，あなたのお子さんが話す内容がほぼ全部理解されていますか。あなたやお子さんの親しい人でないと理解できない場合は「いいえ」に○をつけて下さい。　はい　いいえ　4.0-3.5　L

76. 下の図（黄，緑，赤，青）を見せ，ひとつずつ指さして「これは何色？」と聞いて下さい。お子さんが違った答を言ってもあなたの顔色に出さないようにして4つとも聞いて下さい。4つとも正しく答えれば「はい」に○をつけて下さい。　はい　いいえ　4.0-3.6　L

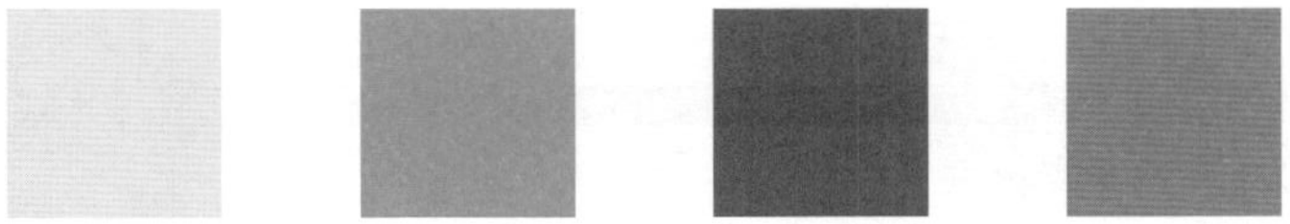

77. 以下の質問をお子さんにして下さい。質問をくりかえして言うのは構いませんが答える手助けをしないで下さい。それぞれの質問に対するお子さんの答えを下に書きこんで下さい。

「コップは何をするものですか？」（　　　　　　）
「椅子は何をするものですか？」（　　　　　　）
「鉛筆は何をするものですか？」（　　　　　　）

動詞（のむ，すわる，かく，など）で答えて，それが理屈に合っていれば結構です。2つ以上答えられた場合「はい」に○をつけて下さい。言葉でなく，身振り（ジェスチャー）で示した場合は「いいえ」に○をつけて下さい。　はい　いいえ　4.1-3.6　L

78. 数を1つ数えることができますか。
判定の方法：白い紙を一枚用意して，それを4つに切り分けてお子さんの前に置いて下さい。お子さんに「ひとつ（いちまい）ちょうだい」と言って下さい。お子さんが1枚以上あなたに渡した場合は「いいえ」に○をつけて下さい。1枚だけあなたに渡した時は，「私は何枚（いくつ）紙をもっていますか？」とたずねて下さい。お子さんが「ひとつ（いち，いっこ，いちまい）」と答えた時は「はい」に○をつけて下さい。それ以外の数字を答えた時は「いいえ」に○をつけて下さい。　はい　いいえ　4.1-3.6　L

79. 物につかまらないで，片足でケンケンして2回以上とべますか（片足交互のスキップではありません）。　はい　いいえ　4.2-3.7　GM

80. 下の図を見せて「これと同じものをかいて」と言って下さい。「十字（クロス）をかいて」と言ってはいけません。3回かかせて下さい。1回でもできれば結構です。判定の例は下に描いてある通りです。　はい　いいえ　4.2-3.8　FMA

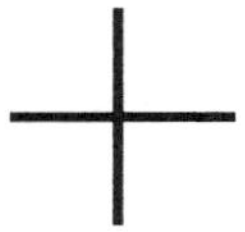

図：この場合は「はい」に○をつけて下さい。

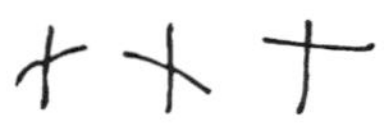

図：この場合は「いいえ」に○をつけて下さい。

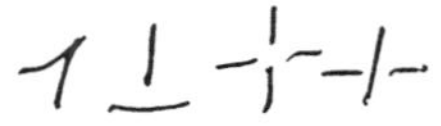

81. 下の図（2本の縦の線）をお子さんに見せて「長い方を指さして下さい」と言って下さい。（「大きい方を……」と言ってはいけません。）お子さんがどちらかを指さしたら，今度は上下さかさまにしてもう一度同じ質問をして下さい。それに答えたらさらにもう一度上下さかさま（最初と同じ向き）にして質問して下さい。途中でお子さんが間違えていても顔色に出したり訂正してはいけません。3回とも正しく指させたら「はい」に○をつけて下さい。　はい　いいえ　4.3-3.8　FMA

82. 下の絵をお子さんに見せて「飛ぶのはどれ？」「ニャーとなくのはどれ？」「お話するのはどれ？」「ほえるのはどれ？」「駆け足するのはどれ？」と聞いて下さい。聞く順番はどれから始めても結構です。4つ以上正しく指させたら「はい」に○をつけて下さい。　はい　いいえ　4.4-3.8　L

（原画　国立療養所広島病院小児科部長　下田浩子）

83. 以下の質問をお子さんにして下さい。質問をくりかえして言うのは構いませんが答える手助けをしないで下さい。それぞれの質問に対するお子さんの答えを下に書きこんで下さい。

「コップは何をするものですか？」（　　　）
「椅子は何をするものですか？」（　　　）
「鉛筆は何をするものですか？」（　　　）

動詞（のむ，すわる，かく，など）で答えて，それが理屈に合っていれば結構です。3つ全部答えられた場合だけ「はい」に○をつけて下さい。言葉でなく，身振り（ジェスチャー）で示した場合は「いいえ」に○をつけて下さい。　はい　いいえ　4.4-3.9　L

84. お子さんに小さい紙切れか小さい物を渡して以下のように指示して下さい。その時，あなたの指で方向を示したり眼でそちらを見たりしないで下さい。

「その紙（物）を椅子の下におきなさい」
「その紙（物）をあなたの後におきなさい」
「その紙（物）を椅子の上におきなさい」
「その紙（物）をあなたの前におきなさい」

4つとも正しくできたら「はい」に○をつけて下さい。　はい　いいえ　4.6-4.0　L

85. 手助けも指導もなく，自分一人で歯ブラシに練り歯磨きをつけて，歯の表側も裏側も磨けますか。　はい　いいえ　4.8-4.2　PS

86. 単語を5つ以上定義できますか。
判定の方法：以下の質問をお子さんにして下さい。質問をくりかえして言うのは構いませんが答える手助けをしないで下さい。それぞれの質問に対するお子さんの答えを下に書きこんで下さい。

「ボールとは何ですか？」（　　　）
「海とは何ですか？」（　　　）
「机とは何ですか？」（　　　）
「家とは何ですか？」（　　　）
「バナナとは何ですか？」（　　　）
「カーテンとは何ですか？」（　　　）
「窓とは何ですか？」（　　　）
「靴とは何ですか？」（　　　）

お子さんの答がそのものの用途，形，材料，分類（カテゴリー）に関するもので理屈に合っていれば結構です。5つ以上の答が正しければ「はい」に○をつけて下さい。　はい　いいえ　5.0-4.4　L

87. 以下の質問をお子さんにして下さい。質問をくりかえして言うのは構いませんが答える手助けをしないで下さい。それぞれの質問に対するお子さんの答えを下に書きこんで下さい。

「寒い時はどうしますか？」（　　　）
　答の例（震える，服を着る，家に入る，など）
「疲れた時はどうしますか？」（　　　）
　答の例（あくびをする，眠る，横になる，昼寝する）
「お腹がすいた時はどうしますか？」（　　　）
　答の例（食べる，食べるものを頼む，お昼を食べる）

答が理屈に合っていればこれ以外の答でも結構です。3つとも答えられた場合「はい」に○をつけて下さい。言葉でなく，身振り（ジェスチャー）で示した場合は「いいえ」に○をつけて下さい。　はい　いいえ　5.2-4.6　L

88. 片足立ちが8秒間以上できますか。
方法：物につかまらずに，一人で片足立ちさせて，何秒間バランスを保つことができるか測定します。あなたが見本をみせて下さい。お子さんにできるだけ長く片足立ちするように言って下さい。

右足で何秒間，片足立ちができましたか（　）秒間
左足で何秒間，片足立ちができましたか（　）秒間

右足でも左足でも両方とも8秒間以上片足立ちができた場合「はい」に○をつけて下さい。　はい　いいえ　5.2-4.7　GM

89. 白い紙をわたして人の絵を描かせて下さい。
方法：「ひと（男のひと，女のひと，男の子，女の子）の絵を描いて下さい」と言って下さい。描いている時に手助けしたり，欠けている部分を指摘したりしないで下さい。絵が描けた後，体のいくつの部分（頭，口，毛，体，鼻，目，足など）が描けているか数えて下さい。その際，目，腕，足，耳など対になっているものは一対を1部分として数えて下さい。なお，対になっているものが片方しか描けていない場合には体の部分として数えないで下さい。6部分以上描けていれば「はい」に○をつけて下さい。
はい　いいえ　6.0-5.3　FMA

DENVERⅡ予備判定票

4〜6歳用

氏　　名 ＿＿＿＿

記録者　氏　　名 ＿＿＿＿
　　　　続　　柄 ＿＿＿＿

記録日　　年　　月　　日
生年月日　　年　　月　　日
年月日齢　　年　　月　　日

以下の質問に順番にお答え下さい。「はい」「いいえ」のどちらかに○をつけて下さい。「いいえ」が３つ以上になったら，それ以降の質問にお答えになる必要はありません。

75. あまり親しくない人にも，あなたのお子さんが話す内容がほぼ全部理解されていますか。あなたやお子さんの親しい人でないと理解できない場合は「いいえ」に○をつけて下さい。　はい　いいえ　4.0-3.5　L

76. 下の図（黄，緑，赤，青）を見せ，ひとつずつ指さして「これは何色？」と聞いて下さい。お子さんが違った答を言ってもあなたの顔色に出さないようにして４つとも聞いて下さい。４つとも正しく答えれば「はい」に○をつけて下さい。　はい　いいえ　4.0-3.6　L

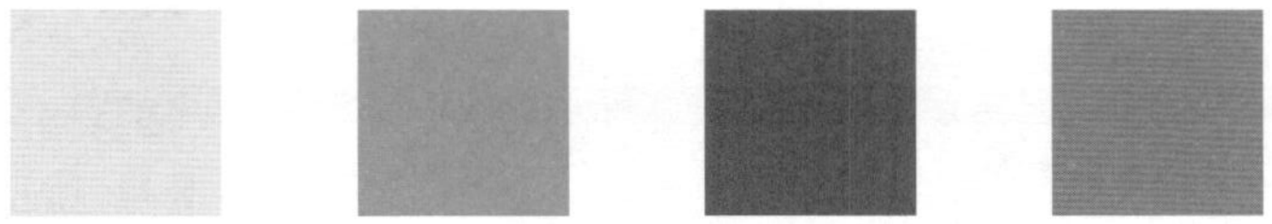

77. 以下の質問をお子さんにして下さい。質問をくりかえして言うのは構いませんが答える手助けをしないで下さい。それぞれの質問に対するお子さんの答えを下に書きこんで下さい。

「コップは何をするものですか？」（　　　　　）
「椅子は何をするものですか？」（　　　　　）
「鉛筆は何をするものですか？」（　　　　　）

動詞（のむ，すわる，かく，など）で答えて，それが理屈に合っていれば結構です。２つ以上答えられた場合「はい」に○をつけて下さい。言葉でなく，身振り（ジェスチャー）で示した場合は「いいえ」に○をつけて下さい。　はい　いいえ　4.1-3.6　L

78. 数を１つ数えることができますか。

判定の方法：白い紙を一枚用意して，それを４つに切り分けてお子さんの前に置いて下さい。お子さんに「ひとつ（いちまい）ちょうだい」と言って下さい。お子さんが１枚以上あなたに渡した場合は「いいえ」に○をつけて下さい。1枚だけあなたに渡した時は，「私は何枚（いくつ）紙をもっていますか？」とたずねて下さい。お子さんが「ひとつ（いち，いっこ，いちまい）」と答えた時は「はい」に○をつけて下さい。それ以外の数字を答えた時は「いいえ」に○をつけて下さい。　はい　いいえ　4.1-3.6　L

79. 物につかまらないで，片足でケンケンして２回以上とべますか（片足交互のスキップではありません）。　はい　いいえ　4.2-3.7　GM

80. 下の図を見せて「これと同じものをかいて」と言って下さい。「十字（クロス）をかいて」と言ってはいけません。３回かかせて下さい。１回でもできれば結構です。判定の例は下に描いてある通りです。　はい　いいえ　4.2-3.8　FMA

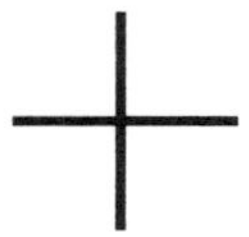

図：この場合は「はい」に○をつけて下さい。

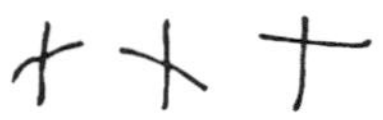

図：この場合は「いいえ」に○をつけて下さい。

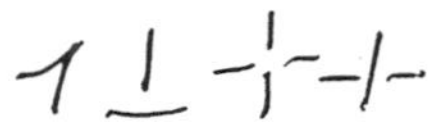

81. 下の図（２本の縦の線）をお子さんに見せて「長い方を指さして下さい」と言って下さい。（「大きい方を……」と言ってはいけません。）お子さんがどちらかを指さしたら，今度は上下さかさまにしてもう一度同じ質問をして下さい。それに答えたらさらにもう一度上下さかさま（最初と同じ向き）にして質問して下さい。途中でお子さんが間違えていても顔色に出したり訂正してはいけません。３回とも正しく指させたら「はい」に○をつけて下さい。　はい　いいえ　4.3-3.8　FMA

82. 下の絵をお子さんに見せて「飛ぶのはどれ？」「ニャーとなくのはどれ？」「お話するのはどれ？」「ほえるのはどれ？」「駆け足するのはどれ？」と聞いて下さい。聞く順番はどれから始めても結構です。4つ以上正しく指させたら「はい」に○をつけて下さい。　はい　いいえ　4.4-3.8　L

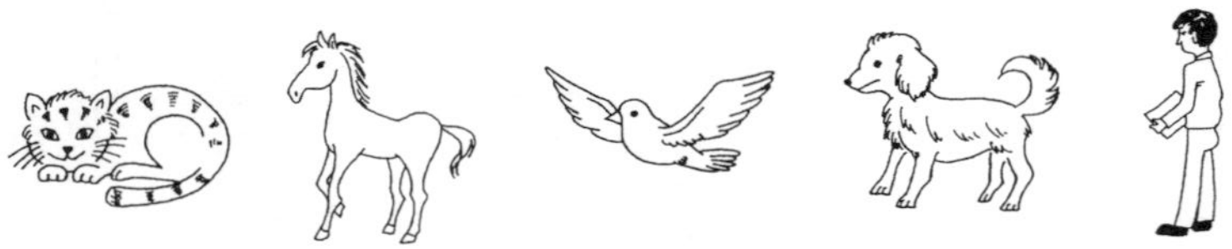

（原画　国立療養所広島病院小児科部長　下田浩子）

83. 以下の質問をお子さんにして下さい。質問をくりかえして言うのは構いませんが答える手助けをしないで下さい。それぞれの質問に対するお子さんの答えを下に書きこんで下さい。

「コップは何をするものですか？」（　　　）
「椅子は何をするものですか？」（　　　）
「鉛筆は何をするものですか？」（　　　）

動詞（のむ，すわる，かく，など）で答えて，それが理屈に合っていれば結構です。3つ全部答えられた場合だけ「はい」に○をつけて下さい。言葉でなく，身振り（ジェスチャー）で示した場合は「いいえ」に○をつけて下さい。　はい　いいえ　4.4-3.9　L

84. お子さんに小さい紙切れか小さい物を渡して以下のように指示して下さい。その時，あなたの指で方向を示したり眼でそちらを見たりしないで下さい。

「その紙（物）を椅子の下におきなさい」
「その紙（物）をあなたの後におきなさい」
「その紙（物）を椅子の上におきなさい」
「その紙（物）をあなたの前におきなさい」

4つとも正しくできたら「はい」に○をつけて下さい。　はい　いいえ　4.6-4.0　L

85. 手助けも指導もなく，自分一人で歯ブラシに練り歯磨きをつけて，歯の表側も裏側も磨けますか。　はい　いいえ　4.8-4.2　PS

86. 単語を5つ以上定義できますか。
判定の方法：以下の質問をお子さんにして下さい。質問をくりかえして言うのは構いませんが答える手助けをしないで下さい。それぞれの質問に対するお子さんの答えを下に書きこんで下さい。

「ボールとは何ですか？」（　　　）
「海とは何ですか？」（　　　）
「机とは何ですか？」（　　　）
「家とは何ですか？」（　　　）
「バナナとは何ですか？」（　　　）
「カーテンとは何ですか？」（　　　）
「窓とは何ですか？」（　　　）
「靴とは何ですか？」（　　　）

お子さんの答がそのものの用途，形，材料，分類（カテゴリー）に関するもので理屈に合っていれば結構です。5つ以上の答が正しければ「はい」に○をつけて下さい。　はい　いいえ　5.0-4.4　L

87. 以下の質問をお子さんにして下さい。質問をくりかえして言うのは構いませんが答える手助けをしないで下さい。それぞれの質問に対するお子さんの答えを下に書きこんで下さい。

「寒い時はどうしますか？」（　　　）
答の例（震える，服を着る，家に入る，など）
「疲れた時はどうしますか？」（　　　）
答の例（あくびをする，眠る，横になる，昼寝する）
「お腹がすいた時はどうしますか？」（　　　）
答の例（食べる，食べるものを頼む，お昼を食べる）

答が理屈に合っていればこれ以外の答でも結構です。3つとも答えられた場合「はい」に○をつけて下さい。言葉でなく，身振り（ジェスチャー）で示した場合は「いいえ」に○をつけて下さい。　はい　いいえ　5.2-4.6　L

88. 片足立ちが8秒間以上できますか。
方法：物につかまらずに，一人で片足立ちさせて，何秒間バランスを保つことができるか測定します。あなたが見本をみせて下さい。お子さんにできるだけ長く片足立ちするように言って下さい。

右足で何秒間，片足立ちができましたか（　）秒間
左足で何秒間，片足立ちができましたか（　）秒間

右足でも左足でも両方とも8秒間以上片足立ちができた場合「はい」に○をつけて下さい。　はい　いいえ　5.2-4.7　GM

89. 白い紙をわたして人の絵を描かせて下さい。
方法：「ひと（男のひと，女のひと，男の子，女の子）の絵を描いて下さい」と言って下さい。描いている時に手助けしたり，欠けている部分を指摘したりしないで下さい。絵が描けた後，体のいくつの部分（頭，口，毛，体，鼻，目，足など）が描けているか数えて下さい。その際，目，腕，足，耳など対になっているものは一対を1部分として数えて下さい。なお，対になっているものが片方しか描けていない場合には体の部分として数えないで下さい。6部分以上描けていれば「はい」に○をつけて下さい。　はい　いいえ　6.0-5.3　FMA

4～6歳用

DENVER II 予備判定票

氏　名 ＿＿＿＿

記録者　氏　名 ＿＿＿＿
　　　　続　柄 ＿＿＿＿

記　録　日　　年　　月　　日
生　年　月　日　　年　　月　　日
年　月　日　齢　　年　　月　　日

以下の質問に順番にお答え下さい。「はい」「いいえ」のどちらかに○をつけて下さい。「いいえ」が３つ以上になったら，それ以降の質問にお答えになる必要はありません。

75. あまり親しくない人にも，あなたのお子さんが話す内容がほぼ全部理解されていますか。あなたやお子さんの親しい人でないと理解できない場合は「いいえ」に○をつけて下さい。　はい　いいえ　4.0-3.5　L

76. 下の図（黄，緑，赤，青）を見せ，ひとつずつ指さして「これは何色？」と聞いて下さい。お子さんが違った答を言ってもあなたの顔色に出さないようにして４つとも聞いて下さい。４つとも正しく答えれば「はい」に○をつけて下さい。　はい　いいえ　4.0-3.6　L

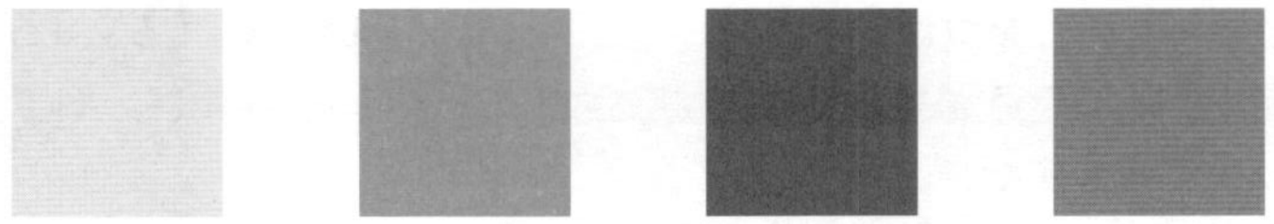

77. 以下の質問をお子さんにして下さい。質問をくりかえして言うのは構いませんが答える手助けをしないで下さい。それぞれの質問に対するお子さんの答えを下に書きこんで下さい。
「コップは何をするものですか？」（　　　　　）
「椅子は何をするものですか？」　（　　　　　）
「鉛筆は何をするものですか？」　（　　　　　）
動詞（のむ，すわる，かく，など）で答えて，それが理屈に合っていれば結構です。２つ以上答えられた場合「はい」に○をつけて下さい。言葉でなく，身振り（ジェスチャー）で示した場合は「いいえ」に○をつけて下さい。　はい　いいえ　4.1-3.6　L

78. 数を１つ数えることができますか。
判定の方法：白い紙を一枚用意して，それを４つに切り分けてお子さんの前に置いて下さい。お子さんに「ひとつ（いちまい）ちょうだい」と言って下さい。お子さんが１枚以上あなたに渡した場合は「いいえ」に○をつけて下さい。1枚だけあなたに渡した時は，「私は何枚（いくつ）紙をもっていますか？」とたずねて下さい。お子さんが「ひとつ（いち，いっこ，いちまい）」と答えた時は「はい」に○をつけて下さい。それ以外の数字を答えた時は「いいえ」に○をつけて下さい。　はい　いいえ　4.1-3.6　L

79. 物につかまらないで，片足でケンケンして２回以上とべますか（片足交互のスキップではありません）。　はい　いいえ　4.2-3.7　GM

80. 下の図を見せて「これと同じものをかいて」と言って下さい。「十字（クロス）をかいて」と言ってはいけません。３回かかせて下さい。１回でもできれば結構です。判定の例は下に描いてある通りです。　はい　いいえ　4.2-3.8　FMA

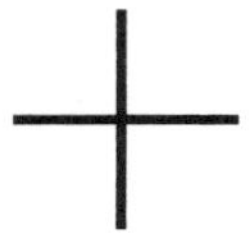

図：この場合は「はい」に○をつけて下さい。

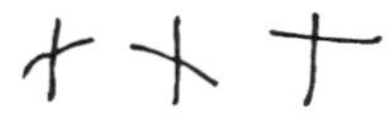

図：この場合は「いいえ」に○をつけて下さい。

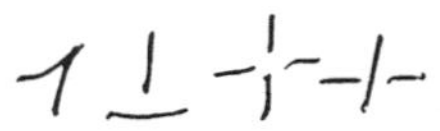

81. 下の図（２本の縦の線）をお子さんに見せて「長い方を指さして下さい」と言って下さい。（「大きい方を……」と言ってはいけません。）お子さんがどちらかを指さしたら，今度は上下さかさまにしてもう一度同じ質問をして下さい。それに答えたらさらにもう一度上下さかさま（最初と同じ向き）にして質問して下さい。途中でお子さんが間違えていても顔色に出したり訂正してはいけません。３回とも正しく指させたら「はい」に○をつけて下さい。　はい　いいえ　4.3-3.8　FMA

82. 下の絵をお子さんに見せて「飛ぶのはどれ？」「ニャーとなくのはどれ？」「お話するのはどれ？」「ほえるのはどれ？」「駆け足するのはどれ？」と聞いて下さい。聞く順番はどれから始めても結構です。４つ以上正しく指させたら「はい」に○をつけて下さい。　はい　いいえ　4.4-3.8　L

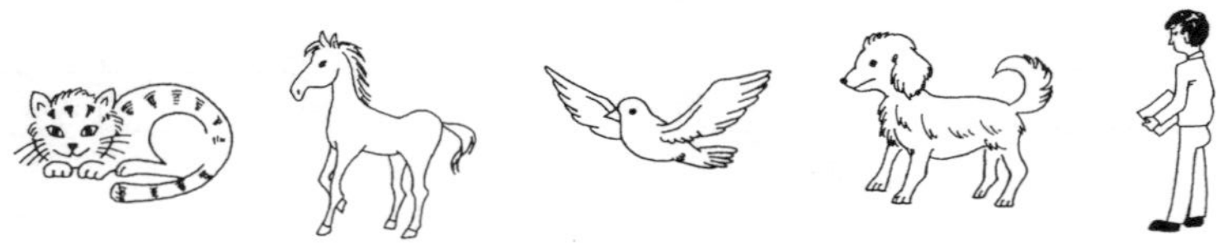

（原画　国立療養所広島病院小児科部長　下田浩子）

83. 以下の質問をお子さんにして下さい。質問をくりかえして言うのは構いませんが答える手助けをしないで下さい。それぞれの質問に対するお子さんの答えを下に書きこんで下さい。

「コップは何をするものですか？」（　　）
「椅子は何をするものですか？」（　　）
「鉛筆は何をするものですか？」（　　）

動詞（のむ，すわる，かく，など）で答えて，それが理屈に合っていれば結構です。３つ全部答えられた場合だけ「はい」に○をつけて下さい。言葉でなく，身振り（ジェスチャー）で示した場合は「いいえ」に○をつけて下さい。　はい　いいえ　4.4-3.9　L

84. お子さんに小さい紙切れか小さい物を渡して以下のように指示して下さい。その時，あなたの指で方向を示したり眼でそちらを見たりしないで下さい。

「その紙（物）を椅子の下におきなさい」
「その紙（物）をあなたの後におきなさい」
「その紙（物）を椅子の上におきなさい」
「その紙（物）をあなたの前におきなさい」

４つとも正しくできたら「はい」に○をつけて下さい。　はい　いいえ　4.6-4.0　L

85. 手助けも指導もなく，自分一人で歯ブラシに練り歯磨きをつけて，歯の表側も裏側も磨けますか。　はい　いいえ　4.8-4.2　PS

86. 単語を５つ以上定義できますか。

判定の方法：以下の質問をお子さんにして下さい。質問をくりかえして言うのは構いませんが答える手助けをしないで下さい。それぞれの質問に対するお子さんの答えを下に書きこんで下さい。

「ボールとは何ですか？」（　　）
「海とは何ですか？」（　　）
「机とは何ですか？」（　　）
「家とは何ですか？」（　　）
「バナナとは何ですか？」（　　）
「カーテンとは何ですか？」（　　）
「窓とは何ですか？」（　　）
「靴とは何ですか？」（　　）

お子さんの答がそのものの用途，形，材料，分類（カテゴリー）に関するもので理屈に合っていれば結構です。５つ以上の答が正しければ「はい」に○をつけて下さい。　はい　いいえ　5.0-4.4　L

87. 以下の質問をお子さんにして下さい。質問をくりかえして言うのは構いませんが答える手助けをしないで下さい。それぞれの質問に対するお子さんの答えを下に書きこんで下さい。

「寒い時はどうしますか？」（　　）
答の例（震える，服を着る，家に入る，など）
「疲れた時はどうしますか？」（　　）
答の例（あくびをする，眠る，横になる，昼寝する）
「お腹がすいた時はどうしますか？」（　　）
答の例（食べる，食べるものを頼む，お昼を食べる）

答が理屈に合っていればこれ以外の答でも結構です。３つとも答えられた場合「はい」に○をつけて下さい。言葉でなく，身振り（ジェスチャー）で示した場合は「いいえ」に○をつけて下さい。　はい　いいえ　5.2-4.6　L

88. 片足立ちが８秒間以上できますか。

方法：物につかまらずに，一人で片足立ちさせて，何秒間バランスを保つことができるか測定します。あなたが見本をみせて下さい。お子さんにできるだけ長く片足立ちするように言って下さい。

右足で何秒間，片足立ちができましたか（　）秒間
左足で何秒間，片足立ちができましたか（　）秒間

右足でも左足でも両方とも８秒間以上片足立ちができた場合「はい」に○をつけて下さい。　はい　いいえ　5.2-4.7　GM

89. 白い紙をわたして人の絵を描かせて下さい。

方法：「ひと（男のひと，女のひと，男の子，女の子）の絵を描いて下さい」と言って下さい。描いている時に手助けしたり，欠けている部分を指摘したりしないで下さい。絵が描けた後，体のいくつの部分（頭，口，毛，体，鼻，目，足など）が描けているか数えて下さい。その際，目，腕，足，耳など対になっているものは一対を１部分として数えて下さい。なお，対になっているものが片方しか描けていない場合には体の部分として数えないで下さい。６部分以上描けていれば「はい」に○をつけて下さい。　はい　いいえ　6.0-5.3　FMA

DENVER II 予備判定票

4～6歳用

氏　　名 ＿＿＿＿＿＿

記録者　氏　名 ＿＿＿＿＿＿
　　　　続　柄 ＿＿＿＿＿＿

記　録　日　＿＿年＿＿月＿＿日
生年月日　＿＿年＿＿月＿＿日
年月日齢　＿＿年＿＿月＿＿日

以下の質問に順番にお答え下さい。「はい」「いいえ」のどちらかに○をつけて下さい。「いいえ」が３つ以上になったら，それ以降の質問にお答えになる必要はありません。

75. あまり親しくない人にも，あなたのお子さんが話す内容がほぼ全部理解されていますか。あなたやお子さんの親しい人でないと理解できない場合は「いいえ」に○をつけて下さい。　はい　いいえ　4.0-3.5　L

76. 下の図（黄，緑，赤，青）を見せ，ひとつずつ指さして「これは何色？」と聞いて下さい。お子さんが違った答を言ってもあなたの顔色に出さないようにして４つとも聞いて下さい。４つとも正しく答えれば「はい」に○をつけて下さい。　はい　いいえ　4.0-3.6　L

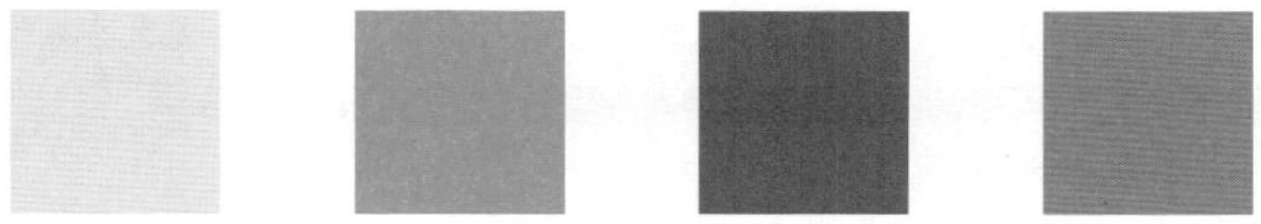

77. 以下の質問をお子さんにして下さい。質問をくりかえして言うのは構いませんが答える手助けをしないで下さい。それぞれの質問に対するお子さんの答えを下に書きこんで下さい。

「コップは何をするものですか？」（　　　　　　　）
「椅子は何をするものですか？」　（　　　　　　　）
「鉛筆は何をするものですか？」　（　　　　　　　）

動詞（のむ，すわる，かく，など）で答えて，それが理屈に合っていれば結構です。２つ以上答えられた場合「はい」に○をつけて下さい。言葉でなく，身振り（ジェスチャー）で示した場合は「いいえ」に○をつけて下さい。　はい　いいえ　4.1-3.6　L

78. 数を１つ数えることができますか。
判定の方法：白い紙を一枚用意して，それを４つに切り分けてお子さんの前に置いて下さい。お子さんに「ひとつ（いちまい）ちょうだい」と言って下さい。お子さんが１枚以上あなたに渡した場合は「いいえ」に○をつけて下さい。1枚だけあなたに渡した時は，「私は何枚（いくつ）紙をもっていますか？」とたずねて下さい。お子さんが「ひとつ（いち，いっこ，いちまい）」と答えた時は「はい」に○をつけて下さい。それ以外の数字を答えた時は「いいえ」に○をつけて下さい。　はい　いいえ　4.1-3.6　L

79. 物につかまらないで，片足でケンケンして２回以上とべますか（片足交互のスキップではありません）。　はい　いいえ　4.2-3.7　GM

80. 下の図を見せて「これと同じものをかいて」と言って下さい。「十字（クロス）をかいて」と言ってはいけません。３回かかせて下さい。１回でもできれば結構です。判定の例は下に描いてある通りです。　はい　いいえ　4.2-3.8　FMA

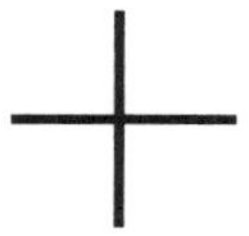

図：この場合は「はい」に○をつけて下さい。

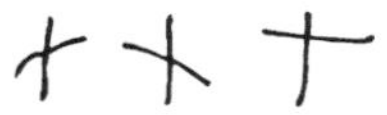

図：この場合は「いいえ」に○をつけて下さい。

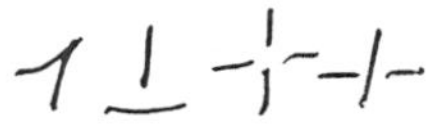

81. 下の図（２本の縦の線）をお子さんに見せて「長い方を指さして下さい」と言って下さい。（「大きい方を……」と言ってはいけません。）お子さんがどちらかを指さしたら，今度は上下さかさまにしてもう一度同じ質問をして下さい。それに答えたらさらにもう一度上下さかさま（最初と同じ向き）にして質問して下さい。途中でお子さんが間違えていても顔色に出したり訂正してはいけません。３回とも正しく指させたら「はい」に○をつけて下さい。　はい　いいえ　4.3-3.8　FMA

82. 下の絵をお子さんに見せて「飛ぶのはどれ？」「ニャーとなくのはどれ？」「お話するのはどれ？」「ほえるのはどれ？」「駆け足するのはどれ？」と聞いて下さい。聞く順番はどれから始めても結構です。4つ以上正しく指させたら「はい」に○をつけて下さい。　はい　いいえ　4.4-3.8　L

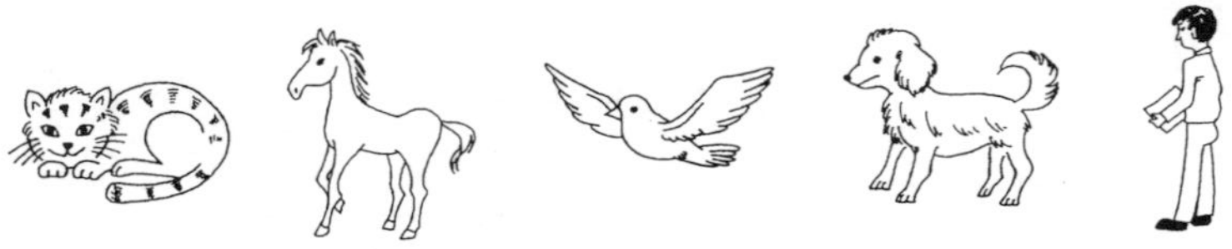

（原画　国立療養所広島病院小児科部長　下田浩子）

83. 以下の質問をお子さんにして下さい。質問をくりかえして言うのは構いませんが答える手助けをしないで下さい。それぞれの質問に対するお子さんの答えを下に書きこんで下さい。

「コップは何をするものですか？」（　　　　）
「椅子は何をするものですか？」（　　　　）
「鉛筆は何をするものですか？」（　　　　）

動詞（のむ，すわる，かく，など）で答えて，それが理屈に合っていれば結構です。3つ全部答えられた場合だけ「はい」に○をつけて下さい。言葉でなく，身振り（ジェスチャー）で示した場合は「いいえ」に○をつけて下さい。　はい　いいえ　4.4-3.9　L

84. お子さんに小さい紙切れか小さい物を渡して以下のように指示して下さい。その時，あなたの指で方向を示したり眼でそちらを見たりしないで下さい。

「その紙（物）を椅子の下におきなさい」
「その紙（物）をあなたの後におきなさい」
「その紙（物）を椅子の上におきなさい」
「その紙（物）をあなたの前におきなさい」

4つとも正しくできたら「はい」に○をつけて下さい。　はい　いいえ　4.6-4.0　L

85. 手助けも指導もなく，自分一人で歯ブラシに練り歯磨きをつけて，歯の表側も裏側も磨けますか。　はい　いいえ　4.8-4.2　PS

86. 単語を5つ以上定義できますか。
判定の方法：以下の質問をお子さんにして下さい。質問をくりかえして言うのは構いませんが答える手助けをしないで下さい。それぞれの質問に対するお子さんの答えを下に書きこんで下さい。

「ボールとは何ですか？」（　　　　）
「海とは何ですか？」（　　　　）
「机とは何ですか？」（　　　　）
「家とは何ですか？」（　　　　）
「バナナとは何ですか？」（　　　　）
「カーテンとは何ですか？」（　　　　）
「窓とは何ですか？」（　　　　）
「靴とは何ですか？」（　　　　）

お子さんの答がそのものの用途，形，材料，分類（カテゴリー）に関するもので理屈に合っていれば結構です。5つ以上の答が正しければ「はい」に○をつけて下さい。　はい　いいえ　5.0-4.4　L

87. 以下の質問をお子さんにして下さい。質問をくりかえして言うのは構いませんが答える手助けをしないで下さい。それぞれの質問に対するお子さんの答えを下に書きこんで下さい。

「寒い時はどうしますか？」（　　　　）
答の例（震える，服を着る，家に入る，など）
「疲れた時はどうしますか？」（　　　　）
答の例（あくびをする，眠る，横になる，昼寝する）
「お腹がすいた時はどうしますか？」（　　　　）
答の例（食べる，食べるものを頼む，お昼を食べる）

答が理屈に合っていればこれ以外の答でも結構です。3つとも答えられた場合「はい」に○をつけて下さい。言葉でなく，身振り（ジェスチャー）で示した場合は「いいえ」に○をつけて下さい。　はい　いいえ　5.2-4.6　L

88. 片足立ちが8秒間以上できますか。
方法：物につかまらずに，一人で片足立ちさせて，何秒間バランスを保つことができるか測定します。あなたが見本をみせて下さい。お子さんにできるだけ長く片足立ちするように言って下さい。

右足で何秒間，片足立ちができましたか（　　）秒間
左足で何秒間，片足立ちができましたか（　　）秒間

右足でも左足でも両方とも8秒間以上片足立ちができた場合「はい」に○をつけて下さい。　はい　いいえ　5.2-4.7　GM

89. 白い紙をわたして人の絵を描かせて下さい。
方法：「ひと（男のひと，女のひと，男の子，女の子）の絵を描いて下さい」と言って下さい。描いている時に手助けしたり，欠けている部分を指摘したりしないで下さい。絵が描けた後，体のいくつの部分（頭，口，毛，体，鼻，目，足など）が描けているか数えて下さい。その際，目，腕，足，耳など対になっているものは一対を1部分として数えて下さい。なお，対になっているものが片方しか描けていない場合には体の部分として数えないで下さい。6部分以上描けていれば「はい」に○をつけて下さい。　はい　いいえ　6.0-5.3　FMA

4～6歳用

DENVER II 予備判定票

氏　　名 ＿＿＿＿＿＿

記録者　氏　名 ＿＿＿＿＿＿
　　　　続　柄 ＿＿＿＿＿＿

記　録　日 ＿＿年＿＿月＿＿日
生 年 月 日 ＿＿年＿＿月＿＿日
年 月 日 齢 ＿＿年＿＿月＿＿日

以下の質問に順番にお答え下さい。「はい」「いいえ」のどちらかに○をつけて下さい。「いいえ」が３つ以上になったら，それ以降の質問にお答えになる必要はありません。

75. あまり親しくない人にも，あなたのお子さんが話す内容がほぼ全部理解されていますか。あなたやお子さんの親しい人でないと理解できない場合は「いいえ」に○をつけて下さい。　はい　いいえ　4.0-3.5　L

76. 下の図（黄，緑，赤，青）を見せ，ひとつずつ指さして「これは何色？」と聞いて下さい。お子さんが違った答を言ってもあなたの顔色に出さないようにして４つとも聞いて下さい。４つとも正しく答えれば「はい」に○をつけて下さい。　はい　いいえ　4.0-3.6　L

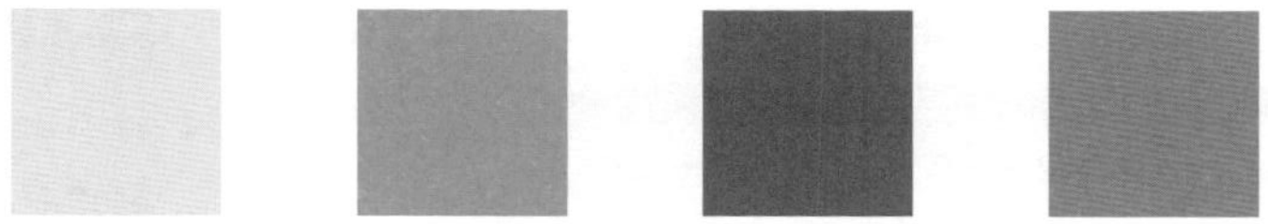

77. 以下の質問をお子さんにして下さい。質問をくりかえして言うのは構いませんが答える手助けをしないで下さい。それぞれの質問に対するお子さんの答えを下に書きこんで下さい。
「コップは何をするものですか？」（　　　　　）
「椅子は何をするものですか？」（　　　　　）
「鉛筆は何をするものですか？」（　　　　　）
動詞（のむ，すわる，かく，など）で答えて，それが理屈に合っていれば結構です。２つ以上答えられた場合「はい」に○をつけて下さい。言葉でなく，身振り（ジェスチャー）で示した場合は「いいえ」に○をつけて下さい。　はい　いいえ　4.1-3.6　L

78. 数を１つ数えることができますか。
判定の方法：白い紙を一枚用意して，それを４つに切り分けてお子さんの前に置いて下さい。お子さんに「ひとつ（いちまい）ちょうだい」と言って下さい。お子さんが１枚以上あなたに渡した場合は「いいえ」に○をつけて下さい。１枚だけあなたに渡した時は，「私は何枚（いくつ）紙をもっていますか？」とたずねて下さい。お子さんが「ひとつ（いち，いっこ，いちまい）」と答えた時は「はい」に○をつけて下さい。それ以外の数字を答えた時は「いいえ」に○をつけて下さい。　はい　いいえ　4.1-3.6　L

79. 物につかまらないで，片足でケンケンして２回以上とべますか（片足交互のスキップではありません）。　はい　いいえ　4.2-3.7　GM

80. 下の図を見せて「これと同じものをかいて」と言って下さい。「十字（クロス）をかいて」と言ってはいけません。３回かかせて下さい。１回でもできれば結構です。判定の例は下に描いてある通りです。　はい　いいえ　4.2-3.8　FMA

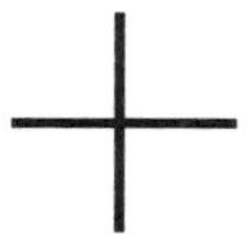

図：この場合は「はい」に○をつけて下さい。

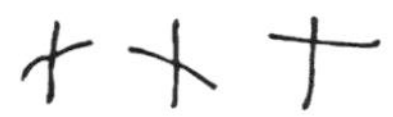

図：この場合は「いいえ」に○をつけて下さい。

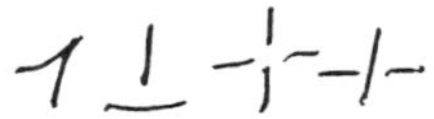

81. 下の図（２本の縦の線）をお子さんに見せて「長い方を指さして下さい」と言って下さい。（「大きい方を……」と言ってはいけません。）お子さんがどちらかを指さしたら，今度は上下さかさまにしてもう一度同じ質問をして下さい。それに答えたらさらにもう一度上下さかさま（最初と同じ向き）にして質問して下さい。途中でお子さんが間違えていても顔色に出したり訂正してはいけません。３回とも正しく指させたら「はい」に○をつけて下さい。　はい　いいえ　4.3-3.8　FMA

82. 下の絵をお子さんに見せて「飛ぶのはどれ？」「ニャーとなくのはどれ？」「お話するのはどれ？」「ほえるのはどれ？」「駆け足するのはどれ？」と聞いて下さい。聞く順番はどれから始めても結構です。4つ以上正しく指させたら「はい」に○をつけて下さい。　はい　いいえ　4.4-3.8　L

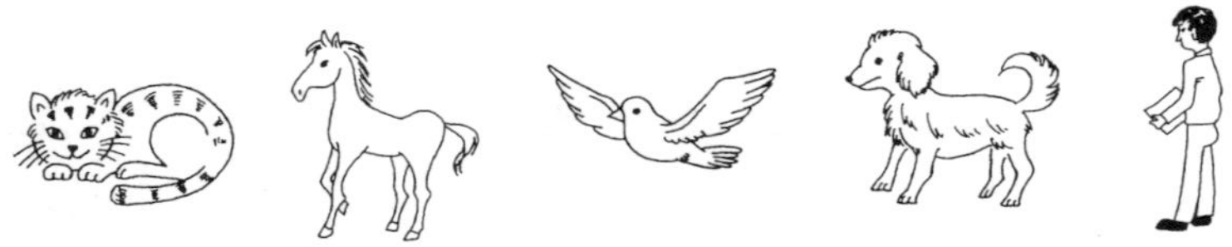

（原画　国立療養所広島病院小児科部長　下田浩子）

83. 以下の質問をお子さんにして下さい。質問をくりかえして言うのは構いませんが答える手助けをしないで下さい。それぞれの質問に対するお子さんの答えを下に書きこんで下さい。

「コップは何をするものですか？」（　　　）
「椅子は何をするものですか？」（　　　）
「鉛筆は何をするものですか？」（　　　）

動詞（のむ，すわる，かく，など）で答えて，それが理屈に合っていれば結構です。3つ全部答えられた場合だけ「はい」に○をつけて下さい。言葉でなく，身振り（ジェスチャー）で示した場合は「いいえ」に○をつけて下さい。　はい　いいえ　4.4-3.9　L

84. お子さんに小さい紙切れか小さい物を渡して以下のように指示して下さい。その時，あなたの指で方向を示したり眼でそちらを見たりしないで下さい。

「その紙（物）を椅子の下におきなさい」
「その紙（物）をあなたの後におきなさい」
「その紙（物）を椅子の上におきなさい」
「その紙（物）をあなたの前におきなさい」

4つとも正しくできたら「はい」に○をつけて下さい。　はい　いいえ　4.6-4.0　L

85. 手助けも指導もなく，自分一人で歯ブラシに練り歯磨きをつけて，歯の表側も裏側も磨けますか。　はい　いいえ　4.8-4.2　PS

86. 単語を５つ以上定義できますか。
判定の方法：以下の質問をお子さんにして下さい。質問をくりかえして言うのは構いませんが答える手助けをしないで下さい。それぞれの質問に対するお子さんの答えを下に書きこんで下さい。

「ボールとは何ですか？」（　　　）
「海とは何ですか？」（　　　）
「机とは何ですか？」（　　　）
「家とは何ですか？」（　　　）
「バナナとは何ですか？」（　　　）
「カーテンとは何ですか？」（　　　）
「窓とは何ですか？」（　　　）
「靴とは何ですか？」（　　　）

お子さんの答がそのものの用途，形，材料，分類（カテゴリー）に関するもので理屈に合っていれば結構です。５つ以上の答が正しければ「はい」に○をつけて下さい。　はい　いいえ　5.0-4.4　L

87. 以下の質問をお子さんにして下さい。質問をくりかえして言うのは構いませんが答える手助けをしないで下さい。それぞれの質問に対するお子さんの答えを下に書きこんで下さい。

「寒い時はどうしますか？」（　　　）
　答の例（震える，服を着る，家に入る，など）
「疲れた時はどうしますか？」（　　　）
　答の例（あくびをする，眠る，横になる，昼寝する）
「お腹がすいた時はどうしますか？」（　　　）
　答の例（食べる，食べるものを頼む，お昼を食べる）

答が理屈に合っていればこれ以外の答でも結構です。３つとも答えられた場合「はい」に○をつけて下さい。言葉でなく，身振り（ジェスチャー）で示した場合は「いいえ」に○をつけて下さい。　はい　いいえ　5.2-4.6　L

88. 片足立ちが８秒間以上できますか。
方法：物につかまらずに，一人で片足立ちさせて，何秒間バランスを保つことができるか測定します。あなたが見本をみせて下さい。お子さんにできるだけ長く片足立ちするように言って下さい。

右足で何秒間，片足立ちができましたか（　　）秒間
左足で何秒間，片足立ちができましたか（　　）秒間

右足でも左足でも両方とも８秒間以上片足立ちができた場合「はい」に○をつけて下さい。　はい　いいえ　5.2-4.7　GM

89. 白い紙をわたして人の絵を描かせて下さい。
方法：「ひと（男のひと，女のひと，男の子，女の子）の絵を描いて下さい」と言って下さい。描いている時に手助けしたり，欠けている部分を指摘したりしないで下さい。絵が描けた後，体のいくつの部分（頭，口，毛，体，鼻，目，足など）が描けているか数えて下さい。その際，目，腕，足，耳など対になっているものは一対を１部分として数えて下さい。なお，対になっているものが片方しか描けていない場合には体の部分として数えないで下さい。６部分以上描けていれば「はい」に○をつけて下さい。
はい　いいえ　6.0-5.3　FMA

DENVERⅡ予備判定票

4～6歳用

氏名	
記録者　氏名	
記録者　続柄	

記録日	年	月	日
生年月日	年	月	日
年月日齢	年	月	日

以下の質問に順番にお答え下さい。「はい」「いいえ」のどちらかに○をつけて下さい。「いいえ」が３つ以上になったら，それ以降の質問にお答えになる必要はありません。

75. あまり親しくない人にも，あなたのお子さんが話す内容がほぼ全部理解されていますか。あなたやお子さんの親しい人でないと理解できない場合は「いいえ」に○をつけて下さい。　はい　いいえ　4.0-3.5　L

76. 下の図（黄，緑，赤，青）を見せ，ひとつずつ指さして「これは何色？」と聞いて下さい。お子さんが違った答を言ってもあなたの顔色に出さないようにして４つとも聞いて下さい。４つとも正しく答えれば「はい」に○をつけて下さい。　はい　いいえ　4.0-3.6　L

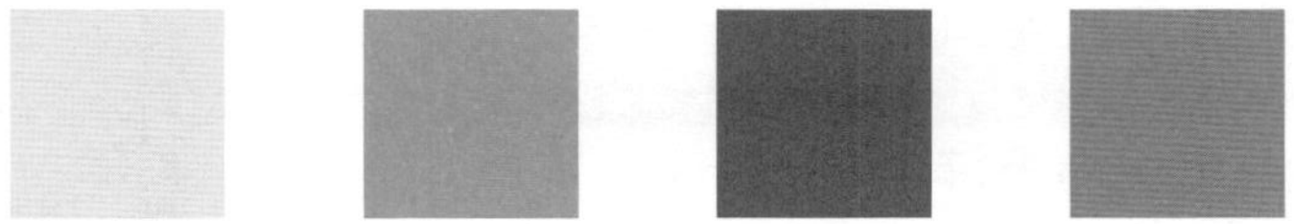

77. 以下の質問をお子さんにして下さい。質問をくりかえして言うのは構いませんが答える手助けをしないで下さい。それぞれの質問に対するお子さんの答えを下に書きこんで下さい。
「コップは何をするものですか？」（　　　　　　）
「椅子は何をするものですか？」（　　　　　　）
「鉛筆は何をするものですか？」（　　　　　　）
動詞（のむ，すわる，かく，など）で答えて，それが理屈に合っていれば結構です。２つ以上答えられた場合「はい」に○をつけて下さい。言葉でなく，身振り（ジェスチャー）で示した場合は「いいえ」に○をつけて下さい。　はい　いいえ　4.1-3.6　L

78. 数を１つ数えることができますか。
判定の方法：白い紙を一枚用意して，それを４つに切り分けてお子さんの前に置いて下さい。お子さんに「ひとつ（いちまい）ちょうだい」と言って下さい。お子さんが１枚以上あなたに渡した場合は「いいえ」に○をつけて下さい。1枚だけあなたに渡した時は，「私は何枚（いくつ）紙をもっていますか？」とたずねて下さい。お子さんが「ひとつ（いち，いっこ，いちまい）」と答えた時は「はい」に○をつけて下さい。それ以外の数字を答えた時は「いいえ」に○をつけて下さい。　はい　いいえ　4.1-3.6　L

79. 物につかまらないで，片足でケンケンして２回以上とべますか（片足交互のスキップではありません）。　はい　いいえ　4.2-3.7　GM

80. 下の図を見せて「これと同じものをかいて」と言って下さい。「十字（クロス）をかいて」と言ってはいけません。３回かかせて下さい。１回でもできれば結構です。判定の例は下に描いてある通りです。　はい　いいえ　4.2-3.8　FMA

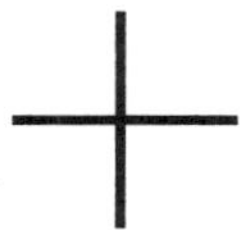

図：この場合は「はい」に○をつけて下さい。

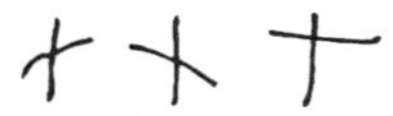

図：この場合は「いいえ」に○をつけて下さい。

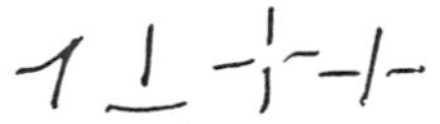

81. 下の図（２本の縦の線）をお子さんに見せて「長い方を指さして下さい」と言って下さい。（「大きい方を……」と言ってはいけません。）お子さんがどちらかを指さしたら，今度は上下さかさまにしてもう一度同じ質問をして下さい。それに答えたらさらにもう一度上下さかさま（最初と同じ向き）にして質問して下さい。途中でお子さんが間違えていても顔色に出したり訂正してはいけません。３回とも正しく指させたら「はい」に○をつけて下さい。　はい　いいえ　4.3-3.8　FMA

82. 下の絵をお子さんに見せて「飛ぶのはどれ？」「ニャーとなくのはどれ？」「お話するのはどれ？」「ほえるのはどれ？」「駆け足するのはどれ？」と聞いて下さい。聞く順番はどれから始めても結構です。4つ以上正しく指させたら「はい」に○をつけて下さい。　はい　いいえ　4.4-3.8　L

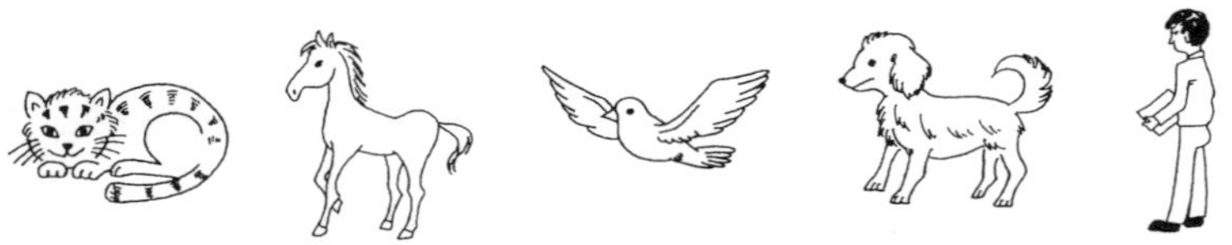

（原画　国立療養所広島病院小児科部長　下田浩子）

83. 以下の質問をお子さんにして下さい。質問をくりかえして言うのは構いませんが答える手助けをしないで下さい。それぞれの質問に対するお子さんの答えを下に書きこんで下さい。

「コップは何をするものですか？」（　　　　）

「椅子は何をするものですか？」（　　　　）

「鉛筆は何をするものですか？」（　　　　）

動詞（のむ，すわる，かく，など）で答えて，それが理屈に合っていれば結構です。3つ全部答えられた場合だけ「はい」に○をつけて下さい。言葉でなく，身振り（ジェスチャー）で示した場合は「いいえ」に○をつけて下さい。　はい　いいえ　4.4-3.9　L

84. お子さんに小さい紙切れか小さい物を渡して以下のように指示して下さい。その時，あなたの指で方向を示したり眼でそちらを見たりしないで下さい。

「その紙（物）を椅子の下におきなさい」

「その紙（物）をあなたの後におきなさい」

「その紙（物）を椅子の上におきなさい」

「その紙（物）をあなたの前におきなさい」

4つとも正しくできたら「はい」に○をつけて下さい。　はい　いいえ　4.6-4.0　L

85. 手助けも指導もなく，自分一人で歯ブラシに練り歯磨きをつけて，歯の表側も裏側も磨けますか。　はい　いいえ　4.8-4.2　PS

86. 単語を5つ以上定義できますか。

判定の方法：以下の質問をお子さんにして下さい。質問をくりかえして言うのは構いませんが答える手助けをしないで下さい。それぞれの質問に対するお子さんの答えを下に書きこんで下さい。

「ボールとは何ですか？」（　　　　）

「海とは何ですか？」（　　　　）

「机とは何ですか？」（　　　　）

「家とは何ですか？」（　　　　）

「バナナとは何ですか？」（　　　　）

「カーテンとは何ですか？」（　　　　）

「窓とは何ですか？」（　　　　）

「靴とは何ですか？」（　　　　）

お子さんの答がそのものの用途，形，材料，分類（カテゴリー）に関するもので理屈に合っていれば結構です。5つ以上の答が正しければ「はい」に○をつけて下さい。　はい　いいえ　5.0-4.4　L

87. 以下の質問をお子さんにして下さい。質問をくりかえして言うのは構いませんが答える手助けをしないで下さい。それぞれの質問に対するお子さんの答えを下に書きこんで下さい。

「寒い時はどうしますか？」（　　　　）

答の例（震える，服を着る，家に入る，など）

「疲れた時はどうしますか？」（　　　　）

答の例（あくびをする，眠る，横になる，昼寝する）

「お腹がすいた時はどうしますか？」（　　　　）

答の例（食べる，食べるものを頼む，お昼を食べる）

答が理屈に合っていればこれ以外の答でも結構です。3つとも答えられた場合「はい」に○をつけて下さい。言葉でなく，身振り（ジェスチャー）で示した場合は「いいえ」に○をつけて下さい。　はい　いいえ　5.2-4.6　L

88. 片足立ちが8秒間以上できますか。

方法：物につかまらずに，一人で片足立ちさせて，何秒間バランスを保つことができるか測定します。あなたが見本をみせて下さい。お子さんにできるだけ長く片足立ちするように言って下さい。

右足で何秒間，片足立ちができましたか（　　）秒間

左足で何秒間，片足立ちができましたか（　　）秒間

右足でも左足でも両方とも8秒間以上片足立ちができた場合「はい」に○をつけて下さい。　はい　いいえ　5.2-4.7　GM

89. 白い紙をわたして人の絵を描かせて下さい。

方法：「ひと（男のひと，女のひと，男の子，女の子）の絵を描いて下さい」と言って下さい。描いている時に手助けしたり，欠けている部分を指摘したりしないで下さい。絵が描けた後，体のいくつの部分（頭，口，毛，体，鼻，目，足など）が描けているか数えて下さい。その際，目，腕，足，耳など対になっているものは一対を1部分として数えて下さい。なお，対になっているものが片方しか描けていない場合には体の部分として数えないで下さい。6部分以上描けていれば「はい」に○をつけて下さい。　はい　いいえ　6.0-5.3　FMA

4～6歳用

DENVER Ⅱ 予備判定票

氏　　名		記録日	年　月　日
記録者　氏　名		生年月日	年　月　日
記録者　続　柄		年月日齢	年　月　日

以下の質問に順番にお答え下さい。「はい」「いいえ」のどちらかに○をつけて下さい。「いいえ」が３つ以上になったら，それ以降の質問にお答えになる必要はありません。

75. あまり親しくない人にも，あなたのお子さんが話す内容がほぼ全部理解されていますか。あなたやお子さんの親しい人でないと理解できない場合は「いいえ」に○をつけて下さい。　はい　いいえ　4.0-3.5　L

76. 下の図（黄，緑，赤，青）を見せ，ひとつずつ指さして「これは何色？」と聞いて下さい。お子さんが違った答を言ってもあなたの顔色に出さないようにして４つとも聞いて下さい。４つとも正しく答えれば「はい」に○をつけて下さい。　はい　いいえ　4.0-3.6　L

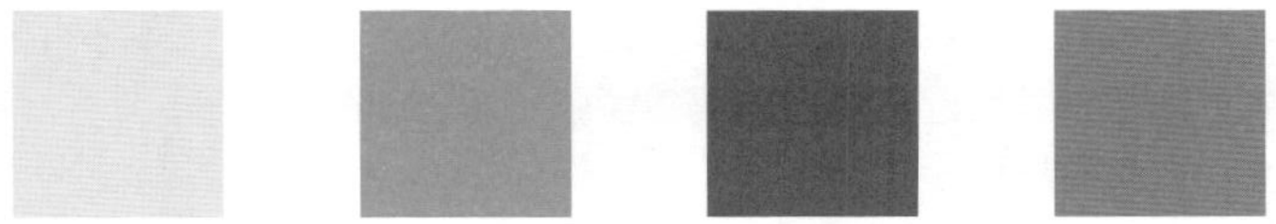

77. 以下の質問をお子さんにして下さい。質問をくりかえして言うのは構いませんが答える手助けをしないで下さい。それぞれの質問に対するお子さんの答えを下に書きこんで下さい。
「コップは何をするものですか？」(　　　　　　)
「椅子は何をするものですか？」(　　　　　　)
「鉛筆は何をするものですか？」(　　　　　　)
動詞（のむ，すわる，かく，など）で答えて，それが理屈に合っていれば結構です。２つ以上答えられた場合「はい」に○をつけて下さい。言葉でなく，身振り（ジェスチャー）で示した場合は「いいえ」に○をつけて下さい。　はい　いいえ　4.1-3.6　L

78. 数を１つ数えることができますか。
判定の方法：白い紙を一枚用意して，それを４つに切り分けてお子さんの前に置いて下さい。お子さんに「ひとつ（いちまい）ちょうだい」と言って下さい。お子さんが１枚以上あなたに渡した場合は「いいえ」に○をつけて下さい。1枚だけあなたに渡した時は，「私は何枚（いくつ）紙をもっていますか？」とたずねて下さい。お子さんが「ひとつ（いち，いっこ，いちまい)」と答えた時は「はい」に○をつけて下さい。それ以外の数字を答えた時は「いいえ」に○をつけて下さい。　はい　いいえ　4.1-3.6　L

79. 物につかまらないで，片足でケンケンして２回以上とべますか（片足交互のスキップではありません）。　はい　いいえ　4.2-3.7　GM

80. 下の図を見せて「これと同じものをかいて」と言って下さい。「十字（クロス）をかいて」と言ってはいけません。３回かかせて下さい。１回でもできれば結構です。判定の例は下に描いてある通りです。　はい　いいえ　4.2-3.8　FMA

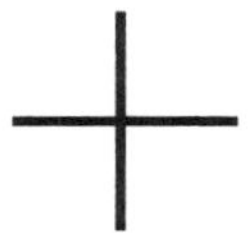

図：この場合は「はい」に○をつけて下さい。

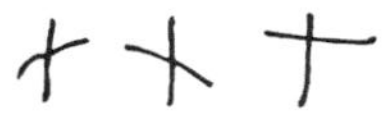

図：この場合は「いいえ」に○をつけて下さい。

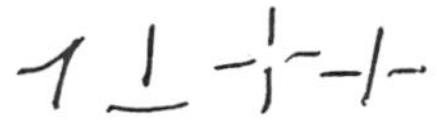

81. 下の図（２本の縦の線）をお子さんに見せて「長い方を指さして下さい」と言って下さい。（「大きい方を……」と言ってはいけません。）お子さんがどちらかを指さしたら，今度は上下さかさまにしてもう一度同じ質問をして下さい。それに答えたらさらにもう一度上下さかさま（最初と同じ向き）にして質問して下さい。途中でお子さんが間違えていても顔色に出したり訂正してはいけません。３回とも正しく指させたら「はい」に○をつけて下さい。　はい　いいえ　4.3-3.8　FMA

82. 下の絵をお子さんに見せて「飛ぶのはどれ？」「ニャーとなくのはどれ？」「お話するのはどれ？」「ほえるのはどれ？」「駆け足するのはどれ？」と聞いて下さい。聞く順番はどれから始めても結構です。4つ以上正しく指させたら「はい」に○をつけて下さい。　はい　いいえ　4.4-3.8　L

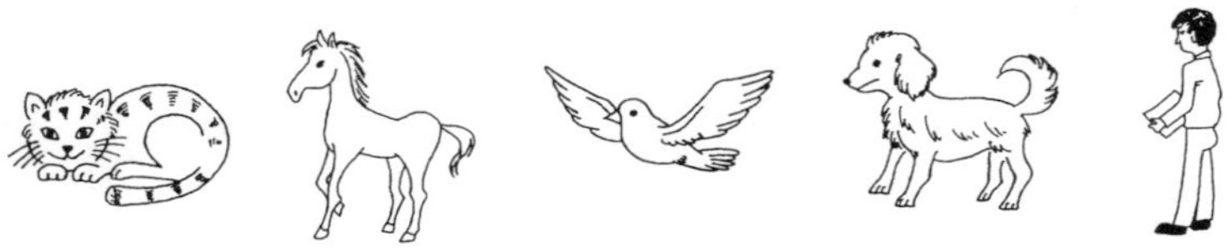

（原画　国立療養所広島病院小児科部長　下田浩子）

83. 以下の質問をお子さんにして下さい。質問をくりかえして言うのは構いませんが答える手助けをしないで下さい。それぞれの質問に対するお子さんの答えを下に書きこんで下さい。
「コップは何をするものですか？」（　　　　）
「椅子は何をするものですか？」（　　　　）
「鉛筆は何をするものですか？」（　　　　）
動詞（のむ，すわる，かく，など）で答えて，それが理屈に合っていれば結構です。3つ全部答えられた場合だけ「はい」に○をつけて下さい。言葉でなく，身振り（ジェスチャー）で示した場合は「いいえ」に○をつけて下さい。　はい　いいえ　4.4-3.9　L

84. お子さんに小さい紙切れか小さい物を渡して以下のように指示して下さい。その時，あなたの指で方向を示したり眼でそちらを見たりしないで下さい。
「その紙（物）を椅子の下におきなさい」
「その紙（物）をあなたの後におきなさい」
「その紙（物）を椅子の上におきなさい」
「その紙（物）をあなたの前におきなさい」
4つとも正しくできたら「はい」に○をつけて下さい。　はい　いいえ　4.6-4.0　L

85. 手助けも指導もなく，自分一人で歯ブラシに練り歯磨きをつけて，歯の表側も裏側も磨けますか。　はい　いいえ　4.8-4.2　PS

86. 単語を5つ以上定義できますか。
判定の方法：以下の質問をお子さんにして下さい。質問をくりかえして言うのは構いませんが答える手助けをしないで下さい。それぞれの質問に対するお子さんの答えを下に書きこんで下さい。
「ボールとは何ですか？」（　　　　）
「海とは何ですか？」（　　　　）
「机とは何ですか？」（　　　　）
「家とは何ですか？」（　　　　）
「バナナとは何ですか？」（　　　　）
「カーテンとは何ですか？」（　　　　）
「窓とは何ですか？」（　　　　）
「靴とは何ですか？」（　　　　）
お子さんの答がそのものの用途，形，材料，分類（カテゴリー）に関するもので理屈に合っていれば結構です。5つ以上の答が正しければ「はい」に○をつけて下さい。　はい　いいえ　5.0-4.4　L

87. 以下の質問をお子さんにして下さい。質問をくりかえして言うのは構いませんが答える手助けをしないで下さい。それぞれの質問に対するお子さんの答えを下に書きこんで下さい。
「寒い時はどうしますか？」（　　　　）
答の例（震える，服を着る，家に入る，など）
「疲れた時はどうしますか？」（　　　　）
答の例（あくびをする，眠る，横になる，昼寝する）
「お腹がすいた時はどうしますか？」（　　　　）
答の例（食べる，食べるものを頼む，お昼を食べる）
答が理屈に合っていればこれ以外の答でも結構です。3つとも答えられた場合「はい」に○をつけて下さい。言葉でなく，身振り（ジェスチャー）で示した場合は「いいえ」に○をつけて下さい。　はい　いいえ　5.2-4.6　L

88. 片足立ちが8秒間以上できますか。
方法：物につかまらずに，一人で片足立ちさせて，何秒間バランスを保つことができるか測定します。あなたが見本をみせて下さい。お子さんにできるだけ長く片足立ちするように言って下さい。
右足で何秒間，片足立ちができましたか（　）秒間
左足で何秒間，片足立ちができましたか（　）秒間
右足でも左足でも両方とも8秒間以上片足立ちができた場合「はい」に○をつけて下さい。　はい　いいえ　5.2-4.7　GM

89. 白い紙をわたして人の絵を描かせて下さい。
方法：「ひと（男のひと，女のひと，男の子，女の子）の絵を描いて下さい」と言って下さい。描いている時に手助けしたり，欠けている部分を指摘したりしないで下さい。絵が描けた後，体のいくつの部分（頭，口，毛，体，鼻，目，足など）が描けているか数えて下さい。その際，目，腕，足，耳など対になっているものは一対を1部分として数えて下さい。なお，対になっているものが片方しか描けていない場合には体の部分として数えないで下さい。6部分以上描けていれば「はい」に○をつけて下さい。　はい　いいえ　6.0-5.3　FMA

4〜6歳用

DENVER II 予備判定票

氏名		記録日	年　月　日
		生年月日	年　月　日
記録者 氏名		年月日齢	年　月　日
続柄			

以下の質問に順番にお答え下さい。「はい」「いいえ」のどちらかに○をつけて下さい。「いいえ」が３つ以上になったら，それ以降の質問にお答えになる必要はありません。

75. あまり親しくない人にも，あなたのお子さんが話す内容がほぼ全部理解されていますか。あなたやお子さんの親しい人でないと理解できない場合は「いいえ」に○をつけて下さい。　はい　いいえ　4.0-3.5　L

76. 下の図（黄，緑，赤，青）を見せ，ひとつずつ指さして「これは何色？」と聞いて下さい。お子さんが違った答を言ってもあなたの顔色に出さないようにして４つとも聞いて下さい。４つとも正しく答えれば「はい」に○をつけて下さい。　はい　いいえ　4.0-3.6　L

77. 以下の質問をお子さんにして下さい。質問をくりかえして言うのは構いませんが答える手助けをしないで下さい。それぞれの質問に対するお子さんの答えを下に書きこんで下さい。

「コップは何をするものですか？」(　　　　　　)
「椅子は何をするものですか？」(　　　　　　)
「鉛筆は何をするものですか？」(　　　　　　)

動詞（のむ，すわる，かく，など）で答えて，それが理屈に合っていれば結構です。２つ以上答えられた場合「はい」に○をつけて下さい。言葉でなく，身振り（ジェスチャー）で示した場合は「いいえ」に○をつけて下さい。　はい　いいえ　4.1-3.6　L

78. 数を１つ数えることができますか。
判定の方法：白い紙を一枚用意して，それを４つに切り分けてお子さんの前に置いて下さい。お子さんに「ひとつ（いちまい）ちょうだい」と言って下さい。お子さんが１枚以上あなたに渡した場合は「いいえ」に○をつけて下さい。1枚だけあなたに渡した時は，「私は何枚（いくつ）紙をもっていますか？」とたずねて下さい。お子さんが「ひとつ（いち，いっこ，いちまい）」と答えた時は「はい」に○をつけて下さい。それ以外の数字を答えた時は「いいえ」に○をつけて下さい。　はい　いいえ　4.1-3.6　L

79. 物につかまらないで，片足でケンケンして２回以上とべますか（片足交互のスキップではありません）。　はい　いいえ　4.2-3.7　GM

80. 下の図を見せて「これと同じものをかいて」と言って下さい。「十字（クロス）をかいて」と言ってはいけません。３回かかせて下さい。１回でもできれば結構です。判定の例は下に描いてある通りです。　はい　いいえ　4.2-3.8　FMA

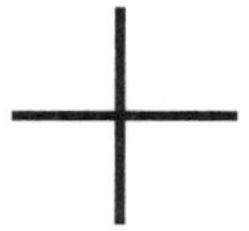

図：この場合は「はい」に○をつけて下さい。

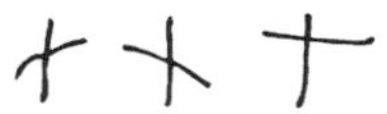

図：この場合は「いいえ」に○をつけて下さい。

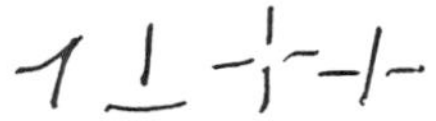

81. 下の図（２本の縦の線）をお子さんに見せて「長い方を指さして下さい」と言って下さい。（「大きい方を……」と言ってはいけません。）お子さんがどちらかを指さしたら，今度は上下さかさまにしてもう一度同じ質問をして下さい。それに答えたらさらにもう一度上下さかさま（最初と同じ向き）にして質問して下さい。途中でお子さんが間違えていても顔色に出したり訂正してはいけません。３回とも正しく指させたら「はい」に○をつけて下さい。　はい　いいえ　4.3-3.8　FMA

82. 下の絵をお子さんに見せて「飛ぶのはどれ？」「ニャーとなくのはどれ？」「お話するのはどれ？」「ほえるのはどれ？」「駆け足するのはどれ？」と聞いて下さい。聞く順番はどれから始めても結構です。４つ以上正しく指させたら「はい」に○をつけて下さい。　はい　いいえ　4.4-3.8　L

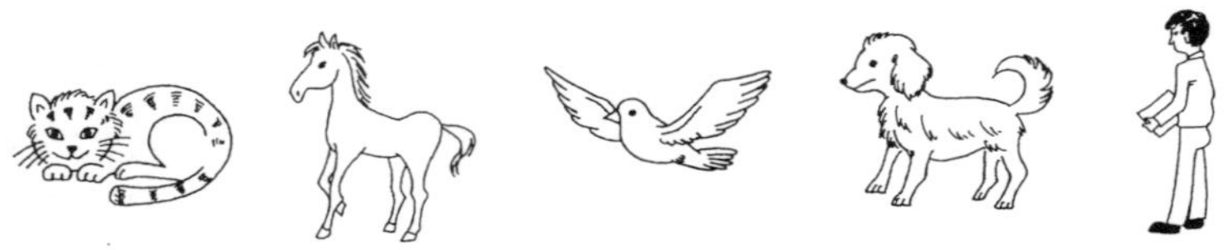

（原画　国立療養所広島病院小児科部長　下田浩子）

83. 以下の質問をお子さんにして下さい。質問をくりかえして言うのは構いませんが答える手助けをしないで下さい。それぞれの質問に対するお子さんの答えを下に書きこんで下さい。

「コップは何をするものですか？」（　　　　）

「椅子は何をするものですか？」（　　　　）

「鉛筆は何をするものですか？」（　　　　）

動詞（のむ，すわる，かく，など）で答えて，それが理屈に合っていれば結構です。３つ全部答えられた場合だけ「はい」に○をつけて下さい。言葉でなく，身振り（ジェスチャー）で示した場合は「いいえ」に○をつけて下さい。　はい　いいえ　4.4-3.9　L

84. お子さんに小さい紙切れか小さい物を渡して以下のように指示して下さい。その時，あなたの指で方向を示したり眼でそちらを見たりしないで下さい。

「その紙（物）を椅子の下におきなさい」

「その紙（物）をあなたの後におきなさい」

「その紙（物）を椅子の上におきなさい」

「その紙（物）をあなたの前におきなさい」

４つとも正しくできたら「はい」に○をつけて下さい。　はい　いいえ　4.6-4.0　L

85. 手助けも指導もなく，自分一人で歯ブラシに練り歯磨きをつけて，歯の表側も裏側も磨けますか。　はい　いいえ　4.8-4.2　PS

86. 単語を５つ以上定義できますか。

判定の方法：以下の質問をお子さんにして下さい。質問をくりかえして言うのは構いませんが答える手助けをしないで下さい。それぞれの質問に対するお子さんの答えを下に書きこんで下さい。

「ボールとは何ですか？」（　　　　）

「海とは何ですか？」（　　　　）

「机とは何ですか？」（　　　　）

「家とは何ですか？」（　　　　）

「バナナとは何ですか？」（　　　　）

「カーテンとは何ですか？」（　　　　）

「窓とは何ですか？」（　　　　）

「靴とは何ですか？」（　　　　）

お子さんの答がそのものの用途，形，材料，分類（カテゴリー）に関するもので理屈に合っていれば結構です。５つ以上の答が正しければ「はい」に○をつけて下さい。　はい　いいえ　5.0-4.4　L

87. 以下の質問をお子さんにして下さい。質問をくりかえして言うのは構いませんが答える手助けをしないで下さい。それぞれの質問に対するお子さんの答えを下に書きこんで下さい。

「寒い時はどうしますか？」（　　　　）

答の例（震える，服を着る，家に入る，など）

「疲れた時はどうしますか？」（　　　　）

答の例（あくびをする，眠る，横になる，昼寝する）

「お腹がすいた時はどうしますか？」（　　　　）

答の例（食べる，食べるものを頼む，お昼を食べる）

答が理屈に合っていればこれ以外の答でも結構です。３つとも答えられた場合「はい」に○をつけて下さい。言葉でなく，身振り（ジェスチャー）で示した場合は「いいえ」に○をつけて下さい。　はい　いいえ　5.2-4.6　L

88. 片足立ちが８秒間以上できますか。

方法：物につかまらずに，一人で片足立ちさせて，何秒間バランスを保つことができるか測定します。あなたが見本をみせて下さい。お子さんにできるだけ長く片足立ちするように言って下さい。

右足で何秒間，片足立ちができましたか（　　）秒間

左足で何秒間，片足立ちができましたか（　　）秒間

右足でも左足でも両方とも８秒間以上片足立ちができた場合「はい」に○をつけて下さい。　はい　いいえ　5.2-4.7　GM

89. 白い紙をわたして人の絵を描かせて下さい。

方法：「ひと（男のひと，女のひと，男の子，女の子）の絵を描いて下さい」と言って下さい。描いている時に手助けしたり，欠けている部分を指摘したりしないで下さい。絵が描けた後，体のいくつの部分（頭，口，毛，体，鼻，目，足など）が描けているか数えて下さい。その際，目，腕，足，耳など対になっているものは一対を１部分として数えて下さい。なお，対になっているものが片方しか描けていない場合には体の部分として数えないで下さい。６部分以上描けていれば「はい」に○をつけて下さい。　はい　いいえ　6.0-5.3　FMA

DENVERⅡ予備判定票

4〜6歳用

氏　　　名 ＿＿＿＿＿＿

記録者　氏　　名 ＿＿＿＿＿＿

　　　　続　　柄 ＿＿＿＿＿＿

記　録　日 ＿＿年＿＿月＿＿日

生 年 月 日 ＿＿年＿＿月＿＿日

年 月 日 齢 ＿＿年＿＿月＿＿日

以下の質問に順番にお答え下さい。「はい」「いいえ」のどちらかに○をつけて下さい。「いいえ」が３つ以上になったら，それ以降の質問にお答えになる必要はありません。

75. あまり親しくない人にも，あなたのお子さんが話す内容がほぼ全部理解されていますか。あなたやお子さんの親しい人でないと理解できない場合は「いいえ」に○をつけて下さい。　はい　いいえ　4.0-3.5　L

76. 下の図（黄，緑，赤，青）を見せ，ひとつずつ指さして「これは何色？」と聞いて下さい。お子さんが違った答を言ってもあなたの顔色に出さないようにして４つとも聞いて下さい。４つとも正しく答えれば「はい」に○をつけて下さい。　はい　いいえ　4.0-3.6　L

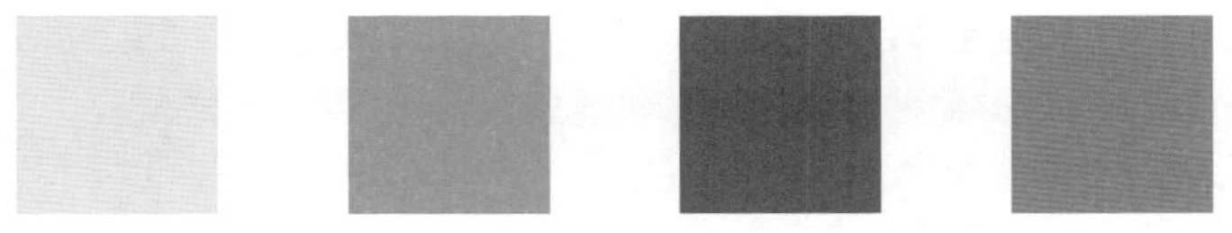

77. 以下の質問をお子さんにして下さい。質問をくりかえして言うのは構いませんが答える手助けをしないで下さい。それぞれの質問に対するお子さんの答えを下に書きこんで下さい。

「コップは何をするものですか？」（　　　　　　）

「椅子は何をするものですか？」（　　　　　　）

「鉛筆は何をするものですか？」（　　　　　　）

動詞（のむ，すわる，かく，など）で答えて，それが理屈に合っていれば結構です。２つ以上答えられた場合「はい」に○をつけて下さい。言葉でなく，身振り（ジェスチャー）で示した場合は「いいえ」に○をつけて下さい。　はい　いいえ　4.1-3.6　L

78. 数を１つ数えることができますか。

判定の方法：白い紙を一枚用意して，それを４つに切り分けてお子さんの前に置いて下さい。お子さんに「ひとつ（いちまい）ちょうだい」と言って下さい。お子さんが１枚以上あなたに渡した場合は「いいえ」に○をつけて下さい。1枚だけあなたに渡した時は，「私は何枚（いくつ）紙をもっていますか？」とたずねて下さい。お子さんが「ひとつ（いち，いっこ，いちまい）」と答えた時は「はい」に○をつけて下さい。それ以外の数字を答えた時は「いいえ」に○をつけて下さい。　はい　いいえ　4.1-3.6　L

79. 物につかまらないで，片足でケンケンして２回以上とべますか（片足交互のスキップではありません）。　はい　いいえ　4.2-3.7　GM

80. 下の図を見せて「これと同じものをかいて」と言って下さい。「十字（クロス）をかいて」と言ってはいけません。３回かかせて下さい。１回でもできれば結構です。判定の例は下に描いてある通りです。　はい　いいえ　4.2-3.8　FMA

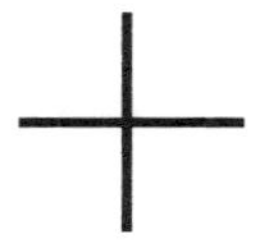

図：この場合は「はい」に○をつけて下さい。

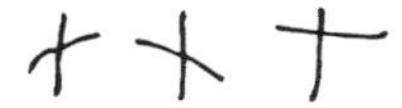

図：この場合は「いいえ」に○をつけて下さい。

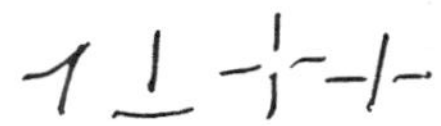

81. 下の図（２本の縦の線）をお子さんに見せて「長い方を指さして下さい」と言って下さい。（「大きい方を……」と言ってはいけません。）お子さんがどちらかを指さしたら，今度は上下さかさまにしてもう一度同じ質問をして下さい。それに答えたらさらにもう一度上下さかさま（最初と同じ向き）にして質問して下さい。途中でお子さんが間違えていても顔色に出したり訂正してはいけません。３回とも正しく指させたら「はい」に○をつけて下さい。　はい　いいえ　4.3-3.8　FMA

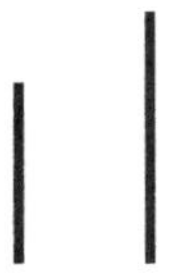

82. 下の絵をお子さんに見せて「飛ぶのはどれ？」「ニャーとなくのはどれ？」「お話するのはどれ？」「ほえるのはどれ？」「駆け足するのはどれ？」と聞いて下さい。聞く順番はどれから始めても結構です。4つ以上正しく指させたら「はい」に○をつけて下さい。　はい　いいえ　4.4-3.8　L

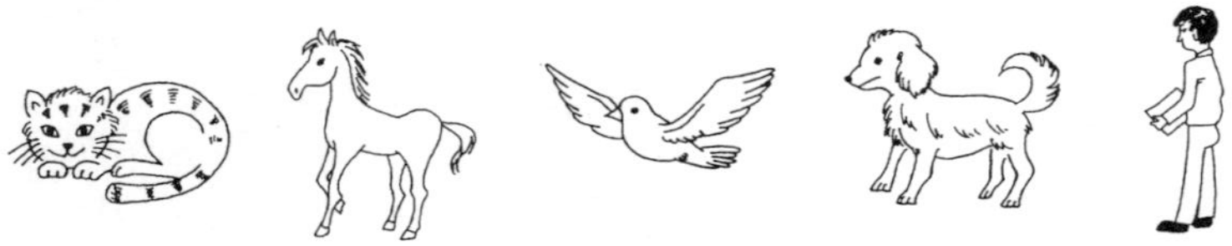

（原画　国立療養所広島病院小児科部長　下田浩子）

83. 以下の質問をお子さんにして下さい。質問をくりかえして言うのは構いませんが答える手助けをしないで下さい。それぞれの質問に対するお子さんの答えを下に書きこんで下さい。

「コップは何をするものですか？」（　　　）
「椅子は何をするものですか？」（　　　）
「鉛筆は何をするものですか？」（　　　）

動詞（のむ，すわる，かく，など）で答えて，それが理屈に合っていれば結構です。3つ全部答えられた場合だけ「はい」に○をつけて下さい。言葉でなく，身振り（ジェスチャー）で示した場合は「いいえ」に○をつけて下さい。　はい　いいえ　4.4-3.9　L

84. お子さんに小さい紙切れか小さい物を渡して以下のように指示して下さい。その時，あなたの指で方向を示したり眼でそちらを見たりしないで下さい。

「その紙（物）を椅子の下におきなさい」
「その紙（物）をあなたの後におきなさい」
「その紙（物）を椅子の上におきなさい」
「その紙（物）をあなたの前におきなさい」

4つとも正しくできたら「はい」に○をつけて下さい。　はい　いいえ　4.6-4.0　L

85. 手助けも指導もなく，自分一人で歯ブラシに練り歯磨きをつけて，歯の表側も裏側も磨けますか。　はい　いいえ　4.8-4.2　PS

86. 単語を5つ以上定義できますか。
判定の方法：以下の質問をお子さんにして下さい。質問をくりかえして言うのは構いませんが答える手助けをしないで下さい。それぞれの質問に対するお子さんの答えを下に書きこんで下さい。

「ボールとは何ですか？」（　　　）
「海とは何ですか？」（　　　）
「机とは何ですか？」（　　　）
「家とは何ですか？」（　　　）
「バナナとは何ですか？」（　　　）
「カーテンとは何ですか？」（　　　）
「窓とは何ですか？」（　　　）
「靴とは何ですか？」（　　　）

お子さんの答がそのものの用途，形，材料，分類（カテゴリー）に関するもので理屈に合っていれば結構です。5つ以上の答が正しければ「はい」に○をつけて下さい。　はい　いいえ　5.0-4.4　L

87. 以下の質問をお子さんにして下さい。質問をくりかえして言うのは構いませんが答える手助けをしないで下さい。それぞれの質問に対するお子さんの答えを下に書きこんで下さい。

「寒い時はどうしますか？」（　　　）
　答の例（震える，服を着る，家に入る，など）
「疲れた時はどうしますか？」（　　　）
　答の例（あくびをする，眠る，横になる，昼寝する）
「お腹がすいた時はどうしますか？」（　　　）
　答の例（食べる，食べるものを頼む，お昼を食べる）

答が理屈に合っていればこれ以外の答でも結構です。3つとも答えられた場合「はい」に○をつけて下さい。言葉でなく，身振り（ジェスチャー）で示した場合は「いいえ」に○をつけて下さい。　はい　いいえ　5.2-4.6　L

88. 片足立ちが8秒間以上できますか。
方法：物につかまらずに，一人で片足立ちさせて，何秒間バランスを保つことができるか測定します。あなたが見本をみせて下さい。お子さんにできるだけ長く片足立ちするように言って下さい。

右足で何秒間，片足立ちができましたか（　）秒間
左足で何秒間，片足立ちができましたか（　）秒間

右足でも左足でも両方とも8秒間以上片足立ちができた場合「はい」に○をつけて下さい。　はい　いいえ　5.2-4.7　GM

89. 白い紙をわたして人の絵を描かせて下さい。
方法：「ひと（男のひと，女のひと，男の子，女の子）の絵を描いて下さい」と言って下さい。描いている時に手助けしたり，欠けている部分を指摘したりしないで下さい。絵が描けた後，体のいくつの部分（頭，口，毛，体，鼻，目，足など）が描けているか数えて下さい。その際，目，腕，足，耳など対になっているものは一対を1部分として数えて下さい。なお，対になっているものが片方しか描けていない場合には体の部分として数えないで下さい。6部分以上描けていれば「はい」に○をつけて下さい。　はい　いいえ　6.0-5.3　FMA

4〜6歳用

DENVER II 予備判定票

氏　　　名

記録者　氏　　名

　　　　続　　柄

記　録　日　　　年　　　月　　　日

生 年 月 日　　　年　　　月　　　日

年 月 日 齢　　　年　　　月　　　日

以下の質問に順番にお答え下さい。「はい」「いいえ」のどちらかに○をつけて下さい。「いいえ」が３つ以上になったら，それ以降の質問にお答えになる必要はありません。

75. あまり親しくない人にも，あなたのお子さんが話す内容がほぼ全部理解されていますか。あなたやお子さんの親しい人でないと理解できない場合は「いいえ」に○をつけて下さい。　はい　いいえ　4.0-3.5　L

76. 下の図（黄，緑，赤，青）を見せ，ひとつずつ指さして「これは何色？」と聞いて下さい。お子さんが違った答を言ってもあなたの顔色に出さないようにして４つとも聞いて下さい。４つとも正しく答えれば「はい」に○をつけて下さい。　はい　いいえ　4.0-3.6　L

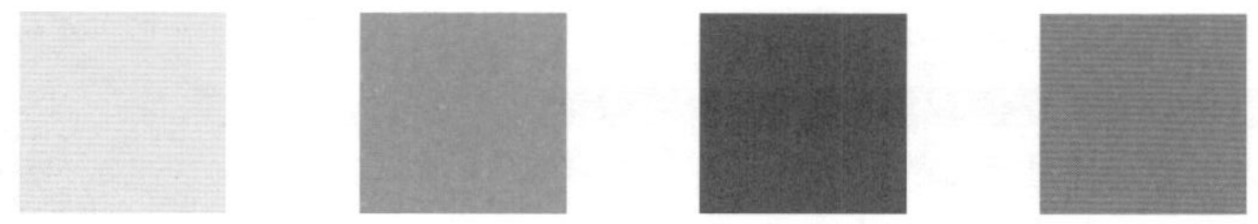

77. 以下の質問をお子さんにして下さい。質問をくりかえして言うのは構いませんが答える手助けをしないで下さい。それぞれの質問に対するお子さんの答えを下に書きこんで下さい。

「コップは何をするものですか？」（　　　　　　）

「椅子は何をするものですか？」（　　　　　　）

「鉛筆は何をするものですか？」（　　　　　　）

動詞（のむ，すわる，かく，など）で答えて，それが理屈に合っていれば結構です。２つ以上答えられた場合「はい」に○をつけて下さい。言葉でなく，身振り（ジェスチャー）で示した場合は「いいえ」に○をつけて下さい。　はい　いいえ　4.1-3.6　L

78. 数を１つ数えることができますか。

判定の方法：白い紙を一枚用意して，それを４つに切り分けてお子さんの前に置いて下さい。お子さんに「ひとつ（いちまい）ちょうだい」と言って下さい。お子さんが１枚以上あなたに渡した場合は「いいえ」に○をつけて下さい。1枚だけあなたに渡した時は，「私は何枚（いくつ）紙をもっていますか？」とたずねて下さい。お子さんが「ひとつ（いち，いっこ，いちまい）」と答えた時は「はい」に○をつけて下さい。それ以外の数字を答えた時は「いいえ」に○をつけて下さい。　はい　いいえ　4.1-3.6　L

79. 物につかまらないで，片足でケンケンして２回以上とべますか（片足交互のスキップではありません）。　はい　いいえ　4.2-3.7　GM

80. 下の図を見せて「これと同じものをかいて」と言って下さい。「十字（クロス）をかいて」と言ってはいけません。３回かかせて下さい。１回でもできれば結構です。判定の例は下に描いてある通りです。　はい　いいえ　4.2-3.8　FMA

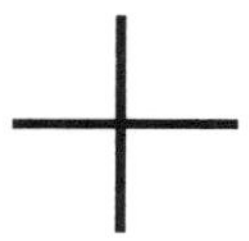

図：この場合は「はい」に○をつけて下さい。

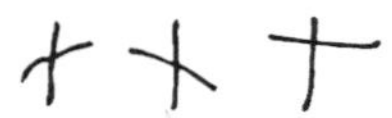

図：この場合は「いいえ」に○をつけて下さい。

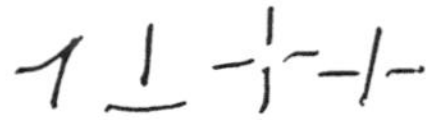

81. 下の図（２本の縦の線）をお子さんに見せて「長い方を指さして下さい」と言って下さい。（「大きい方を……」と言ってはいけません。）お子さんがどちらかを指さしたら，今度は上下さかさまにしてもう一度同じ質問をして下さい。それに答えたらさらにもう一度上下さかさま（最初と同じ向き）にして質問して下さい。途中でお子さんが間違えていても顔色に出したり訂正してはいけません。３回とも正しく指させたら「はい」に○をつけて下さい。　はい　いいえ　4.3-3.8　FMA

82. 下の絵をお子さんに見せて「飛ぶのはどれ？」「ニャーとなくのはどれ？」「お話するのはどれ？」「ほえるのはどれ？」「駆け足するのはどれ？」と聞いて下さい。聞く順番はどれから始めても結構です。4つ以上正しく指させたら「はい」に○をつけて下さい。 はい　いいえ　4.4-3.8　L

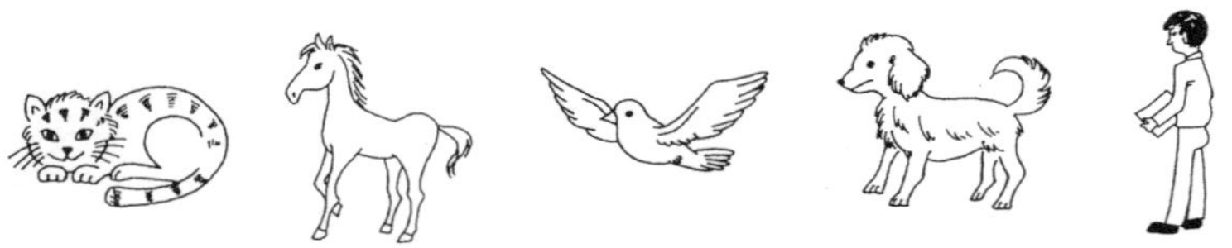

（原画　国立療養所広島病院小児科部長　下田浩子）

83. 以下の質問をお子さんにして下さい。質問をくりかえして言うのは構いませんが答える手助けをしないで下さい。それぞれの質問に対するお子さんの答えを下に書きこんで下さい。

「コップは何をするものですか？」（　　　）
「椅子は何をするものですか？」（　　　）
「鉛筆は何をするものですか？」（　　　）

動詞（のむ，すわる，かく，など）で答えて，それが理屈に合っていれば結構です。3つ全部答えられた場合だけ「はい」に○をつけて下さい。言葉でなく，身振り（ジェスチャー）で示した場合は「いいえ」に○をつけて下さい。 はい　いいえ　4.4-3.9　L

84. お子さんに小さい紙切れか小さい物を渡して以下のように指示して下さい。その時，あなたの指で方向を示したり眼でそちらを見たりしないで下さい。

「その紙（物）を椅子の下におきなさい」
「その紙（物）をあなたの後におきなさい」
「その紙（物）を椅子の上におきなさい」
「その紙（物）をあなたの前におきなさい」

4つとも正しくできたら「はい」に○をつけて下さい。 はい　いいえ　4.6-4.0　L

85. 手助けも指導もなく，自分一人で歯ブラシに練り歯磨きをつけて，歯の表側も裏側も磨けますか。 はい　いいえ　4.8-4.2　PS

86. 単語を5つ以上定義できますか。
判定の方法：以下の質問をお子さんにして下さい。質問をくりかえして言うのは構いませんが答える手助けをしないで下さい。それぞれの質問に対するお子さんの答えを下に書きこんで下さい。

「ボールとは何ですか？」（　　　）
「海とは何ですか？」（　　　）
「机とは何ですか？」（　　　）
「家とは何ですか？」（　　　）
「バナナとは何ですか？」（　　　）
「カーテンとは何ですか？」（　　　）
「窓とは何ですか？」（　　　）
「靴とは何ですか？」（　　　）

お子さんの答がそのものの用途，形，材料，分類（カテゴリー）に関するもので理屈に合っていれば結構です。5つ以上の答が正しければ「はい」に○をつけて下さい。 はい　いいえ　5.0-4.4　L

87. 以下の質問をお子さんにして下さい。質問をくりかえして言うのは構いませんが答える手助けをしないで下さい。それぞれの質問に対するお子さんの答えを下に書きこんで下さい。

「寒い時はどうしますか？」（　　　）
　答の例（震える，服を着る，家に入る，など）
「疲れた時はどうしますか？」（　　　）
　答の例（あくびをする，眠る，横になる，昼寝する）
「お腹がすいた時はどうしますか？」（　　　）
　答の例（食べる，食べるものを頼む，お昼を食べる）

答が理屈に合っていればこれ以外の答でも結構です。3つとも答えられた場合「はい」に○をつけて下さい。言葉でなく，身振り（ジェスチャー）で示した場合は「いいえ」に○をつけて下さい。 はい　いいえ　5.2-4.6　L

88. 片足立ちが8秒間以上できますか。
方法：物につかまらずに，一人で片足立ちさせて，何秒間バランスを保つことができるか測定します。あなたが見本をみせて下さい。お子さんにできるだけ長く片足立ちするように言って下さい。

右足で何秒間，片足立ちができましたか（　）秒間
左足で何秒間，片足立ちができましたか（　）秒間

右足でも左足でも両方とも8秒間以上片足立ちができた場合「はい」に○をつけて下さい。 はい　いいえ　5.2-4.7　GM

89. 白い紙をわたして人の絵を描かせて下さい。
方法：「ひと（男のひと，女のひと，男の子，女の子）の絵を描いて下さい」と言って下さい。描いている時に手助けしたり，欠けている部分を指摘したりしないで下さい。絵が描けた後，体のいくつの部分（頭，口，毛，体，鼻，目，足など）が描けているか数えて下さい。その際，目，腕，足，耳など対になっているものは一対を1部分として数えて下さい。なお，対になっているものが片方しか描けていない場合には体の部分として数えないで下さい。6部分以上描けていれば「はい」に○をつけて下さい。 はい　いいえ　6.0-5.3　FMA

4〜6歳用

DENVER II 予備判定票

氏名		記録日	年　月　日
記録者 氏名		生年月日	年　月　日
記録者 続柄		年月日齢	年　月　日

以下の質問に順番にお答え下さい。「はい」「いいえ」のどちらかに○をつけて下さい。「いいえ」が３つ以上になったら，それ以降の質問にお答えになる必要はありません。

75. あまり親しくない人にも，あなたのお子さんが話す内容がほぼ全部理解されていますか。あなたやお子さんの親しい人でないと理解できない場合は「いいえ」に○をつけて下さい。　はい　いいえ　4.0-3.5　L

76. 下の図（黄，緑，赤，青）を見せ，ひとつずつ指さして「これは何色？」と聞いて下さい。お子さんが違った答を言ってもあなたの顔色に出さないようにして４つとも聞いて下さい。４つとも正しく答えれば「はい」に○をつけて下さい。　はい　いいえ　4.0-3.6　L

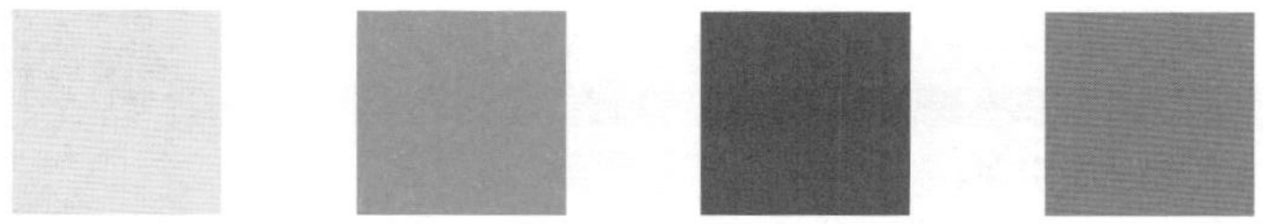

77. 以下の質問をお子さんにして下さい。質問をくりかえして言うのは構いませんが答える手助けをしないで下さい。それぞれの質問に対するお子さんの答えを下に書きこんで下さい。

「コップは何をするものですか？」(　　　　　　)
「椅子は何をするものですか？」　(　　　　　　)
「鉛筆は何をするものですか？」　(　　　　　　)

動詞（のむ，すわる，かく，など）で答えて，それが理屈に合っていれば結構です。２つ以上答えられた場合「はい」に○をつけて下さい。言葉でなく，身振り（ジェスチャー）で示した場合は「いいえ」に○をつけて下さい。　はい　いいえ　4.1-3.6　L

78. 数を１つ数えることができますか。
判定の方法：白い紙を一枚用意して，それを４つに切り分けてお子さんの前に置いて下さい。お子さんに「ひとつ（いちまい）ちょうだい」と言って下さい。お子さんが１枚以上あなたに渡した場合は「いいえ」に○をつけて下さい。1枚だけあなたに渡した時は，「私は何枚（いくつ）紙をもっていますか？」とたずねて下さい。お子さんが「ひとつ（いち，いっこ，いちまい）」と答えた時は「はい」に○をつけて下さい。それ以外の数字を答えた時は「いいえ」に○をつけて下さい。　はい　いいえ　4.1-3.6　L

79. 物につかまらないで，片足でケンケンして２回以上とべますか（片足交互のスキップではありません）。　はい　いいえ　4.2-3.7　GM

80. 下の図を見せて「これと同じものをかいて」と言って下さい。「十字（クロス）をかいて」と言ってはいけません。３回かかせて下さい。１回でもできれば結構です。判定の例は下に描いてある通りです。　はい　いいえ　4.2-3.8　FMA

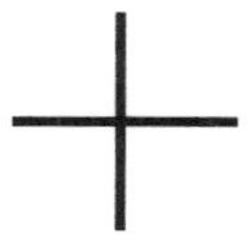

図：この場合は「はい」に○をつけて下さい。

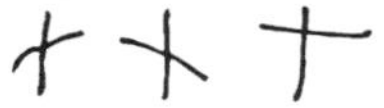

図：この場合は「いいえ」に○をつけて下さい。

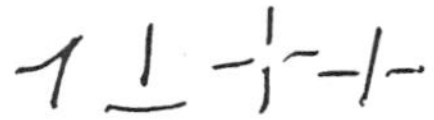

81. 下の図（２本の縦の線）をお子さんに見せて「長い方を指さして下さい」と言って下さい。（「大きい方を……」と言ってはいけません。）お子さんがどちらかを指さしたら，今度は上下さかさまにしてもう一度同じ質問をして下さい。それに答えたらさらにもう一度上下さかさま（最初と同じ向き）にして質問して下さい。途中でお子さんが間違えていても顔色に出したり訂正してはいけません。３回とも正しく指させたら「はい」に○をつけて下さい。　はい　いいえ　4.3-3.8　FMA

82. 下の絵をお子さんに見せて「飛ぶのはどれ？」「ニャーとなくのはどれ？」「お話するのはどれ？」「ほえるのはどれ？」「駆け足するのはどれ？」と聞いて下さい。聞く順番はどれから始めても結構です。4つ以上正しく指させたら「はい」に○をつけて下さい。　はい　いいえ　4.4-3.8　L

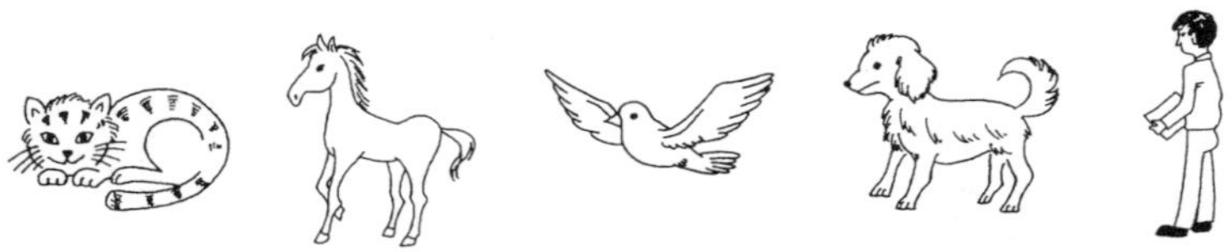

（原画　国立療養所広島病院小児科部長　下田浩子）

83. 以下の質問をお子さんにして下さい。質問をくりかえして言うのは構いませんが答える手助けをしないで下さい。それぞれの質問に対するお子さんの答えを下に書きこんで下さい。

「コップは何をするものですか？」(　　　　)
「椅子は何をするものですか？」(　　　　)
「鉛筆は何をするものですか？」(　　　　)

動詞（のむ，すわる，かく，など）で答えて，それが理屈に合っていれば結構です。3つ全部答えられた場合だけ「はい」に○をつけて下さい。言葉でなく，身振り（ジェスチャー）で示した場合は「いいえ」に○をつけて下さい。　はい　いいえ　4.4-3.9　L

84. お子さんに小さい紙切れか小さい物を渡して以下のように指示して下さい。その時，あなたの指で方向を示したり眼でそちらを見たりしないで下さい。

「その紙（物）を椅子の下におきなさい」
「その紙（物）をあなたの後におきなさい」
「その紙（物）を椅子の上におきなさい」
「その紙（物）をあなたの前におきなさい」

4つとも正しくできたら「はい」に○をつけて下さい。　はい　いいえ　4.6-4.0　L

85. 手助けも指導もなく，自分一人で歯ブラシに練り歯磨きをつけて，歯の表側も裏側も磨けますか。　はい　いいえ　4.8-4.2　PS

86. 単語を5つ以上定義できますか。
判定の方法：以下の質問をお子さんにして下さい。質問をくりかえして言うのは構いませんが答える手助けをしないで下さい。それぞれの質問に対するお子さんの答えを下に書きこんで下さい。

「ボールとは何ですか？」(　　　　)
「海とは何ですか？」(　　　　)
「机とは何ですか？」(　　　　)
「家とは何ですか？」(　　　　)
「バナナとは何ですか？」(　　　　)
「カーテンとは何ですか？」(　　　　)
「窓とは何ですか？」(　　　　)
「靴とは何ですか？」(　　　　)

お子さんの答がそのものの用途，形，材料，分類（カテゴリー）に関するもので理屈に合っていれば結構です。5つ以上の答が正しければ「はい」に○をつけて下さい。　はい　いいえ　5.0-4.4　L

87. 以下の質問をお子さんにして下さい。質問をくりかえして言うのは構いませんが答える手助けをしないで下さい。それぞれの質問に対するお子さんの答えを下に書きこんで下さい。

「寒い時はどうしますか？」(　　　　)
答の例（震える，服を着る，家に入る，など）
「疲れた時はどうしますか？」(　　　　)
答の例（あくびをする，眠る，横になる，昼寝する）
「お腹がすいた時はどうしますか？」(　　　　)
答の例（食べる，食べるものを頼む，お昼を食べる）

答が理屈に合っていればこれ以外の答でも結構です。3つとも答えられた場合「はい」に○をつけて下さい。言葉でなく，身振り（ジェスチャー）で示した場合は「いいえ」に○をつけて下さい。　はい　いいえ　5.2-4.6　L

88. 片足立ちが8秒間以上できますか。
方法：物につかまらずに，一人で片足立ちさせて，何秒間バランスを保つことができるか測定します。あなたが見本をみせて下さい。お子さんにできるだけ長く片足立ちするように言って下さい。

右足で何秒間，片足立ちができましたか（　　）秒間
左足で何秒間，片足立ちができましたか（　　）秒間

右足でも左足でも両方とも8秒間以上片足立ちができた場合「はい」に○をつけて下さい。　はい　いいえ　5.2-4.7　GM

89. 白い紙をわたして人の絵を描かせて下さい。
方法：「ひと（男のひと，女のひと，男の子，女の子）の絵を描いて下さい」と言って下さい。描いている時に手助けしたり，欠けている部分を指摘したりしないで下さい。絵が描けた後，体のいくつの部分（頭，口，毛，体，鼻，目，足など）が描けているか数えて下さい。その際，目，腕，足，耳など対になっているものは一対を1部分として数えて下さい。なお，対になっているものが片方しか描けていない場合には体の部分として数えないで下さい。6部分以上描けていれば「はい」に○をつけて下さい。　はい　いいえ　6.0-5.3　FMA

4～6歳用

DENVER II 予備判定票

氏　名 ＿＿＿＿

記録者　氏　名 ＿＿＿＿
　　　　続　柄 ＿＿＿＿

記　録　日　　年　　月　　日
生 年 月 日　　年　　月　　日
年 月 日 齢　　年　　月　　日

以下の質問に順番にお答え下さい。「はい」「いいえ」のどちらかに○をつけて下さい。「いいえ」が３つ以上になったら，それ以降の質問にお答えになる必要はありません。

75. あまり親しくない人にも，あなたのお子さんが話す内容がほぼ全部理解されていますか。あなたやお子さんの親しい人でないと理解できない場合は「いいえ」に○をつけて下さい。　はい　いいえ　4.0-3.5　L

76. 下の図（黄，緑，赤，青）を見せ，ひとつずつ指さして「これは何色？」と聞いて下さい。お子さんが違った答を言ってもあなたの顔色に出さないようにして４つとも聞いて下さい。４つとも正しく答えれば「はい」に○をつけて下さい。　はい　いいえ　4.0-3.6　L

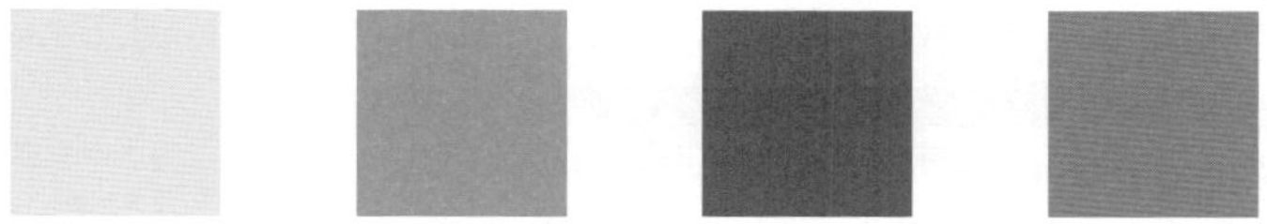

77. 以下の質問をお子さんにして下さい。質問をくりかえして言うのは構いませんが答える手助けをしないで下さい。それぞれの質問に対するお子さんの答えを下に書きこんで下さい。
「コップは何をするものですか？」（　　　　　　　）
「椅子は何をするものですか？」　（　　　　　　　）
「鉛筆は何をするものですか？」　（　　　　　　　）
動詞（のむ，すわる，かく，など）で答えて，それが理屈に合っていれば結構です。２つ以上答えられた場合「はい」に○をつけて下さい。言葉でなく，身振り（ジェスチャー）で示した場合は「いいえ」に○をつけて下さい。　はい　いいえ　4.1-3.6　L

78. 数を１つ数えることができますか。
判定の方法：白い紙を一枚用意して，それを４つに切り分けてお子さんの前に置いて下さい。お子さんに「ひとつ（いちまい）ちょうだい」と言って下さい。お子さんが１枚以上あなたに渡した場合は「いいえ」に○をつけて下さい。1枚だけあなたに渡した時は，「私は何枚（いくつ）紙をもっていますか？」とたずねて下さい。お子さんが「ひとつ（いち，いっこ，いちまい）」と答えた時は「はい」に○をつけて下さい。それ以外の数字を答えた時は「いいえ」に○をつけて下さい。　はい　いいえ　4.1-3.6　L

79. 物につかまらないで，片足でケンケンして２回以上とべますか（片足交互のスキップではありません）。　はい　いいえ　4.2-3.7　GM

80. 下の図を見せて「これと同じものをかいて」と言って下さい。「十字（クロス）をかいて」と言ってはいけません。３回かかせて下さい。１回でもできれば結構です。判定の例は下に描いてある通りです。　はい　いいえ　4.2-3.8　FMA

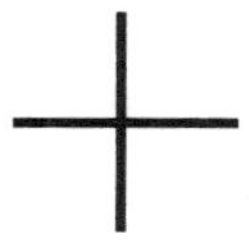

図：この場合は「はい」に○をつけて下さい。

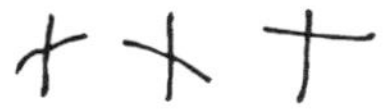

図：この場合は「いいえ」に○をつけて下さい。

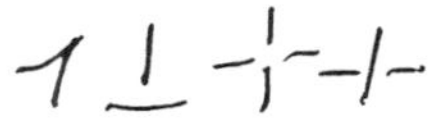

81. 下の図（２本の縦の線）をお子さんに見せて「長い方を指さして下さい」と言って下さい。（「大きい方を……」と言ってはいけません。）お子さんがどちらかを指さしたら，今度は上下さかさまにしてもう一度同じ質問をして下さい。それに答えたらさらにもう一度上下さかさま（最初と同じ向き）にして質問して下さい。途中でお子さんが間違えていても顔色に出したり訂正してはいけません。３回とも正しく指させたら「はい」に○をつけて下さい。　はい　いいえ　4.3-3.8　FMA

82. 下の絵をお子さんに見せて「飛ぶのはどれ？」「ニャーとなくのはどれ？」「お話するのはどれ？」「ほえるのはどれ？」「駆け足するのはどれ？」と聞いて下さい。聞く順番はどれから始めても結構です。４つ以上正しく指させたら「はい」に○をつけて下さい。　はい　いいえ　4.4-3.8　L

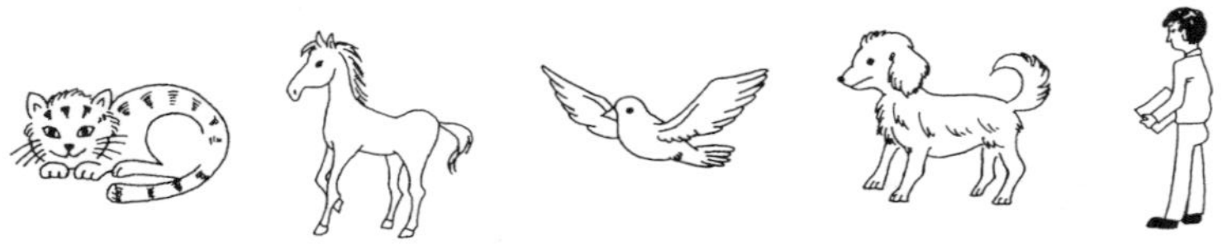

（原画　国立療養所広島病院小児科部長　下田浩子）

83. 以下の質問をお子さんにして下さい。質問をくりかえして言うのは構いませんが答える手助けをしないで下さい。それぞれの質問に対するお子さんの答えを下に書きこんで下さい。
「コップは何をするものですか？」（　　　）
「椅子は何をするものですか？」（　　　）
「鉛筆は何をするものですか？」（　　　）
動詞（のむ，すわる，かく，など）で答えて，それが理屈に合っていれば結構です。３つ全部答えられた場合だけ「はい」に○をつけて下さい。言葉でなく，身振り（ジェスチャー）で示した場合は「いいえ」に○をつけて下さい。　はい　いいえ　4.4-3.9　L

84. お子さんに小さい紙切れか小さい物を渡して以下のように指示して下さい。その時，あなたの指で方向を示したり眼でそちらを見たりしないで下さい。
「その紙（物）を椅子の下におきなさい」
「その紙（物）をあなたの後におきなさい」
「その紙（物）を椅子の上におきなさい」
「その紙（物）をあなたの前におきなさい」
４つとも正しくできたら「はい」に○をつけて下さい。　はい　いいえ　4.6-4.0　L

85. 手助けも指導もなく，自分一人で歯ブラシに練り歯磨きをつけて，歯の表側も裏側も磨けますか。　はい　いいえ　4.8-4.2　PS

86. 単語を５つ以上定義できますか。
判定の方法：以下の質問をお子さんにして下さい。質問をくりかえして言うのは構いませんが答える手助けをしないで下さい。それぞれの質問に対するお子さんの答えを下に書きこんで下さい。
「ボールとは何ですか？」（　　　）
「海とは何ですか？」（　　　）
「机とは何ですか？」（　　　）
「家とは何ですか？」（　　　）
「バナナとは何ですか？」（　　　）
「カーテンとは何ですか？」（　　　）
「窓とは何ですか？」（　　　）
「靴とは何ですか？」（　　　）
お子さんの答がそのものの用途，形，材料，分類（カテゴリー）に関するもので理屈に合っていれば結構です。５つ以上の答が正しければ「はい」に○をつけて下さい。　はい　いいえ　5.0-4.4　L

87. 以下の質問をお子さんにして下さい。質問をくりかえして言うのは構いませんが答える手助けをしないで下さい。それぞれの質問に対するお子さんの答えを下に書きこんで下さい。
「寒い時はどうしますか？」（　　　）
答の例（震える，服を着る，家に入る，など）
「疲れた時はどうしますか？」（　　　）
答の例（あくびをする，眠る，横になる，昼寝する）
「お腹がすいた時はどうしますか？」（　　　）
答の例（食べる，食べるものを頼む，お昼を食べる）
答が理屈に合っていればこれ以外の答でも結構です。３つとも答えられた場合「はい」に○をつけて下さい。言葉でなく，身振り（ジェスチャー）で示した場合は「いいえ」に○をつけて下さい。　はい　いいえ　5.2-4.6　L

88. 片足立ちが８秒間以上できますか。
方法：物につかまらずに，一人で片足立ちさせて，何秒間バランスを保つことができるか測定します。あなたが見本をみせて下さい。お子さんにできるだけ長く片足立ちするように言って下さい。
右足で何秒間，片足立ちができましたか（　）秒間
左足で何秒間，片足立ちができましたか（　）秒間
右足でも左足でも両方とも８秒間以上片足立ちができた場合「はい」に○をつけて下さい。　はい　いいえ　5.2-4.7　GM

89. 白い紙をわたして人の絵を描かせて下さい。
方法：「ひと（男のひと，女のひと，男の子，女の子）の絵を描いて下さい」と言って下さい。描いている時に手助けしたり，欠けている部分を指摘したりしないで下さい。絵が描けた後，体のいくつの部分（頭，口，毛，体，鼻，目，足など）が描けているか数えて下さい。その際，目，腕，足，耳など対になっているものは一対を１部分として数えて下さい。なお，対になっているものが片方しか描けていない場合には体の部分として数えないで下さい。６部分以上描けていれば「はい」に○をつけて下さい。　はい　いいえ　6.0-5.3　FMA

DENVER II 予備判定票

4〜6歳用

氏　名		記録日	年　月　日
記録者 氏名		生年月日	年　月　日
記録者 続柄		年月日齢	年　月　日

以下の質問に順番にお答え下さい。「はい」「いいえ」のどちらかに○をつけて下さい。「いいえ」が3つ以上になったら，それ以降の質問にお答えになる必要はありません。

75. あまり親しくない人にも，あなたのお子さんが話す内容がほぼ全部理解されていますか。あなたやお子さんの親しい人でないと理解できない場合は「いいえ」に○をつけて下さい。　はい　いいえ　4.0-3.5　L

76. 下の図（黄，緑，赤，青）を見せ，ひとつずつ指さして「これは何色？」と聞いて下さい。お子さんが違った答を言ってもあなたの顔色に出さないようにして4つとも聞いて下さい。4つとも正しく答えれば「はい」に○をつけて下さい。　はい　いいえ　4.0-3.6　L

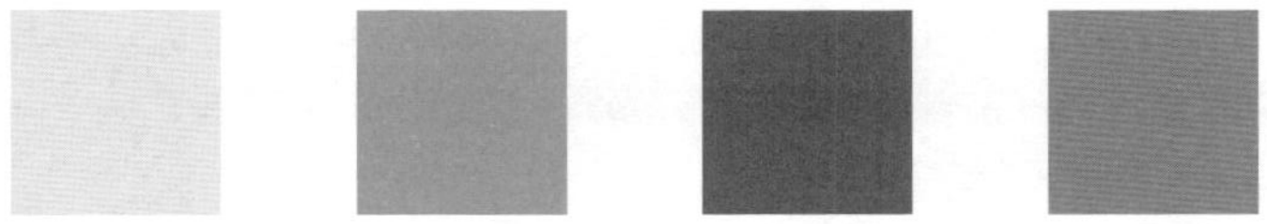

77. 以下の質問をお子さんにして下さい。質問をくりかえして言うのは構いませんが答える手助けをしないで下さい。それぞれの質問に対するお子さんの答えを下に書きこんで下さい。

「コップは何をするものですか？」（　　　　　）
「椅子は何をするものですか？」（　　　　　）
「鉛筆は何をするものですか？」（　　　　　）

動詞（のむ，すわる，かく，など）で答えて，それが理屈に合っていれば結構です。2つ以上答えられた場合「はい」に○をつけて下さい。言葉でなく，身振り（ジェスチャー）で示した場合は「いいえ」に○をつけて下さい。　はい　いいえ　4.1-3.6　L

78. 数を1つ数えることができますか。
判定の方法：白い紙を一枚用意して，それを4つに切り分けてお子さんの前に置いて下さい。お子さんに「ひとつ（いちまい）ちょうだい」と言って下さい。お子さんが1枚以上あなたに渡した場合は「いいえ」に○をつけて下さい。1枚だけあなたに渡した時は，「私は何枚（いくつ）紙をもっていますか？」とたずねて下さい。お子さんが「ひとつ（いち，いっこ，いちまい）」と答えた時は「はい」に○をつけて下さい。それ以外の数字を答えた時は「いいえ」に○をつけて下さい。　はい　いいえ　4.1-3.6　L

79. 物につかまらないで，片足でケンケンして2回以上とべますか（片足交互のスキップではありません）。　はい　いいえ　4.2-3.7　GM

80. 下の図を見せて「これと同じものをかいて」と言って下さい。「十字（クロス）をかいて」と言ってはいけません。3回かかせて下さい。1回でもできれば結構です。判定の例は下に描いてある通りです。　はい　いいえ　4.2-3.8　FMA

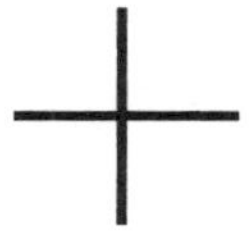

図：この場合は「はい」に○をつけて下さい。

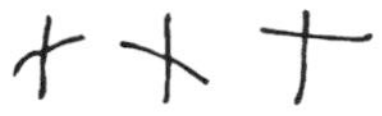

図：この場合は「いいえ」に○をつけて下さい。

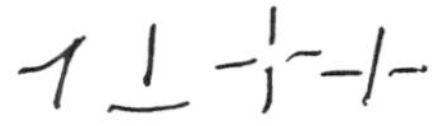

81. 下の図（2本の縦の線）をお子さんに見せて「長い方を指さして下さい」と言って下さい。（「大きい方を……」と言ってはいけません。）お子さんがどちらかを指さしたら，今度は上下さかさまにしてもう一度同じ質問をして下さい。それに答えたらさらにもう一度上下さかさま（最初と同じ向き）にして質問して下さい。途中でお子さんが間違えていても顔色に出したり訂正してはいけません。3回とも正しく指させたら「はい」に○をつけて下さい。　はい　いいえ　4.3-3.8　FMA

82. 下の絵をお子さんに見せて「飛ぶのはどれ？」「ニャーとなくのはどれ？」「お話するのはどれ？」「ほえるのはどれ？」「駆け足するのはどれ？」と聞いて下さい。聞く順番はどれから始めても結構です。4つ以上正しく指させたら「はい」に○をつけて下さい。　はい　いいえ　4.4-3.8　L

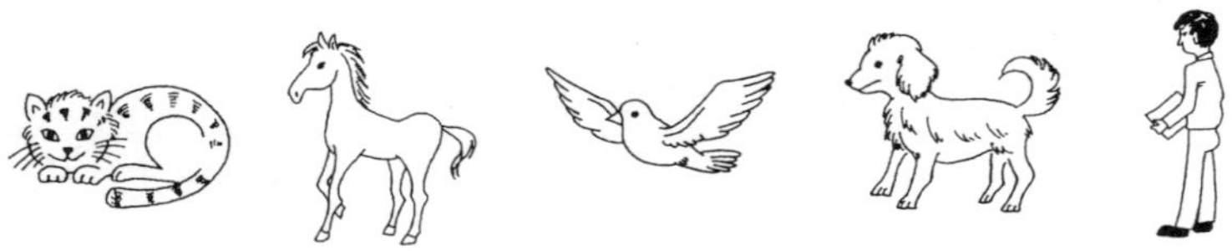

（原画　国立療養所広島病院小児科部長　下田浩子）

83. 以下の質問をお子さんにして下さい。質問をくりかえして言うのは構いませんが答える手助けをしないで下さい。それぞれの質問に対するお子さんの答えを下に書きこんで下さい。
「コップは何をするものですか？」（　　　　　）
「椅子は何をするものですか？」（　　　　　）
「鉛筆は何をするものですか？」（　　　　　）
動詞（のむ，すわる，かく，など）で答えて，それが理屈に合っていれば結構です。3つ全部答えられた場合だけ「はい」に○をつけて下さい。言葉でなく，身振り（ジェスチャー）で示した場合は「いいえ」に○をつけて下さい。　はい　いいえ　4.4-3.9　L

84. お子さんに小さい紙切れか小さい物を渡して以下のように指示して下さい。その時，あなたの指で方向を示したり眼でそちらを見たりしないで下さい。
「その紙（物）を椅子の下におきなさい」
「その紙（物）をあなたの後におきなさい」
「その紙（物）を椅子の上におきなさい」
「その紙（物）をあなたの前におきなさい」
4つとも正しくできたら「はい」に○をつけて下さい。　はい　いいえ　4.6-4.0　L

85. 手助けも指導もなく，自分一人で歯ブラシに練り歯磨きをつけて，歯の表側も裏側も磨けますか。　はい　いいえ　4.8-4.2　PS

86. 単語を5つ以上定義できますか。
判定の方法：以下の質問をお子さんにして下さい。質問をくりかえして言うのは構いませんが答える手助けをしないで下さい。それぞれの質問に対するお子さんの答えを下に書きこんで下さい。
「ボールとは何ですか？」（　　　　　）
「海とは何ですか？」（　　　　　）
「机とは何ですか？」（　　　　　）
「家とは何ですか？」（　　　　　）
「バナナとは何ですか？」（　　　　　）
「カーテンとは何ですか？」（　　　　　）
「窓とは何ですか？」（　　　　　）
「靴とは何ですか？」（　　　　　）
お子さんの答がそのものの用途，形，材料，分類（カテゴリー）に関するもので理屈に合っていれば結構です。5つ以上の答が正しければ「はい」に○をつけて下さい。　はい　いいえ　5.0-4.4　L

87. 以下の質問をお子さんにして下さい。質問をくりかえして言うのは構いませんが答える手助けをしないで下さい。それぞれの質問に対するお子さんの答えを下に書きこんで下さい。
「寒い時はどうしますか？」（　　　　　）
答の例（震える，服を着る，家に入る，など）
「疲れた時はどうしますか？」（　　　　　）
答の例（あくびをする，眠る，横になる，昼寝する）
「お腹がすいた時はどうしますか？」（　　　　　）
答の例（食べる，食べるものを頼む，お昼を食べる）
答が理屈に合っていればこれ以外の答でも結構です。3つとも答えられた場合「はい」に○をつけて下さい。言葉でなく，身振り（ジェスチャー）で示した場合は「いいえ」に○をつけて下さい。　はい　いいえ　5.2-4.6　L

88. 片足立ちが8秒間以上できますか。
方法：物につかまらずに，一人で片足立ちさせて，何秒間バランスを保つことができるか測定します。あなたが見本をみせて下さい。お子さんにできるだけ長く片足立ちするように言って下さい。
右足で何秒間，片足立ちができましたか（　　）秒間
左足で何秒間，片足立ちができましたか（　　）秒間
右足でも左足でも両方とも8秒間以上片足立ちができた場合「はい」に○をつけて下さい。　はい　いいえ　5.2-4.7　GM

89. 白い紙をわたして人の絵を描かせて下さい。
方法：「ひと（男のひと，女のひと，男の子，女の子）の絵を描いて下さい」と言って下さい。描いている時に手助けしたり，欠けている部分を指摘したりしないで下さい。絵が描けた後，体のいくつの部分（頭，口，毛，体，鼻，目，足など）が描けているか数えて下さい。その際，目，腕，足，耳など対になっているものは一対を1部分として数えて下さい。なお，対になっているものが片方しか描けていない場合には体の部分として数えないで下さい。6部分以上描けていれば「はい」に○をつけて下さい。　はい　いいえ　6.0-5.3　FMA

DENVER Ⅱ 予備判定票

4〜6歳用

氏　名

記録者　氏　名
続　柄

記録日　　年　　月　　日
生年月日　　年　　月　　日
年月日齢　　年　　月　　日

以下の質問に順番にお答え下さい。「はい」「いいえ」のどちらかに○をつけて下さい。「いいえ」が3つ以上になったら，それ以降の質問にお答えになる必要はありません。

75. あまり親しくない人にも，あなたのお子さんが話す内容がほぼ全部理解されていますか。あなたやお子さんの親しい人でないと理解できない場合は「いいえ」に○をつけて下さい。　はい　いいえ　4.0-3.5　L

76. 下の図（黄，緑，赤，青）を見せ，ひとつずつ指さして「これは何色？」と聞いて下さい。お子さんが違った答を言ってもあなたの顔色に出さないようにして4つとも聞いて下さい。4つとも正しく答えれば「はい」に○をつけて下さい。　はい　いいえ　4.0-3.6　L

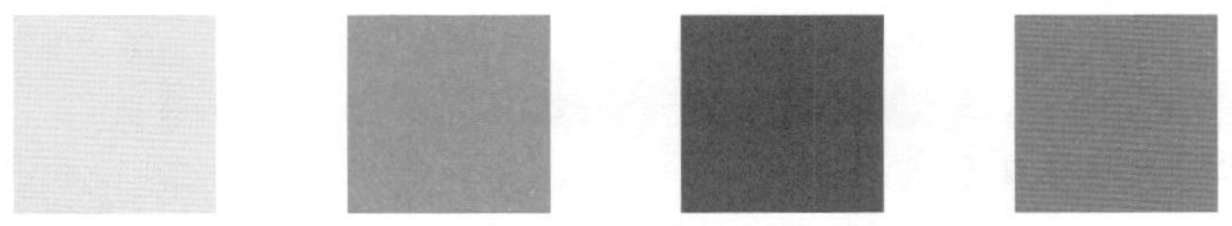

77. 以下の質問をお子さんにして下さい。質問をくりかえして言うのは構いませんが答える手助けをしないで下さい。それぞれの質問に対するお子さんの答えを下に書きこんで下さい。
　「コップは何をするものですか？」(　　　　　　)
　「椅子は何をするものですか？」　(　　　　　　)
　「鉛筆は何をするものですか？」　(　　　　　　)
動詞（のむ，すわる，かく，など）で答えて，それが理屈に合っていれば結構です。2つ以上答えられた場合「はい」に○をつけて下さい。言葉でなく，身振り（ジェスチャー）で示した場合は「いいえ」に○をつけて下さい。　はい　いいえ　4.1-3.6　L

78. 数を1つ数えることができますか。
判定の方法：白い紙を一枚用意して，それを4つに切り分けてお子さんの前に置いて下さい。お子さんに「ひとつ（いちまい）ちょうだい」と言って下さい。お子さんが1枚以上あなたに渡した場合は「いいえ」に○をつけて下さい。1枚だけあなたに渡した時は，「私は何枚（いくつ）紙をもっていますか？」とたずねて下さい。お子さんが「ひとつ（いち，いっこ，いちまい）」と答えた時は「はい」に○をつけて下さい。それ以外の数字を答えた時は「いいえ」に○をつけて下さい。　はい　いいえ　4.1-3.6　L

79. 物につかまらないで，片足でケンケンして2回以上とべますか（片足交互のスキップではありません）。　はい　いいえ　4.2-3.7　GM

80. 下の図を見せて「これと同じものをかいて」と言って下さい。「十字（クロス）をかいて」と言ってはいけません。3回かかせて下さい。1回でもできれば結構です。判定の例は下に描いてある通りです。　はい　いいえ　4.2-3.8　FMA

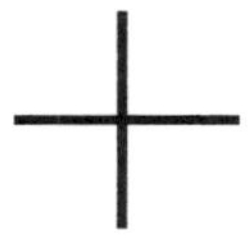

図：この場合は「はい」に○をつけて下さい。

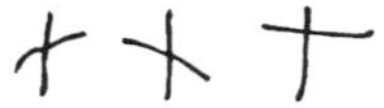

図：この場合は「いいえ」に○をつけて下さい。

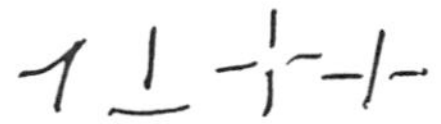

81. 下の図（2本の縦の線）をお子さんに見せて「長い方を指さして下さい」と言って下さい。（「大きい方を……」と言ってはいけません。）お子さんがどちらかを指さしたら，今度は上下さかさまにしてもう一度同じ質問をして下さい。それに答えたらさらにもう一度上下さかさま（最初と同じ向き）にして質問して下さい。途中でお子さんが間違えていても顔色に出したり訂正してはいけません。3回とも正しく指させたら「はい」に○をつけて下さい。　はい　いいえ　4.3-3.8　FMA

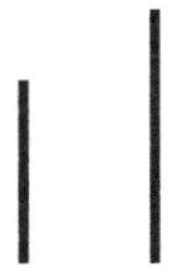

82. 下の絵をお子さんに見せて「飛ぶのはどれ？」「ニャーとなくのはどれ？」「お話するのはどれ？」「ほえるのはどれ？」「駆け足するのはどれ？」と聞いて下さい。聞く順番はどれから始めても結構です。4つ以上正しく指させたら「はい」に○をつけて下さい。　はい　いいえ　4.4-3.8　L

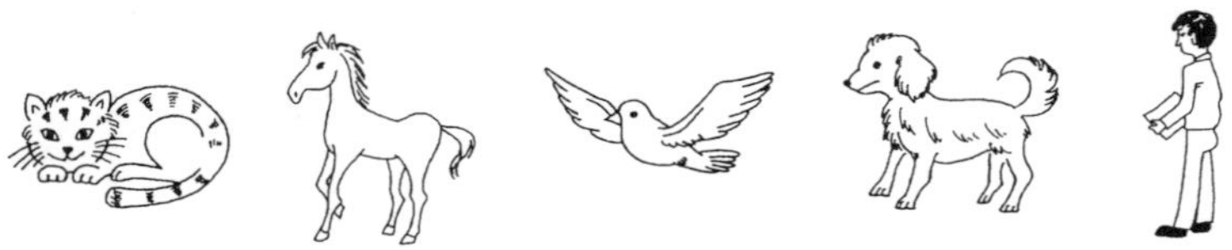

（原画　国立療養所広島病院小児科部長　下田浩子）

83. 以下の質問をお子さんにして下さい。質問をくりかえして言うのは構いませんが答える手助けをしないで下さい。それぞれの質問に対するお子さんの答えを下に書きこんで下さい。

「コップは何をするものですか？」（　　　）
「椅子は何をするものですか？」（　　　）
「鉛筆は何をするものですか？」（　　　）

動詞（のむ，すわる，かく，など）で答えて，それが理屈に合っていれば結構です。3つ全部答えられた場合だけ「はい」に○をつけて下さい。言葉でなく，身振り（ジェスチャー）で示した場合は「いいえ」に○をつけて下さい。　はい　いいえ　4.4-3.9　L

84. お子さんに小さい紙切れか小さい物を渡して以下のように指示して下さい。その時，あなたの指で方向を示したり眼でそちらを見たりしないで下さい。

「その紙（物）を椅子の下におきなさい」
「その紙（物）をあなたの後におきなさい」
「その紙（物）を椅子の上におきなさい」
「その紙（物）をあなたの前におきなさい」

4つとも正しくできたら「はい」に○をつけて下さい。　はい　いいえ　4.6-4.0　L

85. 手助けも指導もなく，自分一人で歯ブラシに練り歯磨きをつけて，歯の表側も裏側も磨けますか。　はい　いいえ　4.8-4.2　PS

86. 単語を5つ以上定義できますか。
判定の方法：以下の質問をお子さんにして下さい。質問をくりかえして言うのは構いませんが答える手助けをしないで下さい。それぞれの質問に対するお子さんの答えを下に書きこんで下さい。

「ボールとは何ですか？」（　　　）
「海とは何ですか？」（　　　）
「机とは何ですか？」（　　　）
「家とは何ですか？」（　　　）
「バナナとは何ですか？」（　　　）
「カーテンとは何ですか？」（　　　）
「窓とは何ですか？」（　　　）
「靴とは何ですか？」（　　　）

お子さんの答がそのものの用途，形，材料，分類（カテゴリー）に関するもので理屈に合っていれば結構です。5つ以上の答が正しければ「はい」に○をつけて下さい。　はい　いいえ　5.0-4.4　L

87. 以下の質問をお子さんにして下さい。質問をくりかえして言うのは構いませんが答える手助けをしないで下さい。それぞれの質問に対するお子さんの答えを下に書きこんで下さい。

「寒い時はどうしますか？」（　　　）
　答の例（震える，服を着る，家に入る，など）
「疲れた時はどうしますか？」（　　　）
　答の例（あくびをする，眠る，横になる，昼寝する）
「お腹がすいた時はどうしますか？」（　　　）
　答の例（食べる，食べるものを頼む，お昼を食べる）

答が理屈に合っていればこれ以外の答でも結構です。3つとも答えられた場合「はい」に○をつけて下さい。言葉でなく，身振り（ジェスチャー）で示した場合は「いいえ」に○をつけて下さい。　はい　いいえ　5.2-4.6　L

88. 片足立ちが8秒間以上できますか。
方法：物につかまらずに，一人で片足立ちさせて，何秒間バランスを保つことができるか測定します。あなたが見本をみせて下さい。お子さんにできるだけ長く片足立ちするように言って下さい。

右足で何秒間，片足立ちができましたか（　）秒間
左足で何秒間，片足立ちができましたか（　）秒間

右足でも左足でも両方とも8秒間以上片足立ちができた場合「はい」に○をつけて下さい。　はい　いいえ　5.2-4.7　GM

89. 白い紙をわたして人の絵を描かせて下さい。
方法：「ひと（男のひと，女のひと，男の子，女の子）の絵を描いて下さい」と言って下さい。描いている時に手助けしたり，欠けている部分を指摘したりしないで下さい。絵が描けた後，体のいくつの部分（頭，口，毛，体，鼻，目，足など）が描けているか数えて下さい。その際，目，腕，足，耳など対になっているものは一対を1部分として数えて下さい。なお，対になっているものが片方しか描けていない場合には体の部分として数えないで下さい。6部分以上描けていれば「はい」に○をつけて下さい。　はい　いいえ　6.0-5.3　FMA

4〜6歳用

DENVER II 予備判定票

氏　　名		記録日	年　月　日
記録者　氏　名		生年月日	年　月　日
記録者　続　柄		年月日齢	年　月　日

以下の質問に順番にお答え下さい。「はい」「いいえ」のどちらかに○をつけて下さい。「いいえ」が３つ以上になったら，それ以降の質問にお答えになる必要はありません。

75. あまり親しくない人にも，あなたのお子さんが話す内容がほぼ全部理解されていますか。あなたやお子さんの親しい人でないと理解できない場合は「いいえ」に○をつけて下さい。　はい　いいえ　4.0-3.5　L

76. 下の図（黄，緑，赤，青）を見せ，ひとつずつ指さして「これは何色？」と聞いて下さい。お子さんが違った答を言ってもあなたの顔色に出さないようにして４つとも聞いて下さい。４つとも正しく答えれば「はい」に○をつけて下さい。　はい　いいえ　4.0-3.6　L

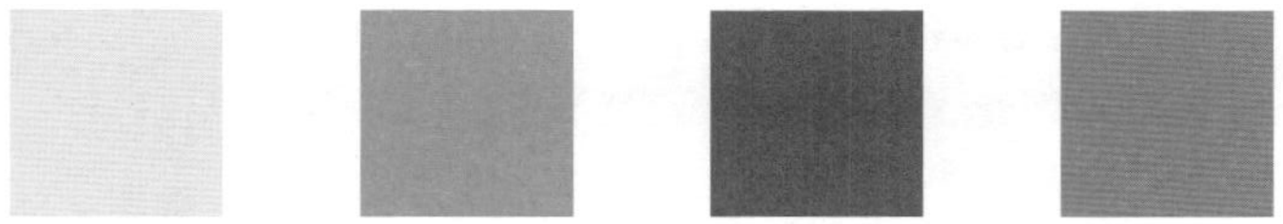

77. 以下の質問をお子さんにして下さい。質問をくりかえして言うのは構いませんが答える手助けをしないで下さい。それぞれの質問に対するお子さんの答えを下に書きこんで下さい。
「コップは何をするものですか？」（　　　　　）
「椅子は何をするものですか？」（　　　　　）
「鉛筆は何をするものですか？」（　　　　　）
動詞（のむ，すわる，かく，など）で答えて，それが理屈に合っていれば結構です。２つ以上答えられた場合「はい」に○をつけて下さい。言葉でなく，身振り（ジェスチャー）で示した場合は「いいえ」に○をつけて下さい。　はい　いいえ　4.1-3.6　L

78. 数を１つ数えることができますか。
判定の方法：白い紙を一枚用意して，それを４つに切り分けてお子さんの前に置いて下さい。お子さんに「ひとつ（いちまい）ちょうだい」と言って下さい。お子さんが１枚以上あなたに渡した場合は「いいえ」に○をつけて下さい。1枚だけあなたに渡した時は，「私は何枚（いくつ）紙をもっていますか？」とたずねて下さい。お子さんが「ひとつ（いち，いっこ，いちまい）」と答えた時は「はい」に○をつけて下さい。それ以外の数字を答えた時は「いいえ」に○をつけて下さい。　はい　いいえ　4.1-3.6　L

79. 物につかまらないで，片足でケンケンして２回以上とべますか（片足交互のスキップではありません）。　はい　いいえ　4.2-3.7　GM

80. 下の図を見せて「これと同じものをかいて」と言って下さい。「十字（クロス）をかいて」と言ってはいけません。３回かかせて下さい。１回でもできれば結構です。判定の例は下に描いてある通りです。　はい　いいえ　4.2-3.8　FMA

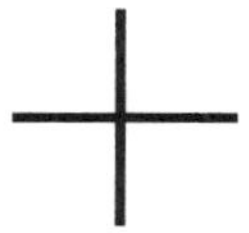

図：この場合は「はい」に○をつけて下さい。

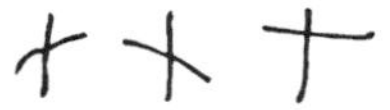

図：この場合は「いいえ」に○をつけて下さい。

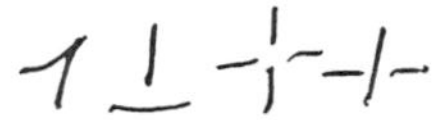

81. 下の図（２本の縦の線）をお子さんに見せて「長い方を指さして下さい」と言って下さい。（「大きい方を……」と言ってはいけません。）お子さんがどちらかを指さしたら，今度は上下さかさまにしてもう一度同じ質問をして下さい。それに答えたらさらにもう一度上下さかさま（最初と同じ向き）にして質問して下さい。途中でお子さんが間違えていても顔色に出したり訂正してはいけません。３回とも正しく指させたら「はい」に○をつけて下さい。　はい　いいえ　4.3-3.8　FMA

82. 下の絵をお子さんに見せて「飛ぶのはどれ？」「ニャーとなくのはどれ？」「お話するのはどれ？」「ほえるのはどれ？」「駆け足するのはどれ？」と聞いて下さい。聞く順番はどれから始めても結構です。４つ以上正しく指させたら「はい」に○をつけて下さい。　はい　いいえ　4.4-3.8　L

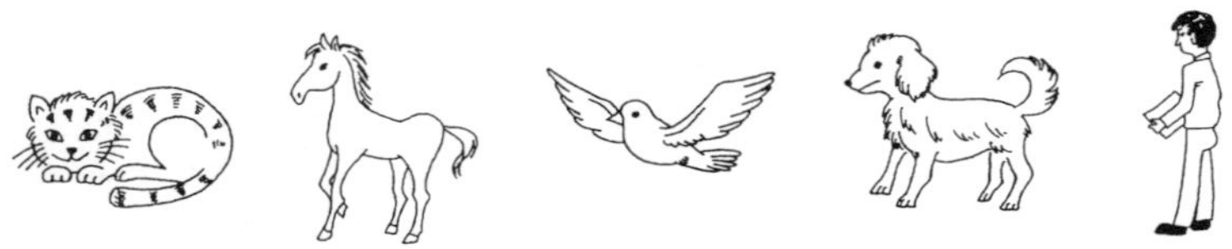

（原画　国立療養所広島病院小児科部長　下田浩子）

83. 以下の質問をお子さんにして下さい。質問をくりかえして言うのは構いませんが答える手助けをしないで下さい。それぞれの質問に対するお子さんの答えを下に書きこんで下さい。

「コップは何をするものですか？」（　　　　）
「椅子は何をするものですか？」（　　　　）
「鉛筆は何をするものですか？」（　　　　）

動詞（のむ，すわる，かく，など）で答えて，それが理屈に合っていれば結構です。３つ全部答えられた場合だけ「はい」に○をつけて下さい。言葉でなく，身振り（ジェスチャー）で示した場合は「いいえ」に○をつけて下さい。　はい　いいえ　4.4-3.9　L

84. お子さんに小さい紙切れか小さい物を渡して以下のように指示して下さい。その時，あなたの指で方向を示したり眼でそちらを見たりしないで下さい。

「その紙（物）を椅子の下におきなさい」
「その紙（物）をあなたの後におきなさい」
「その紙（物）を椅子の上におきなさい」
「その紙（物）をあなたの前におきなさい」

４つとも正しくできたら「はい」に○をつけて下さい。　はい　いいえ　4.6-4.0　L

85. 手助けも指導もなく，自分一人で歯ブラシに練り歯磨きをつけて，歯の表側も裏側も磨けますか。　はい　いいえ　4.8-4.2　PS

86. 単語を５つ以上定義できますか。
判定の方法：以下の質問をお子さんにして下さい。質問をくりかえして言うのは構いませんが答える手助けをしないで下さい。それぞれの質問に対するお子さんの答えを下に書きこんで下さい。

「ボールとは何ですか？」（　　　　）
「海とは何ですか？」（　　　　）
「机とは何ですか？」（　　　　）
「家とは何ですか？」（　　　　）
「バナナとは何ですか？」（　　　　）
「カーテンとは何ですか？」（　　　　）
「窓とは何ですか？」（　　　　）
「靴とは何ですか？」（　　　　）

お子さんの答がそのものの用途，形，材料，分類（カテゴリー）に関するもので理屈に合っていれば結構です。５つ以上の答が正しければ「はい」に○をつけて下さい。　はい　いいえ　5.0-4.4　L

87. 以下の質問をお子さんにして下さい。質問をくりかえして言うのは構いませんが答える手助けをしないで下さい。それぞれの質問に対するお子さんの答えを下に書きこんで下さい。

「寒い時はどうしますか？」（　　　　）
答の例（震える，服を着る，家に入る，など）
「疲れた時はどうしますか？」（　　　　）
答の例（あくびをする，眠る，横になる，昼寝する）
「お腹がすいた時はどうしますか？」（　　　　）
答の例（食べる，食べるものを頼む，お昼を食べる）

答が理屈に合っていればこれ以外の答でも結構です。３つとも答えられた場合「はい」に○をつけて下さい。言葉でなく，身振り（ジェスチャー）で示した場合は「いいえ」に○をつけて下さい。　はい　いいえ　5.2-4.6　L

88. 片足立ちが８秒間以上できますか。
方法：物につかまらずに，一人で片足立ちさせて，何秒間バランスを保つことができるか測定します。あなたが見本をみせて下さい。お子さんにできるだけ長く片足立ちするように言って下さい。

右足で何秒間，片足立ちができましたか（　　）秒間
左足で何秒間，片足立ちができましたか（　　）秒間

右足でも左足でも両方とも８秒間以上片足立ちができた場合「はい」に○をつけて下さい。　はい　いいえ　5.2-4.7　GM

89. 白い紙をわたして人の絵を描かせて下さい。
方法：「ひと（男のひと，女のひと，男の子，女の子）の絵を描いて下さい」と言って下さい。描いている時に手助けしたり，欠けている部分を指摘したりしないで下さい。絵が描けた後，体のいくつの部分（頭，口，毛，体，鼻，目，足など）が描けているか数えて下さい。その際，目，腕，足，耳など対になっているものは一対を１部分として数えて下さい。なお，対になっているものが片方しか描けていない場合には体の部分として数えないで下さい。６部分以上描けていれば「はい」に○をつけて下さい。
はい　いいえ　6.0-5.3　FMA

4〜6歳用

DENVER Ⅱ 予備判定票

氏　　名　＿＿＿＿＿＿

記録者　氏　　名　＿＿＿＿＿＿
　　　　続　　柄　＿＿＿＿＿＿

記　録　日　　　年　　　月　　　日
生 年 月 日　　　年　　　月　　　日
年 月 日 齢　　　年　　　月　　　日

以下の質問に順番にお答え下さい。「はい」「いいえ」のどちらかに○をつけて下さい。「いいえ」が３つ以上になったら，それ以降の質問にお答えになる必要はありません。

75. あまり親しくない人にも，あなたのお子さんが話す内容がほぼ全部理解されていますか。あなたやお子さんの親しい人でないと理解できない場合は「いいえ」に○をつけて下さい。　はい　いいえ　4.0-3.5　L

76. 下の図（黄，緑，赤，青）を見せ，ひとつずつ指さして「これは何色？」と聞いて下さい。お子さんが違った答を言ってもあなたの顔色に出さないようにして４つとも聞いて下さい。４つとも正しく答えれば「はい」に○をつけて下さい。　はい　いいえ　4.0-3.6　L

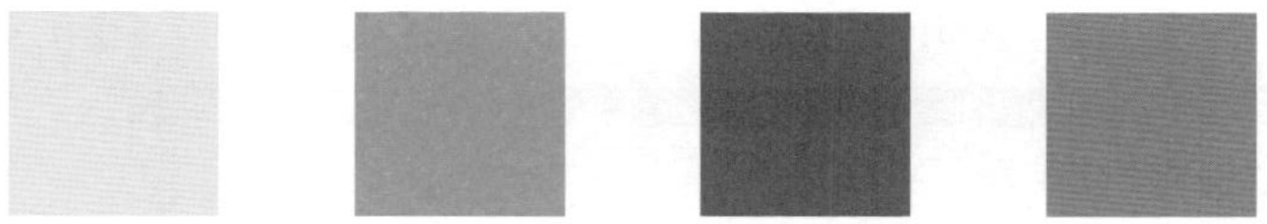

77. 以下の質問をお子さんにして下さい。質問をくりかえして言うのは構いませんが答える手助けをしないで下さい。それぞれの質問に対するお子さんの答えを下に書きこんで下さい。

「コップは何をするものですか？」（　　　　　　　）
「椅子は何をするものですか？」　（　　　　　　　）
「鉛筆は何をするものですか？」　（　　　　　　　）

動詞（のむ，すわる，かく，など）で答えて，それが理屈に合っていれば結構です。２つ以上答えられた場合「はい」に○をつけて下さい。言葉でなく，身振り（ジェスチャー）で示した場合は「いいえ」に○をつけて下さい。　はい　いいえ　4.1-3.6　L

78. 数を１つ数えることができますか。
判定の方法：白い紙を一枚用意して，それを４つに切り分けてお子さんの前に置いて下さい。お子さんに「ひとつ（いちまい）ちょうだい」と言って下さい。お子さんが１枚以上あなたに渡した場合は「いいえ」に○をつけて下さい。1枚だけあなたに渡した時は，「私は何枚（いくつ）紙をもっていますか？」とたずねて下さい。お子さんが「ひとつ（いち，いっこ，いちまい）」と答えた時は「はい」に○をつけて下さい。それ以外の数字を答えた時は「いいえ」に○をつけて下さい。　はい　いいえ　4.1-3.6　L

79. 物につかまらないで，片足でケンケンして２回以上とべますか（片足交互のスキップではありません）。　はい　いいえ　4.2-3.7　GM

80. 下の図を見せて「これと同じものをかいて」と言って下さい。「十字（クロス）をかいて」と言ってはいけません。３回かかせて下さい。１回でもできれば結構です。判定の例は下に描いてある通りです。　はい　いいえ　4.2-3.8　FMA

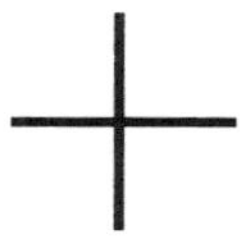

図：この場合は「はい」に○をつけて下さい。

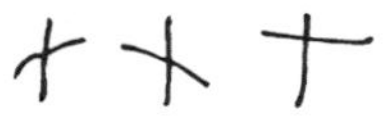

図：この場合は「いいえ」に○をつけて下さい。

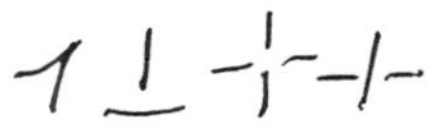

81. 下の図（２本の縦の線）をお子さんに見せて「長い方を指さして下さい」と言って下さい。（「大きい方を……」と言ってはいけません。）お子さんがどちらかを指さしたら，今度は上下さかさまにしてもう一度同じ質問をして下さい。それに答えたらさらにもう一度上下さかさま（最初と同じ向き）にして質問して下さい。途中でお子さんが間違えていても顔色に出したり訂正してはいけません。３回とも正しく指させたら「はい」に○をつけて下さい。　はい　いいえ　4.3-3.8　FMA

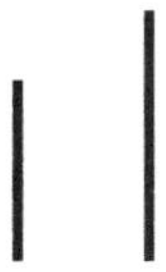

82. 下の絵をお子さんに見せて「飛ぶのはどれ？」「ニャーとなくのはどれ？」「お話するのはどれ？」「ほえるのはどれ？」「駆け足するのはどれ？」と聞いて下さい。聞く順番はどれから始めても結構です。４つ以上正しく指させたら「はい」に○をつけて下さい。 はい　いいえ　4.4-3.8　L

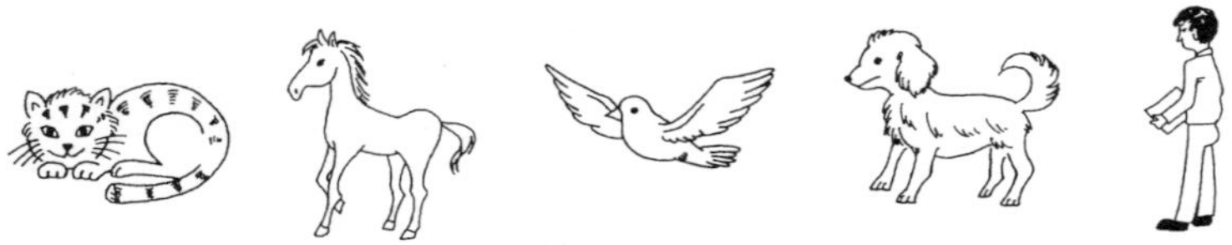

（原画　国立療養所広島病院小児科部長　下田浩子）

83. 以下の質問をお子さんにして下さい。質問をくりかえして言うのは構いませんが答える手助けをしないで下さい。それぞれの質問に対するお子さんの答えを下に書きこんで下さい。

「コップは何をするものですか？」（　　　　　）
「椅子は何をするものですか？」（　　　　　）
「鉛筆は何をするものですか？」（　　　　　）

動詞（のむ，すわる，かく，など）で答えて，それが理屈に合っていれば結構です。３つ全部答えられた場合だけ「はい」に○をつけて下さい。言葉でなく，身振り（ジェスチャー）で示した場合は「いいえ」に○をつけて下さい。 はい　いいえ　4.4-3.9　L

84. お子さんに小さい紙切れか小さい物を渡して以下のように指示して下さい。その時，あなたの指で方向を示したり眼でそちらを見たりしないで下さい。

「その紙（物）を椅子の下におきなさい」
「その紙（物）をあなたの後におきなさい」
「その紙（物）を椅子の上におきなさい」
「その紙（物）をあなたの前におきなさい」

４つとも正しくできたら「はい」に○をつけて下さい。 はい　いいえ　4.6-4.0　L

85. 手助けも指導もなく，自分一人で歯ブラシに練り歯磨きをつけて，歯の表側も裏側も磨けますか。 はい　いいえ　4.8-4.2　PS

86. 単語を５つ以上定義できますか。
判定の方法：以下の質問をお子さんにして下さい。質問をくりかえして言うのは構いませんが答える手助けをしないで下さい。それぞれの質問に対するお子さんの答えを下に書きこんで下さい。

「ボールとは何ですか？」（　　　　　）
「海とは何ですか？」（　　　　　）
「机とは何ですか？」（　　　　　）
「家とは何ですか？」（　　　　　）
「バナナとは何ですか？」（　　　　　）
「カーテンとは何ですか？」（　　　　　）
「窓とは何ですか？」（　　　　　）
「靴とは何ですか？」（　　　　　）

お子さんの答がそのものの用途，形，材料，分類（カテゴリー）に関するもので理屈に合っていれば結構です。５つ以上の答が正しければ「はい」に○をつけて下さい。 はい　いいえ　5.0-4.4　L

87. 以下の質問をお子さんにして下さい。質問をくりかえして言うのは構いませんが答える手助けをしないで下さい。それぞれの質問に対するお子さんの答えを下に書きこんで下さい。

「寒い時はどうしますか？」（　　　　　）
　答の例（震える，服を着る，家に入る，など）
「疲れた時はどうしますか？」（　　　　　）
　答の例（あくびをする，眠る，横になる，昼寝する）
「お腹がすいた時はどうしますか？」（　　　　　）
　答の例（食べる，食べるものを頼む，お昼を食べる）

答が理屈に合っていればこれ以外の答でも結構です。３つとも答えられた場合「はい」に○をつけて下さい。言葉でなく，身振り（ジェスチャー）で示した場合は「いいえ」に○をつけて下さい。 はい　いいえ　5.2-4.6　L

88. 片足立ちが８秒間以上できますか。
方法：物につかまらずに，一人で片足立ちさせて，何秒間バランスを保つことができるか測定します。あなたが見本をみせて下さい。お子さんにできるだけ長く片足立ちするように言って下さい。

右足で何秒間，片足立ちができましたか（　　）秒間
左足で何秒間，片足立ちができましたか（　　）秒間

右足でも左足でも両方とも８秒間以上片足立ちができた場合「はい」に○をつけて下さい。 はい　いいえ　5.2-4.7　GM

89. 白い紙をわたして人の絵を描かせて下さい。
方法：「ひと（男のひと，女のひと，男の子，女の子）の絵を描いて下さい」と言って下さい。描いている時に手助けしたり，欠けている部分を指摘したりしないで下さい。絵が描けた後，体のいくつの部分（頭，口，毛，体，鼻，目，足など）が描けているか数えて下さい。その際，目，腕，足，耳など対になっているものは一対を１部分として数えて下さい。なお，対になっているものが片方しか描けていない場合には体の部分として数えないで下さい。６部分以上描けていれば「はい」に○をつけて下さい。 はい　いいえ　6.0-5.3　FMA

DENVER II 予備判定票

4〜6歳用

氏　名

記録者　氏　名

続　柄

記録日　　年　　月　　日
生年月日　　年　　月　　日
年月日齢　　年　　月　　日

以下の質問に順番にお答え下さい。「はい」「いいえ」のどちらかに○をつけて下さい。「いいえ」が３つ以上になったら，それ以降の質問にお答えになる必要はありません。

75. あまり親しくない人にも，あなたのお子さんが話す内容がほぼ全部理解されていますか。あなたやお子さんの親しい人でないと理解できない場合は「いいえ」に○をつけて下さい。　はい　いいえ　4.0-3.5　L

76. 下の図（黄，緑，赤，青）を見せ，ひとつずつ指さして「これは何色？」と聞いて下さい。お子さんが違った答を言ってもあなたの顔色に出さないようにして４つとも聞いて下さい。４つとも正しく答えれば「はい」に○をつけて下さい。　はい　いいえ　4.0-3.6　L

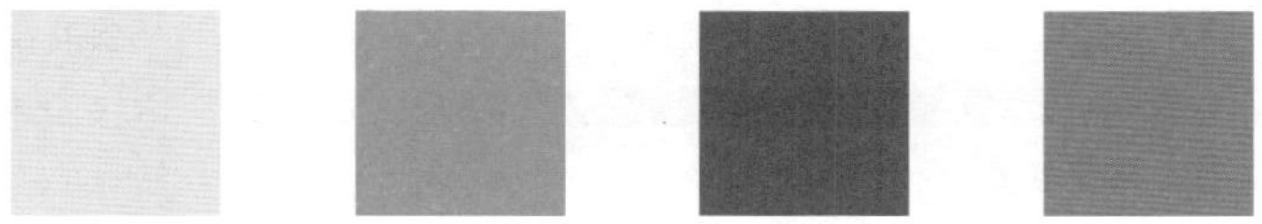

77. 以下の質問をお子さんにして下さい。質問をくりかえして言うのは構いませんが答える手助けをしないで下さい。それぞれの質問に対するお子さんの答えを下に書きこんで下さい。
「コップは何をするものですか？」(　　　　　　)
「椅子は何をするものですか？」　(　　　　　　)
「鉛筆は何をするものですか？」　(　　　　　　)
動詞（のむ，すわる，かく，など）で答えて，それが理屈に合っていれば結構です。２つ以上答えられた場合「はい」に○をつけて下さい。言葉でなく，身振り（ジェスチャー）で示した場合は「いいえ」に○をつけて下さい。　はい　いいえ　4.1-3.6　L

78. 数を１つ数えることができますか。
判定の方法：白い紙を一枚用意して，それを４つに切り分けてお子さんの前に置いて下さい。お子さんに「ひとつ（いちまい）ちょうだい」と言って下さい。お子さんが１枚以上あなたに渡した場合は「いいえ」に○をつけて下さい。1枚だけあなたに渡した時は，「私は何枚（いくつ）紙をもっていますか？」とたずねて下さい。お子さんが「ひとつ（いち，いっこ，いちまい）」と答えた時は「はい」に○をつけて下さい。それ以外の数字を答えた時は「いいえ」に○をつけて下さい。　はい　いいえ　4.1-3.6　L

79. 物につかまらないで，片足でケンケンして２回以上とべますか（片足交互のスキップではありません）。　はい　いいえ　4.2-3.7　GM

80. 下の図を見せて「これと同じものをかいて」と言って下さい。「十字（クロス）をかいて」と言ってはいけません。３回かかせて下さい。１回でもできれば結構です。判定の例は下に描いてある通りです。　はい　いいえ　4.2-3.8　FMA

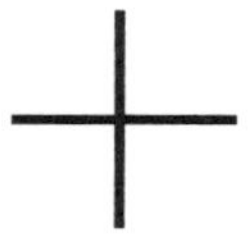

図：この場合は「はい」に○をつけて下さい。

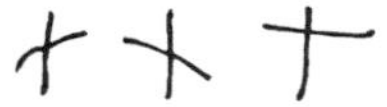

図：この場合は「いいえ」に○をつけて下さい。

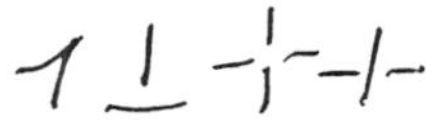

81. 下の図（２本の縦の線）をお子さんに見せて「長い方を指さして下さい」と言って下さい。（「大きい方を……」と言ってはいけません。）お子さんがどちらかを指さしたら，今度は上下さかさまにしてもう一度同じ質問をして下さい。それに答えたらさらにもう一度上下さかさま（最初と同じ向き）にして質問して下さい。途中でお子さんが間違えていても顔色に出したり訂正してはいけません。３回とも正しく指させたら「はい」に○をつけて下さい。　はい　いいえ　4.3-3.8　FMA

82. 下の絵をお子さんに見せて「飛ぶのはどれ？」「ニャーとなくのはどれ？」「お話するのはどれ？」「ほえるのはどれ？」「駆け足するのはどれ？」と聞いて下さい。聞く順番はどれから始めても結構です。4つ以上正しく指させたら「はい」に○をつけて下さい。 はい　いいえ　4.4-3.8　L

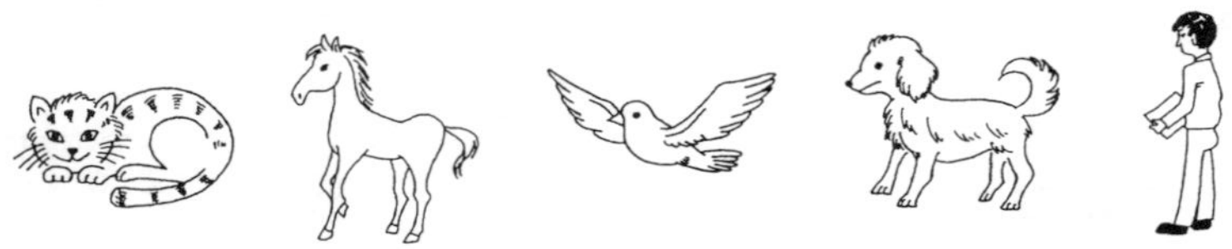

（原画　国立療養所広島病院小児科部長　下田浩子）

83. 以下の質問をお子さんにして下さい。質問をくりかえして言うのは構いませんが答える手助けをしないで下さい。それぞれの質問に対するお子さんの答えを下に書きこんで下さい。

「コップは何をするものですか？」（　　　　　）
「椅子は何をするものですか？」（　　　　　）
「鉛筆は何をするものですか？」（　　　　　）

動詞（のむ，すわる，かく，など）で答えて，それが理屈に合っていれば結構です。3つ全部答えられた場合だけ「はい」に○をつけて下さい。言葉でなく，身振り（ジェスチャー）で示した場合は「いいえ」に○をつけて下さい。 はい　いいえ　4.4-3.9　L

84. お子さんに小さい紙切れか小さい物を渡して以下のように指示して下さい。その時，あなたの指で方向を示したり眼でそちらを見たりしないで下さい。

「その紙（物）を椅子の下におきなさい」
「その紙（物）をあなたの後におきなさい」
「その紙（物）を椅子の上におきなさい」
「その紙（物）をあなたの前におきなさい」

4つとも正しくできたら「はい」に○をつけて下さい。 はい　いいえ　4.6-4.0　L

85. 手助けも指導もなく，自分一人で歯ブラシに練り歯磨きをつけて，歯の表側も裏側も磨けますか。 はい　いいえ　4.8-4.2　PS

86. 単語を5つ以上定義できますか。
判定の方法：以下の質問をお子さんにして下さい。質問をくりかえして言うのは構いませんが答える手助けをしないで下さい。それぞれの質問に対するお子さんの答えを下に書きこんで下さい。

「ボールとは何ですか？」（　　　　　）
「海とは何ですか？」（　　　　　）
「机とは何ですか？」（　　　　　）
「家とは何ですか？」（　　　　　）
「バナナとは何ですか？」（　　　　　）
「カーテンとは何ですか？」（　　　　　）
「窓とは何ですか？」（　　　　　）
「靴とは何ですか？」（　　　　　）

お子さんの答がそのものの用途，形，材料，分類（カテゴリー）に関するもので理屈に合っていれば結構です。5つ以上の答が正しければ「はい」に○をつけて下さい。 はい　いいえ　5.0-4.4　L

87. 以下の質問をお子さんにして下さい。質問をくりかえして言うのは構いませんが答える手助けをしないで下さい。それぞれの質問に対するお子さんの答えを下に書きこんで下さい。

「寒い時はどうしますか？」（　　　　　）
　答の例（震える，服を着る，家に入る，など）
「疲れた時はどうしますか？」（　　　　　）
　答の例（あくびをする，眠る，横になる，昼寝する）
「お腹がすいた時はどうしますか？」（　　　　　）
　答の例（食べる，食べるものを頼む，お昼を食べる）

答が理屈に合っていればこれ以外の答でも結構です。3つとも答えられた場合「はい」に○をつけて下さい。言葉でなく，身振り（ジェスチャー）で示した場合は「いいえ」に○をつけて下さい。 はい　いいえ　5.2-4.6　L

88. 片足立ちが8秒間以上できますか。
方法：物につかまらずに，一人で片足立ちさせて，何秒間バランスを保つことができるか測定します。あなたが見本をみせて下さい。お子さんにできるだけ長く片足立ちするように言って下さい。

右足で何秒間，片足立ちができましたか（　　）秒間
左足で何秒間，片足立ちができましたか（　　）秒間

右足でも左足でも両方とも8秒間以上片足立ちができた場合「はい」に○をつけて下さい。 はい　いいえ　5.2-4.7　GM

89. 白い紙をわたして人の絵を描かせて下さい。
方法：「ひと（男のひと，女のひと，男の子，女の子）の絵を描いて下さい」と言って下さい。描いている時に手助けしたり，欠けている部分を指摘したりしないで下さい。絵が描けた後，体のいくつの部分（頭，口，毛，体，鼻，目，足など）が描けているか数えて下さい。その際，目，腕，足，耳など対になっているものは一対を1部分として数えて下さい。なお，対になっているものが片方しか描けていない場合には体の部分として数えないで下さい。6部分以上描けていれば「はい」に○をつけて下さい。 はい　いいえ　6.0-5.3　FMA

4〜6歳用

DENVER Ⅱ 予備判定票

氏　　名		記　録　日	年　月　日
記録者　氏　名		生年月日	年　月　日
記録者　続　柄		年月日齢	年　月　日

以下の質問に順番にお答え下さい。「はい」「いいえ」のどちらかに○をつけて下さい。「いいえ」が３つ以上になったら，それ以降の質問にお答えになる必要はありません。

75. あまり親しくない人にも，あなたのお子さんが話す内容がほぼ全部理解されていますか。あなたやお子さんの親しい人でないと理解できない場合は「いいえ」に○をつけて下さい。　はい　いいえ　4.0-3.5　L

76. 下の図（黄，緑，赤，青）を見せ，ひとつずつ指さして「これは何色？」と聞いて下さい。お子さんが違った答を言ってもあなたの顔色に出さないようにして４つとも聞いて下さい。４つとも正しく答えれば「はい」に○をつけて下さい。　はい　いいえ　4.0-3.6　L

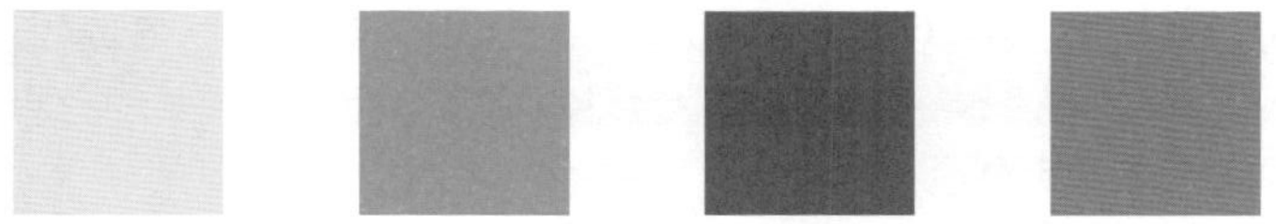

77. 以下の質問をお子さんにして下さい。質問をくりかえして言うのは構いませんが答える手助けをしないで下さい。それぞれの質問に対するお子さんの答えを下に書きこんで下さい。

「コップは何をするものですか？」（　　　　　　）
「椅子は何をするものですか？」　（　　　　　　）
「鉛筆は何をするものですか？」　（　　　　　　）

動詞（のむ，すわる，かく，など）で答えて，それが理屈に合っていれば結構です。２つ以上答えられた場合「はい」に○をつけて下さい。言葉でなく，身振り（ジェスチャー）で示した場合は「いいえ」に○をつけて下さい。　はい　いいえ　4.1-3.6　L

78. 数を１つ数えることができますか。
判定の方法：白い紙を一枚用意して，それを４つに切り分けてお子さんの前に置いて下さい。お子さんに「ひとつ（いちまい）ちょうだい」と言って下さい。お子さんが１枚以上あなたに渡した場合は「いいえ」に○をつけて下さい。1枚だけあなたに渡した時は，「私は何枚（いくつ）紙をもっていますか？」とたずねて下さい。お子さんが「ひとつ（いち，いっこ，いちまい）」と答えた時は「はい」に○をつけて下さい。それ以外の数字を答えた時は「いいえ」に○をつけて下さい。　はい　いいえ　4.1-3.6　L

79. 物につかまらないで，片足でケンケンして２回以上とべますか（片足交互のスキップではありません）。　はい　いいえ　4.2-3.7　GM

80. 下の図を見せて「これと同じものをかいて」と言って下さい。「十字（クロス）をかいて」と言ってはいけません。３回かかせて下さい。１回でもできれば結構です。判定の例は下に描いてある通りです。　はい　いいえ　4.2-3.8　FMA

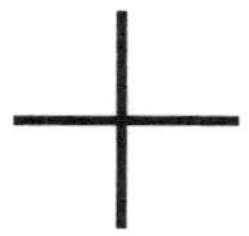

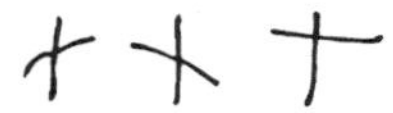

図：この場合は「はい」に○をつけて下さい。

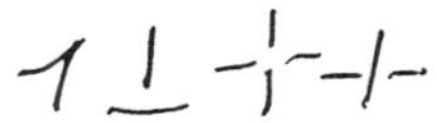

図：この場合は「いいえ」に○をつけて下さい。

81. 下の図（２本の縦の線）をお子さんに見せて「長い方を指さして下さい」と言って下さい。（「大きい方を……」と言ってはいけません。）お子さんがどちらかを指さしたら，今度は上下さかさまにしてもう一度同じ質問をして下さい。それに答えたらさらにもう一度上下さかさま（最初と同じ向き）にして質問して下さい。途中でお子さんが間違えていても顔色に出したり訂正してはいけません。３回とも正しく指させたら「はい」に○をつけて下さい。　はい　いいえ　4.3-3.8　FMA

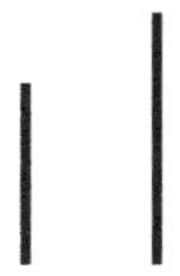

82. 下の絵をお子さんに見せて「飛ぶのはどれ？」「ニャーとなくのはどれ？」「お話するのはどれ？」「ほえるのはどれ？」「駆け足するのはどれ？」と聞いて下さい。聞く順番はどれから始めても結構です。4つ以上正しく指させたら「はい」に○をつけて下さい。 はい いいえ 4.4-3.8 L

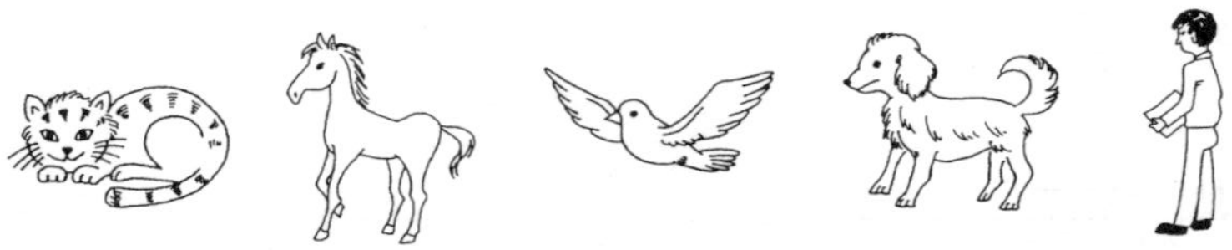

（原画 国立療養所広島病院小児科部長 下田浩子）

83. 以下の質問をお子さんにして下さい。質問をくりかえして言うのは構いませんが答える手助けをしないで下さい。それぞれの質問に対するお子さんの答えを下に書きこんで下さい。
「コップは何をするものですか？」（ ）
「椅子は何をするものですか？」（ ）
「鉛筆は何をするものですか？」（ ）
動詞（のむ，すわる，かく，など）で答えて，それが理屈に合っていれば結構です。3つ全部答えられた場合だけ「はい」に○をつけて下さい。言葉でなく，身振り（ジェスチャー）で示した場合は「いいえ」に○をつけて下さい。 はい いいえ 4.4-3.9 L

84. お子さんに小さい紙切れか小さい物を渡して以下のように指示して下さい。その時，あなたの指で方向を示したり眼でそちらを見たりしないで下さい。
「その紙（物）を椅子の下におきなさい」
「その紙（物）をあなたの後におきなさい」
「その紙（物）を椅子の上におきなさい」
「その紙（物）をあなたの前におきなさい」
4つとも正しくできたら「はい」に○をつけて下さい。 はい いいえ 4.6-4.0 L

85. 手助けも指導もなく，自分一人で歯ブラシに練り歯磨きをつけて，歯の表側も裏側も磨けますか。 はい いいえ 4.8-4.2 PS

86. 単語を5つ以上定義できますか。
判定の方法：以下の質問をお子さんにして下さい。質問をくりかえして言うのは構いませんが答える手助けをしないで下さい。それぞれの質問に対するお子さんの答えを下に書きこんで下さい。
「ボールとは何ですか？」（ ）
「海とは何ですか？」（ ）
「机とは何ですか？」（ ）
「家とは何ですか？」（ ）
「バナナとは何ですか？」（ ）
「カーテンとは何ですか？」（ ）
「窓とは何ですか？」（ ）
「靴とは何ですか？」（ ）
お子さんの答がそのものの用途，形，材料，分類（カテゴリー）に関するもので理屈に合っていれば結構です。5つ以上の答が正しければ「はい」に○をつけて下さい。 はい いいえ 5.0-4.4 L

87. 以下の質問をお子さんにして下さい。質問をくりかえして言うのは構いませんが答える手助けをしないで下さい。それぞれの質問に対するお子さんの答えを下に書きこんで下さい。
「寒い時はどうしますか？」（ ）
答の例（震える，服を着る，家に入る，など）
「疲れた時はどうしますか？」（ ）
答の例（あくびをする，眠る，横になる，昼寝する）
「お腹がすいた時はどうしますか？」（ ）
答の例（食べる，食べるものを頼む，お昼を食べる）
答が理屈に合っていればこれ以外の答でも結構です。3つとも答えられた場合「はい」に○をつけて下さい。言葉でなく，身振り（ジェスチャー）で示した場合は「いいえ」に○をつけて下さい。 はい いいえ 5.2-4.6 L

88. 片足立ちが8秒間以上できますか。
方法：物につかまらずに，一人で片足立ちさせて，何秒間バランスを保つことができるか測定します。あなたが見本をみせて下さい。お子さんにできるだけ長く片足立ちするように言って下さい。
右足で何秒間，片足立ちができましたか（ ）秒間
左足で何秒間，片足立ちができましたか（ ）秒間
右足でも左足でも両方とも8秒間以上片足立ちができた場合「はい」に○をつけて下さい。 はい いいえ 5.2-4.7 GM

89. 白い紙をわたして人の絵を描かせて下さい。
方法：「ひと（男のひと，女のひと，男の子，女の子）の絵を描いて下さい」と言って下さい。描いている時に手助けしたり，欠けている部分を指摘したりしないで下さい。絵が描けた後，体のいくつの部分（頭，口，毛，体，鼻，目，足など）が描けているか数えて下さい。その際，目，腕，足，耳など対になっているものは一対を1部分として数えて下さい。なお，対になっているものが片方しか描けていない場合には体の部分として数えないで下さい。6部分以上描けていれば「はい」に○をつけて下さい。
はい いいえ 6.0-5.3 FMA

4〜6歳用

DENVERⅡ予備判定票

氏　名 ＿＿＿＿

記録者　氏　名 ＿＿＿＿
　　　　続　柄 ＿＿＿＿

記　録　日 ＿＿年＿＿月＿＿日
生　年　月　日 ＿＿年＿＿月＿＿日
年　月　日　齢 ＿＿年＿＿月＿＿日

以下の質問に順番にお答え下さい。「はい」「いいえ」のどちらかに○をつけて下さい。「いいえ」が３つ以上になったら，それ以降の質問にお答えになる必要はありません。

75. あまり親しくない人にも，あなたのお子さんが話す内容がほぼ全部理解されていますか。あなたやお子さんの親しい人でないと理解できない場合は「いいえ」に○をつけて下さい。　はい　いいえ　4.0-3.5　L

76. 下の図（黄，緑，赤，青）を見せ，ひとつずつ指さして「これは何色？」と聞いて下さい。お子さんが違った答を言ってもあなたの顔色に出さないようにして４つとも聞いて下さい。４つとも正しく答えれば「はい」に○をつけて下さい。　はい　いいえ　4.0-3.6　L

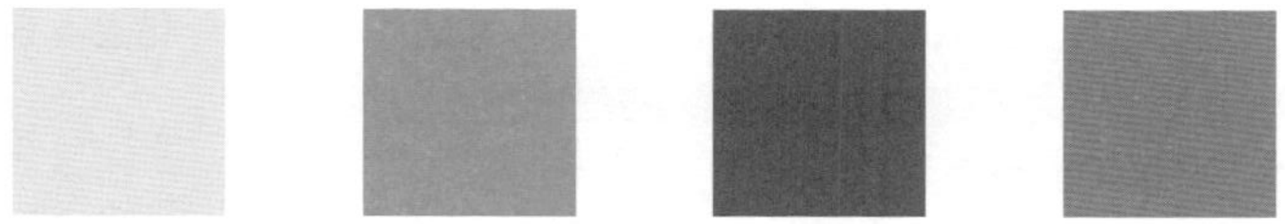

77. 以下の質問をお子さんにして下さい。質問をくりかえして言うのは構いませんが答える手助けをしないで下さい。それぞれの質問に対するお子さんの答えを下に書きこんで下さい。
「コップは何をするものですか？」（　　　　　　）
「椅子は何をするものですか？」（　　　　　　）
「鉛筆は何をするものですか？」（　　　　　　）
動詞（のむ，すわる，かく，など）で答えて，それが理屈に合っていれば結構です。２つ以上答えられた場合「はい」に○をつけて下さい。言葉でなく，身振り（ジェスチャー）で示した場合は「いいえ」に○をつけて下さい。　はい　いいえ　4.1-3.6　L

78. 数を１つ数えることができますか。
判定の方法：白い紙を一枚用意して，それを４つに切り分けてお子さんの前に置いて下さい。お子さんに「ひとつ（いちまい）ちょうだい」と言って下さい。お子さんが１枚以上あなたに渡した場合は「いいえ」に○をつけて下さい。1枚だけあなたに渡した時は，「私は何枚（いくつ）紙をもっていますか？」とたずねて下さい。お子さんが「ひとつ（いち，いっこ，いちまい）」と答えた時は「はい」に○をつけて下さい。それ以外の数字を答えた時は「いいえ」に○をつけて下さい。　はい　いいえ　4.1-3.6　L

79. 物につかまらないで，片足でケンケンして２回以上とべますか（片足交互のスキップではありません）。　はい　いいえ　4.2-3.7　GM

80. 下の図を見せて「これと同じものをかいて」と言って下さい。「十字（クロス）をかいて」と言ってはいけません。３回かかせて下さい。１回でもできれば結構です。判定の例は下に描いてある通りです。　はい　いいえ　4.2-3.8　FMA

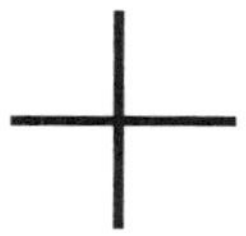

図：この場合は「はい」に○をつけて下さい。

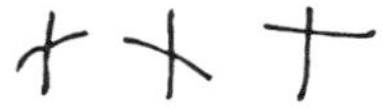

図：この場合は「いいえ」に○をつけて下さい。

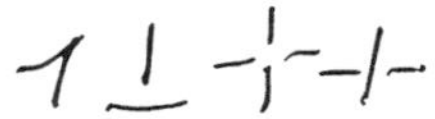

81. 下の図（２本の縦の線）をお子さんに見せて「長い方を指さして下さい」と言って下さい。（「大きい方を……」と言ってはいけません。）お子さんがどちらかを指さしたら，今度は上下さかさまにしてもう一度同じ質問をして下さい。それに答えたらさらにもう一度上下さかさま（最初と同じ向き）にして質問して下さい。途中でお子さんが間違えていても顔色に出したり訂正してはいけません。３回とも正しく指させたら「はい」に○をつけて下さい。　はい　いいえ　4.3-3.8　FMA

82. 下の絵をお子さんに見せて「飛ぶのはどれ？」「ニャーとなくのはどれ？」「お話するのはどれ？」「ほえるのはどれ？」「駆け足するのはどれ？」と聞いて下さい。聞く順番はどれから始めても結構です。4つ以上正しく指させたら「はい」に○をつけて下さい。　はい　いいえ　4.4-3.8　L

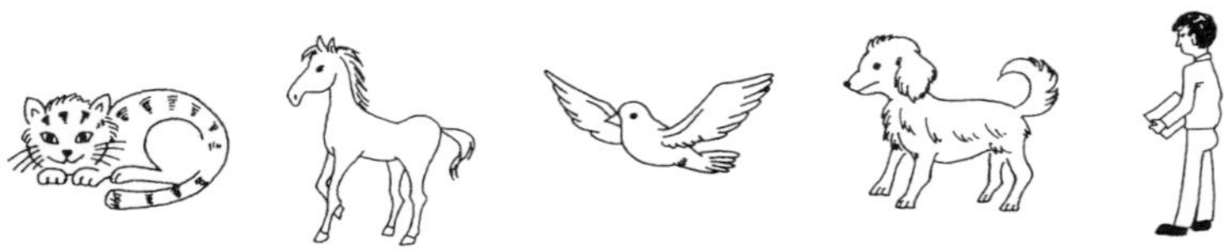

（原画　国立療養所広島病院小児科部長　下田浩子）

83. 以下の質問をお子さんにして下さい。質問をくりかえして言うのは構いませんが答える手助けをしないで下さい。それぞれの質問に対するお子さんの答えを下に書きこんで下さい。
「コップは何をするものですか？」（　　　）
「椅子は何をするものですか？」（　　　）
「鉛筆は何をするものですか？」（　　　）
動詞（のむ，すわる，かく，など）で答えて，それが理屈に合っていれば結構です。3つ全部答えられた場合だけ「はい」に○をつけて下さい。言葉でなく，身振り（ジェスチャー）で示した場合は「いいえ」に○をつけて下さい。　はい　いいえ　4.4-3.9　L

84. お子さんに小さい紙切れか小さい物を渡して以下のように指示して下さい。その時，あなたの指で方向を示したり眼でそちらを見たりしないで下さい。
「その紙（物）を椅子の下におきなさい」
「その紙（物）をあなたの後におきなさい」
「その紙（物）を椅子の上におきなさい」
「その紙（物）をあなたの前におきなさい」
4つとも正しくできたら「はい」に○をつけて下さい。　はい　いいえ　4.6-4.0　L

85. 手助けも指導もなく，自分一人で歯ブラシに練り歯磨きをつけて，歯の表側も裏側も磨けますか。　はい　いいえ　4.8-4.2　PS

86. 単語を5つ以上定義できますか。
判定の方法：以下の質問をお子さんにして下さい。質問をくりかえして言うのは構いませんが答える手助けをしないで下さい。それぞれの質問に対するお子さんの答えを下に書きこんで下さい。
「ボールとは何ですか？」（　　　）
「海とは何ですか？」（　　　）
「机とは何ですか？」（　　　）
「家とは何ですか？」（　　　）
「バナナとは何ですか？」（　　　）
「カーテンとは何ですか？」（　　　）
「窓とは何ですか？」（　　　）
「靴とは何ですか？」（　　　）
お子さんの答がそのものの用途，形，材料，分類（カテゴリー）に関するもので理屈に合っていれば結構です。5つ以上の答が正しければ「はい」に○をつけて下さい。　はい　いいえ　5.0-4.4　L

87. 以下の質問をお子さんにして下さい。質問をくりかえして言うのは構いませんが答える手助けをしないで下さい。それぞれの質問に対するお子さんの答えを下に書きこんで下さい。
「寒い時はどうしますか？」（　　　）
答の例（震える，服を着る，家に入る，など）
「疲れた時はどうしますか？」（　　　）
答の例（あくびをする，眠る，横になる，昼寝する）
「お腹がすいた時はどうしますか？」（　　　）
答の例（食べる，食べるものを頼む，お昼を食べる）
答が理屈に合っていればこれ以外の答でも結構です。3つとも答えられた場合「はい」に○をつけて下さい。言葉でなく，身振り（ジェスチャー）で示した場合は「いいえ」に○をつけて下さい。　はい　いいえ　5.2-4.6　L

88. 片足立ちが8秒間以上できますか。
方法：物につかまらずに，一人で片足立ちさせて，何秒間バランスを保つことができるか測定します。あなたが見本をみせて下さい。お子さんにできるだけ長く片足立ちするように言って下さい。
右足で何秒間，片足立ちができましたか（　）秒間
左足で何秒間，片足立ちができましたか（　）秒間
右足でも左足でも両方とも8秒間以上片足立ちができた場合「はい」に○をつけて下さい。　はい　いいえ　5.2-4.7　GM

89. 白い紙をわたして人の絵を描かせて下さい。
方法：「ひと（男のひと，女のひと，男の子，女の子）の絵を描いて下さい」と言って下さい。描いている時に手助けしたり，欠けている部分を指摘したりしないで下さい。絵が描けた後，体のいくつの部分（頭，口，毛，体，鼻，目，足など）が描けているか数えて下さい。その際，目，腕，足，耳など対になっているものは一対を1部分として数えて下さい。なお，対になっているものが片方しか描けていない場合には体の部分として数えないで下さい。6部分以上描けていれば「はい」に○をつけて下さい。
はい　いいえ　6.0-5.3　FMA

4〜6歳用

DENVER II 予備判定票

氏　名

記録者 氏　名

記録者 続　柄

記　録　日　　年　　月　　日
生　年　月　日　　年　　月　　日
年　月　日　齢　　年　　月　　日

以下の質問に順番にお答え下さい。「はい」「いいえ」のどちらかに○をつけて下さい。「いいえ」が３つ以上になったら，それ以降の質問にお答えになる必要はありません。

75. あまり親しくない人にも，あなたのお子さんが話す内容がほぼ全部理解されていますか。あなたやお子さんの親しい人でないと理解できない場合は「いいえ」に○をつけて下さい。　はい　いいえ　4.0-3.5　L

76. 下の図（黄，緑，赤，青）を見せ，ひとつずつ指さして「これは何色？」と聞いて下さい。お子さんが違った答を言ってもあなたの顔色に出さないようにして４つとも聞いて下さい。４つとも正しく答えれば「はい」に○をつけて下さい。　はい　いいえ　4.0-3.6　L

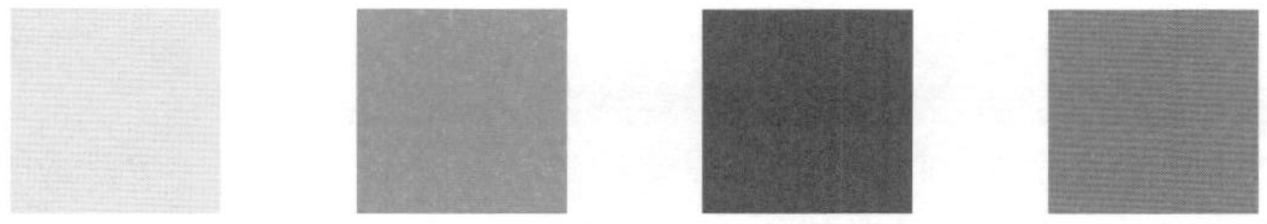

77. 以下の質問をお子さんにして下さい。質問をくりかえして言うのは構いませんが答える手助けをしないで下さい。それぞれの質問に対するお子さんの答えを下に書きこんで下さい。

「コップは何をするものですか？」（　　　　　　）
「椅子は何をするものですか？」（　　　　　　）
「鉛筆は何をするものですか？」（　　　　　　）

動詞（のむ，すわる，かく，など）で答えて，それが理屈に合っていれば結構です。２つ以上答えられた場合「はい」に○をつけて下さい。言葉でなく，身振り（ジェスチャー）で示した場合は「いいえ」に○をつけて下さい。　はい　いいえ　4.1-3.6　L

78. 数を１つ数えることができますか。
判定の方法：白い紙を一枚用意して，それを４つに切り分けてお子さんの前に置いて下さい。お子さんに「ひとつ（いちまい）ちょうだい」と言って下さい。お子さんが１枚以上あなたに渡した場合は「いいえ」に○をつけて下さい。1枚だけあなたに渡した時は，「私は何枚（いくつ）紙をもっていますか？」とたずねて下さい。お子さんが「ひとつ（いち，いっこ，いちまい）」と答えた時は「はい」に○をつけて下さい。それ以外の数字を答えた時は「いいえ」に○をつけて下さい。　はい　いいえ　4.1-3.6　L

79. 物につかまらないで，片足でケンケンして２回以上とべますか（片足交互のスキップではありません）。　はい　いいえ　4.2-3.7　GM

80. 下の図を見せて「これと同じものをかいて」と言って下さい。「十字（クロス）をかいて」と言ってはいけません。３回かかせて下さい。１回でもできれば結構です。判定の例は下に描いてある通りです。　はい　いいえ　4.2-3.8　FMA

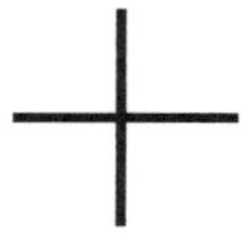

図：この場合は「はい」に○をつけて下さい。

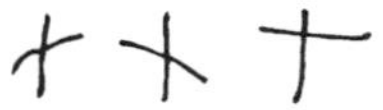

図：この場合は「いいえ」に○をつけて下さい。

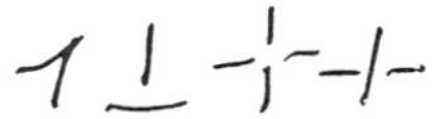

81. 下の図（２本の縦の線）をお子さんに見せて「長い方を指さして下さい」と言って下さい。（「大きい方を……」と言ってはいけません。）お子さんがどちらかを指さしたら，今度は上下さかさまにしてもう一度同じ質問をして下さい。それに答えたらさらにもう一度上下さかさま（最初と同じ向き）にして質問して下さい。途中でお子さんが間違えていても顔色に出したり訂正してはいけません。３回とも正しく指させたら「はい」に○をつけて下さい。　はい　いいえ　4.3-3.8　FMA

82. 下の絵をお子さんに見せて「飛ぶのはどれ？」「ニャーとなくのはどれ？」「お話するのはどれ？」「ほえるのはどれ？」「駆け足するのはどれ？」と聞いて下さい。聞く順番はどれから始めても結構です。4つ以上正しく指させたら「はい」に○をつけて下さい。　はい　いいえ　4.4-3.8　L

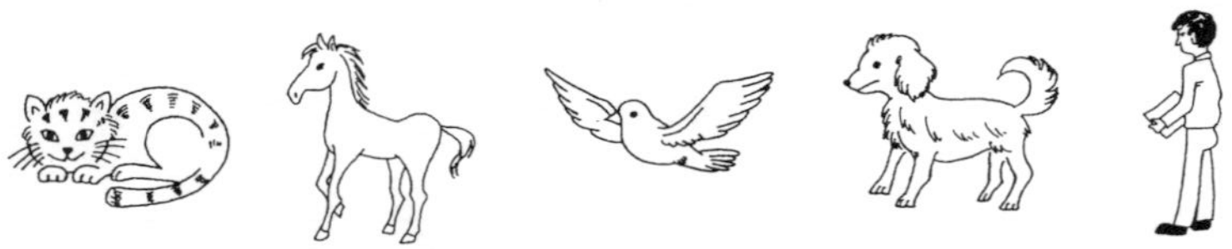

（原画　国立療養所広島病院小児科部長　下田浩子）

83. 以下の質問をお子さんにして下さい。質問をくりかえして言うのは構いませんが答える手助けをしないで下さい。それぞれの質問に対するお子さんの答えを下に書きこんで下さい。
「コップは何をするものですか？」（　　　）
「椅子は何をするものですか？」（　　　）
「鉛筆は何をするものですか？」（　　　）
動詞（のむ，すわる，かく，など）で答えて，それが理屈に合っていれば結構です。3つ全部答えられた場合だけ「はい」に○をつけて下さい。言葉でなく，身振り（ジェスチャー）で示した場合は「いいえ」に○をつけて下さい。　はい　いいえ　4.4-3.9　L

84. お子さんに小さい紙切れか小さい物を渡して以下のように指示して下さい。その時，あなたの指で方向を示したり眼でそちらを見たりしないで下さい。
「その紙（物）を椅子の下におきなさい」
「その紙（物）をあなたの後におきなさい」
「その紙（物）を椅子の上におきなさい」
「その紙（物）をあなたの前におきなさい」
4つとも正しくできたら「はい」に○をつけて下さい。　はい　いいえ　4.6-4.0　L

85. 手助けも指導もなく，自分一人で歯ブラシに練り歯磨きをつけて，歯の表側も裏側も磨けますか。　はい　いいえ　4.8-4.2　PS

86. 単語を5つ以上定義できますか。
判定の方法：以下の質問をお子さんにして下さい。質問をくりかえして言うのは構いませんが答える手助けをしないで下さい。それぞれの質問に対するお子さんの答えを下に書きこんで下さい。
「ボールとは何ですか？」（　　　）
「海とは何ですか？」（　　　）
「机とは何ですか？」（　　　）
「家とは何ですか？」（　　　）
「バナナとは何ですか？」（　　　）
「カーテンとは何ですか？」（　　　）
「窓とは何ですか？」（　　　）
「靴とは何ですか？」（　　　）
お子さんの答がそのものの用途，形，材料，分類（カテゴリー）に関するもので理屈に合っていれば結構です。5つ以上の答が正しければ「はい」に○をつけて下さい。　はい　いいえ　5.0-4.4　L

87. 以下の質問をお子さんにして下さい。質問をくりかえして言うのは構いませんが答える手助けをしないで下さい。それぞれの質問に対するお子さんの答えを下に書きこんで下さい。
「寒い時はどうしますか？」（　　　）
答の例（震える，服を着る，家に入る，など）
「疲れた時はどうしますか？」（　　　）
答の例（あくびをする，眠る，横になる，昼寝する）
「お腹がすいた時はどうしますか？」（　　　）
答の例（食べる，食べるものを頼む，お昼を食べる）
答が理屈に合っていればこれ以外の答でも結構です。3つとも答えられた場合「はい」に○をつけて下さい。言葉でなく，身振り（ジェスチャー）で示した場合は「いいえ」に○をつけて下さい。　はい　いいえ　5.2-4.6　L

88. 片足立ちが8秒間以上できますか。
方法：物につかまらずに，一人で片足立ちさせて，何秒間バランスを保つことができるか測定します。あなたが見本をみせて下さい。お子さんにできるだけ長く片足立ちするように言って下さい。
右足で何秒間，片足立ちができましたか（　）秒間
左足で何秒間，片足立ちができましたか（　）秒間
右足でも左足でも両方とも8秒間以上片足立ちができた場合「はい」に○をつけて下さい。　はい　いいえ　5.2-4.7　GM

89. 白い紙をわたして人の絵を描かせて下さい。
方法：「ひと（男のひと，女のひと，男の子，女の子）の絵を描いて下さい」と言って下さい。描いている時に手助けしたり，欠けている部分を指摘したりしないで下さい。絵が描けた後，体のいくつの部分（頭，口，毛，体，鼻，目，足など）が描けているか数えて下さい。その際，目，腕，足，耳など対になっているものは一対を1部分として数えて下さい。なお，対になっているものが片方しか描けていない場合には体の部分として数えないで下さい。6部分以上描けていれば「はい」に○をつけて下さい。
はい　いいえ　6.0-5.3　FMA

4～6歳用

DENVERⅡ予備判定票

氏名	
記録者 氏名	
記録者 続柄	

記録日	年	月	日
生年月日	年	月	日
年月日齢	年	月	日

以下の質問に順番にお答え下さい。「はい」「いいえ」のどちらかに○をつけて下さい。「いいえ」が3つ以上になったら，それ以降の質問にお答えになる必要はありません。

75. あまり親しくない人にも，あなたのお子さんが話す内容がほぼ全部理解されていますか。あなたやお子さんの親しい人でないと理解できない場合は「いいえ」に○をつけて下さい。 はい いいえ 4.0-3.5 L

76. 下の図（黄，緑，赤，青）を見せ，ひとつずつ指さして「これは何色？」と聞いて下さい。お子さんが違った答を言ってもあなたの顔色に出さないようにして4つとも聞いて下さい。4つとも正しく答えれば「はい」に○をつけて下さい。 はい いいえ 4.0-3.6 L

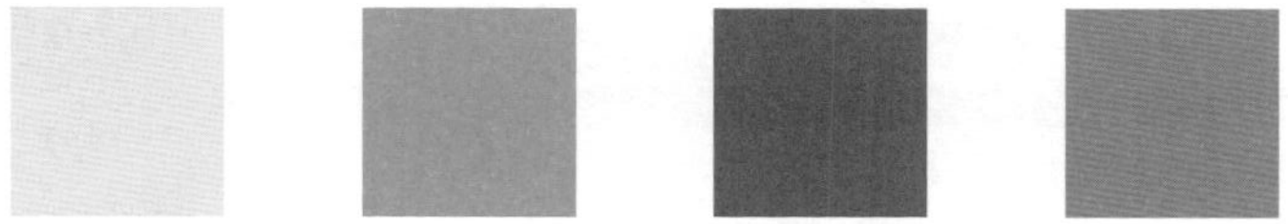

77. 以下の質問をお子さんにして下さい。質問をくりかえして言うのは構いませんが答える手助けをしないで下さい。それぞれの質問に対するお子さんの答えを下に書きこんで下さい。

「コップは何をするものですか？」(　　　　　　　)
「椅子は何をするものですか？」　(　　　　　　　)
「鉛筆は何をするものですか？」　(　　　　　　　)

動詞（のむ，すわる，かく，など）で答えて，それが理屈に合っていれば結構です。2つ以上答えられた場合「はい」に○をつけて下さい。言葉でなく，身振り（ジェスチャー）で示した場合は「いいえ」に○をつけて下さい。 はい いいえ 4.1-3.6 L

78. 数を1つ数えることができますか。
判定の方法：白い紙を一枚用意して，それを4つに切り分けてお子さんの前に置いて下さい。お子さんに「ひとつ（いちまい）ちょうだい」と言って下さい。お子さんが1枚以上あなたに渡した場合は「いいえ」に○をつけて下さい。1枚だけあなたに渡した時は，「私は何枚（いくつ）紙をもっていますか？」とたずねて下さい。お子さんが「ひとつ（いち，いっこ，いちまい）」と答えた時は「はい」に○をつけて下さい。それ以外の数字を答えた時は「いいえ」に○をつけて下さい。 はい いいえ 4.1-3.6 L

79. 物につかまらないで，片足でケンケンして2回以上とべますか（片足交互のスキップではありません）。 はい いいえ 4.2-3.7 GM

80. 下の図を見せて「これと同じものをかいて」と言って下さい。「十字（クロス）をかいて」と言ってはいけません。3回かかせて下さい。1回でもできれば結構です。判定の例は下に描いてある通りです。 はい いいえ 4.2-3.8 FMA

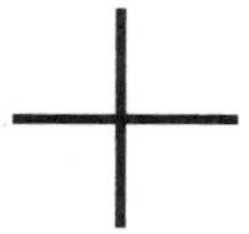

図：この場合は「はい」に○をつけて下さい。

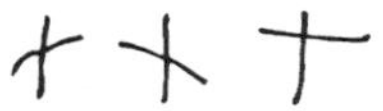

図：この場合は「いいえ」に○をつけて下さい。

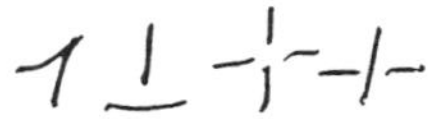

81. 下の図（2本の縦の線）をお子さんに見せて「長い方を指さして下さい」と言って下さい。（「大きい方を……」と言ってはいけません。）お子さんがどちらかを指さしたら，今度は上下さかさまにしてもう一度同じ質問をして下さい。それに答えたらさらにもう一度上下さかさま（最初と同じ向き）にして質問して下さい。途中でお子さんが間違えていても顔色に出したり訂正してはいけません。3回とも正しく指させたら「はい」に○をつけて下さい。 はい いいえ 4.3-3.8 FMA

82. 下の絵をお子さんに見せて「飛ぶのはどれ？」「ニャーとなくのはどれ？」「お話するのはどれ？」「ほえるのはどれ？」「駆け足するのはどれ？」と聞いて下さい。聞く順番はどれから始めても結構です。4つ以上正しく指させたら「はい」に○をつけて下さい。　はい　いいえ　4.4-3.8　L

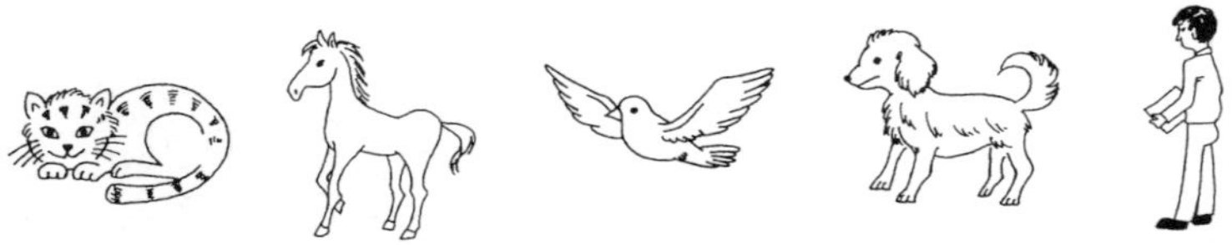

（原画　国立療養所広島病院小児科部長　下田浩子）

83. 以下の質問をお子さんにして下さい。質問をくりかえして言うのは構いませんが答える手助けをしないで下さい。それぞれの質問に対するお子さんの答えを下に書きこんで下さい。

「コップは何をするものですか？」（　　　）
「椅子は何をするものですか？」（　　　）
「鉛筆は何をするものですか？」（　　　）

動詞（のむ，すわる，かく，など）で答えて，それが理屈に合っていれば結構です。3つ全部答えられた場合だけ「はい」に○をつけて下さい。言葉でなく，身振り（ジェスチャー）で示した場合は「いいえ」に○をつけて下さい。　はい　いいえ　4.4-3.9　L

84. お子さんに小さい紙切れか小さい物を渡して以下のように指示して下さい。その時，あなたの指で方向を示したり眼でそちらを見たりしないで下さい。

「その紙（物）を椅子の下におきなさい」
「その紙（物）をあなたの後におきなさい」
「その紙（物）を椅子の上におきなさい」
「その紙（物）をあなたの前におきなさい」

4つとも正しくできたら「はい」に○をつけて下さい。　はい　いいえ　4.6-4.0　L

85. 手助けも指導もなく，自分一人で歯ブラシに練り歯磨きをつけて，歯の表側も裏側も磨けますか。　はい　いいえ　4.8-4.2　PS

86. 単語を5つ以上定義できますか。
判定の方法：以下の質問をお子さんにして下さい。質問をくりかえして言うのは構いませんが答える手助けをしないで下さい。それぞれの質問に対するお子さんの答えを下に書きこんで下さい。

「ボールとは何ですか？」（　　　）
「海とは何ですか？」（　　　）
「机とは何ですか？」（　　　）
「家とは何ですか？」（　　　）
「バナナとは何ですか？」（　　　）
「カーテンとは何ですか？」（　　　）
「窓とは何ですか？」（　　　）
「靴とは何ですか？」（　　　）

お子さんの答がそのものの用途，形，材料，分類（カテゴリー）に関するもので理屈に合っていれば結構です。5つ以上の答が正しければ「はい」に○をつけて下さい。　はい　いいえ　5.0-4.4　L

87. 以下の質問をお子さんにして下さい。質問をくりかえして言うのは構いませんが答える手助けをしないで下さい。それぞれの質問に対するお子さんの答えを下に書きこんで下さい。

「寒い時はどうしますか？」（　　　）
答の例（震える，服を着る，家に入る，など）
「疲れた時はどうしますか？」（　　　）
答の例（あくびをする，眠る，横になる，昼寝する）
「お腹がすいた時はどうしますか？」（　　　）
答の例（食べる，食べるものを頼む，お昼を食べる）

答が理屈に合っていればこれ以外の答でも結構です。3つとも答えられた場合「はい」に○をつけて下さい。言葉でなく，身振り（ジェスチャー）で示した場合は「いいえ」に○をつけて下さい。　はい　いいえ　5.2-4.6　L

88. 片足立ちが8秒間以上できますか。
方法：物につかまらずに，一人で片足立ちさせて，何秒間バランスを保つことができるか測定します。あなたが見本をみせて下さい。お子さんにできるだけ長く片足立ちするように言って下さい。

右足で何秒間，片足立ちができましたか（　　）秒間
左足で何秒間，片足立ちができましたか（　　）秒間

右足でも左足でも両方とも8秒間以上片足立ちができた場合「はい」に○をつけて下さい。　はい　いいえ　5.2-4.7　GM

89. 白い紙をわたして人の絵を描かせて下さい。
方法：「ひと（男のひと，女のひと，男の子，女の子）の絵を描いて下さい」と言って下さい。描いている時に手助けしたり，欠けている部分を指摘したりしないで下さい。絵が描けた後，体のいくつの部分（頭，口，毛，体，鼻，目，足など）が描けているか数えて下さい。その際，目，腕，足，耳など対になっているものは一対を1部分として数えて下さい。なお，対になっているものが片方しか描けていない場合には体の部分として数えないで下さい。6部分以上描けていれば「はい」に○をつけて下さい。
はい　いいえ　6.0-5.3　FMA

4～6歳用

DENVERⅡ予備判定票

氏　　名 ＿＿＿＿＿＿＿＿

記録者　氏　　名 ＿＿＿＿＿＿＿＿
　　　　続　　柄 ＿＿＿＿＿＿＿＿

記　録　日　　年　　月　　日
生年月日　　年　　月　　日
年月日齢　　年　　月　　日

以下の質問に順番にお答え下さい。「はい」「いいえ」のどちらかに○をつけて下さい。「いいえ」が３つ以上になったら，それ以降の質問にお答えになる必要はありません。

75. あまり親しくない人にも，あなたのお子さんが話す内容がほぼ全部理解されていますか。あなたやお子さんの親しい人でないと理解できない場合は「いいえ」に○をつけて下さい。　はい　いいえ　4.0-3.5　L

76. 下の図（黄，緑，赤，青）を見せ，ひとつずつ指さして「これは何色？」と聞いて下さい。お子さんが違った答を言ってもあなたの顔色に出さないようにして４つとも聞いて下さい。４つとも正しく答えれば「はい」に○をつけて下さい。　はい　いいえ　4.0-3.6　L

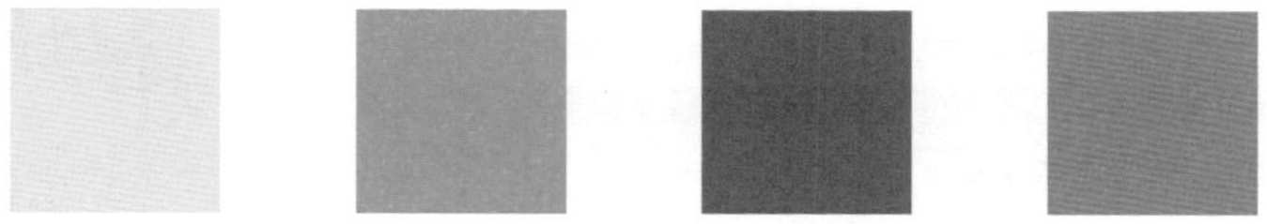

77. 以下の質問をお子さんにして下さい。質問をくりかえして言うのは構いませんが答える手助けをしないで下さい。それぞれの質問に対するお子さんの答えを下に書きこんで下さい。

「コップは何をするものですか？」（　　　　　　）
「椅子は何をするものですか？」　（　　　　　　）
「鉛筆は何をするものですか？」　（　　　　　　）

動詞（のむ，すわる，かく，など）で答えて，それが理屈に合っていれば結構です。２つ以上答えられた場合「はい」に○をつけて下さい。言葉でなく，身振り（ジェスチャー）で示した場合は「いいえ」に○をつけて下さい。　はい　いいえ　4.1-3.6　L

78. 数を１つ数えることができますか。
判定の方法：白い紙を一枚用意して，それを４つに切り分けてお子さんの前に置いて下さい。お子さんに「ひとつ（いちまい）ちょうだい」と言って下さい。お子さんが１枚以上あなたに渡した場合は「いいえ」に○をつけて下さい。1枚だけあなたに渡した時は，「私は何枚（いくつ）紙をもっていますか？」とたずねて下さい。お子さんが「ひとつ（いち，いっこ，いちまい）」と答えた時は「はい」に○をつけて下さい。それ以外の数字を答えた時は「いいえ」に○をつけて下さい。　はい　いいえ　4.1-3.6　L

79. 物につかまらないで，片足でケンケンして２回以上とべますか（片足交互のスキップではありません）。　はい　いいえ　4.2-3.7　GM

80. 下の図を見せて「これと同じものをかいて」と言って下さい。「十字（クロス）をかいて」と言ってはいけません。３回かかせて下さい。１回でもできれば結構です。判定の例は下に描いてある通りです。　はい　いいえ　4.2-3.8　FMA

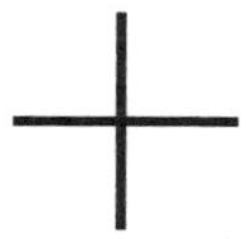

図：この場合は「はい」に○をつけて下さい。

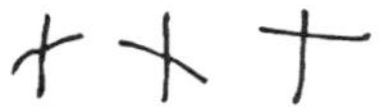

図：この場合は「いいえ」に○をつけて下さい。

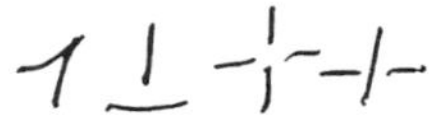

81. 下の図（２本の縦の線）をお子さんに見せて「長い方を指さして下さい」と言って下さい。（「大きい方を……」と言ってはいけません。）お子さんがどちらかを指さしたら，今度は上下さかさまにしてもう一度同じ質問をして下さい。それに答えたらさらにもう一度上下さかさま（最初と同じ向き）にして質問して下さい。途中でお子さんが間違えていても顔色に出したり訂正してはいけません。３回とも正しく指させたら「はい」に○をつけて下さい。　はい　いいえ　4.3-3.8　FMA

82. 下の絵をお子さんに見せて「飛ぶのはどれ？」「ニャーとなくのはどれ？」「お話するのはどれ？」「ほえるのはどれ？」「駆け足するのはどれ？」と聞いて下さい。聞く順番はどれから始めても結構です。4つ以上正しく指させたら「はい」に○をつけて下さい。　はい　いいえ　4.4-3.8　L

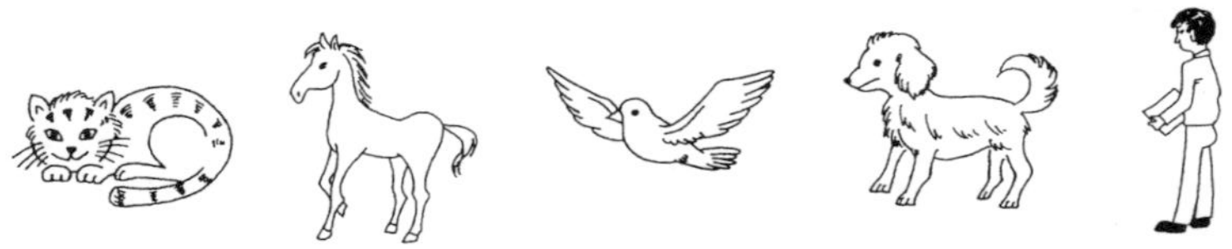

（原画　国立療養所広島病院小児科部長　下田浩子）

83. 以下の質問をお子さんにして下さい。質問をくりかえして言うのは構いませんが答える手助けをしないで下さい。それぞれの質問に対するお子さんの答えを下に書きこんで下さい。

「コップは何をするものですか？」（　　　　）
「椅子は何をするものですか？」（　　　　）
「鉛筆は何をするものですか？」（　　　　）

動詞（のむ，すわる，かく，など）で答えて，それが理屈に合っていれば結構です。3つ全部答えられた場合だけ「はい」に○をつけて下さい。言葉でなく，身振り（ジェスチャー）で示した場合は「いいえ」に○をつけて下さい。　はい　いいえ　4.4-3.9　L

84. お子さんに小さい紙切れか小さい物を渡して以下のように指示して下さい。その時，あなたの指で方向を示したり眼でそちらを見たりしないで下さい。

「その紙（物）を椅子の下におきなさい」
「その紙（物）をあなたの後におきなさい」
「その紙（物）を椅子の上におきなさい」
「その紙（物）をあなたの前におきなさい」

4つとも正しくできたら「はい」に○をつけて下さい。　はい　いいえ　4.6-4.0　L

85. 手助けも指導もなく，自分一人で歯ブラシに練り歯磨きをつけて，歯の表側も裏側も磨けますか。　はい　いいえ　4.8-4.2　PS

86. 単語を5つ以上定義できますか。
判定の方法：以下の質問をお子さんにして下さい。質問をくりかえして言うのは構いませんが答える手助けをしないで下さい。それぞれの質問に対するお子さんの答えを下に書きこんで下さい。

「ボールとは何ですか？」（　　　　）
「海とは何ですか？」（　　　　）
「机とは何ですか？」（　　　　）
「家とは何ですか？」（　　　　）
「バナナとは何ですか？」（　　　　）
「カーテンとは何ですか？」（　　　　）
「窓とは何ですか？」（　　　　）
「靴とは何ですか？」（　　　　）

お子さんの答がそのものの用途，形，材料，分類（カテゴリー）に関するもので理屈に合っていれば結構です。5つ以上の答が正しければ「はい」に○をつけて下さい。　はい　いいえ　5.0-4.4　L

87. 以下の質問をお子さんにして下さい。質問をくりかえして言うのは構いませんが答える手助けをしないで下さい。それぞれの質問に対するお子さんの答えを下に書きこんで下さい。

「寒い時はどうしますか？」（　　　　）
　答の例（震える，服を着る，家に入る，など）
「疲れた時はどうしますか？」（　　　　）
　答の例（あくびをする，眠る，横になる，昼寝する）
「お腹がすいた時はどうしますか？」（　　　　）
　答の例（食べる，食べるものを頼む，お昼を食べる）

答が理屈に合っていればこれ以外の答でも結構です。3つとも答えられた場合「はい」に○をつけて下さい。言葉でなく，身振り（ジェスチャー）で示した場合は「いいえ」に○をつけて下さい。　はい　いいえ　5.2-4.6　L

88. 片足立ちが8秒間以上できますか。
方法：物につかまらずに，一人で片足立ちさせて，何秒間バランスを保つことができるか測定します。あなたが見本をみせて下さい。お子さんにできるだけ長く片足立ちするように言って下さい。

右足で何秒間，片足立ちができましたか（　　）秒間
左足で何秒間，片足立ちができましたか（　　）秒間

右足でも左足でも両方とも8秒間以上片足立ちができた場合「はい」に○をつけて下さい。　はい　いいえ　5.2-4.7　GM

89. 白い紙をわたして人の絵を描かせて下さい。
方法：「ひと（男のひと，女のひと，男の子，女の子）の絵を描いて下さい」と言って下さい。描いている時に手助けしたり，欠けている部分を指摘したりしないで下さい。絵が描けた後，体のいくつの部分（頭，口，毛，体，鼻，目，足など）が描けているか数えて下さい。その際，目，腕，足，耳など対になっているものは一対を1部分として数えて下さい。なお，対になっているものが片方しか描けていない場合には体の部分として数えないで下さい。6部分以上描けていれば「はい」に○をつけて下さい。
はい　いいえ　6.0-5.3　FMA

4～6歳用

DENVER II 予備判定票

氏　名 ＿＿＿＿＿＿
記録者　氏　名 ＿＿＿＿＿＿
　　　　続　柄 ＿＿＿＿＿＿

記　録　日　　年　　月　　日
生 年 月 日　　年　　月　　日
年 月 日 齢　　年　　月　　日

以下の質問に順番にお答え下さい。「はい」「いいえ」のどちらかに○をつけて下さい。「いいえ」が３つ以上になったら，それ以降の質問にお答えになる必要はありません。

75. あまり親しくない人にも，あなたのお子さんが話す内容がほぼ全部理解されていますか。あなたやお子さんの親しい人でないと理解できない場合は「いいえ」に○をつけて下さい。　はい　いいえ　4.0-3.5　L

76. 下の図（黄，緑，赤，青）を見せ，ひとつずつ指さして「これは何色？」と聞いて下さい。お子さんが違った答を言ってもあなたの顔色に出さないようにして４つとも聞いて下さい。４つとも正しく答えれば「はい」に○をつけて下さい。　はい　いいえ　4.0-3.6　L

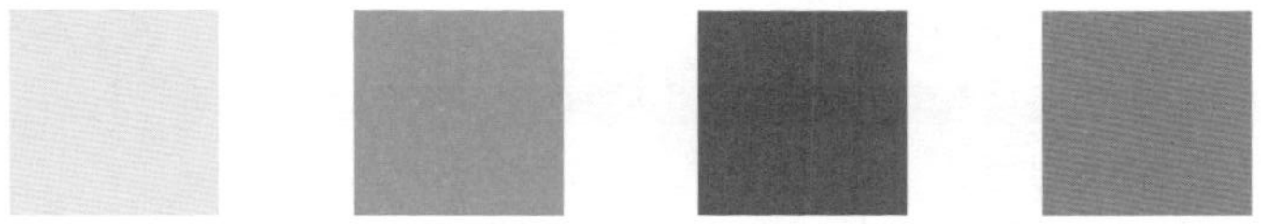

77. 以下の質問をお子さんにして下さい。質問をくりかえして言うのは構いませんが答える手助けをしないで下さい。それぞれの質問に対するお子さんの答えを下に書きこんで下さい。
「コップは何をするものですか？」（　　　　　　）
「椅子は何をするものですか？」　（　　　　　　）
「鉛筆は何をするものですか？」　（　　　　　　）
動詞（のむ，すわる，かく，など）で答えて，それが理屈に合っていれば結構です。２つ以上答えられた場合「はい」に○をつけて下さい。言葉でなく，身振り（ジェスチャー）で示した場合は「いいえ」に○をつけて下さい。　はい　いいえ　4.1-3.6　L

78. 数を１つ数えることができますか。
判定の方法：白い紙を一枚用意して，それを４つに切り分けてお子さんの前に置いて下さい。お子さんに「ひとつ（いちまい）ちょうだい」と言って下さい。お子さんが１枚以上あなたに渡した場合は「いいえ」に○をつけて下さい。１枚だけあなたに渡した時は，「私は何枚（いくつ）紙をもっていますか？」とたずねて下さい。お子さんが「ひとつ（いち，いっこ，いちまい）」と答えた時は「はい」に○をつけて下さい。それ以外の数字を答えた時は「いいえ」に○をつけて下さい。　はい　いいえ　4.1-3.6　L

79. 物につかまらないで，片足でケンケンして２回以上とべますか（片足交互のスキップではありません）。　はい　いいえ　4.2-3.7　GM

80. 下の図を見せて「これと同じものをかいて」と言って下さい。「十字（クロス）をかいて」と言ってはいけません。３回かかせて下さい。１回でもできれば結構です。判定の例は下に描いてある通りです。　はい　いいえ　4.2-3.8　FMA

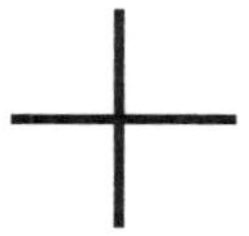

図：この場合は「はい」に○をつけて下さい。

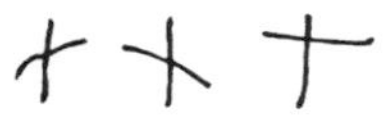

図：この場合は「いいえ」に○をつけて下さい。

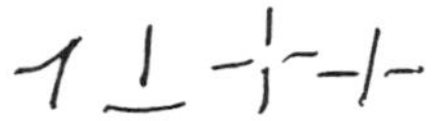

81. 下の図（２本の縦の線）をお子さんに見せて「長い方を指さして下さい」と言って下さい。（「大きい方を……」と言ってはいけません。）お子さんがどちらかを指さしたら，今度は上下さかさまにしてもう一度同じ質問をして下さい。それに答えたらさらにもう一度上下さかさま（最初と同じ向き）にして質問して下さい。途中でお子さんが間違えていても顔色に出したり訂正してはいけません。３回とも正しく指させたら「はい」に○をつけて下さい。　はい　いいえ　4.3-3.8　FMA

82. 下の絵をお子さんに見せて「飛ぶのはどれ？」「ニャーとなくのはどれ？」「お話するのはどれ？」「ほえるのはどれ？」「駆け足するのはどれ？」と聞いて下さい。聞く順番はどれから始めても結構です。4つ以上正しく指させたら「はい」に○をつけて下さい。　はい　いいえ　4.4-3.8　L

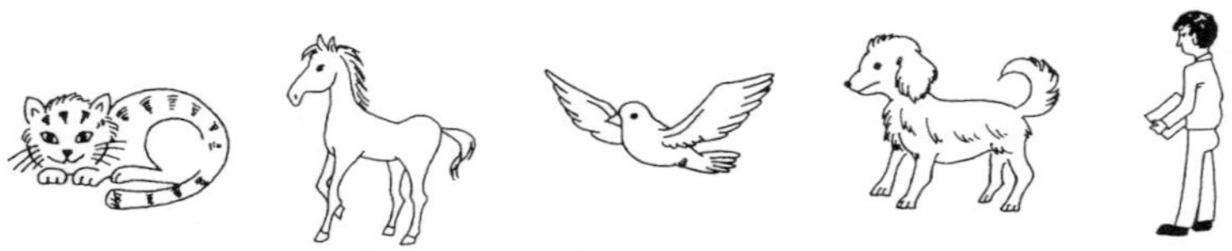

（原画　国立療養所広島病院小児科部長　下田浩子）

83. 以下の質問をお子さんにして下さい。質問をくりかえして言うのは構いませんが答える手助けをしないで下さい。それぞれの質問に対するお子さんの答えを下に書きこんで下さい。

「コップは何をするものですか？」（　　　　）
「椅子は何をするものですか？」（　　　　）
「鉛筆は何をするものですか？」（　　　　）

動詞（のむ，すわる，かく，など）で答えて，それが理屈に合っていれば結構です。3つ全部答えられた場合だけ「はい」に○をつけて下さい。言葉でなく，身振り（ジェスチャー）で示した場合は「いいえ」に○をつけて下さい。　はい　いいえ　4.4-3.9　L

84. お子さんに小さい紙切れか小さい物を渡して以下のように指示して下さい。その時，あなたの指で方向を示したり眼でそちらを見たりしないで下さい。

「その紙（物）を椅子の下におきなさい」
「その紙（物）をあなたの後におきなさい」
「その紙（物）を椅子の上におきなさい」
「その紙（物）をあなたの前におきなさい」

4つとも正しくできたら「はい」に○をつけて下さい。　はい　いいえ　4.6-4.0　L

85. 手助けも指導もなく，自分一人で歯ブラシに練り歯磨きをつけて，歯の表側も裏側も磨けますか。　はい　いいえ　4.8-4.2　PS

86. 単語を5つ以上定義できますか。
判定の方法：以下の質問をお子さんにして下さい。質問をくりかえして言うのは構いませんが答える手助けをしないで下さい。それぞれの質問に対するお子さんの答えを下に書きこんで下さい。

「ボールとは何ですか？」（　　　　）
「海とは何ですか？」（　　　　）
「机とは何ですか？」（　　　　）
「家とは何ですか？」（　　　　）
「バナナとは何ですか？」（　　　　）
「カーテンとは何ですか？」（　　　　）
「窓とは何ですか？」（　　　　）
「靴とは何ですか？」（　　　　）

お子さんの答がそのものの用途，形，材料，分類（カテゴリー）に関するもので理屈に合っていれば結構です。5つ以上の答が正しければ「はい」に○をつけて下さい。　はい　いいえ　5.0-4.4　L

87. 以下の質問をお子さんにして下さい。質問をくりかえして言うのは構いませんが答える手助けをしないで下さい。それぞれの質問に対するお子さんの答えを下に書きこんで下さい。

「寒い時はどうしますか？」（　　　　）
　答の例（震える，服を着る，家に入る，など）
「疲れた時はどうしますか？」（　　　　）
　答の例（あくびをする，眠る，横になる，昼寝する）
「お腹がすいた時はどうしますか？」（　　　　）
　答の例（食べる，食べるものを頼む，お昼を食べる）

答が理屈に合っていればこれ以外の答でも結構です。3つとも答えられた場合「はい」に○をつけて下さい。言葉でなく，身振り（ジェスチャー）で示した場合は「いいえ」に○をつけて下さい。　はい　いいえ　5.2-4.6　L

88. 片足立ちが8秒間以上できますか。
方法：物につかまらずに，一人で片足立ちさせて，何秒間バランスを保つことができるか測定します。あなたが見本をみせて下さい。お子さんにできるだけ長く片足立ちするように言って下さい。

右足で何秒間，片足立ちができましたか（　　）秒間
左足で何秒間，片足立ちができましたか（　　）秒間

右足でも左足でも両方とも8秒間以上片足立ちができた場合「はい」に○をつけて下さい。　はい　いいえ　5.2-4.7　GM

89. 白い紙をわたして人の絵を描かせて下さい。
方法：「ひと（男のひと，女のひと，男の子，女の子）の絵を描いて下さい」と言って下さい。描いている時に手助けしたり，欠けている部分を指摘したりしないで下さい。絵が描けた後，体のいくつの部分（頭，口，毛，体，鼻，目，足など）が描けているか数えて下さい。その際，目，腕，足，耳など対になっているものは一対を1部分として数えて下さい。なお，対になっているものが片方しか描けていない場合には体の部分として数えないで下さい。6部分以上描けていれば「はい」に○をつけて下さい。　はい　いいえ　6.0-5.3　FMA

4〜6歳用

DENVER II 予備判定票

氏　名		記録日	年　月　日
記録者　氏名		生年月日	年　月　日
記録者　続柄		年月日齢	年　月　日

以下の質問に順番にお答え下さい。「はい」「いいえ」のどちらかに○をつけて下さい。「いいえ」が３つ以上になったら，それ以降の質問にお答えになる必要はありません。

75. あまり親しくない人にも，あなたのお子さんが話す内容がほぼ全部理解されていますか。あなたやお子さんの親しい人でないと理解できない場合は「いいえ」に○をつけて下さい。　はい　いいえ　4.0-3.5　L

76. 下の図（黄，緑，赤，青）を見せ，ひとつずつ指さして「これは何色？」と聞いて下さい。お子さんが違った答を言ってもあなたの顔色に出さないようにして４つとも聞いて下さい。４つとも正しく答えれば「はい」に○をつけて下さい。　はい　いいえ　4.0-3.6　L

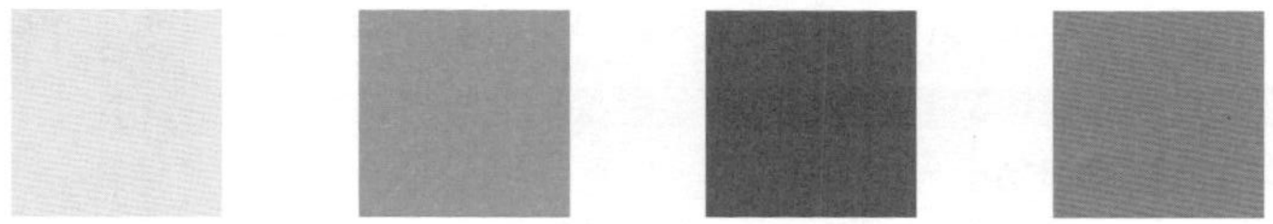

77. 以下の質問をお子さんにして下さい。質問をくりかえして言うのは構いませんが答える手助けをしないで下さい。それぞれの質問に対するお子さんの答えを下に書きこんで下さい。

「コップは何をするものですか？」(　　　　　)
「椅子は何をするものですか？」　(　　　　　)
「鉛筆は何をするものですか？」　(　　　　　)

動詞（のむ，すわる，かく，など）で答えて，それが理屈に合っていれば結構です。２つ以上答えられた場合「はい」に○をつけて下さい。言葉でなく，身振り（ジェスチャー）で示した場合は「いいえ」に○をつけて下さい。　はい　いいえ　4.1-3.6　L

78. 数を１つ数えることができますか。
判定の方法：白い紙を一枚用意して，それを４つに切り分けてお子さんの前に置いて下さい。お子さんに「ひとつ（いちまい）ちょうだい」と言って下さい。お子さんが１枚以上あなたに渡した場合は「いいえ」に○をつけて下さい。1枚だけあなたに渡した時は，「私は何枚（いくつ）紙をもっていますか？」とたずねて下さい。お子さんが「ひとつ（いち，いっこ，いちまい）」と答えた時は「はい」に○をつけて下さい。それ以外の数字を答えた時は「いいえ」に○をつけて下さい。　はい　いいえ　4.1-3.6　L

79. 物につかまらないで，片足でケンケンして２回以上とべますか（片足交互のスキップではありません）。　はい　いいえ　4.2-3.7　GM

80. 下の図を見せて「これと同じものをかいて」と言って下さい。「十字（クロス）をかいて」と言ってはいけません。３回かかせて下さい。１回でもできれば結構です。判定の例は下に描いてある通りです。　はい　いいえ　4.2-3.8　FMA

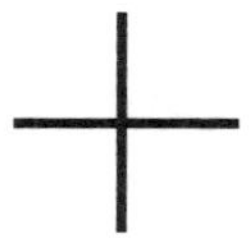

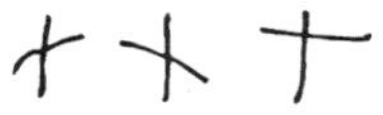

図：この場合は「はい」に○をつけて下さい。

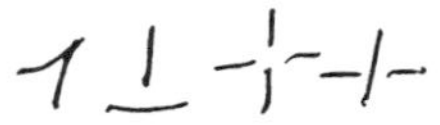

図：この場合は「いいえ」に○をつけて下さい。

81. 下の図（２本の縦の線）をお子さんに見せて「長い方を指さして下さい」と言って下さい。（「大きい方を……」と言ってはいけません。）お子さんがどちらかを指さしたら，今度は上下さかさまにしてもう一度同じ質問をして下さい。それに答えたらさらにもう一度上下さかさま（最初と同じ向き）にして質問して下さい。途中でお子さんが間違えていても顔色に出したり訂正してはいけません。３回とも正しく指させたら「はい」に○をつけて下さい。　はい　いいえ　4.3-3.8　FMA

82. 下の絵をお子さんに見せて「飛ぶのはどれ？」「ニャーとなくのはどれ？」「お話するのはどれ？」「ほえるのはどれ？」「駆け足するのはどれ？」と聞いて下さい。聞く順番はどれから始めても結構です。４つ以上正しく指させたら「はい」に○をつけて下さい。　はい　いいえ　4.4-3.8　L

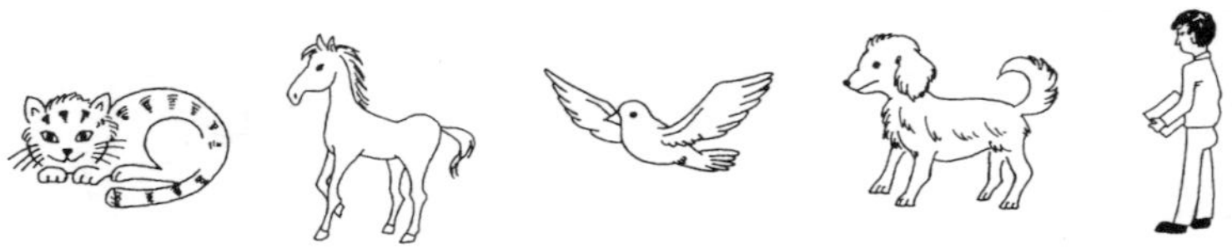

（原画　国立療養所広島病院小児科部長　下田浩子）

83. 以下の質問をお子さんにして下さい。質問をくりかえして言うのは構いませんが答える手助けをしないで下さい。それぞれの質問に対するお子さんの答えを下に書きこんで下さい。

「コップは何をするものですか？」（　　　）
「椅子は何をするものですか？」（　　　）
「鉛筆は何をするものですか？」（　　　）

動詞（のむ，すわる，かく，など）で答えて，それが理屈に合っていれば結構です。３つ全部答えられた場合だけ「はい」に○をつけて下さい。言葉でなく，身振り（ジェスチャー）で示した場合は「いいえ」に○をつけて下さい。　はい　いいえ　4.4-3.9　L

84. お子さんに小さい紙切れか小さい物を渡して以下のように指示して下さい。その時，あなたの指で方向を示したり眼でそちらを見たりしないで下さい。

「その紙（物）を椅子の下におきなさい」
「その紙（物）をあなたの後におきなさい」
「その紙（物）を椅子の上におきなさい」
「その紙（物）をあなたの前におきなさい」

４つとも正しくできたら「はい」に○をつけて下さい。　はい　いいえ　4.6-4.0　L

85. 手助けも指導もなく，自分一人で歯ブラシに練り歯磨きをつけて，歯の表側も裏側も磨けますか。　はい　いいえ　4.8-4.2　PS

86. 単語を５つ以上定義できますか。
判定の方法：以下の質問をお子さんにして下さい。質問をくりかえして言うのは構いませんが答える手助けをしないで下さい。それぞれの質問に対するお子さんの答えを下に書きこんで下さい。

「ボールとは何ですか？」（　　　）
「海とは何ですか？」（　　　）
「机とは何ですか？」（　　　）
「家とは何ですか？」（　　　）
「バナナとは何ですか？」（　　　）
「カーテンとは何ですか？」（　　　）
「窓とは何ですか？」（　　　）
「靴とは何ですか？」（　　　）

お子さんの答がそのものの用途，形，材料，分類（カテゴリー）に関するもので理屈に合っていれば結構です。５つ以上の答が正しければ「はい」に○をつけて下さい。　はい　いいえ　5.0-4.4　L

87. 以下の質問をお子さんにして下さい。質問をくりかえして言うのは構いませんが答える手助けをしないで下さい。それぞれの質問に対するお子さんの答えを下に書きこんで下さい。

「寒い時はどうしますか？」（　　　）
　答の例（震える，服を着る，家に入る，など）
「疲れた時はどうしますか？」（　　　）
　答の例（あくびをする，眠る，横になる，昼寝する）
「お腹がすいた時はどうしますか？」（　　　）
　答の例（食べる，食べるものを頼む，お昼を食べる）

答が理屈に合っていればこれ以外の答でも結構です。３つとも答えられた場合「はい」に○をつけて下さい。言葉でなく，身振り（ジェスチャー）で示した場合は「いいえ」に○をつけて下さい。　はい　いいえ　5.2-4.6　L

88. 片足立ちが８秒間以上できますか。
方法：物につかまらずに，一人で片足立ちさせて，何秒間バランスを保つことができるか測定します。あなたが見本をみせて下さい。お子さんにできるだけ長く片足立ちするように言って下さい。

右足で何秒間，片足立ちができましたか（　　）秒間
左足で何秒間，片足立ちができましたか（　　）秒間

右足でも左足でも両方とも８秒間以上片足立ちができた場合「はい」に○をつけて下さい。　はい　いいえ　5.2-4.7　GM

89. 白い紙をわたして人の絵を描かせて下さい。
方法：「ひと（男のひと，女のひと，男の子，女の子）の絵を描いて下さい」と言って下さい。描いている時に手助けしたり，欠けている部分を指摘したりしないで下さい。絵が描けた後，体のいくつの部分（頭，口，毛，体，鼻，目，足など）が描けているか数えて下さい。その際，目，腕，足，耳など対になっているものは一対を１部分として数えて下さい。なお，対になっているものが片方しか描けていない場合には体の部分として数えないで下さい。６部分以上描けていれば「はい」に○をつけて下さい。　はい　いいえ　6.0-5.3　FMA

DENVER II 予備判定票

4〜6歳用

氏　　名 ＿＿＿＿

記録者　氏　名 ＿＿＿＿
　　　　続　柄 ＿＿＿＿

記　録　日　　年　　月　　日
生年月日　　年　　月　　日
年月日齢　　年　　月　　日

以下の質問に順番にお答え下さい。「はい」「いいえ」のどちらかに○をつけて下さい。「いいえ」が３つ以上になったら，それ以降の質問にお答えになる必要はありません。

75. あまり親しくない人にも，あなたのお子さんが話す内容がほぼ全部理解されていますか。あなたやお子さんの親しい人でないと理解できない場合は「いいえ」に○をつけて下さい。　はい　いいえ　4.0-3.5　L

76. 下の図（黄，緑，赤，青）を見せ，ひとつずつ指さして「これは何色？」と聞いて下さい。お子さんが違った答を言ってもあなたの顔色に出さないようにして４つとも聞いて下さい。４つとも正しく答えれば「はい」に○をつけて下さい。　はい　いいえ　4.0-3.6　L

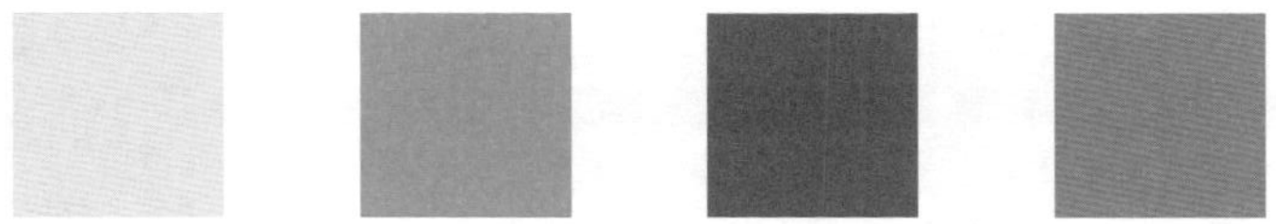

77. 以下の質問をお子さんにして下さい。質問をくりかえして言うのは構いませんが答える手助けをしないで下さい。それぞれの質問に対するお子さんの答えを下に書きこんで下さい。
　「コップは何をするものですか？」（　　　　　）
　「椅子は何をするものですか？」（　　　　　）
　「鉛筆は何をするものですか？」（　　　　　）
動詞（のむ，すわる，かく，など）で答えて，それが理屈に合っていれば結構です。２つ以上答えられた場合「はい」に○をつけて下さい。言葉でなく，身振り（ジェスチャー）で示した場合は「いいえ」に○をつけて下さい。　はい　いいえ　4.1-3.6　L

78. 数を１つ数えることができますか。
判定の方法：白い紙を一枚用意して，それを４つに切り分けてお子さんの前に置いて下さい。お子さんに「ひとつ（いちまい）ちょうだい」と言って下さい。お子さんが１枚以上あなたに渡した場合は「いいえ」に○をつけて下さい。1枚だけあなたに渡した時は，「私は何枚（いくつ）紙をもっていますか？」とたずねて下さい。お子さんが「ひとつ（いち，いっこ，いちまい）」と答えた時は「はい」に○をつけて下さい。それ以外の数字を答えた時は「いいえ」に○をつけて下さい。　はい　いいえ　4.1-3.6　L

79. 物につかまらないで，片足でケンケンして２回以上とべますか（片足交互のスキップではありません）。　はい　いいえ　4.2-3.7　GM

80. 下の図を見せて「これと同じものをかいて」と言って下さい。「十字（クロス）をかいて」と言ってはいけません。３回かかせて下さい。１回でもできれば結構です。判定の例は下に描いてある通りです。　はい　いいえ　4.2-3.8　FMA

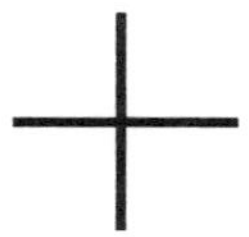

図：この場合は「はい」に○をつけて下さい。

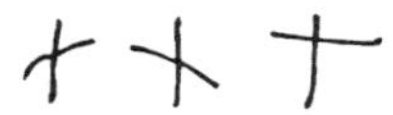

図：この場合は「いいえ」に○をつけて下さい。

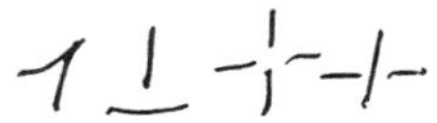

81. 下の図（２本の縦の線）をお子さんに見せて「長い方を指さして下さい」と言って下さい。（「大きい方を……」と言ってはいけません。）お子さんがどちらかを指さしたら，今度は上下さかさまにしてもう一度同じ質問をして下さい。それに答えたらさらにもう一度上下さかさま（最初と同じ向き）にして質問して下さい。途中でお子さんが間違えていても顔色に出したり訂正してはいけません。３回とも正しく指させたら「はい」に○をつけて下さい。　はい　いいえ　4.3-3.8　FMA

82. 下の絵をお子さんに見せて「飛ぶのはどれ？」「ニャーとなくのはどれ？」「お話するのはどれ？」「ほえるのはどれ？」「駆け足するのはどれ？」と聞いて下さい。聞く順番はどれから始めても結構です。４つ以上正しく指させたら「はい」に○をつけて下さい。 はい　いいえ　4.4-3.8　L

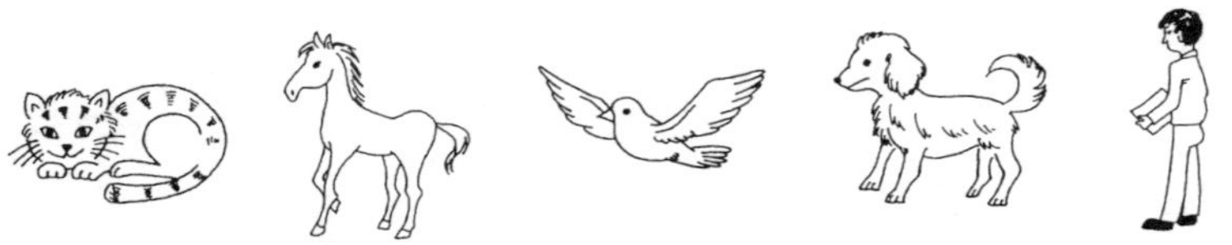

（原画　国立療養所広島病院小児科部長　下田浩子）

83. 以下の質問をお子さんにして下さい。質問をくりかえして言うのは構いませんが答える手助けをしないで下さい。それぞれの質問に対するお子さんの答えを下に書きこんで下さい。

「コップは何をするものですか？」（　　　　　）
「椅子は何をするものですか？」（　　　　　）
「鉛筆は何をするものですか？」（　　　　　）

動詞（のむ，すわる，かく，など）で答えて，それが理屈に合っていれば結構です。３つ全部答えられた場合だけ「はい」に○をつけて下さい。言葉でなく，身振り（ジェスチャー）で示した場合は「いいえ」に○をつけて下さい。 はい　いいえ　4.4-3.9　L

84. お子さんに小さい紙切れか小さい物を渡して以下のように指示して下さい。その時，あなたの指で方向を示したり眼でそちらを見たりしないで下さい。

「その紙（物）を椅子の下におきなさい」
「その紙（物）をあなたの後におきなさい」
「その紙（物）を椅子の上におきなさい」
「その紙（物）をあなたの前におきなさい」

４つとも正しくできたら「はい」に○をつけて下さい。 はい　いいえ　4.6-4.0　L

85. 手助けも指導もなく，自分一人で歯ブラシに練り歯磨きをつけて，歯の表側も裏側も磨けますか。 はい　いいえ　4.8-4.2　PS

86. 単語を５つ以上定義できますか。
判定の方法：以下の質問をお子さんにして下さい。質問をくりかえして言うのは構いませんが答える手助けをしないで下さい。それぞれの質問に対するお子さんの答えを下に書きこんで下さい。

「ボールとは何ですか？」（　　　　　）
「海とは何ですか？」（　　　　　）
「机とは何ですか？」（　　　　　）
「家とは何ですか？」（　　　　　）
「バナナとは何ですか？」（　　　　　）
「カーテンとは何ですか？」（　　　　　）
「窓とは何ですか？」（　　　　　）
「靴とは何ですか？」（　　　　　）

お子さんの答がそのものの用途，形，材料，分類（カテゴリー）に関するもので理屈に合っていれば結構です。５つ以上の答が正しければ「はい」に○をつけて下さい。 はい　いいえ　5.0-4.4　L

87. 以下の質問をお子さんにして下さい。質問をくりかえして言うのは構いませんが答える手助けをしないで下さい。それぞれの質問に対するお子さんの答えを下に書きこんで下さい。

「寒い時はどうしますか？」（　　　　　）
　答の例（震える，服を着る，家に入る，など）
「疲れた時はどうしますか？」（　　　　　）
　答の例（あくびをする，眠る，横になる，昼寝する）
「お腹がすいた時はどうしますか？」（　　　　　）
　答の例（食べる，食べるものを頼む，お昼を食べる）

答が理屈に合っていればこれ以外の答でも結構です。３つとも答えられた場合「はい」に○をつけて下さい。言葉でなく，身振り（ジェスチャー）で示した場合は「いいえ」に○をつけて下さい。 はい　いいえ　5.2-4.6　L

88. 片足立ちが８秒間以上できますか。
方法：物につかまらずに，一人で片足立ちさせて，何秒間バランスを保つことができるか測定します。あなたが見本をみせて下さい。お子さんにできるだけ長く片足立ちするように言って下さい。

右足で何秒間，片足立ちができましたか（　　）秒間
左足で何秒間，片足立ちができましたか（　　）秒間

右足でも左足でも両方とも８秒間以上片足立ちができた場合「はい」に○をつけて下さい。 はい　いいえ　5.2-4.7　GM

89. 白い紙をわたして人の絵を描かせて下さい。
方法：「ひと（男のひと，女のひと，男の子，女の子）の絵を描いて下さい」と言って下さい。描いている時に手助けしたり，欠けている部分を指摘したりしないで下さい。絵が描けた後，体のいくつの部分（頭，口，毛，体，鼻，目，足など）が描けているか数えて下さい。その際，目，腕，足，耳など対になっているものは一対を１部分として数えて下さい。なお，対になっているものが片方しか描けていない場合には体の部分として数えないで下さい。６部分以上描けていれば「はい」に○をつけて下さい。 はい　いいえ　6.0-5.3　FMA

※本品は心理検査であり，使用については心理学の知識，専門的な訓練を受け，経験をお持ちの方に限られます．購入は医療・教育・福祉等の専門機関に限定となります．企業等その他の機関でご使用の場合は，心理学の専門家（医師，教員，臨床心理士等）の指導の下でご使用ください．検査の機能を守るため，専門家以外の方へ内容を開示されないようご留意ください．
※著作権法上の例外規定にかかわらず，記録票，予備判定票をコピーしての使用は認められません．ご使用にあたり，解説書，記録票や予備判定票は適切にお取り扱いください．

DENVER II　予備判定票４～６歳用　ISBN 978-4-263-73229-8

2024年 5月15日　第1版第1刷発行　日本語版翻訳出版権所有

原　著　W.K. Frankenburg

編著者　公益社団法人
日本小児保健協会

発行者　白　石　泰　夫

発行所　**医歯薬出版株式会社**
〒113-8612 東京都文京区本駒込1-7-10
TEL. (03)5395-7626(編集)・7616(販売)
FAX. (03)5395-7624(編集)・8563(販売)
https://www.ishiyaku.co.jp/
郵便振替番号 00190-5-13816

乱丁，落丁の際はお取り替えいたします　印刷・製本　アイワード

ISBN978-4-263-73229-8 C3047 ¥3000E 0

定価3, 300円（本体3, 000円＋税10%）

9784263732298

1923047030009